症例から学ぶ
泌尿器疾患の画像診断

編集 **鳴海 善文** 大阪医科大学放射線医学教室 教授

Imaging of Urologic Disease:
A Case-Based Approach

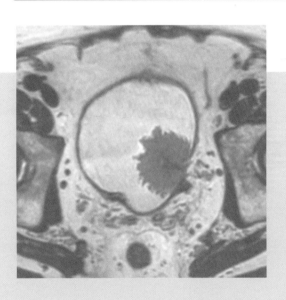

メディカル・サイエンス・インターナショナル

Imaging of Urologic Disease : A Case-Based Approach
First Edition
Edited by Yoshifumi Narumi

© 2019 by Medical Sciences International, Ltd., Tokyo
All rights reserved.
ISBN 978-4-8157-0156-7

Printed and Bound in Japan

執筆者一覧（執筆順）

鳴海善文	Yoshifumi Narumi	大阪医科大学放射線医学教室 教授
東山　央	Akira Higashiyama	大阪医科大学放射線医学教室 助教
重里　寛	Hiroshi Juri	大阪医科大学放射線医学教室 助教
廣瀬善信	Yoshinobu Hirose	大阪医科大学病理学教室 教授
中本　篤	Atsushi Nakamoto	大阪大学大学院医学系研究科放射線医学 助教
坪山尚寛	Takahiro Tsuboyama	国立病院機構大阪医療センター放射線診断科
山本聖人	Kiyohito Yamamoto	大阪医科大学放射線医学教室 助教
竹内　充	Mitsuru Takeuchi	ラジオロネット東海（Radiolonet Tokai）
坂根　誠	Makoto Sakane	大阪医科大学放射線医学教室 助教
稲田悠紀	Yuki Inada	大阪医科大学放射線医学教室 非常勤講師
中井　豪	Go Nakai	大阪医科大学放射線医学教室 講師
丸上永晃	Nagaaki Marugami	奈良県立医科大学総合画像診断センター 講師
平井都始子	Toshiko Hirai	奈良県立医科大学総合画像診断センター 病院教授
吉川公彦	Kimihiko Kichikawa	奈良県立医科大学放射線医学教室 教授
西川正則	Masanori Nishikawa	大阪母子医療センター放射線科 部長
山川美帆	Miho Yamakawa	大阪急性期・総合医療センター 画像診断科
小森　剛	Tsuyoshi Komori	大阪医科大学放射線医学教室 准教授
山本和宏	Kazuhiro Yamamoto	大阪医科大学放射線医学教室 准教授

序

　今から20年近く前になるが，メディカル・サイエンス・インターナショナル社から「ケースレビュー泌尿生殖器の画像診断」の翻訳を依頼され，監訳したことがあった．これは米国の専門医試験を受ける前のレジデント，フェローを対象とした症例提示—問題—問題解説形式の本であったが，当時はまだ4列のMDCTが出始めたばかりで，MRIの拡散強調画像もなかった．その後，各領域に各種の新しい撮像方法，造影方法が日常臨床に浸透するなかで，日本の専門医試験受験者をおもな対象に，診断専門医，指導医も含めて日常臨床の一助になるような内容の本の発刊を当時の編集者の正路 修氏と相談したところ，まずは専門の泌尿器から始められたらとの助言を受け，2017年の松山市の医学放射線学会秋季大会の会場の一隅で内容がほぼ決定した．

　本書の他の成書と異なる特徴をあげると，次のようになる．
　1）症例提示＋問題形式である．試されることに緊張感を感じ，記憶の中に深くとどめるようにこの形式をとった．これは読者の対象に診断専門医の面接試験受験のレジデントを含み，その対策として，また診断専門医，指導医クラスの復習の意味もある．
　2）症例を難易度別に3段階に分類している．個々の症例の難易度をレベル1：入門症例（専門医面接受験を想定した），レベル2：実力症例（専門医の実力を伸ばす症例），レベル3：挑戦症例（指導医クラスの復習のための症例）に分け，症例が泌尿器画像診断でどの位置を占めているかの指標とするために分類した．このようにそれぞれの症例の適切な対象者を明示したが，必ずしもこのレベルに拘る必要はない．症例の難易度の目安程度に考えていただければ十分である．
　3）希少疾患は最小限にとどめた．日常臨床で遭遇することの少ないまれな症例はできるだけ参考症例やNoteに記載するようにした．
　4）症例と解説によりそれぞれ2〜4ページにまとめ，それぞれの症例のポイントとなる画像のほかに適宜，類似症例，鑑別症例の画像を掲載した．
　5）必要な章では，入門者用に基本的な画像解剖や疾患分類など各章の総論的な内容を冒頭に記載した．

　大阪医大のスタッフを中心に，大阪大学とその関連施設，奈良医大の泌尿器領域の専門家の諸氏の協力を得て1年以上かけて完成した内容である．皆の熱意が感じられる，思いの外に中身が濃厚な冊子となった．本書が日常診療における放射線科医の画像診断のレベル向上の一助になれば，喜びの至りである．また，画像診断に興味がある泌尿器科医にも読んで頂ければ幸いである．なお，本書と並行して姉妹書となる産婦人科疾患編も執筆が進行中であることを申し添える．
　最後に，超多忙の日常臨床の毎日から貴重な時間を捻出してくれた各章の執筆者諸氏，前回と同じように完成にあたり常に激励していただいた編集部の正路 修氏に深謝する．

　　　2019年2月　　凛とした白梅の綻ぶ頃

　　　　　　　　　　　　　　　　　　　　　　　　　　　　　　　　鳴海　善文

目次

1章　総論　1

1. 総論にあたって　（鳴海善文）　2
2. 泌尿器疾患におけるCT　（東山　央，重里　寛）　4
3. 泌尿器疾患におけるMRI　（竹内　充）　10
4. 泌尿器系腫瘍の病理　（廣瀬善信）　26

2章　腎良性腫瘍　（中本　篤）　45

症例 2-1　腎の解剖　46
症例 2-2　腎血管筋脂肪腫　49
症例 2-3　結節性硬化症に合併した多発腎血管筋脂肪腫，肺リンパ脈管筋腫症　53
症例 2-4　腎嚢胞（Bosniak 分類ⅡF）　56
症例 2-5　常染色体優性多発性嚢胞腎（ADPKD）　59
症例 2-6　脂肪の少ない腎血管筋脂肪腫（fat poor angiomyolipoma：AML）　62
症例 2-7　オンコサイトーマ　65
症例 2-8　後腎性腺腫　68
症例 2-9　類上皮血管筋脂肪腫　71
症例 2-10　mixed epithelial and stromal tumor（MEST）　73
症例 2-11　炎症性偽腫瘍　75

3章　腎悪性腫瘍　（坪山尚寛）　77

症例 3-1　淡明細胞型腎細胞癌　78
症例 3-2　淡明細胞型腎細胞癌，左腎静脈腫瘍栓（T3a）　82
症例 3-3　乳頭状腎細胞癌　87
症例 3-4　嫌色素性腎細胞癌　93
症例 3-5　集合管癌　96
症例 3-6　低悪性度多房嚢胞性腎腫瘍　99
症例 3-7　後天性嚢胞腎随伴腎細胞癌　103
症例 3-8　von Hippel-Lindau 病に合併した両側多発腎細胞癌（淡明細胞型）　107
症例 3-9　転移性腎腫瘍　111
症例 3-10　悪性リンパ腫（移植後リンパ増殖性疾患）　114

4章 腎血管障害，血流障害，移植 （山本聖人） 117

症例 4-1 腎動脈狭窄	118
症例 4-2 腎動脈瘤	121
症例 4-3 腎動脈解離	124
症例 4-4 腎動静脈奇形(aneurysmal type)	127
症例 4-5 腎梗塞	129
症例 4-6 腎静脈血栓症	132
症例 4-7 生体腎移植ドナー	134
症例 4-8 移植腎合併症(血腫形成)	137
症例 4-9 nutcracker 現象	140

5章 炎症性腎疾患，びまん性腎疾患 （竹内 充） 143

症例 5-1 急性腎盂腎炎	144
症例 5-2 限局性の急性腎盂腎炎(いわゆる急性巣状細菌性腎炎)	148
症例 5-3 1 腎膿瘍	151
2 急性腎盂腎炎，腎周囲膿瘍	151
症例 5-4 1 左腎結石，気腫性腎盂炎	154
2 気腫性腎盂腎炎	154
症例 5-5 膿腎症	157
症例 5-6 慢性腎盂腎炎	159
症例 5-7 感染性腎嚢胞	162
症例 5-8 右腎結石，黄色肉芽腫性腎盂腎炎	164
症例 5-9 Bacillus Calmette Guérin(BCG)関連腎肉芽腫症	167
症例 5-10 IgG4 関連腎臓病	169

6章 腎盂・尿管病変 （重里 寛） 173

症例 6-1 腎盂，尿管の解剖	174
症例 6-2 左腎盂癌，T1	177
症例 6-3 右腎盂癌，右腎実質浸潤(T3)	179
症例 6-4 左尿管癌，T2	181
症例 6-5 右腎盂癌(CIS)，右尿管癌(T3)，膀胱癌(T1)	183
症例 6-6 右尿管結石嵌頓	185
症例 6-7 左尿管膀胱移行部狭窄(UVJS)	187
症例 6-8 左腎動脈圧排による水腎症	189
症例 6-9 左尿管損傷，尿瘤	191
症例 6-10 悪性リンパ腫(Stage IV)	194

7章　後腹膜 （坂根　誠）　197

症例 7-1	腹部大動脈瘤破裂に伴う後腹膜血腫	198
症例 7-2	外傷性出血を伴う高分化型脂肪肉腫	201
症例 7-3	平滑筋肉腫	204
症例 7-4	神経鞘腫	206
症例 7-5	悪性リンパ腫	209
症例 7-6	Castleman 病（hyaline vascular type）	212
症例 7-7	後腹膜奇形腫	215
症例 7-8	結腸憩室炎からの二次性後腹膜膿瘍	218
症例 7-9	後腹膜線維症（IgG4 関連疾患）	221
症例 7-10	リンパ管腫	224

8章　副腎疾患 （稲田悠紀）　227

症例 8-1	副腎の解剖	228
症例 8-2	副腎腺腫	232
症例 8-3	副腎皮質腺腫	237
症例 8-4	副腎腺腫	239
症例 8-5	ACTH 非依存性大結節性副腎皮質過形成	242
症例 8-6	骨髄脂肪腫	244
症例 8-7	褐色細胞腫	246
症例 8-8	副腎皮質癌	250
症例 8-9	神経節細胞腫	254
症例 8-10	副腎梗塞（副腎静脈血栓による出血性梗塞）	256
症例 8-11	肺腺癌の転移	260

9章　男性内生殖器（前立腺，精囊） （中井　豪）　263

症例 9-1	前立腺の解剖	264
症例 9-2	Müller 管囊胞	268
症例 9-3	前立腺肥大（腺間質混合型肥大）	270
症例 9-4	前立腺癌 T2a	274
症例 9-5	前立腺癌 T3a	279
症例 9-6	前立腺癌 T3aM1b	281
症例 9-7	前立腺肉腫	285

10章　男性外生殖器（精巣，陰茎） （丸上永晃，平井都始子，吉川公彦）　289

| 症例 10-1 | 陰囊と精巣の解剖 | 290 |

症例 10-2　Fournier（フルニエ）壊疽（壊死性筋膜炎）‥‥‥‥‥‥‥‥‥‥‥‥ 293

症例 10-3　陰茎癌（cT3, N0）‥‥‥‥‥‥‥‥‥‥‥‥‥‥‥‥‥‥‥‥‥‥‥‥ 297

症例 10-4　非虚血性持続勃起症 ‥‥‥‥‥‥‥‥‥‥‥‥‥‥‥‥‥‥‥‥‥‥ 301

症例 10-5　精巣捻転 ‥‥‥‥‥‥‥‥‥‥‥‥‥‥‥‥‥‥‥‥‥‥‥‥‥‥‥ 305

症例 10-6　両側腹腔内精巣 ‥‥‥‥‥‥‥‥‥‥‥‥‥‥‥‥‥‥‥‥‥‥‥‥ 308

症例 10-7　セミノーマ ‥‥‥‥‥‥‥‥‥‥‥‥‥‥‥‥‥‥‥‥‥‥‥‥‥‥ 311

症例 10-8　非セミノーマ（胎児性癌＋奇形腫）‥‥‥‥‥‥‥‥‥‥‥‥‥‥‥‥ 314

症例 10-9　精巣悪性リンパ腫（diffuse large B cell lymphoma：DLBCL）‥‥‥ 317

症例 10-10　急性精巣上体炎 ‥‥‥‥‥‥‥‥‥‥‥‥‥‥‥‥‥‥‥‥‥‥‥‥ 319

症例 10-11　陰嚢内線維性偽腫瘍 ‥‥‥‥‥‥‥‥‥‥‥‥‥‥‥‥‥‥‥‥‥‥ 321

11章　膀胱，尿道 （鳴海善文）　323

症例 11-1　膀胱の解剖 ‥‥‥‥‥‥‥‥‥‥‥‥‥‥‥‥‥‥‥‥‥‥‥‥‥‥ 324

症例 11-2　1〜3 いずれも膀胱癌，stage pT1 ‥‥‥‥‥‥‥‥‥‥‥‥‥‥‥‥ 328

症例 11-3　1,2 膀胱癌 stage pT2 ‥‥‥‥‥‥‥‥‥‥‥‥‥‥‥‥‥‥‥‥‥ 333

　　　　　　3 膀胱癌 cT3b ‥‥‥‥‥‥‥‥‥‥‥‥‥‥‥‥‥‥‥‥‥‥‥‥ 334

症例 11-4　尿膜管癌：粘液性腺癌 ‥‥‥‥‥‥‥‥‥‥‥‥‥‥‥‥‥‥‥‥‥ 338

症例 11-5　膀胱粘膜下平滑筋腫 ‥‥‥‥‥‥‥‥‥‥‥‥‥‥‥‥‥‥‥‥‥‥ 342

症例 11-6　褐色細胞腫 ‥‥‥‥‥‥‥‥‥‥‥‥‥‥‥‥‥‥‥‥‥‥‥‥‥‥ 345

症例 11-7　膀胱小細胞癌 ‥‥‥‥‥‥‥‥‥‥‥‥‥‥‥‥‥‥‥‥‥‥‥‥‥ 348

症例 11-8　炎症性筋線維芽細胞腫瘍 ‥‥‥‥‥‥‥‥‥‥‥‥‥‥‥‥‥‥‥‥ 351

症例 11-9　S 状結腸膀胱瘻 ‥‥‥‥‥‥‥‥‥‥‥‥‥‥‥‥‥‥‥‥‥‥‥‥ 354

症例 11-10　尿路上皮癌（G3）‥‥‥‥‥‥‥‥‥‥‥‥‥‥‥‥‥‥‥‥‥‥‥ 356

12章　小児・先天異常 （西川正則）　359

泌尿器の発生 ‥‥‥‥‥‥‥‥‥‥‥‥‥‥‥‥‥‥‥‥‥‥‥‥‥‥‥‥‥‥ 360

症例 12-1　右腎無形成 ‥‥‥‥‥‥‥‥‥‥‥‥‥‥‥‥‥‥‥‥‥‥‥‥‥‥ 362

症例 12-2　馬蹄腎 ‥‥‥‥‥‥‥‥‥‥‥‥‥‥‥‥‥‥‥‥‥‥‥‥‥‥‥‥ 365

症例 12-3　先天性水腎症（腎盂尿管移行部狭窄）‥‥‥‥‥‥‥‥‥‥‥‥‥‥‥ 369

症例 12-4　左側の膀胱尿管逆流（Grade III）‥‥‥‥‥‥‥‥‥‥‥‥‥‥‥‥ 373

症例 12-5　後部尿道弁による二次性の VUR ‥‥‥‥‥‥‥‥‥‥‥‥‥‥‥‥ 376

症例 12-6　完全重複腎盂尿管 ‥‥‥‥‥‥‥‥‥‥‥‥‥‥‥‥‥‥‥‥‥‥‥ 378

症例 12-7　尿膜管開存 ‥‥‥‥‥‥‥‥‥‥‥‥‥‥‥‥‥‥‥‥‥‥‥‥‥‥ 381

症例 12-8　総排泄腔 ‥‥‥‥‥‥‥‥‥‥‥‥‥‥‥‥‥‥‥‥‥‥‥‥‥‥‥ 384

13章　腎尿路外傷，後腹膜血腫 （山川美帆）　389

腎外傷総論 ‥‥‥‥‥‥‥‥‥‥‥‥‥‥‥‥‥‥‥‥‥‥‥‥‥‥‥‥‥‥‥ 390

症例 13-1	左腎挫傷：AAST GradeⅠ/JAST 分類Ⅰb ……………………………………………… 394
症例 13-2	右腎損傷 AAST GradeⅠ/JAST 分類Ⅰ，左腎損傷 AAST GradeⅢ/JAST 分類Ⅲa， 右副腎血腫 …………………………………………………………………………………… 396
症例 13-3	腎損傷 AAST GradeⅤ/JAST 分類Ⅲb …………………………………………………… 398
症例 13-4	腎盂尿管損傷 …………………………………………………………………………………… 402
症例 13-5	膀胱破裂 ………………………………………………………………………………………… 406
症例 13-6	尿道完全断裂（膜様部尿道損傷）………………………………………………………… 409
症例 13-7	左腎動脈損傷（AAST GradeⅤ）…………………………………………………………… 412
症例 13-8	大動脈損傷（Ⅰb 型）＋IVC 損傷（後腹膜血腫）……………………………………… 415
症例 13-9	骨盤多発骨折，腹膜外膀胱損傷，前立腺損傷，尿道損傷 …………………………… 418
症例 13-10	右腎深在性複雑損傷（JAST Ⅲb H2,U1 / AAST Grade Ⅳ）に合併した尿瘤 ………… 421

14章　リンパ節　(小森　剛)　　　　　　　　　　　　425

症例 14-1	左腎細胞癌（cT3N2）………………………………………………………………………… 426
症例 14-2	右腎盂癌（cT3N2）…………………………………………………………………………… 428
症例 14-3	右尿管癌術後，リンパ節転移再発 ……………………………………………………… 430
症例 14-4	前立腺癌（cT3N2）…………………………………………………………………………… 434
症例 14-5	膀胱癌（cT3N1）……………………………………………………………………………… 437

15章　IVR　(山本和宏)　　　　　　　　　　　　441

症例 15-1	左側腎動脈狭窄：粥状動脈硬化症 ……………………………………………………… 442
症例 15-2	両側腎血管筋脂肪腫（AML）：右側 AML の微小動脈瘤の破裂後，血腫形成 ……… 446
症例 15-3	副腎静脈サンプリング ……………………………………………………………………… 453
症例 15-4	外傷後動脈性持続勃起症：high flow priapism …………………………………………… 456
症例 15-5	OMC-regimen：4L-DB BOAI therapy ……………………………………………………… 460

索引

和文索引	…………………………………………………………………………………………… 465
欧文索引	…………………………………………………………………………………………… 469

1章

総論

1. 総論にあたって

　画像診断はこの40年で大きな進歩を遂げた．1970年代の腹部CT，Bモード超音波の導入，1980年代の腹部MRIの導入は泌尿器画像診断にとって革命的ともいえる画像診断のパラダイムシフトとなった．泌尿器系の画像診断については，歴史的には濃縮された経静脈性造影剤の排泄経路を可視化できる排泄性尿路造影法(intravenous pyelography：IVP)が，Röntgenによる X線発見後に臨床応用され，診断学は急速に発展した．また血管造影は上腹部では腎癌の他臓器浸潤の診断に，骨盤では膀胱腫瘍の深達度診断に用いられていた．リンパ管造影は膀胱癌，前立腺癌のリンパ節転移の有無の診断で用いられていた．しかしこれらの診断手技は，一部施設でのIVPを除き，現在はほぼCT，MRI，超音波検査に置き換わった．PET/CTは排泄系である泌尿器系臓器には不利であるが，遠隔転移の診断には一定の役割をもつ．超音波検査は術者依存性と画像再現性に若干の問題があるものの，日常診療ではベッドサイドで頻回に利用されている．経直腸超音波検査は前立腺生検のガイダンスとして有用である．各臓器における各種診断機器の有用性については以下のように考えられる．

a. 腎

　単純CTがX線透過度の高い陰性結石の診断に有用であることは言うまでもないが，腎腫瘍の質的診断については脂肪含有の有無精査，充実性腫瘍においてはその血行動態の把握でCTが第一選択となる．囊胞性腫瘍についてはCTによるBosniak分類が用いられている．腫瘍の浸潤範囲の有無，後腹膜腫瘍の由来臓器の診断にはCT動脈相によるCT血管撮影(CT angiography：CTA)が診断に有用である．MRIはヨード造影剤禁忌例に用いる．

b. 上部尿路

　逆行性腎盂尿管造影は治療手技のみならず，尿細胞診で必要であり，現在も頻回に行われている．形態診断(壁肥厚，腎実質浸潤，他臓器浸潤の有無など)はCTが基本であり，尿路系の診断には造影後排泄相の撮像(CT urography：CTU)が必須である．MR urography(MRU)は造影剤禁忌や排泄の遅延した症例に用いる．

c. 膀胱

　尿路系腫瘍の局所浸潤度の診断については，双手診による診断から排泄性尿路造影法(IVP)，膀胱造影，膀胱二重造影が長年にわたり局所浸潤度の診断方法であり，その後，血管造影で動脈からのアプローチによる浸潤の程度の診断が行われていたが，客観性に問題があった．膀胱癌の局所浸潤については，現在，膀胱鏡下生検が基準であるが，MRIの出現により大きな進歩を遂げ，診断に客観性と説明性を求められる現在の医療では必須の画像診断といえる．

d. 前立腺

　軟部組織分解能の高い MRI が前立腺癌の存在および局所病期診断における第一選択であり，泌尿器画像診断で最も臨床研究が先進化している領域である．PI-RADS（prostate imaging-reporting and data system）による診断の標準化が早く行われたのも前立腺癌である．MRI と経直腸超音波生検で局所診断，骨シンチグラフィと CT で転移検索を行うことが標準的な画像による病期診断方法である．

e. 副腎

　最近，潜在例の発見が増加してきた原発性アルドステロン症における，静脈穿刺による手法を用いた副腎静脈血サンプリングが腺腫の患側の診断にが有用である．また，腺腫にみられる微量脂肪含有の有無が CT で推定可能であり，転移や褐色細胞腫との鑑別診断に役立つ．MRI 脂肪抑制法は CT で微量脂肪含有を診断できないときに脂肪の証明の診断に用いられる．

f. 精巣，陰茎

　急性陰嚢症など外来ですぐに判断すべき症例があること，対象に小児患者が多いこと，カラードプラ超音波で血流の診断が可能であること，任意の断面で高分解能像が走査できるなど利点の多い超音波検査が診断に使われることが多い．

　以上の点を踏まえて，画像診断学では CT と MRI を中心にそれぞれのモダリティの特性と診断方法についての執筆をお願いした．病理学では，最近の病理診断でゲノム異常の情報の豊富な腎細胞癌，筋層浸潤や被膜外浸潤の定義に議論のある膀胱癌や前立腺癌についての解説を中心に，病理学者からみた泌尿器病理学の基礎を詳説していただいた．

2. 泌尿器疾患における CT

　泌尿器疾患における画像診断では単純X線写真，排泄性尿路造影法(intravenous pyelogram：IVP, drip infusion pyelography：DIP)，逆行性尿路造影，膀胱造影などの画像検査が行われているが，今日では診断の中心はCT, MRIである．CTでは多列検出器型CT(multidetector-row CT：MDCT, マルチスライスCT)の発展，普及によってダイナミック造影やCT urography(CTU)の撮像が広く行われている．核医学領域では^{18}F-FDG PET/CTが普及しているが，FDGが尿路系排泄であるという欠点から，おもに遠隔転移や再発の有無の評価に用いられている．

　CT検査の欠点は被曝，造影剤アレルギー，腎機能への影響である．事前の問診によるインフォームドコンセントが必要なことは言うまでもないが，主治医との連絡を密にし，不必要なダイナミック撮像や造影剤投与は避けるように放射線科としても対応すべきである．本項では泌尿器領域におけるCT検査について，総論的に述べる．

a. 単純CT

　泌尿器疾患における単純CTの位置付けとしては，病変の検出に加え，病変部の石灰化や結石，出血，脂肪成分の有無，周囲脂肪組織濃度などの評価である．

　尿路結石が疑われた場合，尿路結石症診療ガイドライン[1]，画像診断ガイドライン[2]において，いずれも単純CTが推奨グレードAとされている．単純CTは結石検出の感度，特異度ともに90〜100％と高い診断能を有している[3,4]．結石以外の腹痛の診断にも有用であり，強く推奨されている．スライス厚については5 mmでの再構成が基本であり，必要に応じてthin sliceを用いて評価する．結石の検出は低線量撮像でも十分な診断能があるとされており，可能な限り低線量での撮像が望ましい[5]．

　腎腫瘍が疑われた場合，単純CTによるCT値で充実性か嚢胞性かを区別する．脂肪成分がなく，内部均一で吸収値が20 HU未満，あるいは70 HUよりも高い場合は良性嚢胞と判断できる[6]．つまり，20 HU以下であれば単純性腎嚢胞，70 HUよりも高ければ出血や高蛋白質を伴ったcomplicated cystと診断される．内部が不均一な場合や，20〜70 HUのCT値を呈する場合は充実成分を含む可能性があり，造影CTでの精査が必要となる．造影にて造影効果に乏しい場合(CT値の上昇が20 HU以下)はさらに超音波検査や造影MRIの追加が必要となる[7]．脂肪成分の有無も質的診断に重要な評価項目であり，CTで指摘できるようなmacroscopicな脂肪が含まれていれば，腎血管筋脂肪腫と診断できる．

b. 造影CT

1) 単相撮像

　腎尿路系を含む感染が疑われた場合，熱源検索として，しばしば造影CTが施行されるのが現状である．画像診断ガイドライン[2]では，急性腎盂腎炎が疑われる患者で，合併症のない成人の急性腎盂腎炎患者に単純または造影CTを施行することは勧められない(推奨グレードC2)．ACR(American College of Radiology)やEAU(European Association of Urology)のガイドラインでも，急性腎盂腎炎では抗菌薬に良好に反応すればCT検査は必要なく，発熱が持続する場合に腎膿瘍や腎周囲膿瘍の除外目的で単純CTを考慮する

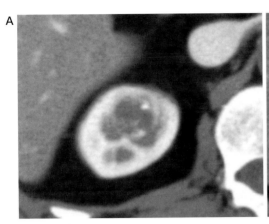 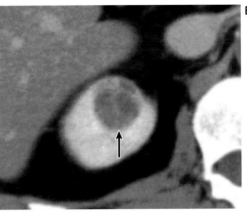

図1-1 造影CT
A：皮髄相，B：腎実質相　右腎上極に腎腫瘤（淡明細胞癌であった）を認めるが，皮髄相（A）では髄質の造影効果が乏しいために，腫瘤の同定が困難である．腫瘤の早期濃染部と皮質の染まりの区別も場合によってはつかない．腎実質相（B）では造影剤がwashoutした腫瘤（→）が周囲の腎実質と明瞭に区別される．

とされている．つまり，急性腎盂腎炎はCT以外で診断，治療されるべきであり，CT検査は治療に対する反応が不良な場合や糖尿病などの免疫不全がある場合に施行されるべきである．造影CTでは腎実質の炎症や膿瘍の有無を評価する．急性腎盂腎炎の場合，腎実質の腫大，境界不明瞭な楔状の造影不良域，腎盂の壁肥厚や腎周囲脂肪組織の濃度上昇，Gerota筋膜の肥厚を認める．腎膿瘍の場合，類円形の低吸収域として認め，内部の膿瘍部には造影効果を認めない．

　撮像タイミングについては，通常の造影1相では腎実質が均一に造影される腎実質相での撮像が望ましい．皮髄相での観察になると，腎髄質の造影効果が乏しいため，腎髄質の病変が同定できないことがあるからである（図1-1）．他臓器の評価が主目的で撮られた造影CTで腎を評価する場合に注意を要する[8]．

2）造影ダイナミック撮像

　造影ダイナミックCTでは3～5mL/s（秒）で造影剤を急速静注し，造影剤が動脈内，そして腎臓実質に到達し，腎盂尿管へと排泄される各タイミングで複数回の撮像が行われる．①動脈相，②皮髄相，③腎実質相，④排泄相（早期排泄相，後期排泄相）から対象とする疾患に合わせて，どの時相を選択するのかプロトコールを決めて，検査が行われる（Note 1）．撮像相の増加は被曝量の増加になるので，不必要な相の撮像はすべきでない．腎癌術後の経過観察目的であれば，通常，造影は腎実質相のタイミングでの1相で十分である．ダイナミック撮像のいずれの相でもウィンドウ幅，ウィンドウレベルの調節を行い，画像のコントラストを最適化して，評価するようにしたい．

Note 1 ダイナミック CT で認められる腎臓に特徴的な各撮像相

① **動脈相**（arterial phase）：造影剤投与後，20〜30 秒後，腎動脈が強く造影される．動脈の形状や走行を 3D 再構成したい場合に有用である．

② **皮髄相**（corticomedullary phase）：造影剤投与後，30〜60 秒後で皮質優位な造影効果を認める．皮質と髄質の境界が明瞭に描出される．腎動脈も強く描出されるため，動脈の解剖の把握にも有用である．

③ **腎実質相**（nephrographic phase）：90〜130 秒後で皮質と髄質が同程度に，腎実質が均一に造影される．腎腫瘍性病変の検出に適している．

④ **排泄相**（excretory phase）：3〜5 分後以降，造影剤が腎盂，尿管，膀胱内に排泄される．尿路の評価に用いる．CTU が必要な場合は後期排泄相として，8〜10 分後の撮像も行われる．

c. 腎腫瘍における CT

腎嚢胞性腫瘍で，壁肥厚や隔壁を伴う場合，良悪性の鑑別が必要となり，腎実質相の撮像が有用となる．腎充実性腫瘍が疑われた場合，質的診断と病期診断の両方の目的で造影ダイナミック CT が施行される．画像診断ガイドライン[2]では推奨グレード B であり，ダイナミック造影が推奨される．ダイナミック造影を行うことで，腎細胞癌の 7〜8 割を占める淡明細胞癌の確定ができることや良性腫瘍を疑うことができる．撮像相は，① 単純，② 皮髄相，③ 腎実質相，④ 早期排泄相の 4 相が基本となる（**図 1-2**）．以下に当院での腎腫瘍精査時のプロトコールを示す（**表 1-1**）．

d. 膀胱癌における CT

膀胱癌ではおもに原発巣の評価よりも転移検索を目的に施行され，禁忌でなければ造影 CT で評価する．原発巣に関しては，膀胱外浸潤の評価に有用なことが多いが，筋層浸潤の評価には限界がある．尿路上皮癌は腎盂，尿管，膀胱，尿道を含めた尿路内腔全体に空間的，時間的に多発する特徴を有し，腎盂，尿路の評価のために後述の CTU が追加される場合もある．

e. CTU

CTU（CT urography）は「腎・尿管および膀胱の評価のため，経静脈性に造影剤を投与し，MDCT を用いて，少なくとも排泄相の撮像を行ったもの」と定義され[9]，排泄相とは，経静脈性に投与された造影剤が尿路に排泄された状態での撮像を指す．一般的な造影剤投与後の撮像は実質相とよばれる．排泄性尿路造影に比べて周囲との位置関係の把握や病変の評価が容易になり，上部尿路の尿路上皮癌に対する感度，特異度，正診率は CTU の方が高いという報告もある[10]．ESUR（European Society of Urological Radiology 欧州泌尿生殖器放射線学会）では，CTU は尿路系腫瘍の高リスク群とされている「40 歳以上の肉眼的血尿」患者に対する第一選択検査として，膀胱鏡と並んで位置付けられている．本邦の血尿ガイドラインでも，肉眼的血尿患者に対する精査として CTU が推奨されてお

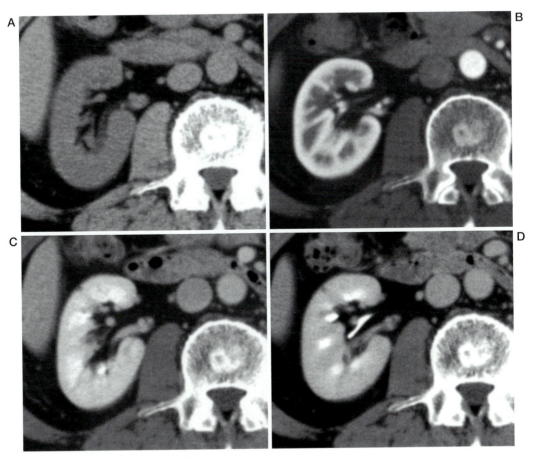

図 1-2 腎腫瘍のダイナミック CT
A：単純相（単純 CT），B：皮髄相，C：腎実質相，D：排泄相　腎腫瘍が疑われた場合の基本となる 4 つの撮像相を示す．皮髄相（B）では腎皮質は強く造影されるが，髄質の造影効果は弱い．腎実質相（C）では腎実質が均一に造影される．排泄相（D）では腎盂，尿管へ造影剤が排泄されている．

表 1-1　腎腫瘍精査時のダイナミック CT プロトコール

	撮像範囲	スキャン開始時間	collimation (mm)	再構成 (mm)[2]
単純相	肝から骨盤		0.5	5
動脈相	腎	約 20 秒[1]	0.5	5
皮髄相	腎	約 40 秒[1]	0.5	5
腎実質相	肝～腎	90 秒	0.5	5
早期排泄相	肝～骨盤	300 秒	0.5	5

[1] 動脈相は bolus tracking 法を用いて、腹腔動脈分岐部レベルの大動脈内に対象領域（ROI）を設定し，ROI の CT 値が 150 HU を超えたタイミングで撮像を開始する．動脈相撮像開始の 17 秒後に皮髄相を撮像する．
[2] 動脈相と皮髄相は 0.5/0.5mm，腎実質相と排泄相は 1.0/1.0 mm の volume data を出力．診断用画像として 5 mm と 2 mm を出力する．
造影剤は，600 mgI/kg を 25 秒間で注入．最大で 5 mL/s を超えない注入速度とする．

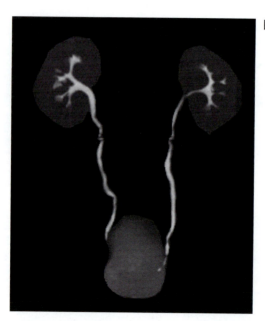

図1-3 CTU排泄相のMIP画像

り，また画像診断ガイドライン[2]でも，尿路系腫瘍が疑われる患者に対してはCTUを推奨している．

　CTUのプロトコールについて紹介する．撮像の1～2時間前より排尿を禁止し，蓄尿を促す．単純CT撮像後，画像診断ガイドライン上はヨード造影剤を3.0～4.0 mL/sで注入し，60～80秒後に実質相を，8～10分後に排泄相を撮像するとされているが，注入速度や撮像タイミングは施設により適宜変更されていることも多い．排泄相の撮像前にCT検査台の上で体位変換してもらうことで，排泄相での膀胱内腔の造影剤をできるだけ均一濃度になるようにすることが可能となる．さらに微小病変の評価を可能にするため，単純相と実質相では5 mm間隔と2 mm間隔で，排泄相では5 mm間隔と1 mm間隔で再構成し，排泄相では冠状断での再構成やMIP（Note 6，p.20参照）画像表示を行う（図1-3）．CTUでは通常の撮像方法に排泄相が追加されるため被曝線量が多くなるが，排泄相は高コントラスト画像のため線量を単純CTの約半分にしても大きな問題なく，また，逐次近似再構成法でさらに線量を低減する報告もある[11]．

f．^{18}F-FDG PET/CT

　2-fluorine-18-fluoro-2-deoxy-D-glucose positron emission tomography（^{18}F-FDG PET）検査とは，グルコースのOH基のひとつを^{18}Fに変えたグルコース類似物質である^{18}F-FDGを静脈内投与することで，糖代謝の盛んな部位を画像化する検査法である．悪性腫瘍や炎症の検出のために広く用いられているが，もともと代謝の盛んな脳や排泄経路である腎盂尿管，膀胱には強い生理的集積を認める．そのため，これらの部位に病変が存在する場合は^{18}F-FDG PET画像での指摘が困難となる場合が多く，局所の評価には適していない．一般的には播種，骨転移，筋転移などの全身の転移・再発巣の評価，検出に用いられている．

　腎癌で最も頻度の高い淡明細胞癌は腫瘍細胞内にglucose-6-phosphataseが豊富に存在

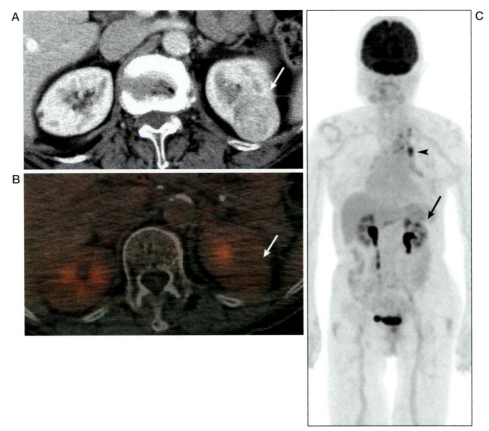

図1-4 ^{18}F-FDG PET/CT での集積の乏しい症例
A：造影 CT，B：^{18}F-FDG PET/CT，C：^{18}F-FDG PET　造影 CT（A）にて左腎に腎腫瘍を認めるが，同時期に撮像された ^{18}F-FDG PET/CT（B, C）にて，左腎の原発巣にはFDGの集積を認めない（→）．左縦隔リンパ節には集積を認め，リンパ節転移が疑われた（C，▶）．

しているために，細胞内にFDGが貯まりにくく，原発巣，転移・再発相ともに集積が乏しくなる場合があり，注意を要する[12]（**図1-4**）．乳頭状腎細胞癌[13]や集合管癌[14]ではFDGの強い集積がみられると報告されている．

　尿管癌や膀胱癌は腫瘍自体のFDG集積は比較的高いが，尿路，膀胱がFDGの排泄経路であるので，生理的集積によって評価が難しい．バルーンカテーテルによる膀胱灌流や利尿薬・飲水負荷による膀胱内の集積低下を試みる報告[15]もあるが，一般的には行われていない．

3. 泌尿器疾患における MRI

　本項では画像診断を専門としない医師や初学者を対象として，MRI の総論と泌尿器画像診断に用いられる撮像法について解説する．

　MRI が magnetic resonance imaging の略であり，磁石の力を用いた装置であることはよくご存じのことであろう．しかし，磁石の力でどのようにして画像ができあがるか？について聞かれると返答に窮するかもしれない．

　MRI 画像ができるまでをおおまかに述べると，1) 照射コイルから人体に向かって特定の共鳴周波数をもったラジオ波が照射される．2) 人体内のプロトンが共鳴する．3) ラジオ波の照射を止める．4) プロトンからエネルギーが放出される．5) 放出されたエネルギーを受信コイルで受信する．6) 受信したエネルギーをコンピュータが計算して画像化するというプロセスとなる（図 1-5）．照射コイルは MRI のガントリー（筒状の本体）に内蔵されており，外からは見ることはできない．受信コイルは患者がガントリーに入る前に寝台上で撮像部位に装着する．MRI の画像は受信コイルが有効な範囲の部位しか得ることができない．これが，CT と異なり MRI は限られた狭い範囲しか撮像できない理由である．

　さて，賢明な読者は「今，説明された方法だけでは人体からエネルギーを受信することはできても，それが体内のどこから来たかを知ることができないのでは？」という疑問をもたれるかもしれない．CT のようにラジオ波の照射コイルが回転して，寝台が動くことで位置情報を得るのだろうか？　否，ラジオ波の照射コイルは回転しないし，MRI の撮像中は寝台は動かない．MRI では，プロトンは曝露されている磁場強度に対応した共鳴周波数のラジオ波を照射した場合にかぎり共鳴するという性質を用いる．1.5 テスラ（T）や 3T という静磁場の強度を表す言葉を聞いたことはあるだろう．MRI 撮像時のガントリーの中の磁場強度は均一ではなく，頭尾方向に傾斜磁場という磁場の坂道がつくられている．たとえばある場所では 1.499T，ある場所では 1.500T，ある場所では 1.501T というように．場所ごとの磁場強度に対応する共鳴周波数のラジオ波を照射することで，そのスライスのプロトンのみを共鳴させエネルギーを放出させることができる．周波数を変えながらラジオ波を照射することでエネルギーがどのスライスから来たかがわかるのである．このように位置情報を付加することをエンコードという．スライスの面内のどこから来た信号かについて詳細な説明は割愛するが，これも面内で傾斜磁場をつくることで信号が来た部位を特定する．MRI の撮像原理は臨床診断に際して必ずしも完全に理解する必要はないが，検査や読影に必要な内容については簡単に知っておくとよい．MRI の原理に関してより詳しく知りたい読者はさまざまな本やウェブサイトがあるので参考にしていただきたい[16〜18]．

a. 泌尿器科領域の MRI の適応

　MRI は CT に比して一度に撮像できる範囲が狭く撮像時間が長いことが欠点であるが，組織コントラストが高いことが特長である．この点を生かして，MRI は CT では判別が困難な腫瘍の鑑別や悪性腫瘍の局所病期診断といった用途におもに利用される（表 1-2）[19]．具体的には副腎腫瘍の質的診断，腎腫瘤の質的診断および病期診断，水腎症や尿路奇形の診断，腎盂・尿管癌の検出や病期診断，膀胱腫瘍の質的診断，膀胱癌の病期診

図1-5 MRI画像ができるまで（頭部撮像の場合）
FFT：fast Fourier transform（高速フーリエ変換）．

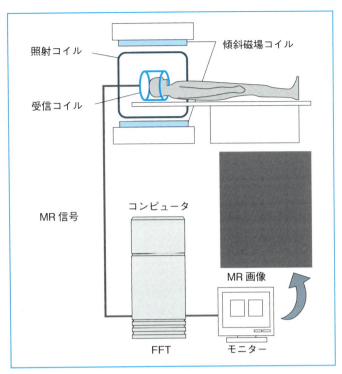

表1-2 各臓器におけるMRIのおもな用途と撮像されるシーケンス

	副腎	腎	上部尿路	膀胱	前立腺	陰茎，陰嚢
おもな用途	腫瘤の質的診断	腫瘤の質的診断 癌の病期診断	水腎症や奇形の評価 病変の存在診断 癌の病期診断	癌の病期診断	癌の存在診断 癌の病期診断	外傷の評価 腫瘤の質的診断
FSE T1強調像				○	○	○
GE in/opposed phase 画像	○	○				
FSE法T2強調像	○	○	○	○	○	○
single-shot FSE法T2強調像	○	○	○			
拡散強調画像	○	○	○	○	○	○
定常状態コヒーレント型GE		○	○			
GE T1強調像ダイナミック造影	○	○	○	○	○	○

FSE：fase spin echo法（高速スピンエコー法），GE：gradient echo法（グラジエントエコー法）

断，前立腺癌の検出および病期診断，陰嚢腫瘤の質的診断および病期診断，陰茎・尿道疾患の質的診断などがある．ただし，MRI 検査の選択に際しては MRI には空間分解能やコントラストの限界があり，信号パターンに必ずしも特異性がないことに留意する必要がある．たとえば，腎盂・尿管・膀胱の尿路上皮癌では微小のものや carcinoma in situ のような平坦な病変は MRI では描出されない．MRI で検出できない病変は逆行性尿管造影や尿管鏡や膀胱鏡による評価が必要である．前立腺癌のなかでも小さなものや性状によって MRI に描出されないものがあるため，系統的前立腺生検の施行が考慮される．陰嚢の観察は高周波プローブを用いた超音波検査が第一選択である．MRI は造影剤を用いなくても尿路を明瞭に描出すること(MRU)ができるために水腎症の原因の検索や尿路奇形の診断にも使用される．

b. MRI の禁忌

心臓ペースメーカー，植え込み型除細動器，人工内耳，神経刺激装置などを装着している患者は，MRI 室に入室すると機器が故障したり誤動作を起こしたり，体内で移動・発熱する可能性があるため，原則的には入室できない．ただし近年，心臓ペースメーカーと植え込み型除細動器は条件付き MRI 対応のものが販売されており，このような機器が留置されている場合は MRI 検査が可能なケースがある．検査の際には施設によって運用や撮像可能な機器・画像が異なるので各施設の検査担当者に事前の確認が必要である．冠動脈ステントや脳動脈クリップやコイルなども材質や留置時期によっては MRI 検査が禁止されているため，手術を施行した医師や使用されているデバイスの添付文書の確認が必要である[20]．このほかに体内金属異物(弾丸，鉄片など)は，強力な磁場をもつ MRI 検査室に入ると体内で移動して臓器を損傷したり，発熱によって熱傷を起こしうるので禁忌である．意外なところでは刺青，アートメイク，アイシャドウ，マスカラなどに鉄粉などの金属が含まれていることがあり，熱傷の原因となるため注意が必要である[21]．

c. 泌尿器領域で用いられるおもなシーケンス （表 1-3)

単純 MRI 検査では高速スピンエコー (fast spin echo：FSE)法 T1 強調像，グラジエントエコー (GE)法の in phase/opposed phase 像，FSE 法 T2 強調像，拡散強調画像，定常状態コヒーレント型 GE 法などが使用される(Note 2)．造影 MRI はどの臓器もダイナミック造影を基本とし，撮像には高速 GE 法 T1 強調像がおもに利用される．脂肪抑制法 (Note 3, p.16 参照)は目的に応じて併用される．組織の代謝が評価できる MR スペクトロスコピー (MR spectroscopy：MRS)は一時期脚光を浴びたが，泌尿器領域ではいまだに実用レベルには達していない．MRI のシーケンス名はメーカーによって呼称が異なり，これがまた MRI 初学者を混乱させている．メディカル・サイエンス・インターナショナル社から出版されている『一目でわかる MRI 超ベーシック』の付録や，ウェブサイトに各社のシーケンス名の対比表が掲載されているので参考にしていただきたい[22,23]．

撮像断面はいずれの臓器も横断像を基本とする．副腎，腎・尿路や前立腺・精嚢や陰嚢では左右差の比較ができる冠状断像が好まれる．広範囲を一度の検査で撮像することは不可能ではないが，画質や検査時間とのトレードオフとなるため勧められない．

Note 2　スピンエコー(SE)法とグラジエントエコー(GE)法

　純粋なSE法は撮像時間がかかりすぎるため現在は使用されておらず，fast spin echo：FSE)法が使用されている．SE法にはT1強調像とT2強調像がある(図1-6, 7)．GE法にはT1強調像はあるが，T2強調像というものはなくT2*(スターと読む)強調像とよばれる．T2*強調像は泌尿器領域で撮像される機会は少ない．撮像時間はSE法の方がGE法よりも長いため，造影ダイナミックMRIのように短時間で繰り返し撮像が必要な場合はGE法が用いられる(図1-8)．信号/ノイズ(雑音)比(S/N比)やアーチファクトの受けにくさなど画質の安定性という点ではSE法の方がGE法よりも優れている．

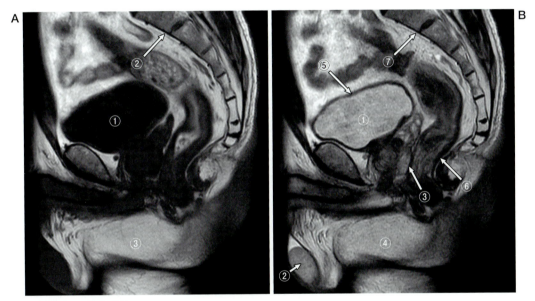

図1-6　40歳台男性
A：FSE法T1強調像矢状断像　膀胱内の尿(①)や骨皮質(②)は低信号である．脂肪(③)は高信号である．B：FSE法T2強調像矢状断像　膀胱内の尿(①)，精巣(②)，前立腺辺縁域(③)，脂肪(④)などが高信号である．膀胱壁(⑤)，直腸壁(⑥)，骨皮質(⑦)などは低信号である．

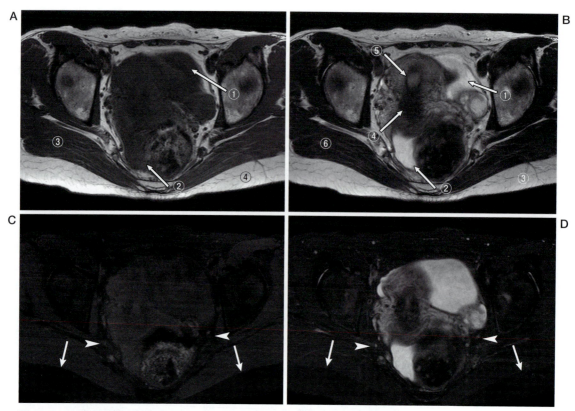

図1-7　30歳台女性　健常者
A：FSE法T1強調像　膀胱内の尿（①）や腹水（②）や筋肉（③）は低信号である．脂肪（④）は高信号である．
B：FSE法T2強調像　膀胱内の尿（①）や腹水（②）や脂肪（③）は高信号である．子宮頸部間質（④）や子宮体部のジャンクショナルゾーン（⑤）や筋肉（⑥）は低信号である．C：脂肪抑制併用FSE法T1強調像　T1強調像（A）と比較して皮下脂肪（→）や内臓脂肪（▶）が低信号化している．D：脂肪抑制併用FSE法T2強調像　T2強調像（B）と比較して皮下脂肪（→）や内臓脂肪（▶）が低信号化している．

表1-3　T1強調像とT2強調像の信号の組み合わせと物質・組織の関係

	T1強調像　低信号	T1強調像　中等度信号	T1強調像　高信号
T2強調像　低信号	骨皮質 石灰化 流れが速い血流 空気 筋肉・筋層	副腎	古い出血 ガドリニウム造影剤 メラニン
T2強調像　中等度信号	腎髄質	腎皮質 前立腺移行域	
T2強調像　高信号	尿 関節液 脳脊髄液	前立腺辺縁域 子宮内膜 精巣	脂肪 高蛋白物質 新しい出血

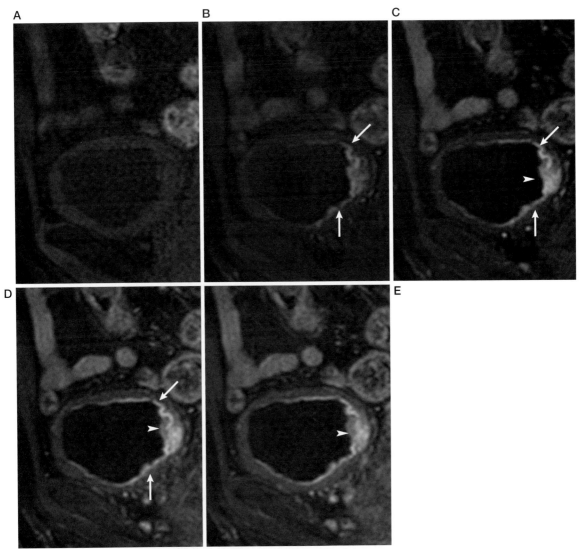

図1-8　80歳台女性　脂肪抑制高速GE法T1強調矢状断像で撮像された膀胱癌のダイナミック造影
A：投与前，B〜F：造影剤投与30秒後から30秒おきに繰り返し撮像　造影剤投与後早期（B〜D）に膀胱粘膜下層が造影される（→）．やや遅れて（C〜E）腫瘍が造影される（▶）．Cでは粘膜下層の造影効果の途絶が明瞭である．C，Dでは腫瘍の筋層内への浸潤が明瞭である．

1）T1強調像

　FSE法で撮像する場合とGE法で撮像する場合がある．泌尿器領域では微量脂肪の検出に有用なGE法のin phase/opposed phase像（Note 4，p.17参照）やダイナミック造影の撮像用に使用される高速GE法T1強調像が利用される機会が増加しており，従来よりもFSE法の利用頻度は低下してきている．しかし，FSE法は撮像時間がかけられる部位においてはGE法に比べて画質が良好であるし，T2強調像と組み合わせて信号パターンから物質を推定する必要がある症例では，現代においても必須の画像である．

Note 3　脂肪抑制法

　　SE法でもGE法でも脂肪は高信号を呈する．脂肪の信号を低信号化することを脂肪抑制といい，さまざまな撮像法と併用して使用される（図1-8）．脂肪抑制法を使用する目的は次の2つである（図1-9）．

1）対象領域に脂肪が含まれているかを調べる．
　　たとえばT1強調像，T2強調像ともに高信号を呈している腎腫瘤が，脂肪なのか出血なのかを調べるために脂肪抑制を用いる．信号が低下すれば脂肪といえる．

2）高信号の脂肪組織内に隠れている高信号を呈する病変を描出する．
　　たとえば造影MRIで前立腺癌の前立腺周囲脂肪組織浸潤の有無を知りたいときに，前立腺癌と脂肪はいずれも造影T1強調像では高信号であるため，浸潤範囲がわかりにくいが，脂肪の信号を抑制すれば低信号の脂肪内に造影された前立腺癌が高信号として描出される．

　　低信号の病変を観察したい場合は，脂肪抑制を併用することで脂肪とのコントラストがむしろ低下するため，脂肪抑制は併用しない方がよい．

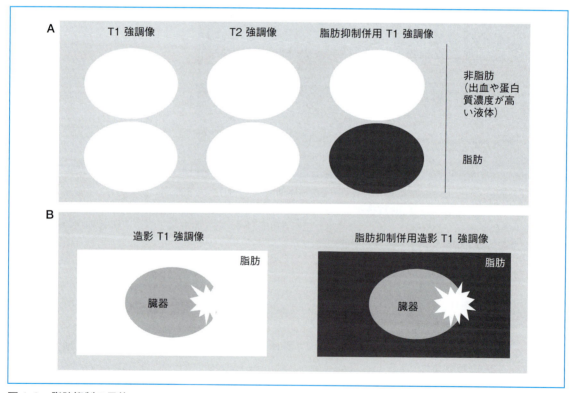

図1-9　脂肪抑制の目的
A：T1強調像，T2強調像ともに高信号の物質には，脂肪，出血，蛋白濃度が高い液体がある．脂肪抑制併用T1強調像または脂肪抑制併用T2強調像で信号が低下すれば脂肪である．B：造影T1強調像では，脂肪に囲まれた臓器に発生した病変の進展範囲は不明であるが，脂肪抑制併用造影T1強調像では病変の進展範囲は明瞭である．

Note 4　in phase/opposed phase 像

　脂肪と水が同位相と逆位相となるような2つのecho time(TE)を用いて撮像すると，in phase(同位相)像とopposed phase(逆位相)像(out of phase 像ともよばれる)が得られる．これらの画像を合わせて化学シフト画像(chemical shift imaging)ともよばれる．in phase では水と脂肪が同位相，opposed phase では水と脂肪が逆位相となるため，水と脂肪が混ざっているピクセルでは，同位相では信号は加算され，逆位相では相殺される．たとえば，水8と脂肪2であればin phase では 8+2 = 10，opposed phase では |8−2| = 6 となる．水2と脂肪8の場合は in phase では 2+8 = 10，opposed phase では |2−8| = 6 となる．このように**水と脂肪が混ざっているピクセルでは，信号強度が in phase>opposed phase となる**．一方，脂肪を含まず水だけがある場合(水10と脂肪0，たとえば腎実質)には in phase では 10+0 = 10，opposed phase では |10−0| = 10 となる．水を含まず脂肪だけがある場合(水0と脂肪10，たとえば後腹膜脂肪)には in phase では 0+10 = 10，opposed phase では |0−10| = 10 となる．このように**水のみまたは脂肪のみのピクセルでは，信号強度は in phase = opposed phase となる**．臨床応用としては，副腎皮質腺腫，腎血管筋脂肪腫，淡明細胞型腎細胞癌，乳頭状腎細胞癌において，腫瘍内に微量脂肪を含む場合があるため信号が in phase>opposed phase となる(図 1-10)．なお，in phase<opposed phase となっている場合は，ヘモジデリンなどの局所的な磁場を乱す物質の存在を示唆する(in phase に opposed phase よりも長い TE が割り当てられている場合)．(2章 p.51 の Note も参照)

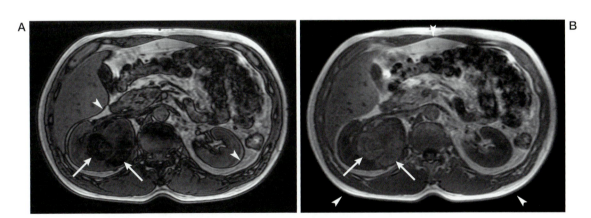

図 1-10　50 歳台男性　右腎の微量脂肪を含む淡明細胞型腎細胞癌
A：GE 法 T1 強調 opposed phase 像　腫瘤は低信号である(→)．実質臓器と脂肪の境界面は水と脂肪の両方を含むピクセルがあるため，臓器を縁取るような低信号となり，opposed phase 画像の目印となる(▶)．B：GE 法 T1 強調 in phase 像　腫瘤は高信号である(→)．後腹膜や皮下の脂肪は水を含まないため opposed phase と同様に高信号である(▶)．

2）T2 強調像

　上腹部では高速撮像が可能な single-shot FSE 法や通常の multi-shot FSE 法が使用される．single-shot SE 法は高速撮像が可能であるが，multi-shot FSE 法と比較して低信号の構造物辺縁のぼけが強い（**図 1-11**）．上腹部で multi-shot FSE 法による T2 強調像を撮像する場合は，呼吸停止下で echo train length（エコートレイン長）を増やし，短時間撮像できる条件で撮像する必要がある．この場合も低信号構造物の辺縁のぼけが現れる．呼吸同期下で少ない echo train length で multi-shot FSE 法の T2 強調像で撮像すれば，ぼけは少なくなるが撮像時間が延長したり，motion artifact の影響を受けやすくなる．骨盤部では呼吸の影響を受けにくいために時間的な制約が少なく，multi-shot FSE 法が使用される．膀胱や前立腺の撮像を，撮像時間が早いからといって single-shot FSE 法で代用することは病変の検出や局所病期診断の観点からは薦められない．

　最近では VISTA（Philips），SPACE（Siemens），CUBE（GE）といった 3D 撮像（**Note 5**）が可能なシーケンスを搭載した MRI 機器も普及しつつあり，呼吸による体動の影響を受けにくい膀胱や前立腺で応用されている

　MR urography（MRU）は，magnetic resonance cholangiopancreatography（MRCP）と同様に T2 を強く強調した画像（heavily T2 強調像）である（**図 1-12**）．造影剤を使わずに尿路を高信号に描出することができるため，造影剤の禁忌がある患者に有用である．撮像法は，呼吸同期下あるいは呼吸停止下で 3D 撮像する方法と，呼吸同期下で角度を変えながら描出したい臓器全体を含むような厚いスライスの single-shot FSE を 2D 撮像をする方法がある（**図 1-13**）．一般に分解能が高く，maximum intensity projection（MIP，みっぷと読む，**Note 6**）像に再構成してさまざまな角度から観察が可能な前者が好まれる．呼吸同期が患者の呼吸にフィットしない場合や呼吸停止が困難な場合は 2D 撮像が次善策となる．

▌Note 5　2D 撮像と 3D 撮像

　誤解を受けやすいが，3D 撮像は絵が立体的にみえる 3D 画像のことではない．1 スライスごとにデータを収集する 2D に対して，撮像範囲全体をボリュームとしてデータを収集するのが 3D 撮像である．3D 撮像の一番の特長は，非常に薄いスライス厚（1 mm 前後）の画像を，スライス間のギャップなしに連続的に撮像できることである．3D 撮像されたデータを用いれば任意の方向への断面へ画像の再構成を行ったり（multiplanar reconstruction：MPR 像），3D 画像を再構成したりすることも可能である．2D 撮像は一般にスライス間にスライス厚の 10％ ほどのすきまがある画像だということも読影の際には認識しておくとよい．

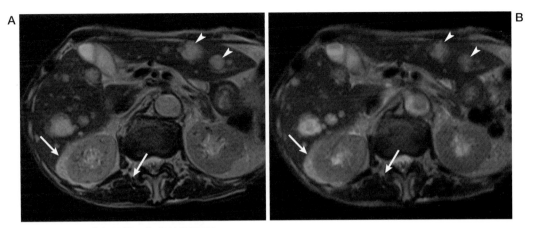

図1-11 60歳台男性 転移性肝腫瘍
A：multi-shot FSE法 臓器の輪郭(→)や肝病変(▶)も明瞭に描出されている．B：single-shot FSE法 multi-shot法よりも臓器(特に肝臓や筋肉のような低信号の臓器，→)や肝病変(▶)の輪郭にぼけがみられる．

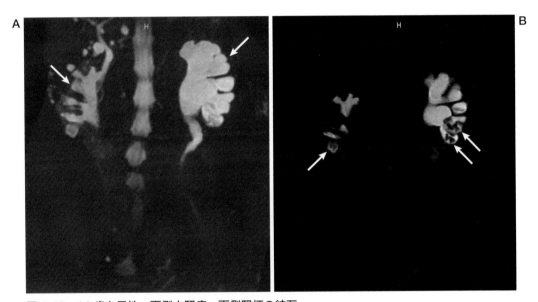

図1-12 30歳台男性 両側水腎症，両側腎杯の結石
A：MR urography(MIP像) 拡張した腎杯，腎盂全体が俯瞰できる(→)．腎杯内の病変は同定が困難である．B：MIP像の元画像である3D撮像のheavily T2強調像の1断面 両側腎杯内に無信号の小結節があることが認識できる(→)

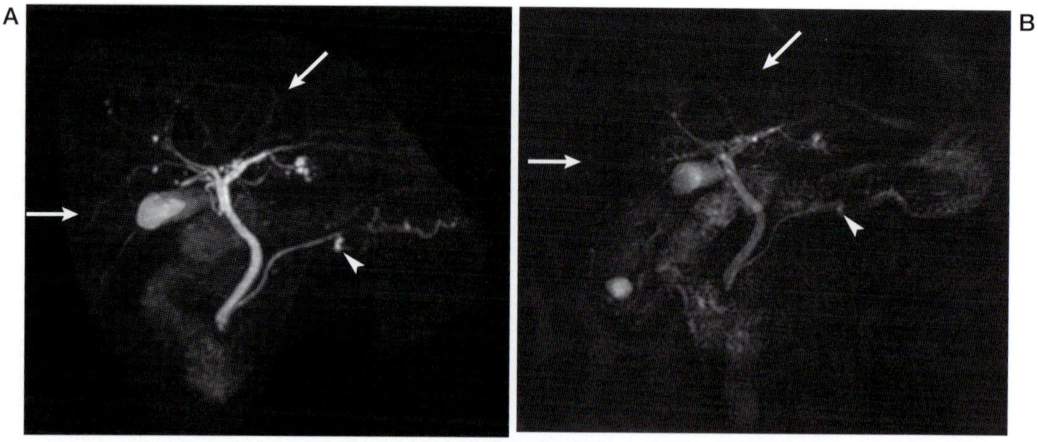

図 1-13　50 歳台男性　膵の囊胞性病変の MRCP 像
A：3D 撮像の heavily T2 強調像から作成された MIP 像（膵胆管以外の部分はワークステーションでカットされている）　末梢の胆管（→）や膵の小さな囊胞性病変（▶）も明瞭に描出されている.
B：2D 撮像の single-shot FSE　全体像はある程度俯瞰できるが，3D 撮像に比べて末梢の胆管（→）や膵管や膵の小さな囊胞性病変（▶）は描出不良である.

▌Note 6　maximum intensity projection（MIP）像

　日本語で最大値投影法と訳される. 対象の後ろにスクリーンを置いて，スクリーンに垂直に対象に向かって光を照らす. 光が通過した道程で最も高い信号値がスクリーン上に投影される. この操作を対象の周囲を光源を回転させながら繰り返し行う（図 1-14）. さまざまな方向から投影した画像を一連で観察すると，一見すると 3D 画像のようにみえるが，画像自体はスクリーン上に投影されている 2D 画像である. したがって 1 つの画像内に前後関係の要素はないはずだが，信号が高い部分が手前にあるように錯覚を起こしやすい. 高信号物質に囲まれた低信号物質は，MIP 像では描出されないことも理解しておく必要がある. たとえば胆汁内の胆石，腎盂内の腎結石を探すのに MIP 像は適さない（図 1-12）. 立体的に見えたり色がついていたりする画像は，初学者や画像診断を専門としない医師の目を惹くようであるが，画像のなりたちを理解していないとピットフォールに陥る. 結局のところ，最も信用できるのは加工がされていない断層画像である.

3）拡散強調画像

　プロトンは体内で静止しておらずブラウン運動をしながら拡散している. 拡散のしやすさはプロトンが存在する環境によって異なる. このプロトンの拡散の差異を強調した画像が拡散強調画像（diffusion weighted image：DWI）である.
　臨床画像においては膿瘍のように液体の粘稠度が高いほど，悪性腫瘍のように細胞密度が高いほど拡散が制限されやすく高信号となる. 拡散をどの程度強調するかは b 値という設定値で決まる. $b = 0 \, s/mm^2$ の場合，拡散は強調されていない. b 値が高いほどより

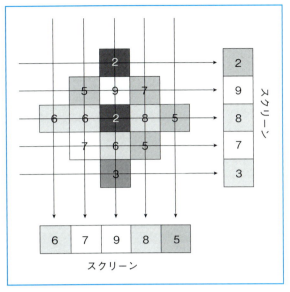

図 1-14 maximum intensity projection(MIP)像
数字は各ピクセルの信号値，矢印は光の経路を表す．便宜上2方向のみ投影してあるが，実際は10～15°間隔で多方向から投影して連続画像を得る．中央の2は2よりも大きい信号値に囲まれているため，いずれの角度の投影でもスクリーンに反映されていない．

拡散が強調され，拡散が抑制されている領域は高信号にハイライトされる．一方で，大部分の背景信号は抑制されていきノイズは増えていく．通常b＝800～1000 s/mm^{2}が泌尿器領域全般に使用されるが，前立腺においてはより高いb＝1300～2000 s/mm^{2}が使用される(図1-15)．

拡散強調画像はT1，T2の影響も受けており，特にT2の影響が大きい．このためT2強調像で高信号の病変は拡散がそれほど制限されていなくても拡散強調画像で高信号となりやすい．このことをT2 shine-through効果という．T2の影響を排除して拡散の影響のみを調べるにはapparent diffusion coefficient(ADC)マップを観察する．ADCマップ上で関心領域の信号値を計測すればADC値という定量データが得られる．ADC値が低ければ拡散はより制限されていると解釈する．悪性腫瘍では1.0×10^{-3} mm^2/s以下をとる場合が多い．膿瘍では0.5×10^{-3} mm^2/s前後の値をとる．ただし，例外も多いので各論で学習する必要がある．また，ADC値は機種や撮像パラメータによって変化しうる測定値である点にも注意が必要である．

4) 定常状態コヒーレント型シーケンス

メーカーによってBalanced FFE(Philips)，BASG(HITACHI)，FIESTA(GE)，True-FISP(Siemens)，TRUE SSFP(CANON，旧TOSHIBA)など呼び方が異なる．本画像は水が高信号を呈するので一見，T2強調像のようにみえるが，信号値はT2/T1というコントラストを呈する(図1-16)．T1値が短い組織も高信号となるためコントラストの解釈には注意を要する．泌尿器科領域では尿や血液が高信号となる点や，高分解能で撮像できる特長を活かして，上部尿路の評価や腎動脈狭窄の評価や腎細胞癌の腎静脈進展の有無の評価といった用途でも利用される．

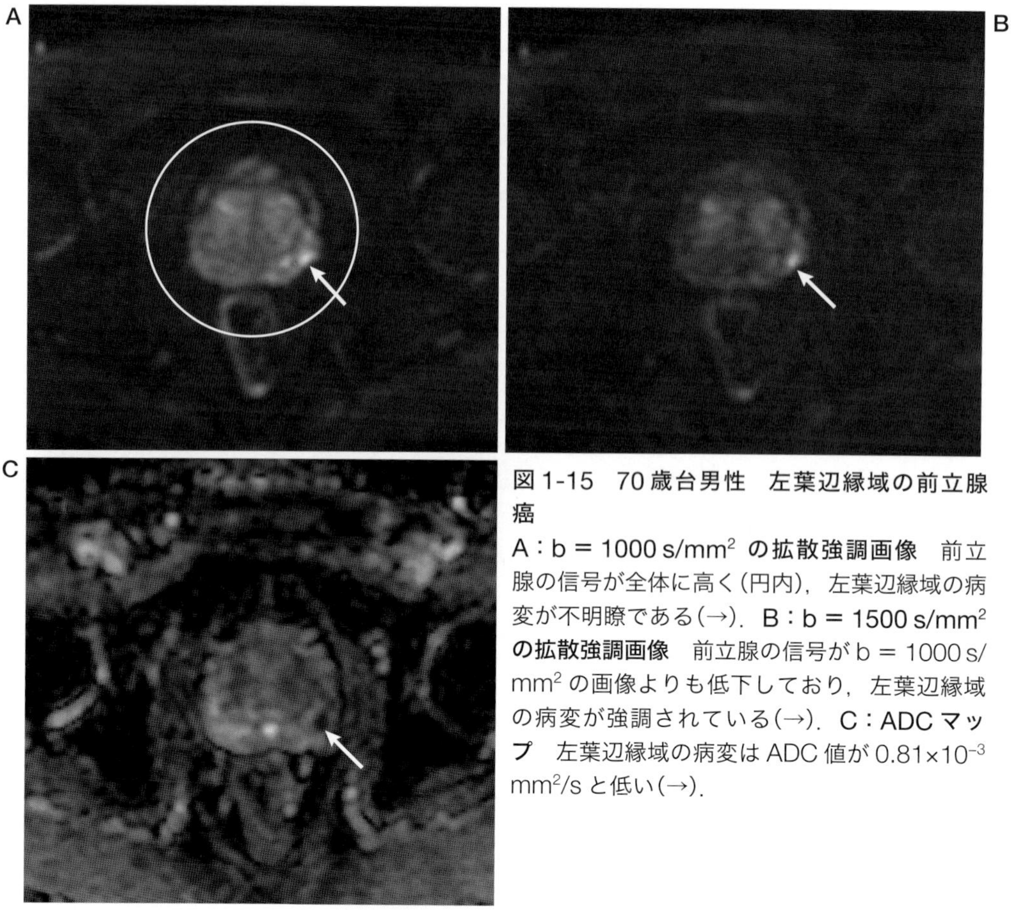

図1-15 70歳台男性 左葉辺縁域の前立腺癌
A：b = 1000 s/mm² の拡散強調画像 前立腺の信号が全体に高く(円内)，左葉辺縁域の病変が不明瞭である(→)．B：b = 1500 s/mm² の拡散強調画像 前立腺の信号が b = 1000 s/mm² の画像よりも低下しており，左葉辺縁域の病変が強調されている(→)．C：ADC マップ 左葉辺縁域の病変は ADC 値が 0.81×10⁻³ mm²/s と低い(→)．

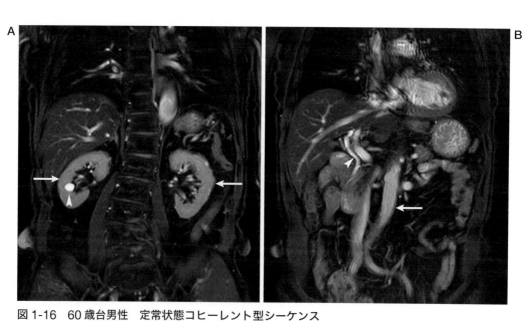

図1-16 60歳台男性 定常状態コヒーレント型シーケンス
A：腎臓を含む冠状断像 両側腎は比較的高信号を呈する(→)．右腎嚢胞は高信号を呈している(▶)．B：総胆管と大血管を含む冠状断像 血液(→)，胆汁(▶)は高信号を呈する．

5）造影ダイナミック MRI

造影剤を投与中あるいは投与後早期から短時間に撮像を繰り返す方法をいう（**図 1-8 参照**）．臓器や病変の血流動態を知ることができる．造影剤は自動注入器を用いて投与される．泌尿器領域では病変の検出，質的診断，癌の広がり診断などいずれの目的，臓器においても造影はダイナミック造影が基本である．

d. 基本的な読影の仕方

断層画像の読影という点では基本的な部分は CT の読影と同様であり，断層解剖の理解が重要であることは言うまでもない．CT と異なる点としてシーケンスによって臓器や病変がさまざまな信号をとること，信号パターンの組み合わせによって物質の性状や性質を推定していくことがある（**Note 7**）．石灰化病変や骨皮質のようなプロトンが極端に少ない構造物は描出されにくい点は注意が必要である．石灰化の検出は MRI よりも CT の方がむしろ優れる．造影効果は造影後の画像のみを見るのではなく，造影前の T1 強調像よりも信号が上昇しているのを確認して造影効果ありと判定する．T1 強調像で高信号の病変はたとえ造影効果がなくても造影 T1 強調像で高信号にみえるからである．拡散強調画像は背景信号が抑制されおり解剖の把握に適さないため，T1 強調像や T2 強調像と照らし合わせて解剖を把握しながら観察する．基本的な読影の方針としては拡散が制限されている，すなわち高信号の（白い）病変を探す〔施設によっては拡散強調画像は白黒が反転した状態（空気が白色）で提供されており，この場合は黒い病変を探すことになる〕．正常な副腎，脾臓，子宮内膜，精巣，リンパ節は高信号であるため，高信号がすべて異常ではない点に注意が必要である（**図 1-17**）．脂肪は ADC 値が非常に低い組織であるが，脂肪抑制が併用されているので拡散強調画像では低信号となる．正常構造物以外で高信号を見つけたら，ADC マップ，ADC 値を参考にして真の拡散制限か T2 shine-through 効果かを判定する．

MRI 特有のアーチファクト（**Note 8**）についても遭遇頻度が高いものについては熟知しておかないと，思わぬ偽病変をつくってしまう．偽病変に対して侵襲的な検査や治療がなされるようなことは決してあってはならない．

▶Note 7　信号パターンからの物質の推定

物質は固有の T1 値，T2 値をもつ．T1 強調像は T1 値の変化に敏感な画像であり，T1 値が短いと高信号，長いと低信号となる．T2 強調像は T2 値の変化に敏感な画像であり，T2 値が短いと低信号，長いと高信号となる．T1 強調像と T2 強調像の信号の組み合わせからある程度物質を類推することが可能である（**表 1-3，p.14 参照**）．多くの腫瘍性病変は T1 強調像で低信号，T2 強調像で中等度〜比較的高信号をとる．このような信号の場合は非特異的所見ともいえる．脂肪，高蛋白物質，新しい出血は T1 強調像・T2 強調像ともに高信号となるが，脂肪抑制で抑制されるのは脂肪のみである．拡散強調画像の信号や造影ダイナミック MRI のパターンを組み合わせることで，さらに物質や組織の状態が推定できる場合がある．

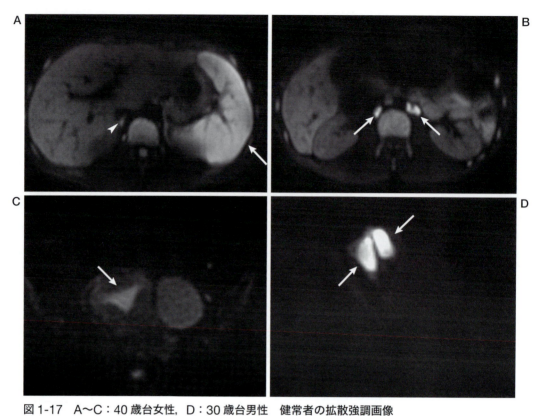

図1-17　A～C：40歳台女性，D：30歳台男性　健常者の拡散強調画像
A：横断像　脾臓（→）や副腎（▶）は高信号である．B：横断像　傍大動脈リンパ節が高信号である（→）．C：横断像　子宮内膜が高信号である（→）．D：横断像　両側精巣が高信号である（→）．

> **Note 8**　MRIのアーチファクト
>
> MRIにはさまざまなアーチファクトがある[24]．ここでは日常遭遇する頻度が高いものや臨床読影において特に影響が大きいものについて記載する．多くのアーチファクトは既存の解剖構造を超えて異常な線がみられるにもかかわらず，既存の構造になんの影響も及ぼしていないことでアーチファクトと気づくことが可能である．
>
> ・折り返しアーチファクト（aliasing artifact，wraparound artifact）
>
> 　撮像範囲（field of view：FOV）外にある構造物がFOV内に映り込んでしまうアーチファクト．たとえば，手を体の横においた状態で，骨盤をFOVに設定するとFOV外にあるはずの手が骨盤内に映り込んでしまう（図1-18）．
>
> ・ゴーストアーチファクト（ghost artifact）
>
> 　呼吸や心拍や血流のような周期的な動きが原因となり，動いている構造物と同様な形状の構造物が直線上に連なって一定間隔で複数個みられる（図1-19）．
>
> ・磁化率アーチファクト（susceptibility artifact）
>
> 　金属の周囲，空気と組織の境界では局所的な磁場の乱れが起こる．磁場の乱れが位置情報のエラーとなり，画像に歪みが生ずる（図1-20）．GE法や拡散強調画像で特に出やすい．

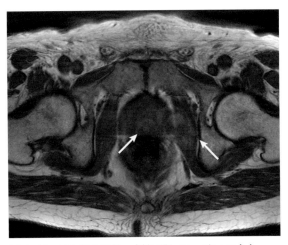

図1-18 70歳台男性 折り返しアーチファクト
T1強調像 前立腺と重なって手がみられる(→).

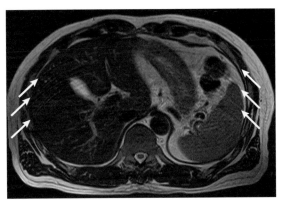

図1-19 40歳台女性 FSE法T2強調像 腹壁のゴーストアーチファクト
腹壁と平行な線が複数認められる(→).

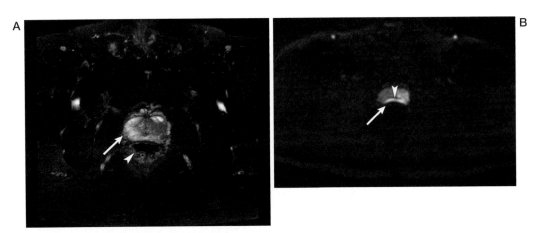

図1-20 70歳台男性 磁化率アーチファクト
A：脂肪抑制併用T2強調像 前立腺の形状に歪みは認められない(→). 直腸内にガスがみられる(▶). B：拡散強調画像 前立腺後縁が腹側に向かって歪んでいる(→). 前立腺後縁にアーチファクトによる信号上昇がみられる(▶).

4. 泌尿器系腫瘍の病理

　本項では放射線診断学を志す初学者を念頭に置いて，泌尿器系の癌(特に腎細胞癌，膀胱癌，前立腺癌)に絞って，組織型と特徴，異型度，T分類に関して病理学的に概説する．

　昔から，病理はわからん…と公言する臨床医は多かった気がするが，最近では遺伝子がわからん…と公言する病理医が増えているような気がする．これは，深くかかわらざるをえないけれど，そこは「餅は餅屋」であって，相手を慮っての，あるいは分をわきまえての言動なのかもしれない．しかし現状では，ヘテロな存在である癌から共通項を抽出し，意味をもたせる作業が，病理形態からゲノム異常に移りつつある．特に次世代シーケンス(next generation sequencing：NGS)技術が導入されてからのゲノム領域の進歩は，爆発的とでも形容したいほどである．そうなると今後の病理学的総説は，ゲノム異常も少なからず含むものが一般的となるであろうし，本項でもなるべくそれを心がけた．

　最初に，執筆時における背景について述べておく．これら泌尿器系の癌のWHO分類はまとまった一冊として発刊されており，最新が2016年版[25]で共通している．癌取扱い規約の最新版については，腎細胞癌は第4版(2011年)[26]，膀胱癌は腎盂・尿管癌と一本化しての第1版(2011年)[27]，前立腺癌は第4版(2010年)[28]であり，いずれも2004年版WHO分類に準拠している．ここでは原則として，現状の各癌取扱い規約(以下，現規約と呼称)に則って，適宜，WHO最新版などにも言及しながら話を進めることとする．

a. 腎細胞癌の病理

1) 組織型と特徴について

　現規約の腎実質の上皮性悪性腫瘍としては，淡明細胞型腎細胞癌，多房嚢胞性腎細胞癌，乳頭状腎細胞癌，嫌色素性腎細胞癌，集合管癌，腎髄質癌，Xp11.2転座型腎細胞癌，神経芽腫随伴腎細胞癌，粘液管状紡錘細胞癌，分類不能型があり，腎実質の上皮性良性腫瘍として乳頭状腺腫，オンコサイトーマが分類されている．WHO最新版では，多房嚢胞性腎細胞癌が低悪性度多房嚢胞性腫瘍と改名され，Xp11.2転座型はt(6；11)転座型腎細胞癌とともにMiTファミリー転座型腎細胞癌にまとめられた．また，遺伝性平滑筋腫症腎細胞癌関連腎細胞癌，コハク酸脱水素酵素欠損症腎細胞癌，管状嚢胞腎細胞癌などが追加された．

　腎細胞癌の特徴を述べれば，ゲノム異常の情報が以前から豊富であり，淡明細胞型という主役を個性豊かな脇役陣が取り囲むイメージ，とでもいえようか．ここでは脇役やゲノム面にも触れながら概説していく(**表1-4**)[29]．

① 淡明細胞型腎細胞癌

　腎細胞癌の現規約では，淡明細胞型は「繊細な血管網を背景に淡明ないしは好酸性の細胞質をもつ腫瘍細胞の増殖からなる」腫瘍と説明される．肉眼的には腎皮質を主座とし，境界は一般に明瞭である．出血，壊死，線維化，嚢胞形成などがさまざまな割合で混じる．組織学的な特徴である淡明な胞体には，グリコーゲンが豊富なことが知られているが，実際には脂質とグリコーゲンがさまざまな比率で含まれている．筆者などは単純に，淡明細胞型は糖の取り込みが多そうに感じてしまうが，実際にはFDG(fluorodeoxyglu-

表 1-4　おもな腎細胞癌におけるゲノム変化

組織型	細胞遺伝学的異常	遺伝子変異
淡明細胞型	・loss of 3p25	*VHL*
乳頭状（1 型）	・gains of 7, 8q, 12q, 16p, 17 and 20	*MET*
	・loss of 9p	
乳頭状（2 型）	・gain of 8q	*CDKN2A*
	・losses of 1p and 9p	*SETD2*
		NRF2
嫌色素性	・loss of chromosomes 1, 2, 6, 10, 13, 17 and 21	*TP53*
		PTEN
MiT ファミリー転座型	・recurrent translocations involving Xp11.23 (TFE3) or 6p21 (TFEB)	*TFE3*
		TFEB
集合管癌	・gain of 13q	unknown
	・losses of 8p, 16p, 1p and 9p	

（文献 29）より一部改変）

cose）の取り込みは他組織型に比して多くはない．最近の検討では，淡明細胞型における FDG の取り込みは，むしろ腫瘍の異型度に相関する知見が得られている[30]．また，画像において造影早期相で強い濃染を示すが，これは背景の豊富な血管網を反映している．

　ゲノム変化としては VHL（von Hippel-Lindau）異常が有名である．The Cancer Genome Atlas データベースを用いた最近の報告[31]では，淡明細胞型の 93％に *VHL* 遺伝子の変異あるいは *VHL* 遺伝子がコードされる 3 番染色体短腕のコピー数異常が関与する．残りの 7％には *VHL* 遺伝子プロモーター領域のメチル化，VHL と複合体を形成する *TCEB*（Elongin C）遺伝子の変異などが含まれており，実質的には淡明細胞型のほぼすべてが VHL/HIF（hypoxia-inducible factor 低酸素誘導性因子）経路異常をもつと考えてよい．この転写因子である HIF により誘導される carbonic anhydrase IX は，淡明細胞型の免疫組織化学的なマーカーとして利用されている．

② 乳頭状腎細胞癌

　乳頭状腎細胞癌は「線維血管性間質を中心に立方状ないし円柱状腫瘍細胞の乳頭状発育を主体とする」腫瘍と現規約では説明されている．肉眼的には境界明瞭で，出血，壊死，嚢胞形成などの多彩な変化をしばしば伴う．組織学的特徴により 1 型（低異型度）と 2 型（高異型度）に分類されるが，その鑑別には異型度のみならず細胞質の形状なども加味される．背景には，出血を反映するヘモジデリン沈着や，泡沫状マクロファージの出現もしばしばみられる．免疫組織化学的には，CD10，RCC-Marker などの近位尿細管マーカーが陽性になる．

　乳頭状腎細胞癌のゲノム異常としては，7 および 17 番染色体トリソミーと Y 染色体欠失が一般的と現規約には記載されている．The Cancer Genome Atlas 研究ネットワークからの報告[32]によると，乳頭状腎細胞癌の 1 型は染色体 7 番にコードされる *MET* 遺伝子異常で特徴づけられ，2 型は NRF2-ARE 経路活性化と関連している．2 型は，*CDKN2A* 遺伝子サイレンシング，*SETD2* 遺伝子変異，*TFE3* 遺伝子融合の 3 亜型に分類され，さ

らに高メチル化による広範な遺伝子サイレンシングを引き起こすCpG island methylator phenotype（CIMP）は予後不良群とされる.

　ここで遺伝性疾患についても述べておく. 両側多発性の1型乳頭状腎細胞癌が家族性に発生する遺伝性乳頭状腎癌症候群では, 多くに*MET*遺伝子のgermline変異が検出される. また2型乳頭状腎細胞癌を10%前後合併する遺伝性平滑筋腫症腎細胞癌症候群では, TCAサイクルを構成するfumarate hydratase（*FH*）遺伝子のgermline変異が原因である. FHの機能喪失は, DNAメチル化を制御するTETファミリーなどを阻害することで, CIMPを生じる.

③ 嫌色素性腎細胞癌

　嫌色素性腎細胞癌は「細胞境界明瞭で混濁した細胞質を有する大型の腫瘍細胞からなる」腫瘍であり, 肉眼的には境界明瞭なことが多く, 出血や壊死は少なく均一な印象である. 組織学的な細胞形態の違いにより古典的亜型と好酸性亜型に大別されるが, 亜型間の予後に有意差はないといわれている. 免疫組織化学的に遠位ネフロンマーカーであるCK7, E-cadherin, CD82などが陽性になり, 由来発生は遠位ネフロンとされる.

　嫌色素性腎細胞癌のゲノム異常としては, 1, 2, 6, 10, 13, 17番染色体の欠失が特徴とされる[33]. 遺伝子変異の頻度としては*TP53*, *PTEN*などが比較的高いが, 疾患特異性のあるものは見つかっていない. 好酸性胞体の由来であるミトコンドリアに注目すると, ミトコンドリア生合成およびTCAサイクルの活性化が認められる. 興味深いことにミトコンドリア遺伝子の変異もみられるが, その発癌への関与については不明である.

　画像診断学的には嫌色素性腎細胞癌とオンコサイトーマは区別しづらいとされているようだが, 病理学的にも良悪の違いがあるものの両者の類似点は多い. まず, 肉眼的に嫌色素性腎細胞癌もオンコサイトーマも褐色であり, 境界明瞭かつ均一な性状である. 鑑別点としては, 嫌色素性の褐色はやや淡くベージュと表現されるのに対して, オンコサイトーマのやや濃い褐色はマホガニーブラウンと形容されるが, 画像診断学的には使えないことかもしれない. オンコサイトーマの発生母地も嫌色素性腎細胞癌と同様, 遠位ネフロンと考えられており, 組織学的にも豊富なミトコンドリアに依拠する好酸性胞体をもつという共通点がある. 極めつけなのは嫌色素性にオンコサイト亜型がまれながら存在するし, 鑑別はもはやお手上げのようにみえるが, ゲノム異常からは鑑別可能といわれている. オンコサイトーマの染色体異常は, 1番染色体欠失が半数程度, 11番染色体転座が少数みられ, 嫌色素性とは異なる異常パターンである. 今後, がんゲノム的知見の入手が容易になれば, 両者の鑑別はそれほど苦慮しないかもしれない. ちなみに, 嫌色素性腎細胞癌が生じる遺伝性疾患として, Birt-Hogg-Dubé症候群がある. 責任遺伝子は17番染色体短腕にコードされるfolliculinであるが, 自然発症例の嫌色素性でこのfolliculinに遺伝子変異はみられないと報告されている[34].

④ 集合管癌

　集合管癌とは,「腎盂開口部に近い集合管（Bellini管）に類似した構造を呈する高度悪性腫瘍」と説明されており, 発生頻度は1%未満とまれである. 発生母地は髄質集合管と考えられており, 肉眼的には一般に髄質中心に発育する. 境界は不明瞭で, しばしば出血, 壊死, 嚢胞形成を伴う. 組織学的には高度異型上皮が管状構造をつくるのが基本だが, 実際には乳頭状や嚢状パターンなど多彩なものが含まれる. 浸潤傾向は強く, 間質には浸潤

に伴う desmoplastic 反応とよばれる線維増生が目立つ．近傍の集合管上皮に異形成が確認されることがあり，前癌病変を思わせる興味深い所見ではある．診断にあたっては，これら上記の所見が優勢にあったとしても，一部にでも通常の腎細胞癌や尿路上皮癌が存在していれば集合管癌との診断には至らない．換言すれば，疾患特異的といえるような病理変化には乏しいといえる．ゲノム変化や免疫組織化学的マーカーにも疾患特異性があるわけでなし，病理診断は除外的に行われているのが現状である．総じていえば，集合管発生という概念的には受け入れやすい腫瘍であるが，未解明な部分が多いといわざるをえない腫瘍でもある．

⑤ MiT ファミリー転座型腎細胞癌

これには Xp11 転座型，t(6；11)転座型があり，いずれも小児に多いが，成人発生も存在することに留意が必要である．肉眼像としては Xp11 転座型は淡明細胞型に似たケースが多く，t(6；11)転座型は固有の特徴に乏しいとされている．組織学的には Xp11 転座型は淡明～好酸性の胞体をもつ腫瘍細胞が乳頭状～胞巣状に増殖する．一方，t(6；11)転座型は，淡明細胞型に似る大型細胞と好酸性胞体と濃染核をもつ小型細胞が混在するといわれるが，特徴的な組織像はないとも記載されている．ザックリとその鑑別点を述べると，「若年発生で，腎細胞癌の通常型にしてはなにか違う」と感じるような腎細胞癌といえるだろう．TFE3，TFEB の免疫組織化学により確定されることが多いが，利用可能な抗体の特異性がやや欠けるため，診断しにくい腫瘍といわざるをえない．がんゲノム医療の今後の広がりに期待したい．

⑥ 紡錘細胞癌（肉腫様癌）

これは「紡錘細胞の密な肉腫様増殖からなる」腫瘍で，独立した疾患概念ではなく，現規約では付記されるにすぎない．前述の各組織型の成分が混在してしばしば認められ，de novo 発生の証拠はないとされる．すなわち，すべての腎細胞癌から生じうる予後不良成分であり，一種の悪性転化と考えてよい．

2）異型度について

現規約での腎癌の病理組織学的異型度としては，従来から使用されてきた3段階法（日本規約）に加えて，国際的に通用する4段階法（Fuhrman 分類）も併記されている（表1-5）．いずれの評価法も核異型度により決められ，構造異型は評価対象とされていない．3段階法（G1, G2, G3），4段階法（Grade 1, 2, 3, 4）の関係性については，概ね G1 ≒ Grade 1，G2 ≒ Grade 2，G3 ≒ Grade 3, 4 と読み替えても大きなズレはないようにみえるし，多くの症例で上記のような評価結果となる．しかしながら，厳密には違いがあって，核のサイズについては，3段階法は正常近位尿細管の核の大きさを基準としているが，4段階法は核径の実測値で決定される．また，3段階法では核のサイズの評価のみであるが，4段階法では核のサイズに加えて，核小体の大きさ，核縁の性状も評価対象になっている．このような評価基準の違いにより，実際には上記の読み替えからズレる症例も少数あることに留意しなければならない．

異型度の表記法についても，少し説明が要るだろう．腎細胞癌の異型度が混じる場合，最高度の異型度が予後を反映すると現規約に明言されている．そのため4段階法では，核異型度の最も高い領域をもって（優勢度を考慮せず）Grade が表現されるので理解しやす

表 1-5　腎癌の組織学的異型度	

3 段階方式（日本規約）

異型度 I（G1）	核は正常尿細管上皮のそれより小さいもの
異型度 II（G2）	核は正常尿細管上皮のそれと同等の大きさのもの
異型度 III（G3）	核は正常尿細管上皮のそれより大きく，時に多形性や奇怪な形状を示す

4 段階方式（Fuhrman 分類）

Grade 1	核小体が目立たないか認められない．小さく丸い 1 個の核（直径約 10 μm）を有する細胞で構成される
Grade 2	より大きな核（直径約 15 μm）を有し，核小体は強拡大（400 倍）で認識しうる
Grade 3	さらに大きな核（直径約 20 μm）を有し，核縁は明らかに不整で，大きな核小体が低倍率（100 倍）で認識される
Grade 4	Grade 3 の所見に加えて，奇怪核やしばしば分葉状を呈する核と粗大なクロマチンを有し，しばしば肉腫様細胞領域がある

い．ところが 3 段階法では，混じる異型度に対して優勢度（占める面積）を加味する表記法が採用されている（たとえば G2＞G3）．これは「より確実な予後との関連を知るため」と説明されているが，少し混乱が生じるかもしれず，たとえば 3 段階法のデータベース化などの際には注意を要するポイントであろう．

　ところで WHO 最新版では，核小体を重視した異型度が新たに掲載されている．そもそもこれまでの 3 段階法および 4 段階法は淡明細胞型腎細胞癌を想定した分類であり，その他の組織型への適用性については一定の見解は得られていなかった．一方，新分類である WHO/ISUP（International Society of Urological Pathology 国際泌尿器病理学会）法は，淡明細胞型のみならず乳頭状腎細胞癌にも適用性が明示されており，評価法としての一般汎用性に進化がうかがえる．WHO/ISUP 法の基準を見ると，これまでの 4 段階法における核小体部分を詳述し，サイズと核縁を取り払ったような建付けになっている．すなわち，Fuhrman 分類の進化型であると考えてよい．これは，核のサイズ，核小体の大きさ，核縁の性状の 3 因子からなる Fuhrman 分類において，各因子の重みづけなどが考慮されていないとの批判から生じたものであり，腎細胞癌の各組織型における 3 因子の予後への影響の検討結果が根拠になっている[35,36]．

3）T 分類について

　腎細胞癌の T 分類は，基本的には腫瘍サイズと腎限局性で決定される（3 章の表，p.84 参照）．これまでに大きな混乱はみられないようであるが，2 点についてコメントしておきたい．一つ目は，腫瘍最大径の測定についてである．一般に病理での最大径測定は，ホルマリン固定された検体を切り出すときに行われることが多いが，固定によりサイズが若干縮むことは知っておくべきだろう．また，切り出した割面が最大径を反映しているのであれば問題ないが，切り出し面と真の最大割面にズレがあると，最大径計測に"アバウトさ"が入り込んでくる．現規約では切り出し法として，従来法（最大割面法）と水平断法の

2つが紹介されている．最大径計測という面に限ると従来法が当然まさると思われるが，画像との対比や腎洞との関係性などの諸因子も加味すると後者にも分がある．このようなトレードオフ関係により，両者をケースバイケースで併用する施設が多いと思われる．ちなみに，筆者の関連する施設では原則として水平断切り出しを採用しており，したがって最大径計測の正確性が少し劣るかもしれない．この問題は，結局は最大径という3次元の問題をなんとか2次元でやりくりして解こうとするムリから生じると思われ，腎に限ったことではないかもしれない．

二つ目としては，淡明細胞型腎細胞癌で7 cm以上の腎に限局するもの(すなわち真のpT2)はまれなことである．考えてみれば当然のことながら，サイズ増加に比例して腎外浸潤の割合は増えるが，特に淡明細胞型ではサイズが4〜7 cmの腫瘍の68%に，7 cm以上では97%に腎外進展があると報告されている[37]．その報告では，特に腎洞への浸潤を病理検索で正確に捕まえる重要性が注記されており，その理由として血管網が豊富で被膜バリアを欠く腎洞の解剖があげられる．一方で，乳頭状あるいは嫌色素性腎細胞癌の場合は話が違って，7 cmを超えるような腎限局性腫瘍はまれではない．このあたりは，今後のT分類の考え方に影響を及ぼすかもしれない．

b. 膀胱癌の病理

1) 組織型と特徴について

現規約の組織学的分類として，尿路上皮系腫瘍，扁平上皮系腫瘍，腺系腫瘍，尿膜管に関連する腫瘍，神経内分泌腫瘍，未分化癌，色素性腫瘍，間葉系腫瘍，リンパ造血器系腫瘍，そのほかの腫瘍，転移性腫瘍および他臓器からの浸潤腫瘍，異常上皮ないし腫瘍様病変があげられている．約90%と最も頻度が高い尿路上皮系は，非浸潤性平坦状尿路上皮腫瘍，非浸潤性乳頭状尿路上皮腫瘍，浸潤性尿路上皮癌に大別される．また浸潤性尿路上皮癌の特殊型として，扁平上皮への分化を伴う，腺上皮への分化を伴う，栄養膜細胞への分化を伴う，胞巣型，微小囊胞型，微小乳頭型，リンパ上皮腫様型，リンパ腫様型/形質細胞様型，肉腫様型，巨細胞型，明細胞型，脂肪細胞型がある．総じて膀胱癌の特徴を述べれば，主役の尿路上皮癌の第一印象はおとなしくみえるが，実は多彩かつ複雑な性格，目立たない脇役は少数で様変わりしない悪人のみ，といったところであろうか．

膀胱腫瘍の特徴としては，アプローチ・観察のしやすさなどの理由で，前癌/早期病変や腫瘍様病変のリストの豊富さがあげられる．まず，乳頭状の前癌/早期病変としては，学術的というよりは実務的(もっといえば米国の社会的)理由で採用されたpapillary urothelial neoplasm of low malignant potential(PUNLMP)がある．これは，低異型度の非浸潤性乳頭状尿路上皮癌と良性の乳頭腫の間を埋める概念として，引き続きWHO最新版にも掲載されている．本邦では，その大半は低異型度非浸潤性乳頭状尿路上皮癌の範疇に包含されるという見解であり，これまで問題なく推移していると思われる．平坦病変としては上皮内癌(CIS)があり，CISまでは達しない病変として異形成がある．またWHO最新版には，過形成に代わりurothelial proliferation of uncertian malignant potentialが登場した．これは異型に乏しい尿路上皮の肥厚性変化であり，字面からは平坦なPUNLMP様変化とも解されるが，臨床的意義ははっきり定まっていない．総じて実臨床からみると，これら前癌/早期病変に枝葉末節を感じるかもしれないが，近未来的にはこ

のような前癌/早期病変が診断・治療のターゲットにならなければならない.

　ゲノム変化に関しては，The Cancer Genome Atlas 研究ネットワークの報告[38]によると，高異型度筋層浸潤性尿路上皮癌では DNA レベルの体細胞変異率が高く，分子発現様式により癌を4つのクラスターに分けている．クラスターの特徴としては，クラスターⅠは FGFR3（fibroblast growth factor receptor 3）異常に特徴づけられ乳頭状形態に関連しており，クラスターⅠとⅡは HER2（human epidermal growth factor receptor 2）およびエストロゲン受容体β型異常例が集積していた．またクラスターⅢは，乳癌の basal-like 型あるいは頭頸部および肺の扁平上皮癌の遺伝子発現様式に類似しており，臓器横断的に共通する発癌メカニズムも示唆されている.

　これに関連して，Choi らの興味深い分子サブタイピングの試み[39]について言及したい．彼らは，筋層浸潤性尿路上皮癌を分子発現様式から basal，p53-like，luminal の3つのサブタイプに分けた（表1-6）．それぞれのサブタイプの化学療法感受性を検討したところ，p53-like 亜型が化学療法抵抗性である結果を得ている．今後は，「治療効果予測」に着目した新分類が膀胱癌でも進んでいくかもしれない.

　また，膀胱癌の多発性についても言及しておく．尿路上皮癌が多発することは有名だが，そのメカニズムとしては昔から2つ提唱されている．一つ目は "field cancerization" 仮説に基づくもので，これはたとえば発癌物質への曝露などによって，膀胱という袋＝field 全体が発癌の機会に等しく曝されるとするものである（最近では field 効果とよばれることが多い）．この仮説によると，多発する癌は固有の過程を経る，つまり異なる遺伝子変異をもってもよいということになる．もう一つの仮説としては，発生した1つの癌が膀胱内で seed/migrare するというものである．これによると，多発した（ようにみえる）癌のゲノムを調べれば，基本的には monoclonal な異常を示すことになる．これまでの報告を総合すると，尿路上皮癌の多くのケースは monoclonal 仮説が該当するが，少数はfield 効果により生じているようである[40,41].

表 1-6　膀胱癌の分子サブタイピング

	luminal	p53-like	basal
扁平上皮への分化	ほぼなし	少	多
FGFR3 変異	多	少	少
NAC への反応性	67%に反応性あり	抵抗性	40%に反応性あり
予後	最も良好	比較的良好	不良

2) 異型度について

現規約および WHO 最新版での異型度は，高異型度・低異型度の二段階分類を採用している．現規約では従来の三段階分類の併記も求められているが，あくまでも移行期処置のようである．

膀胱癌の組織学的異型度は病理組織学的に判定され，高異型度・低異型度が混在する場合は，優勢度ではなく，最も高度の異型度を採用する（ということは高異型度となる）．実際の異型度判定においては構造異型が重視される．その評価の実際は，総じて病理医の主観に陥りやすいといえるかもしれない．具体的な評価項目としては，表層細胞の有無，核の極性，核の分布，上皮成分の厚さなどが構造異型の判定に重要とされる．このように形態変化をもってザックリと二分する方法では，客観性に乏しいとの批判が避けられないが，これまでのところ大きな混乱とはなっていない．

高・低の異型度鑑別は，特に非浸潤性尿路上皮癌の臨床的フォローアップにおいて意味をなす．異型度は高かろうが低かろうがいずれも再発はきたしうる．しかし，低異型度は浸潤癌への進行はないとされる一方で，高異型度は浸潤癌への進行が起こりうる．ちなみに，できあがった浸潤性尿路上皮癌の場合は，低異型度はまれと記載されている．裏返せば，浸潤性の場合は高異型度といっておけば，大半は間違いないともいえる．また現規約では，胞巣型を含め特殊型はすべて高異型度に分類され，上皮内癌は異型度分類の対象外とされている．

3) T 分類について

膀胱癌の T 分類は基本的に壁深達度で決定される（**表 1-7**）．あえて T1 以下を非筋層浸潤性，T2 以上を筋層浸潤性に分けると，両者で治療方向性から予後に至るまで大きな違いがあるため，T1 と T2 の鑑別はとりわけ重要である．

現状では T1 と T2 の鑑別は，TURBT (transurethral resection of bladder tumor 経尿道的膀胱腫瘍切除術) での病理診断に多くを委ねられている．その鑑別に立ちはだかる課題としては，TUR 切除が一括でできないこと，膀胱は解剖学的に多彩なことがあげられる．そもそも TUR という手技の性格上，TUR 検体は断片化組織として尿道経由で取り出さざるをえない．そうなると，TUR 切除された下端(断端)の同定が困難になる問題が生じ，病理報告書では TUR 検体断端における癌の有無のコメントはされていない．病理診断の現場からすると，数ある切除検体のうちで，断端検索を免除されている稀少な(ラクな？)検体ともいえる．また，解剖学的に膀胱の尿路上皮下には粘膜固有層内平滑筋細胞束(粘膜筋板)があるが，その存在様式はバリエーションがあることも留意しなければならない(**図 1-21**)．たとえば TUR 検体の癌巣内に含まれる筋組織の解釈を，粘膜筋板とすれば T1 腫瘍でよくなるし，固有筋層とすると T2 となってしまう．実際の診断現場では，平滑筋の束の大小により鑑別はある程度可能であるし，「迷ったら downgrade する」という大原則に従うため，その鑑別に苦慮することはそれほど多くはないかもしれない．ちなみに現規約では，「十分な細胞数を有する平滑筋束の存在を確認した場合のみ」T2 とし，「判定不能な症例はその旨を必ず付記する」と記載されている．

この問題に対して，最初の TUR から 2〜6 週後の再摘出（いわゆる 2nd TUR）が推奨されているが，注目すべき 2 つの試みについて述べておく．一つ目は，T1, T2 の鑑別を画

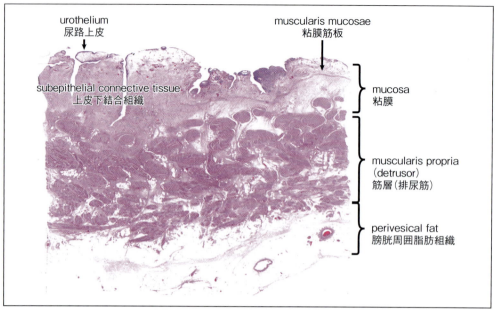

図1-21 膀胱における粘膜筋板
薄い粘膜筋板(muscularis mucosae)が尿路上皮下に帯状にみえる．〔Dr. Rodolfo Montironi (Polytechnic university of the Marche region, Italy)のご厚意による〕

表1-7 膀胱癌のT分類

pTa	乳頭状非浸潤癌
pTis	上皮内癌：いわゆる "flat tumor"
pT1	粘膜上皮下結合織に浸潤する腫瘍
pT2	筋層に浸潤する腫瘍
pT3	膀胱周囲組織に浸潤する腫瘍
pT4	次のいずれかに浸潤する腫瘍：前立腺間質，精嚢，子宮，腟，骨盤壁，腹壁

(文献27)から抜粋)

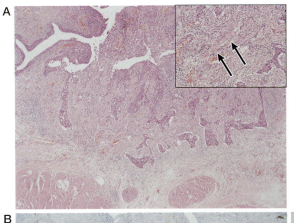
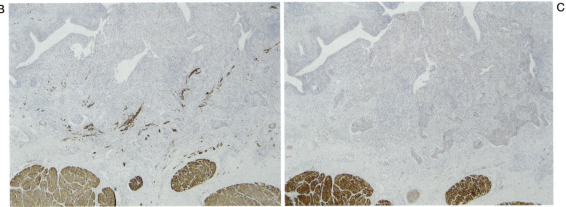

図 1-22 膀胱癌に対する膀胱全摘検体における，Smoothelin 抗体を用いた免疫組織化学
癌巣内に散在する筋束（A の挿入図の矢印部分，HE 染色）は，Desmin 抗体陽性（B）なのに対し，Smoothelin 抗体では陰性（C）を示す．Desmin 抗体のみ陽性の粘膜筋板と思われる構造物は，断続的に存在する．Desmin 抗体と Smoothelin 抗体の両者に陽性を示す固有筋層は下部に認められる．

像診断的に行うという VI-RADS と称される試みであり，11 章に詳述してある．

　もう一つの試みは，Smoothelin 抗体を用いた免疫組織学的なアプローチである．Smoothelin 蛋白は，通常の筋組織に幅広く発現が確認されるが，粘膜筋板にはその発現が減弱〜消失している．その染色性を TUR 検体に応用させて，癌巣内の筋組織を筋板か否かに染め分けようというアイデアである．図 1-22 に自験例を示すが，数症例の試みではあるものの，Desmin 抗体との併用で筋板の同定が容易になる結果が得られている．これまでの報告によると，Smoothelin の TUR 検体への応用性については，有用であるとするものと懐疑的なものが乱立する現状である[42, 43]．少量ながら存在する Smoothelin 陽性の筋板が問題になるため，残念ながら有用性のコンセンサスは十分ではない．また，T1 を亜分類する試みも報告されており[44]，今後もこの辺りは引き続きホットな研究対象となると思われる．

c. 前立腺癌の病理

1）組織型と特徴について

現規約の組織学的分類としては，腺癌，まれな腺癌（導管腺癌，粘液腺癌，印環細胞癌），尿路上皮癌，扁平上皮癌，腺扁平上皮癌，基底細胞癌，小細胞癌，未分化癌，そのほかの悪性腫瘍があげられている．前立腺癌の病理領域では WHO 分類のみならず，ISUP のコンセンサス・カンファランスが大きな影響力をもっている．その理由として，この会議体から発信された Gleason 分類改訂の現状にもたらしたインパクトが大きい[45]．前立腺癌の特徴を述べれば，主役の腺癌の性格は表に（顔色に？）出やすく，低〜高悪性まで細かく分けることができておもしろい．脇役は少数で他所でもよくみる悪人のみ，といったところであろうか．

前立腺癌の多く（85〜90％）は多発するが，現規約および WHO 最新版に多発性に関する記載はあまりない．臨床的な取扱いにおいて，多発性はあまり重要性をもたない結果なのかもしれない．ちなみに，最近の報告では，前立腺癌の多発性は癌が seed/migrate する monoclonal 仮説ではなく，field 効果に基づく polyclonal 仮説が概ね支持されている[46]．

前立腺癌のゲノム変化としては，半数以上の前立腺癌で *TMPRSS2* と ETS ファミリー遺伝子との融合が 2005 年に発表されたのは，画期的なことだったかもしれない[47]．そこへ NGS 導入による網羅的ゲノム情報の入手が可能になり，染色体レベルの再編成による新たな発癌メカニズムの提唱まで研究が革新的に進んでいる．このメカニズムによると，転座による複雑なゲノム再編成が生じ，その転座部位は各種の癌関連遺伝子内あるいは近傍に位置している．このゲノム再編成は発癌において断続的に生じると考えられており，その誘発イベントは chromoplexy（または chromothripsis）とよばれる（図 1-23）[48]．この考え方は従来の多段階発癌仮説とは一線を画すものであり，今後も注目すべき研究領域といえる．

2）異型度について

① 進化する Gleason 分類

前立腺癌の異型度を含めた病理分類は，すべて Gleason 分類に集約される，といっても過言ではない．Gleason 分類は，信頼性をもって国際的に浸透する病理組織学的な悪性度指標であり，現規約で正式採用されて以来，本邦でもスタンダードになっている．

ここで Gleason 分類の説明を簡単にしておくと，各種の病理変化が混じる癌成分を，数値化した 1〜5 のパターンに分類することを基本とする．面積的に最も優勢なものを primary パターン，次いで多いものを secondary パターンとし，2 つのパターンの数字を足して Gleason スコアを算出する．その Gleason スコアは，primary パターン＋secondary パターン＝○という足し算形式で表記される．このような方法は，他臓器を含めた数ある異型度指標のなかでも唯一独特といってよい．

現在使用されている Gleason 分類は，もはやオリジナルではない[49]．現規約には，2005年に ISUP から発表された改訂版[50]が掲載されており，現在では 2014 年に再改訂された ISUP 版[45]が多くの医療現場で利用されていると思われる．このような 2 回の改訂を経た Gleason 分類は，オリジナルとは様相がかなり異なる形に進化している（図 1-24）．Gleason が本法を考案したのは，PSA が発見されるはるか前の 1960 年代であり，激動なる時

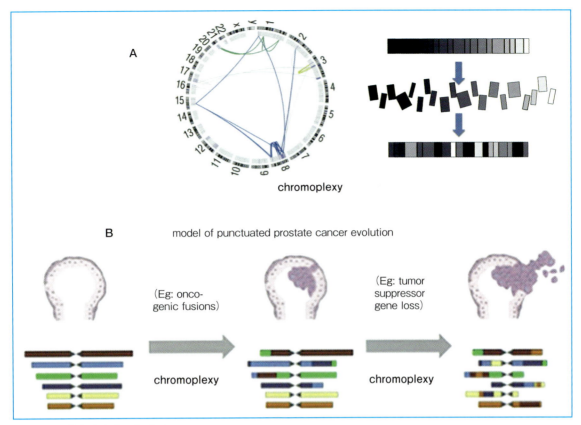

図1-23 前立腺発癌における chromoplexy
A：chromoplexy では染色体レベルの切断と再構成が起こり，転座による複雑なゲノム再編成が生じる．B：chromoplexy は発癌において punctuated に（断続的に，すなわち区切りごとに突発的に）生じると考えられている．（文献 48）より許可を得て転載）

代変遷にも色褪せないその普遍性汎用性には目を見張るものがある．

Gleason 分類の進化の方向性としては，まず「Gleason パターン 1, 2 の有名無実化」がある．現規約および WHO 最新版でも Gleason パターン 1 の記載は残っている．しかしながら，Gleason パターン 1 あるいは Gleason スコア 2 の癌は，atypical adenomatous hyperplasia であったとする考えが趨勢となっている．現規約では「Gleason スコア 1+1 ＝ 2 は全摘，TUR，針生検を含むすべての標本において極めてまれである」と記載されている．同様に，Gleason パターン 2 あるいは Gleason スコア 3-4 についても，針生検での診断は避けるべきことが現規約で明記されている（「針生検では Gleason スコア 2+2 ＝ 4 は極めてまれである」と表現されている）．しかしながらその存在は否定されておらず，「Gleason スコア 3 および 4 はまれに TUR や全摘標本でみられる」と記載されている．以上をまとめると，Gleason スコア 4 以下の腫瘍はあったとしても臨床的重要性を有せず，もはや分類する意義はなくなったといえるだろう．

また，「Gleason パターン 3, 4 の再編・深化」も重要な方向性と思われる．特に篩状あるいは glomeruloid なパターンが全面的に Gleason パターン 4 へ割り振られたのは，実地

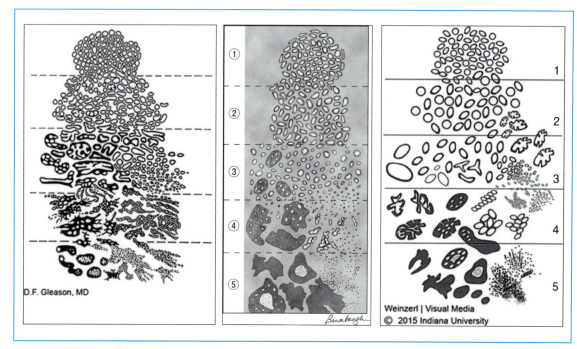

図1-24　Gleason 分類図の変遷
左はオリジナル，真中は ISUP2005 年版，右は ISUP2014 年版．（文献 45），50）より許可を得て転載）

で最もお目にかかる重要な点であろう．後述するように，Gleason パターン 3 と 4 の割合（すなわち 3＋4 か 4＋3 か）も厳密に評価せねばならず，それらのパターンの割合記載も推奨されている．

　最近では grade groups という概念が，ISUP2014 および WHO 最新版にも取り上げられている．現規約にも「Gleason スコアの群化と臨床的重要性」としてそのプロトタイプが記載されており，それによると予後あるいは治療の観点から，2～10 の 9 段階からなる Gleason スコアが 3 つにグループ化されている．具体的には Gleason スコア 6 以下は低悪性度群，Gleason スコア 7 は中間群，Gleason スコア 8 以上は高悪性度群に相当する．ISUP2014 および WHO 最新版では，前述のプロトタイプにおける中間群と高悪性度群がさらに細分化され，5 グループからなる新グレード分類へと進化している（**表 1-8**）．この進化版により，予後反映を含む悪性度のより正確な層別化が期待でき，分類数を 5 つに単純化でき，加えてスコア 4 以下が有名無実化した Gleason 分類のもつ違和感が避けられる，などの利点が強調されている．言わずもがなであるが，grade groups は Gleason 分類がもとになっており，より正確かつ詳細な病理評価が求められることに変わりはない．

② 前立腺の系統的生検

　生検でサンプリングする病変はごく一部であることから，生検の診断行為には数々の条件や制約が生じるのは仕方がない．そうはいっても，とりわけ前立腺の針生検診断にそれが目立つのは，時代の要請かもしれない．

　検出率向上の目的で，現規約では 6 か所以上からの針生検が推奨されており，WHO 最

表 1-8　前立腺癌の新グレード分類

Grade group 1	Gleason score ≦ 6
Grade group 2	Gleason score 3 + 4 = 7
Grade group 3	Gleason score 4 + 3 = 7
Grade group 4	Gleason score 4 + 4 = 8；3 + 5 = 8；5 + 3 = 8
Grade group 5	Gleason scores 9-10

(文献 45)より一部改変)

新版では 10〜12 か所からの系統的生検がスタンダードとされている．針でくり抜いてきた細長い検体をコアと表現し，生検コアごとの Gleason スコアと癌の範囲(占拠率)の記載が生検診断では求められる．ここでは，前立腺癌の生検のみに適応される特別ルールついて述べておく．

　1) 2 つの Gleason パターンが存在し，高いグレードのパターンが量的に少ない場合は(5%未満でも)，それを Gleason スコアに反映させる．

　2) 3 つの Gleason パターンが存在し，最も高いグレードのパターンが tertiary (3 番目，すなわち最も少ない)である場合は，Gleason スコアは primary パターン＋最も高いグレードのパターン(secondary パターンは無視)とする．

　3) 生検でのコアごとの Gleason スコアから，全体のスコアを算出する方法については，最も高い Gleason スコアを採用する方法と，すべてのコアを総合して Gleason スコアをつける Global スコア法がある．現状での臨床現場においては，前者を採用する場合が大半と思われる．その根拠としては，針生検での最も高い Gleason スコア，および最も腫瘍量の多いコアでの Gleason スコアのいずれも，手術検体での最終 Gleason スコアと相関したとの報告[51]などがあげられる．この点について，現規約に記載がない不具合も当初は指摘されていたが，もはや問題とはなっていないレベルにまで浸透していると思われる．

3) T 分類について

　前立腺癌における T 分類は特殊である(表 1-9)．前立腺という実質臓器の癌であるならば，サイズが決定因子になりそうだが，そういうわけではない．特に T1 が理解しにくく，その臨床分類は「触知不能，または画像診断不可能な臨床的に明らかでない腫瘍」と現規約で説明されている．そう言われると，T1 は病理学的ミクロ的に決定されるものだと解されるかもしれないが，現規約の病理学的事項には「pT1 は存在しない」との記載があり，何が何だかわからなくなる．

　現規約を詳細に読むと，T1 は「十分な組織学的検討が行われないので pT1 とはならない」と説明されている．すなわち，生検や TUR で癌の確定診断がなされたが，手術摘出されていない癌と理解すればよい．言い換えれば，T1 の癌が手術されたら pT2 以上に分類し直されることになる．T1 には 3 種類あり，T1a と T1b は TUR 検体で偶然診断され，T1c は生検検体で診断されると解せばよい．

　T2 は腺内に限局した腫瘍であるが，多発腫瘍の場合が問題になる．たとえば手術検体で両葉に 1 個ずつ癌が存在した場合，pT2a が 2 つあると考えるか，pT2c に入れるかが

表 1-9　前立腺癌の T 分類

T1	触知不能，または画像診断不可能な臨床的に明らかでない腫瘍
T1a	組織学的に切除組織の 5% 以下に偶発的に発見される腫瘍
T1b	組織学的に切除組織の 5% をこえる偶発的に発見される腫瘍
T1c	PSA 上昇などのため，針生検により確認される腫瘍
T2	前立腺に限局する腫瘍
T2a	片葉の 1/2 以内の進展
T2b	片葉の 1/2 をこえ広がるが，両葉には及ばない
T2c	両葉への進展
T3	前立腺被膜をこえて進展する腫瘍　（pT3：前立腺外に進展）
T4	精嚢以外の隣接組織に固定，または浸潤する腫瘍

（文献 28）から抜粋）

決められていない．前述したように，現規約にも WHO 最新版にも多発腫瘍に関する記載は乏しく，このようなケースに実地で遭遇した場合は，サイズなども考慮してケースバイケースで判断せざるをえないのが現状である．

　T3 は腺外に進展した腫瘍だが，被膜に関して少し説明が要るだろう．臨床(画像)診断では腺外進展を伴う T3 の決定因子として，被膜の存在が重視されている．しかし，病理学的事項になると，pT3 は「前立腺外に進展」と記載されており，被膜の文字はない．実は現規約の総説に説明があるのだが，前立腺での被膜の存在は解剖組織学的にややこしくなっている[52]．確かに線維筋性の膜様組織による被覆が前立腺に存在するが，この被覆構造物の平滑筋組織の内側と前立腺間質の平滑筋組織に連続性があり，被覆構造物としての境界が認識しづらい．加えて，それは場所によりかなりバリエーションがあり，尖部や頂部になると欠落するなどの特徴がある．この不明瞭かつ不完全な被覆構造物に対して，現規約は「真の」被膜は存在しないと明言している．このような喝破を詭弁と笑うか修辞学と礼賛するかは別として，実地レベルでこの状況下に戸惑うことはまったくない．病理の実務レベルでは，前立腺外の進展(extraprostatic extension：EPE)を，前立腺外の脂肪組織の存在により判断している場合が多い．すなわち，癌が一定の領域を占める脂肪組織まで至っていれば，EPE1(癌が前立腺周囲組織に進展する)と評価されている．

文　献

1) 日本泌尿器学会，日本泌尿器内視鏡学会，日本尿路結石症学会・編：尿路結石症診療ガイドライン 第2版．金原出版，2013.

2) 日本医学放射線学会・編：画像診断ガイドライン 2016 年版．金原出版，2016.

3) Gray Sears CL, Ward JF, Sears ST, et al：Prospective comparison of computerized tomography and excretory urography in the initial evaluation of asymptomatic microhematuria. J Urol 2002；168：2457-2460.

4) Wang JH, Shen SH, Huang SS, Chang CY：Prospective comparison of unenhanced spiral computed tomography and intravenous urography in the evaluation of acute renal colic. J Chin Med Assoc 2008；71：30-36.

5) Kluner C, Hein PA, Gralla O, et al：Does ultra-low-dose CT with a radiation dose equivalent to that of KUB suffice to detect renal and ureteral calculi? J Comput Assist Tomogr 2006；30：44-50.

6) Heilbrun ME, Remer EM, Casalino DD, et al：ACR Appropriateness Criteria indeterminate renal mass. J Am Coll Radiol 2015；12：333-341.

7) Curry NS：Small renal masses (lesions smaller than 3 cm)：imaging evaluation and management. AJR Am J Roentgenol 1995；164：355-362.

8) Cohan RH, Sherman LS, Korobkin M, et al：Renal masses：assessment of corticomedullary-phase and nephrographic-phase CT scans. Radiology 1995；196：445-451.

9) Van Der Molen AJ, Cowan NC, Mueller-Lisse UG, et al：CT urography：definition, indications and techniques. A guideline for clinical practice. Eur Radiol 2008；18：4-17.

10) Jinzaki M, Matsumoto K, Kikuchi E, et al：Comparison of CT urography and excretory urography in the detection and localization of urothelial carcinoma of the upper urinary tract. AJR 2011；196：1102-1109.

11) Juri H, Tsuboyama T, Kumano S, et al：Detection of bladder cancer：comparison of low-dose scans with AIDR 3D and routine-dose scans with FBP on the excretory phase in CT urography. Br J Radiol 2016；89：20150495.

12) Kang DE, White RL Jr, Zuger JH, et al：Clinical use of fluorodeoxyglucose F18 positron emission tomography for detection of renal cell carcinoma. J Urol 2004；171：1806-1809.

13) Ho CL, Chen S, Ho KM, et al：Dual-tracer PET/CT in renal angiomyolipoma and subtypes of renal cell carcinoma. Clin Nucl Med 2012；37：1075-1082.

14) Bertagna F, Fisogni S, Tardanico R, et al：[18]F-FDG PET/CT in a patient affected by renal collecting duct (Bellini) carcinoma. Clin Nucl Med 2012；37：986-988.

15) Nayak B, Dogra PN, Naswa N, et al：Diuretic ^{18}F-FDG PET/CT imaging for detection and locoregional staging of urinary bladder cancer：prospective evaluation of a novel technique. Eur J Nucl Med Mol Imaging. 2013；40：386-393.

16) Westbrook C・著，百島祐貴，押尾晃一・訳：一目でわかる MRI 超ベーシック．メディカル・サイエンス・インターナショナル，2017.

17) 山下康行・編：新版 これで完璧！ MRI．金原出版．

18) 福岡歯科大学　画像診断学講座　香川豊宏先生のウェブサイト　https://www.fdcnet.ac.jp/gazou/textbook/mr/mr2.html

19) 日本医学放射線学会・編：画像診断ガイドライン 2016 年版，金原出版，2016：440-492.

20) 独立行政法人　医薬品医療機器総合機構 http://www.pmda.go.jp/

21) MRI SAFETY FORUM http://www.growlab.co.jp/qa/index.php

22) Westbrook C・著，百島祐貴，押尾晃一・訳：一目でわかる MRI 超ベーシック．メディカル・サイエンス・インターナショナル，2017：115.

23) HITACHI　http://www.hitachimed.com/idc/groups/hitachimedical/documents/supportingdocumentpdf/poc_021900.pdf

24) Westbrook C・著，百島祐貴，押尾晃一・訳：一目でわかる MRI 超ベーシック．メディカル・サイエンス・インターナショナル，2017：114.

25) Moch H, Humphrey PA, Ulbright TM, et al (eds)：WHO classification. Tumors of the urinary system and male genital organs. IARC Press, Lyon, 2016.

26) 日本泌尿器科学会，日本病理学会，日本医学放射線学会・編：腎癌取扱い規約 第4版．金原出版，2011.

27) 日本泌尿器科学会, 日本病理学会, 日本医学放射線学会・編：腎盂・尿管・膀胱癌取扱い規約 第1版, 金原出版, 2011.

28) 日本泌尿器科学会, 日本病理学会, 日本医学放射線学会・編：前立腺癌取扱い規約 第4版. 金原出版, 2010.

29) Hsieh JJ, Purdue MP, Signoretti S, et al：Renal cell carcinoma. Nat Rev Dis Primers 2017；3：17009.

30) Noda Y, Kanematsu M, Goshima S, et al：18-F fluorodeoxyglucose uptake in positron emission tomography as a pathological grade predictor for renal clear cell carcinomas. Eur Radiol 2015；25：3009-3016.

31) Favazza L, Chitale DA, Barod R, et al：Renal cell tumors with clear cell histology and intact VHL and chromosome 3p：a histological review of tumors from The Cancer Genome Atlas database. Mod Pathol 2017；30：1603-1612.

32) The Cancer Genome Atlas Research Network：Comprehensive molecular characterization of papillary renal-cell carcinoma. N Engl J Med 2016；374：135-145.

33) Yusenko MV：Molecular pathology of chromophobe renal cell carcinoma：a review. Int J Urol 2010; 17：592-600.

34) Nagy A, Zoubakov D, Stupar Z, et al：Lack of mutation of the folliculin gene in sporadic chromophobe renal cell carcinoma and renal oncocytoma. Int J Cancer 2004；109：472-475.

35) Sika-Paotonu, Bethwaite PB, McCredie MRE, et al：Nucleolar grade but not Fuhrman grade is applicable to papillary renal cell carcinoma. Am J Surg Pathol 2006；30：1091-1096.

36) Delahunt B, Sika-Paotonu D, Bethwaite PB, et al：Grading of clear cell carcinoma should be based on nucleolar prominence. Am J Surg Pathol 2011；35：1134-1139.

37) Bonsib SM：T2 clear cell renal cell carcinoma is a rare entity：a study of 120 clear cell renal cell carcinomas. J Urol 2005；174：1199-1202.

38) The Cancer Genome Atlas Research Network：Comprehensive molecular characterization of urothelial bladder carcinoma. Nature 2014；507：315-322.

39) Choi W, Porten S, Kim S, et al：Identification of distinct basal and luminal subtypes of muscle-invasive bladder cancer with different sensitivities to frontline chemotherapy. Cancer Cell 2014；2：152-165.

40) Hafner C, Knuechel R, Stoehr R, et al：Clonality of multifocal urothelial carcinomas：10 years of molecular genetic studies. Int J Cancer 2002；101：1-6.

41) Acar Ö, Ozkurt E, Demir G, et al：Determining the origin of synchronous multifocal bladder cancer by exome sequencing. BMC Cancer 2015；15：871.

42) Paner GP, Shen SS, Lapetino S, et al：Diagnostic utility of antibody to smoothelin in the distinction of muscularis propria from muscularis mucosae of the urinary bladder：a potential ancillary tool in the pathologic staging of invasive urothelial carcinoma. Am J Surg Pathol 2009; 33：91-98.

43) Miyamoto H, Sharma RB, Illei PB, et al：Pitfalls in the use of smoothelin to identify muscularis propria invasion by urothelial carcinoma. Am J Surg Pathol 2010；34：418-422.

44) Leivo MZ, Sahoo D, Hamilton Z, et al：Analysis of T1 bladder cancer on biopsy and transurethral resection specimens. Am J Surg Pathol 2018；42：e1-e10.

45) Epstein JI, Egevad L, Amin MB, et al：The 2014 International Society of Urological Pathology (ISUP) consensus conference on Gleason grading of prostatic carcinoma. Am J Surg Pathol 2016；40：244-252.

46) Boutros PC, Fraser M, Harding NJ, et al：Spatial genomic heterogeneity within localized, multifocal prostate cancer. Nat Genet 2015；47：736-745.

47) Tomlins SA, Rhodes DR, Perner S, et al：Recurrent fusion of TMPRSS2 and ETS transcription factor genes in prostate cancer. Science 2005；310：644-648.

48) Baca SC, Prandi D, Lawrence MS, et al：Punctuated evolution of prostate cancer genomes. Cell 2013；153：666-677.

49) Gleason DF：Histological grading of prostate cancer：a perspective. Hum Pathol 1992；23：273-279.

50) Epstein JI, Allsbrook WC, Amin MB, et al：The 2005 International Society of Urological Pathology (ISUP) consensus conference on Gleason grading of prostatic carcinoma. Am J Surg

Pathol 2005 ; 29 : 1228-1242.

51) Poulos CK, Daggy JK, Cheng L : Preoperative prediction of Gleason grade in radical prostatectomy specimens ; the influence of different Gleason grades from multiple positive biopsy sites. Mod Pathol 2005 ; 18 : 228-234.

52) Fine SW, Mckenney JK : Prostate. In : Mills SE (ed) : Histology for pathologists 4th ed, In : Philadelphia : Lippincott Williams & Wilkins, 2012 : 987-1002.

2章

腎良性腫瘍

症例 2-1
レベル1

30歳台女性．高血圧の精査のため，造影ダイナミックCTおよび単純MRIが施行された．

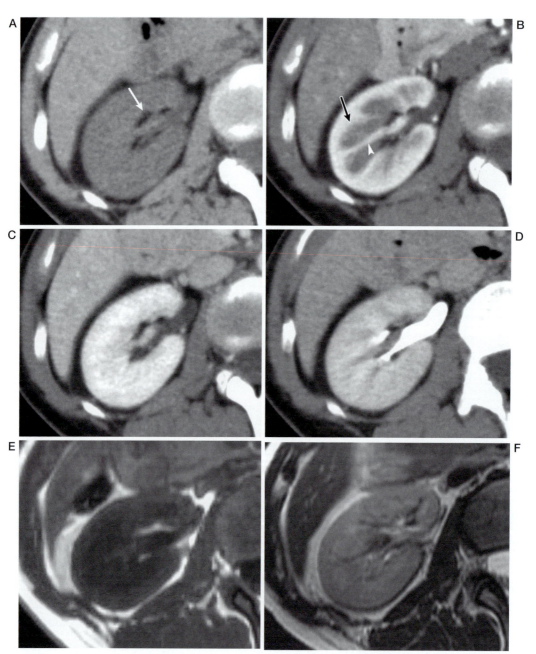

図1 A：単純CT，B〜D：ダイナミックCT（B：皮髄相，C：腎実質相，D：排泄相），E：MRI, T1強調像，F：T2強調像

CT所見 単純CT（図1A）では腎実質はほぼ均一な吸収値を示している．腎洞部には脂肪成分を示唆する低吸収域が認められる（→）．造影皮髄相（図1B）では皮質が濃染するが，髄質の造

影効果は弱い．腎実質相(**図1C**)では腎実質はほぼ均一に造影されている．排泄相(**図1D**)では腎盂，腎杯が高吸収を示している．

MRI 所見 T1強調像(**図1E**)では皮質が髄質に比べてやや高信号を示す．T2強調像(**図1F**)では腎実質全体が高信号を示し，髄質は皮質と比べてわずかに高信号を示している．

問 題 Q1. 腎皮質の一部が髄質の腎錐体(**図1B**, →)の間に入り込んだ部分(**図1B**, ▶)を何とよぶか？
Q2. 腎周囲腔に存在する線維性の隔壁を何とよぶか？

解 答 A1. 腎柱(Bertin柱)．
A2. bridging septa．

腎の解剖

　腎は後腹膜に存在する臓器である．後腹膜腔は腎筋膜(Gerota筋膜)および外側円錐筋膜により前腎傍腔，腎周囲腔，後腎傍腔に分けられ，腎は副腎とともに腎周囲腔に存在する．腎の周囲にはbridging septaとよばれる結合組織性の隔壁が存在し，腎被膜と腎筋膜を結ぶもの，腎筋膜前葉と後葉を結ぶもの，腎被膜と腎被膜を結び，腎辺縁と並行するものがある(**図2**)．bridging septaは炎症や出血，腫瘍などにより肥厚した場合にCTで描出されるが(**図2**, →)，正常でもみられる場合があり，bridging septaが描出されること自体は異常とはいえない．近年では腎筋膜やbridging septaは単なる隔壁ではなく，それ自体が潜在的な空間となり，病変の進展経路になりうると考えられている(**Note**参照)．腎の表面は薄い線維性の被膜で覆われているが，この被膜はCTやMRIでは描出できない．腎の内側縁の中央部には腎門があり，その内部に腎洞とよばれる腔を形成している．腎洞には血管，神経，リンパ管，尿管が周囲の脂肪組織とともに存在している．

　腎実質は皮質と髄質に分かれる．皮質には糸球体や近位尿細管，遠位曲尿細管などが存在し，髄質にはヘンレ(Henle)係蹄や集合管などが存在する．髄質は腎洞を囲むように放射状に並ぶ十数個の腎錐体からなる．髄質の先端部は腎門部に向かって突出し，腎乳頭とよばれる．各錐体の間には皮質が入り込み，腎柱(Bertin柱)を形成する．錐体とこれを囲む皮質を合わせて腎葉とよぶ．Bertin柱が過形成を生じると画像で腫瘤状にみえることがあり，腫瘍との鑑別が必要になる．また，腎葉が発生過程で腎実質深部に遺残したものはlobar dysmorphismとよばれ，こちらも腫瘍との鑑別が必要となるが，造影CTなどで皮質と髄質の両方を内部に認めることが特徴である(**図3**)．腎乳頭は腎杯で囲まれており，腎杯は集まって腎盂を形成する．腎盂は下方に向かって漏斗状となり，尿管に移行する．

　単純CTでは皮質と髄質はほぼ同等の吸収値を示す．造影CTの皮髄相では皮質が強く増強され，皮質と髄質のコントラストが明瞭となる．腎実質相では皮質の造影効果が皮髄相と比較してやや低下する一方，髄質が増強されるため，腎実質全体が概ね均一な濃度を示す．排泄相では腎杯，腎盂が排泄された造影剤によって高吸収を示す．MRIではT1強調像で皮質と髄質のコントラストが比較的明瞭であり，皮質が髄質よりも高信号を示す．T2強調像では腎は高信号を示すが，皮質髄質のコントラストはT1強調像と比較して不良である．

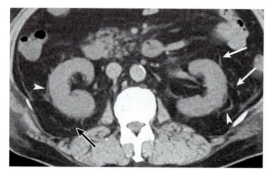

図2 50歳台男性　腎盂腎炎
単純CT　腰痛と発熱の精査のためCTが施行された．両側の腎周囲腔に腎被膜と腎筋膜を結ぶ線状構造（→）や腎被膜と腎被膜を結ぶ線状構造（▶）を認め，肥厚したbridging septaと考えられる．尿中に細菌および白血球を認め，腎盂腎炎と診断された．

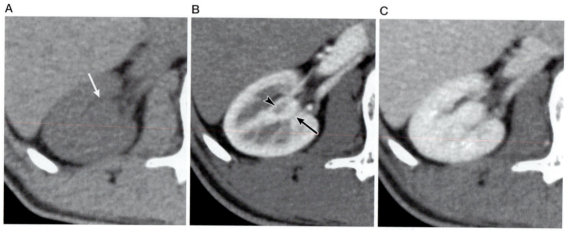

図3 30歳台男性　lobar dysmorphism
A　単純CT，B, C：ダイナミックCT（B：皮髄相，C：腎実質相）　健診の腹部超音波検査にて右腎に腫瘤が指摘された．単純CT（A）では腎洞部へ突出する腫瘤状の構造が認められる（→）．造影皮髄相（B）ではこの内部に皮質と同等の造影効果を示す部分（→）と，髄質と同等の造影効果を示す部分（▶）がともに認められ，lobar dysmorphismの所見である．腎実質相（C）ではほぼ均一に造影されている．

> **Note**　interfascial plane
>
> 　腎筋膜や外側円錐筋膜は発生学的には1枚の膜ではなく，多層の膜から構成されており，膜と膜の間には潜在的なspaceが存在するとされている．この潜在的な空間をinterfascial planeとよび，後腹膜の病変が進展する通路としての役割を果たすと考えられている．腎筋膜前葉のinterfascial planeは正中を越えて広がっており，対側に病変が波及する経路となりうる．さらに，bridging septaも潜在的なspaceとなりうると考えられており，腎被膜下の病変がbridging septaを通じて腎筋膜や外側円錐筋膜のinterfascial planeへと波及しうる．

文　献
1) 丹野啓介，角田秀和，大河内知久・他：胸壁，後腹膜，軀幹部組織の解剖と病変の画像診断．後腹膜・軀幹部組織の解剖と画像．臨床画像 2011；27：711-718．
2) Kunin M：Bridging septa of the perinephric space：anatomic, pathologic, and diagnostic considerations. Radiology 1986；158：361-365.

症例 2-2　レベル1

30歳台女性．健診にて顕微鏡的血尿を指摘され，精査のCTにて右腎に腫瘤を指摘された．血液検査では特記すべき異常なし．

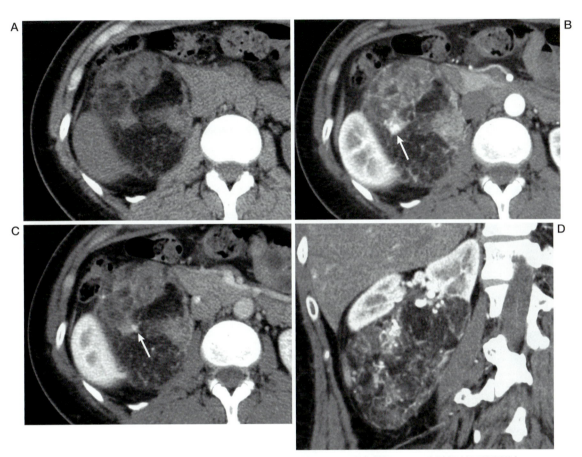

図1　A：単純CT，B〜D：ダイナミックCT（B：皮髄相，C：腎実質相，D：皮髄相斜冠状断像）

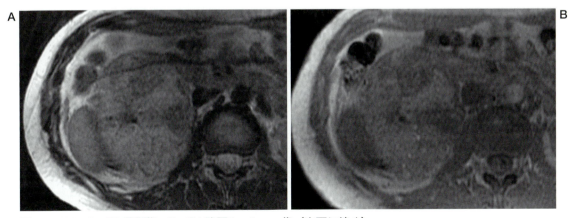

図2　MRI　A：T2強調像，B：T1強調 in phase 像（次頁に続く）

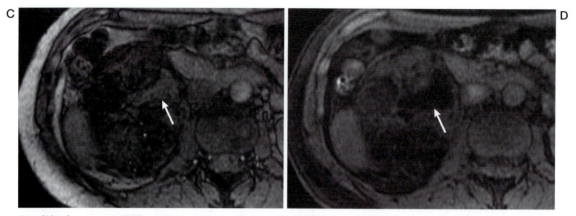

図2（続き）　C：T1強調 opposed phase 像，D：脂肪抑制 T1 強調像

CT所見　単純CT（図1A）では右腎に接して境界明瞭な腫瘤を認め，内部は脂肪と同等の吸収値を示す領域と，骨格筋と同程度の吸収値を示す領域が混在している．単純CTで骨格筋と同程度の吸収値を示す部分には造影皮髄相（図1B）で中等度の造影効果を認める．また，腫瘤内部に動脈と思われる強く造影される構造を認める（→）．腎実質相（図1C）では静脈の描出が認められる（→）．斜冠状断再構成像（図1D）では，右腎より尾側に突出する腫瘤であり，内部に瘤状の拡張を示す強い造影域が多数認められる．

MRI所見　腫瘤内部はT1強調像，T2強調像ともにやや不均一な高信号を示す（図2A, B）．T1強調 opposed phase 像（図2C）では腫瘤内に広範な信号低下を認め，脂肪成分の含有が示唆されるが，脂肪成分の豊富な部分では信号低下が乏しく（→），この部分は脂肪抑制画像にて信号が低下している（図2D, Note 参照）．

診　断　腎血管筋脂肪腫

経　過　出血予防目的に動脈塞栓術（transcatheter arterial embolization：TAE）が施行され，経過の画像にて腫瘍の縮小と内部の造影効果の減弱を認めた．その後，外来にて経過観察中である．

問題
Q1．腎血管筋脂肪腫で頻度の高い合併症は何か？
Q2．出血をきたしやすい血管筋脂肪腫の特徴をあげよ．
Q3．サイズの大きい血管筋脂肪腫に考慮される治療は何か？

解答
A1．自然破裂（出血）．
A2．腫瘍のサイズが大きいもの，腫瘍内部に動脈瘤を伴うもの．
A3．動脈塞栓術（TAE）あるいは腎部分切除術．

画像所見のポイント

- 脂肪成分を含むため，単純CTにて脂肪と同等の低吸収（−10HU以下）を示す領域を含む.
- 筋成分の豊富な領域は単純CTにて骨格筋と同程度の吸収値を示す.
- 血管成分が豊富であり，しばしば腫瘍内に動脈瘤を形成する.
- MRIでは脂肪成分を反映し，T1強調像で高信号，脂肪抑制T1強調像で低信号を示す．脂肪成分と他の成分が混在した部分は化学シフト画像（chemical shift imaging）で信号低下を認める（Note参照）.

▶Note　in phase と opposed phase

　グラジエントエコー（GRE）法で撮像されるT1強調像では，エコー時間（TE）を変化させることで，水のプロトンと脂肪内のプロトンが同じ方向を向くタイミング（in phase：同位相）と，反対方向を向くタイミング（opposed phase あるいは out-of-phase：逆位相）の画像を撮像することが可能である．in phase では各ボクセル（画素）内の水と脂肪の信号の和がそのボクセルの信号となり，opposed phase ではボクセル内の水と脂肪の信号の差の絶対値がボクセルの信号となる．つまり，水と脂肪の両方が存在するボクセルでは opposed phase でそれぞれの信号が打ち消しあうことで信号が低下するが，水のみ，もしくは脂肪のみが占めるボクセルでは信号は低下しない．in phase と比較して opposed phase での信号低下の有無を評価することで，脂肪抑制画像での評価では信号低下が不明瞭となるような微量の脂肪成分の検出が可能となる．（1章 p.17 の Note 4 参照）

腎血管筋脂肪腫

　血管筋脂肪腫（angiomyolipoma：AML）は血管成分，筋成分，脂肪成分がさまざまな割合で混在する腫瘍であり，腎の良性腫瘍としては最も頻度が高い．近年では perivascular epithelioid cell tumors（PEComa）の一種であるとされている．30〜50歳台に好発し，男女比は1：4と女性に多い．小さい腫瘍は無症状の場合が多いが，大きい腫瘍では側腹部痛，血尿，腫瘤触知などの症状をきたしうる.

　通常は境界明瞭な腫瘍であり，被膜はもたない．免疫染色ではメラニン形成マーカー抗体である human melanoma black（HMB）-45 が陽性となる．腎静脈内や下大静脈内へ進展する場合があるが，この所見は必ずしも悪性を示唆するものではない．また，近傍のリンパ節にも病変を伴う場合がある.

　良性腫瘍であり，画像で血管筋脂肪腫と診断されれば原則として経過観察されるが，しばしば出血をきたすため，サイズが大きい腫瘍では出血予防を目的とした治療を考慮する必要がある．一般的に径4cmを超える腫瘍が治療の対象とされており，動脈塞栓術あるいは腎部分切除術が考慮されるが，まずは侵襲の少ない動脈塞栓術が考慮される．腫瘍内

に径 5 mm 以上の動脈瘤を認める場合には出血の頻度が高いとの報告もあり，腫瘍内の動脈瘤の有無も治療適応の判断に重要である．

鑑別診断

1）後腹膜脂肪肉腫
2）副腎骨髄脂肪腫

　脂肪成分を有する典型的な血管筋脂肪腫が外方性に発育した場合，腎周囲腔に発生する脂肪を含む腫瘍との鑑別が必要となる．特に，悪性腫瘍である脂肪肉腫とは治療方針が大きく異なることから，由来臓器を慎重に評価して鑑別を行う必要がある．腫瘍に接する腎実質の一部欠損，あるいは腫瘍内の拡張した血管の存在は，脂肪肉腫よりも腎血管筋脂肪腫を示唆する所見である．

文　献

1) Jinzaki M, Silverman SG, Akita H, et al：Renal angiomyolipoma：a radiological classification and update on recent developments in diagnosis and management. Abdom Imaging 2014；39：588-604.
2) Katabathina VS, Vikram R, Nagar AM, et al：Mesenchymal neoplasms of the kidney in adults：imaging spectrum with radiologic-pathologic correlation. RadioGraphics 2010；30：1525-1540.
3) Israel GM, Bosniak MA, Slywotzky CM, et al：CT differentiation of large exophytic renal angiomyolipomas and perirenal liposarcomas. AJR Am J Roentgenol 2002；179：769-773.
4) Yamakado K, Tanaka N, Nakagawa T, et al：Renal angiomyolipoma：relationships between tumor size, aneurysm formation, and rupture. Radiology 2002；225：78-82.

症例 2-3　レベル2

30歳台女性．左側腹部痛にて来院．CTにて両腎に多発腫瘤を認め，左腎腫瘤の一部に破裂を認めた．保存的治療にて血腫は消退した．その後，精査のため紹介受診となった．

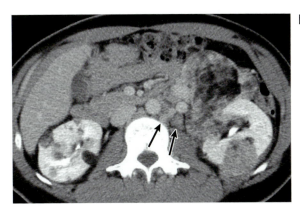

図1　造影CT

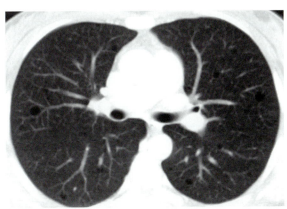

図2　胸部CT（肺野条件）

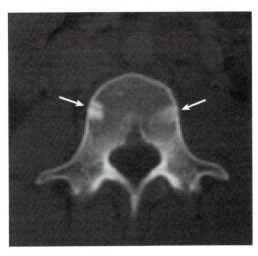

図3　腹部CT（骨条件）

CT所見 腹部造影CT（**図1**）では，両腎に多発する腫瘤を認め，内部にはさまざまな割合で脂肪成分が混在している．多発腎血管筋脂肪腫（AML）と考えられる．大動脈左側には多発する軟部影を認め（→），リンパ節内のAMLもしくはlymphangioleiomyomatosis（LAM）の後腹膜病変が疑われる．胸部CT（**図2**）では両肺に壁の薄い囊胞性病変が散見され，LAMの肺病変と考えられる．椎体には硬化像が散見される（**図3**，→）．

診　断 結節性硬化症に合併した多発腎血管筋脂肪腫，肺リンパ脈管筋腫症

経　過 経過観察にて腎AML内の動脈瘤に増大を認め，動脈塞栓術（TAE）を複数回施行されている．

問　題 **Q1.** 結節性硬化症に合併する脳病変を3つあげよ．
Q2. 結節性硬化症に合併する肺病変を2つあげよ．
Q3. 結節性硬化症に伴う血管筋脂肪腫に適応がある薬物療法は何か？

解　答 **A1.** 大脳皮質/皮質下結節，上衣下結節，上衣下巨細胞性星細胞腫．
A2. リンパ脈管筋腫症（lymphangioleiomyomatosis：LAM），multifocal micronodular pneumocyte hyperplasia（MMPH）．
A3. エベロリムス〔mTOR（mechanistic target of rapamycin）阻害剤〕．

画像所見のポイント

- 両腎に多発する血管筋脂肪腫を認める場合が多い．
- サイズが大きい場合が多く，しばしば巨大な腫瘤を形成する．

結節性硬化症に伴う腎病変

　結節性硬化症（tuberous sclerosis）は全身の臓器に形成異常や腫瘍発生をきたす常染色体優性遺伝の疾患であり，原因遺伝子は*TSC1*（染色体9q34）と*TSC2*（染色体16p13.3）である．患者の1/3は家族歴を有するが，2/3は孤発例である．

　結節性硬化症の60〜80％で腎病変が認められ，血管筋脂肪腫（AML）は50〜85％，腎囊胞は20〜50％，腎細胞癌は2〜4％に認めるとされている．一方，腎AMLのなかでは結節性硬化症に関連するものが30〜50％，孤発性のものが50〜70％とされ，結節性硬化症患者ではより若年で発症するとされる．結節性硬化症に関連するAMLは典型的には両側性に多発して認められ，サイズが大きく，増大速度も速い傾向がある．

　結節性硬化症の診断がなされていない患者に偶発的に腎AMLが発見された場合には，合併する病変の有無を評価することで画像所見から結節性硬化症を疑うことが可能な場合がある．腹部CTでは撮像範囲に含まれる肺野や後腹膜のLAM病変，あるいは骨の硬化像の有無などにも注目する必要がある．

　腹痛や圧迫感などの症状を伴う場合や，腫瘍のサイズが大きい場合には治療が考慮され

る．TAE は侵襲が低く，繰り返し施行できるため，まず考慮すべき治療法である．近年ではエベロリムス(mTOR 阻害剤)の投与が結節性硬化症に伴う AML において腫瘍縮小効果を認めることが示されており，長径3cm 以上の AML を伴う場合や両腎にびまん性にAMLを認める場合には投与が考慮される．また，結節性硬化症では腎細胞癌の発生を認める場合があり，画像で悪性が否定できない場合には手術を考慮する必要がある．

鑑別診断

1）遺伝性腎癌

2）遺伝性多発性嚢胞腎

　両腎に脂肪を含む腫瘍が多発している場合には診断は容易であり，鑑別に迷う症例は少ないと思われる．脂肪成分が少ない腫瘍が多発している場合には遺伝性の腎癌(von Hippel-Lindau 病，Birt-Hogg-Dubé 症候群など)との鑑別を要する場合がある．腎嚢胞が多発している場合には常染色体優性多発性嚢胞腎(autosomal dominant polycystic kidney disease：ADPKD)などが鑑別となる．

文　献

1）日本泌尿器科学会・日本結節性硬化症学会・編：結節性硬化症に伴う腎血管筋脂肪腫診療ガイドライン 2016 年版．金原出版，2016.

2）Katabathina VS, Vikram R, Nagar AM, et al：Mesenchymal neoplasms of the kidney in adults：imaging spectrum with radiologic-pathologic correlation. RadioGraphics 2010；30：1525-1540.

3）Rabenou RA, Charles HW：Differentiation of sporadic versus tuberous sclerosis complex-associated angiomyolipoma. AJR 2015；205：292-301.

症例 2-4
レベル1

70歳台女性．以前より右腎動脈瘤が指摘されており，単純CTにて経過観察されていたが，右腎の囊胞性腫瘤に経時的な増大を指摘され，精査のため造影CTが施行された．

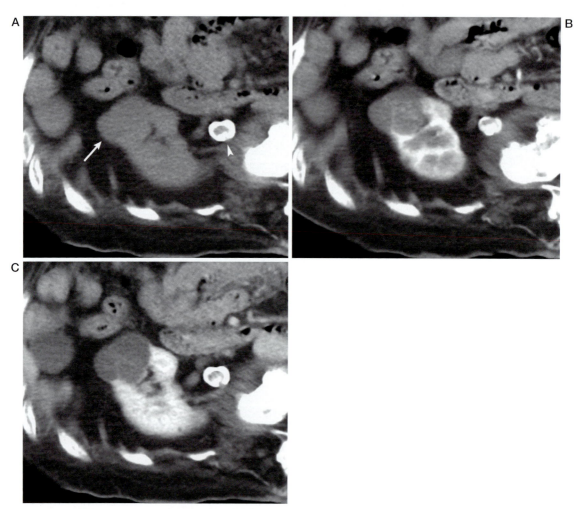

図1　A：単純CT，B，C：ダイナミックCT（B：皮髄相，C：腎実質相）

CT所見　単純CT（図1A）にて，右腎に低吸収を示す境界明瞭な腫瘤を認める（→）．ダイナミックCT（図1B，C）では腫瘤内部に薄い隔壁様の構造を複数認めるが，明らかな充実部分は認められない．なお，右腎内側には壁に石灰化を伴った腎動脈瘤が認められる（図1A，▶）．

診　断　腎囊胞（Bosniak分類ⅡF）

経　過　造影CT所見より非定型腎囊胞と診断され，経過観察の方針となった．

問 題　**Q1.** 腎の多房性囊胞性腫瘍の鑑別を３つあげよ.

　　　　Q2. 造影後に腫瘍内部の CT 値に 10 HU 以上の上昇を認めた場合, 造影効果があると判断してよいか？

　　　　Q3. Bosniak ⅡF となる囊胞の特徴を少なくとも２つあげよ.

解 答　**A1.** 非定型腎囊胞, 囊胞性腎細胞癌, cystic nephroma/ mixed epithelial and stromal tumor など.

　　　　A2. 小さい囊胞では, pseudoenhancement により CT 値が 10 HU 以上上昇する場合がある.

　　　　A3. ① 多数の薄い隔壁, ② 厚い結節状の石灰化, ③ 淡い隔壁の造影効果, ④ 3 cm 以上の出血性囊胞.

画像所見のポイント

- 単純性腎囊胞は単純 CT にて水と同等の吸収値(0～20 HU)を示し, 造影にて造影効果を認めない.
- 非定型腎囊胞では内部吸収値の上昇, 壁の肥厚や石灰化, 隔壁を認める場合がある.

腎囊胞

　腎の囊胞性病変は中高年では高い頻度で認められ, その大半は単純性囊胞である. 腎囊胞(renal cyst)の良悪性の鑑別には Bosniak 分類が広く用いられており, 治療方針の決定にも有用である. Category Ⅰ およびⅡの腎囊胞は良性であり, 通常は経過観察を必要としない. 径 3 cm 以上の高吸収の囊胞や, 多くの薄い隔壁を伴う囊胞, 最小限の造影効果を伴う囊胞, 厚い石灰化のある囊胞は Category ⅡF に分類され, 95％は良性とされるが, 経過観察が必要である(図2). CategoryⅢまたはⅣの囊胞性病変は手術が考慮される.

　単純 CT で均一な低吸収(0～20 HU)を示す腫瘍は単純性囊胞と診断可能であるが, 20 HU 以上を示す腫瘍では充実性腫瘍との鑑別のために造影 CT での評価が必要となる. 乳頭状腎細胞癌などの乏血性の腫瘍では, 視覚的な評価のみでは造影効果の有無を誤って評価してしまう場合があり, CT 値を測定して評価することが重要である. 造影前後の画像を比較し, CT 値の上昇が 10 HU 以下であれば囊胞性病変と診断できる. ただし, 周囲の造影された腎実質からの beam-hardening effect などにより, 囊胞でも造影後に CT 値が 10 HU 以上上昇する場合があり(pseudoenhancement), 注意が必要である.

鑑別診断

1) 囊胞性腎細胞癌

　厚く不整な隔壁や充実部分を伴う場合には腎細胞癌を疑う必要がある(Bosniak 分類Ⅲ/Ⅳ).

2) 乳頭状腎細胞癌

　均一な腎細胞癌で造影効果が弱い場合, 囊胞と誤診する可能性があるため, 造影効果の有無は単純 CT と比較して慎重に評価する必要がある.

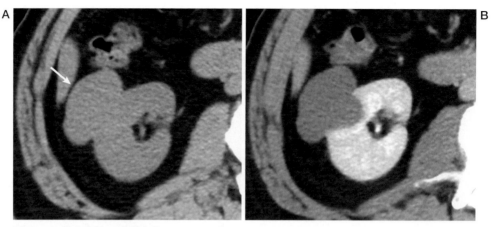

図2 60歳台男性 腎嚢胞(Bosniak IIF)
A：単純CT，B：造影CT（腎実質相） 心臓手術前のスクリーニングCTで右腎に腫瘤を指摘された．単純CT（A）で右腎中部から外側に突出する長径48 mmの腫瘤を認め（→），腎実質と比較してわずかに高吸収を示している．造影CT（B）では内部に明らかな造影効果を認めない．径3 cmを超える高吸収の囊胞であり，Bosniak IIFの腎嚢胞として経過観察の方針となった．

3) cystic nephroma/ mixed epithelial and stromal tumor (MEST)

Bosniak分類III/IVの多房性囊胞性腫瘤の形態をとる腫瘍であり，非定型腎囊胞や囊胞性腎細胞癌との鑑別が必要となる．

文 献

1) Hartman DS, Choyke PL, Hartman MS, et al：From the RSNA refresher courses：a practical approach to the cystic renal mass. RadioGraphics 2004；24：S101-115.
2) Wood CG 3rd, Stromberg LJ 3rd, Harmath CB, et al：CT and MR imaging for evaluation of cystic renal lesions and diseases. RadioGraphics 2015；35：125-141.

症例 2-5　レベル1

20歳台女性．ふらつきを主訴に近医を受診し，鉄欠乏性貧血を指摘された（原因は不明）．その際，母および兄に多発性囊胞腎の家族歴があるため，CTが撮像され，肝および両腎に多発囊胞が指摘された．血圧は正常．定期健診では尿蛋白や高血圧は指摘されていない．

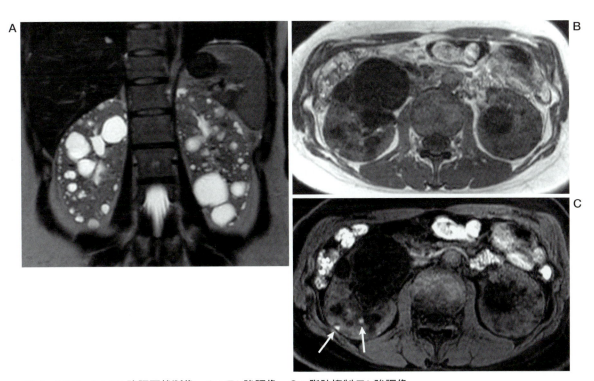

図1　MRI　A：T2強調冠状断像，B：T1強調像，C：脂肪抑制T1強調像

MRI所見　T2強調冠状断像（図1A）にて，両腎に多発する囊胞が認められる．T1強調像（図1B，C）では多くの囊胞は低信号を示しているが，一部の囊胞は高信号を示しており（→），出血が示唆される．

診　断　常染色体優性多発性囊胞腎（ADPKD）

経　過　ADPKDの診断にて定期的に外来で経過観察されている．現時点では腎機能の低下はなく，特に治療は行っていない．

問題
Q1．腎に多発囊胞を生じうる遺伝性疾患を3つあげよ．
Q2．ADPKDに合併しやすい頭蓋内病変は何か？
Q3．腎，肝以外に多発囊胞をきたしうる臓器は何か？

解 答 **A1.** ADPKD，結節性硬化症，von Hippel-Lindau 病など．
A2. 脳動脈瘤．
A3. 膵，脾，精巣，卵巣．

画像所見のポイント

- 両腎の皮質，髄質に多発する囊胞を認め，腎は腫大する．
- 囊胞に出血や感染を合併すると，CT にて内部濃度が上昇する場合や，MRI の T1 強調像で高信号を示す場合がある．

多発性囊胞腎

　多発性囊胞腎(polycystic kidney disease)は両側の腎に無数の囊胞が生じる遺伝性疾患であり，常染色体優性多発性囊胞腎(autosomal dominant polycystic kidney disease: ADPKD)と常染色体劣性多発性囊胞腎(autosomal recessive polycystic kidney disease: ARPKD)とがある．

　ADPKD は最も多い遺伝性腎疾患であり，原因遺伝子は *PKD1* および *PKD2* で，85% が *PKD1* 遺伝子の変異である．多くの場合は小児期より囊胞が存在するが，通常は 30〜40 歳台までは無症状で経過し，囊胞の増大や出血，感染の合併などによって腹痛，腰背部痛，血尿，腹部膨満などの症状を呈する．肝にも多発囊胞を伴う場合が多く，膵，脾，精巣，精囊，卵巣などにも囊胞を認める場合がある．また，ADPKD では脳動脈瘤の罹患率が高いため，MR angiography(MRA)によるスクリーニングが推奨されている(図2)．

　ARPKD は *PKHD1* 遺伝子の変異により，新生児期より集合管の拡張による腎腫大をきたす．胆管の異形成や肝内門脈周囲の線維化などの肝病変を合併する．胎児期に羊水過少により発見される場合が多く，20〜30%は肺低形成による呼吸不全により，新生児期に死亡するとされる．

　ARPKD では典型的には両腎に微小な囊胞をびまん性に認め，腎腫大をきたす．囊胞が小さいため，画像で同定できない場合もある．

鑑別診断

1) 結節性硬化症
2) von Hippel-Lindau 病

　これらは腎に囊胞を生じうる遺伝性疾患であり，ADPKD と鑑別を要する場合がある．

3) 多発性単純性腎囊胞
4) 後天性囊胞性腎疾患

　多発性単純性腎囊胞や後天性囊胞性腎疾患では通常，腎腫大をきたさないことが鑑別の一助となる．初期の ADPKD で囊胞が少なく，腎腫大を伴わない場合は多発性単純性腎囊胞との鑑別は困難である．

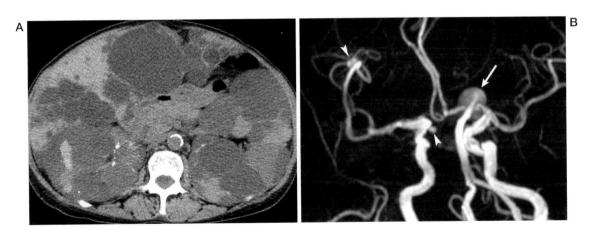

図2 60歳台女性 多発性嚢胞腎:脳動脈瘤合併
A:単純CT, B:頭部MRA(MIP像) 多発性嚢胞腎にて8年前より透析を受けている. 単純CT(A)では両腎および肝に多発する嚢胞を認める. スクリーニングのため施行された頭部MRA(B)では脳底動脈末端に動脈瘤を認める(→). 右内頸動脈, 中大脳動脈にも比較的小さな動脈瘤が認められる(▶).

文　献

1) 厚生労働科学研究費補助金難治性疾患等政策研究事業(難治性疾患政策研究事業)・難治性腎疾患に関する調査研究班・編:エビデンスに基づく多発性嚢胞腎(PKD)診療ガイドライン2017. 東京医学社, 2017.
2) Dillman JR, Trout AT, Smith EA, et al:Hereditary renal cystic disorders:imaging of the kidneys and beyond. RadioGraphics 2017;37:924-946.

症例 2-6

レベル1

40歳台男性．左下腹部痛にて内科を受診し，腹部CTを施行したところ右腎に腫瘤を指摘された．血液検査では特記すべき異常なし．

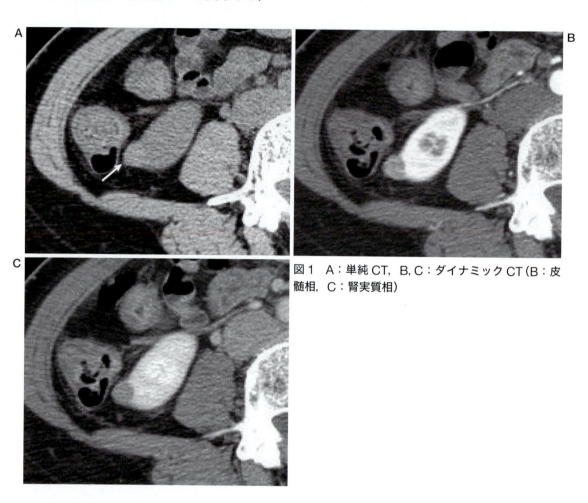

図1　A：単純CT，B, C：ダイナミックCT（B：皮髄相，C：腎実質相）

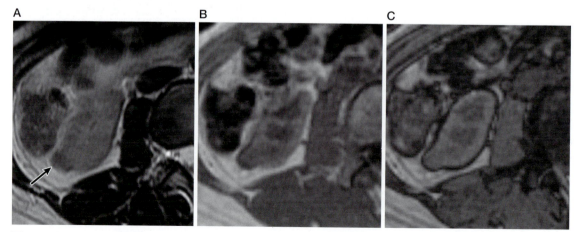

図2　MRI　A：T2強調像，B：T1強調 in phase 像，C：T1強調 opposed phase 像

CT所見　単純CT（図1A）で右腎に腎実質と比較してやや高吸収を示す腫瘤を認める（→）．造影皮髄相（図1B）では腫瘤はほぼ均一な濃染を示し，腎実質相（図1C）では washout される．

MRI所見　T2強調像（図2A）では腫瘤は低信号を示す（→）．T1強調 in phase 像（図2B）では腎皮質と比較してやや低信号を示し，opposed phase での信号低下は認められない（図2C）．

診　断　脂肪の少ない血管筋脂肪腫（fat poor angiomyolipoma）

経　過　画像所見より fat poor AML が疑われたため，経過観察の方針となった．経過で増大を認めず，引き続き経過観察中である．

問　題　Q.　T2強調像で低信号を示す腎腫瘍の鑑別を3つあげよ．

解　答　A.　fat poor AML，乳頭状腎細胞癌，後腎性腺腫．

画像所見のポイント

- 豊富な筋成分を反映して，単純CTで腎実質と比較して高吸収（骨格筋と同程度）を示し，MRIのT2強調像では低信号を示す
- 造影では均一な造影効果を示す．
- 偽被膜を伴わない．

脂肪の少ない血管筋脂肪腫（fat poor angiomyolipoma：AML）

　血管筋脂肪腫（AML）はしばしば脂肪成分が乏しい場合があり，薄いスライス厚の単純CT（1.5〜3 mm 厚）でも脂肪成分が同定できない場合には fat poor AML とよばれる．単純CTで腎実質より高吸収を示すもの（hyperattenuating AML）と，等吸収を示すもの（isoattenuating AML）がある．また，非常にまれではあるが，fat poor AML の亜型として上皮囊胞を伴うもの（AML with epithelial cysts）も存在する．

　hyperattenuating AML は AML の4〜5%を占める．組織学的にも脂肪成分はほとんど認められない．豊富な筋成分を反映して単純CTで高吸収を示し，MRIのT2強調像では低信号を示す．化学シフト画像（chemical shift imaging）では通常は信号低下を示さない．一方，isoattenuating AML では組織学的にはびまん性，散在性に脂肪を含むため，単純CTでは脂肪成分は同定できないものの，hyperattenuating AML と比較して低吸収を示すとされている．MRIの化学シフト画像では脂肪成分が同定できる（図3）．

　AML with epithelial cysts は上皮に裏打ちされた囊胞を含む AML の亜型である．一般的に AML が囊胞成分を伴うことは非常にまれであるため，囊胞性腎癌と診断されて手術が施行される場合が多い．画像所見に関するまとまった報告はないが，hyperattenuating AML と同様の所見を示す充実成分に接して囊胞を認める場合や，囊胞に壁在結節を伴う

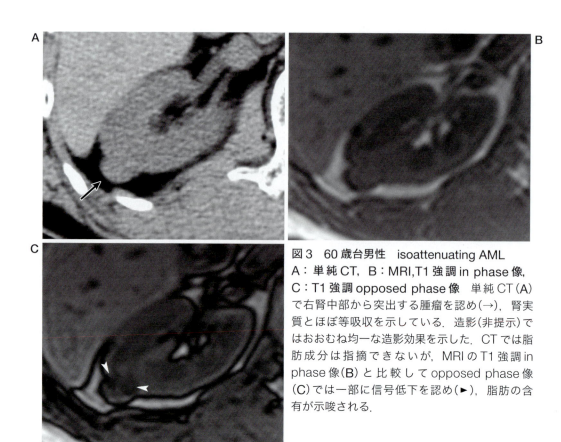

図3 60歳台男性 isoattenuating AML
A：単純CT，B：MRI, T1強調 in phase 像，
C：T1強調 opposed phase 像　単純CT（A）で右腎中部から突出する腫瘤を認め（→），腎実質とほぼ等吸収を示している．造影（非提示）ではおおむね均一な造影効果を示した．CTでは脂肪成分は指摘できないが，MRIのT1強調 in phase 像（B）と比較して opposed phase 像（C）では一部に信号低下を認め（▶），脂肪の含有が示唆される．

場合，多房性嚢胞性腫瘤の形態を示す場合があるとされている．

鑑別診断

1）乳頭状腎細胞癌

　内部均一，単純CTでやや高吸収，T2強調像で低信号といった fat poor AML に特徴的とされる所見は乳頭状腎細胞癌でもみられうる所見であり，両者の鑑別は困難な場合も多い．偽被膜が認められる場合には乳頭状腎細胞癌が示唆される．

2）淡明細胞型腎細胞癌

　皮髄相での造影効果が強い場合には，淡明細胞型腎細胞癌との鑑別が困難な場合がある．

文　献

1) Jinzaki M, Silverman SG, Akita H, et al：Renal angiomyolipoma：a radiological classification and update on recent developments in diagnosis and management. Abdom Imaging 2014；39：588-604.
2) Acar T, Harman M, Sen S, et al：Angiomyolipoma with epithelial cyst (AMLEC)：a rare variant of fat poor angiomyolipoma mimicking malignant cystic mass on MR imaging. Diagn Interv Imaging 2015；96：1195-1198.

症例 2-7 レベル2

40歳台女性．健診の腹部超音波検査にて右腎に腫瘤を指摘された．身体所見，血液検査に特記すべき異常なし．

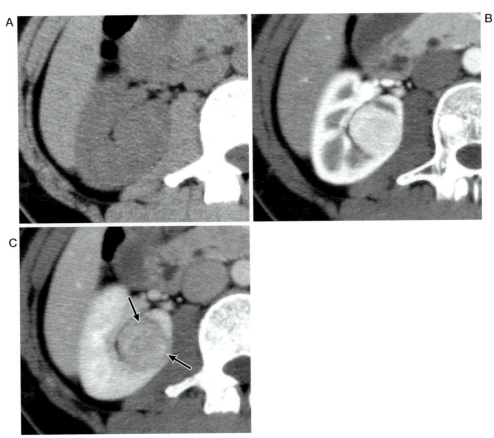

図1　A：単純CT, B, C：ダイナミックCT（B：皮髄相, C：腎実質相）

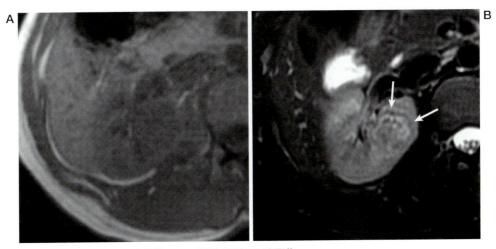

図2　MRI　A：T1強調像, B：脂肪抑制T2強調像

CT所見	単純CT（図１A）では右腎に腎実質とほぼ等吸収を示す腫瘍が疑われる．ダイナミックCT皮髄相（図１B）では腫瘍は概ね均一で腎皮質と比較してやや弱い造影効果を示す．腎実質相（図１C）ではwashoutを認めるが，一部に遅延性に造影される領域を認める（→）．

MRI所見	T1強調像（図２A）では腫瘍は腎皮質と比較して低信号を示す．T2強調像（図２B）では腫瘍内部は低〜高信号の不均一な信号を示し，辺縁部には偽被膜と思われる低信号域を認める（→）．

診 断	オンコサイトーマ

経 過	腎細胞癌の疑いにて腹腔鏡下腎摘出術が施行された．病理診断の結果，オンコサイトーマと診断された．術後３年の経過にて再発を認めていない．

問 題 **Q1.** 内部均一な小径腎腫瘍の鑑別を４つあげよ．

Q2. オンコサイトーマが両腎に多発している場合に考慮すべき病態は何か？

解 答 **A1.** 乳頭状腎細胞癌，嫌色素性腎細胞癌，オンコサイトーマ，fat poor AMLなど．

A2. Birt-Hogg-Dubé症候群，oncocytosis.

画像所見のポイント

- 境界明瞭な腫瘍で，小さい腫瘍では内部均一な場合が多い．
- 大きい腫瘍では中心瘢痕を認める場合がある．
- 偽被膜を有する．

オンコサイトーマ

　集合管の介在細胞に由来する腫瘍とされており，腎腫瘍の３〜７％を占める．良性な経過を示すが，malignant potentialを有するとされ，原則は手術が施行される．

　腎実質がoncocytic noduleにびまん性に置換されるまれな病態をoncocytosisとよび，嫌色素性腎細胞癌，オンコサイトーマ（oncocytoma），あるいは両者のhybrid tumorが多発して認められる．遺伝性疾患であるBirt-Hogg-Dubé症候群（BHD）ではoncocytosisを背景として腎に多発腫瘍を認めるほか，肺の囊胞や皮膚のfibrofolliculomaを形成する．多発腎腫瘍と肺囊胞を認める患者ではBHDの可能性を考慮する必要がある．

　腫瘍内に造影皮髄相で比較的強く造影される領域と弱く造影される領域を認め，早期排泄相（120〜180秒後）でこれらの造影効果の強さが逆転する所見（segmental enhancement inversion：SEI）が認められた場合，オンコサイトーマに特徴的であると報告されており，感度80％，特異度99％とされるが，この所見の有用性を疑問視する報告もある（図３）．

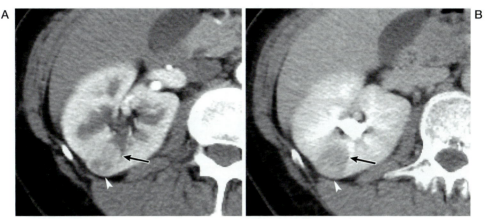

図3 50歳台女性　オンコサイトーマ：segmental enhancement inversion（SEI）
A, B：ダイナミックCT（A：皮髄相，B：排泄相）　造影CT皮髄相（A）では右腎の腫瘤内に比較的強く造影される領域（→）と弱く造影される領域（▶）が認められる．排泄相（B）では前者はwashoutされており，後者は遅延性に増強されている．いわゆるsegmental enhancement inversionの所見である．経皮的腎生検が施行され，オンコサイトーマと診断された．

鑑別診断

1）嫌色素性腎細胞癌

オンコサイトーマは組織学的にも嫌色素性腎細胞癌に類似しており，画像での両者の鑑別は困難である．

2）淡明細胞型腎細胞癌

オンコサイトーマはしばしば血流が多く，淡明細胞型腎細胞癌に類似した強い早期濃染を示す場合がある．

文　献

1) Pedrosa I, Sun MR, Spencer M, et al：MR imaging of renal masses：correlation with findings at surgery and pathologic analysis. RadioGraphics 2008；28：985-1003.
2) Adamy A, Lowrance WT, Yee DS, et al：Renal oncocytosis：management and clinical outcomes. J Urol 2011；185：795-801.
3) Kim JI, Cho JY, Moon KC, et al：Segmental enhancement inversion at biphasic multidetector CT：characteristic finding of small renal oncocytoma. Radiology 2009；252：441-448.

症例 2-8

レベル2

50歳台女性．近医で施行された腹部超音波検査にて，偶然，右腎腫瘤を指摘された．血液検査は特記すべき所見なし．

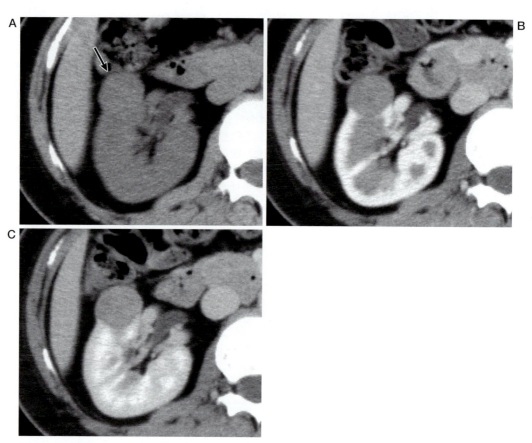

図1　A：単純CT，B,C：ダイナミックCT（B：皮髄相，C：腎実質相）

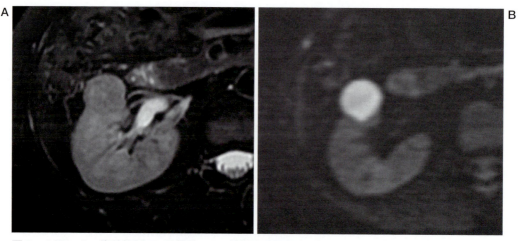

図2　MRI　A：脂肪抑制T2強調像，B：拡散強調画像（文献1）より許可を得て転載）

CT所見	単純CT（図1A）にて右腎腹側に突出する，腎実質と比較して軽度高吸収を示す境界明瞭な腫瘤を認める．造影では皮髄相から腎実質相にかけて漸増性の概ね均一な造影効果を認める（図1B，C）.

MRI所見	T2強調像（図2A）では腎実質と比較してほぼ等信号を示し，拡散強調画像（図2B）では高信号を示す．偽被膜は認められない.

診　断	後腎性腺腫

経　過	乳頭状腎細胞癌あるいは後腎性腺腫の疑いにて腎摘出術が施行され，病理組織にて後腎性腺腫と診断された．術後の経過観察で再発を認めていない.

問　題　Q. 単純CTで高吸収を示す腎腫瘤の鑑別をあげよ.

解　答　A. 出血性腎嚢胞，fat poor AML，乳頭状腎細胞癌，後腎性腺腫など.

画像所見のポイント

- 弱い漸増性の造影効果を示す
- T2強調像で低信号を示す場合が多い
- 偽被膜は伴わない場合が多い

後腎性腺腫

　後腎性腺腫（metanephric adenoma）は発生途上の糸球体に類似した管腔状構造からなる良性腫瘍で，成人の腎腫瘍の0.2％を占める．好発年齢は40〜50歳で，男女比は1：3〜4と女性に多い．無症状の場合が多いが，腹痛，血尿，腫瘤触知，発熱などの症状を呈することがある．一般的には良性の経過をたどるが，転移をきたした症例の報告もある．また，腫瘍内に腎細胞癌などの悪性腫瘍の成分を伴う場合もあるとされる.

　画像に関するまとまった報告は少ないが，単純CTでは高吸収もしくは等吸収を示し，造影では軽度の造影効果を示すとされる．石灰化を認める場合もある．MRIではT2強調像で低信号を示す場合が多いが，高信号を示す場合もある．細胞密度の高さを反映して拡散強調画像で高信号を示すとの報告もある．偽被膜はもたない場合が多い.

鑑別診断

1) 乳頭状腎細胞癌

漸増性の造影効果やT2強調像での低信号など，画像的特徴が類似しており，鑑別は困難である．偽被膜が明瞭な場合は腎細胞癌が示唆される．

2) fat poor AML

T2強調像で低信号を示す場合が多く，鑑別が必要となる．造影皮髄相での造影効果は一般的にAMLの方が強い．

文　献

1) 重里　寛，坪山尚寛，稲田悠紀・他：後腎性腺腫の2例．臨床放射線 2014；59：864-867
2) Bastide C, Rambeaud JJ, Bach AM, et al：Metanephric adenoma of the kidney：clinical and radiological study of nine cases. BJU Int 2009；103：1544-1548.

症例 2-9 レベル2

30歳台女性．健診の腹部超音波検査にて左腎に腫瘤を指摘された．発熱や血尿などの症状は認めない．

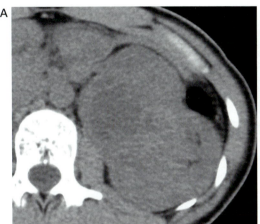
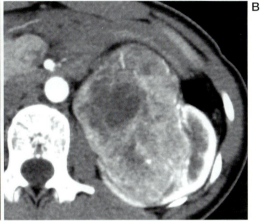
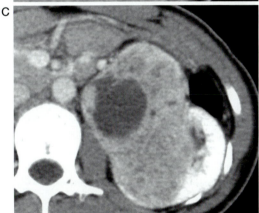

図1　A：単純CT，B,C：ダイナミックCT（B：皮髄相，C：腎実質相）

CT所見　左腎に巨大な腫瘤を認め，内部は単純CT（図1A）で腎実質とほぼ等吸収を示し，一部に低吸収域を伴う．ダイナミックCT皮髄相（図1B）ではやや不均一で比較的強い造影効果を示す．単純CTで低吸収を示していた部分は造影効果を認めず，囊胞変性や壊死が疑われる．腎実質相（図1C）では充実部分はやや washout されている．

診断　類上皮血管筋脂肪腫

経過　腎細胞癌が疑われ，左腎摘出術が施行された．病理組織診断にて類上皮血管筋脂肪腫の診断となった．術後2年の経過観察にて再発や転移は認めていない．

問題　Q.　腎腫瘍内に単純CTで脂肪成分がある場合，血管筋脂肪腫以外に考えうる診断をあげよ．
解答　A.　まれではあるが，腎細胞癌は osseous metaphasia（骨異形成）などにより脂肪成分を伴う

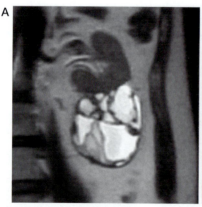
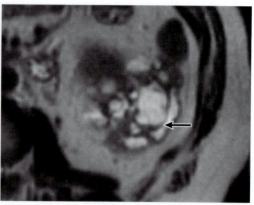

図2 40歳台男性 類上皮血管筋脂肪腫
A：MRI T2強調冠状断像，B：T2強調像　T2強調冠状断像(A)では左腎の尾側に接して多房性の囊胞性腫瘤が認められる．隔壁は一部で結節状に肥厚しており，低信号を示している．横断像(B)では囊胞の一部に液面形成を認め(→)，出血が示唆される．脂肪成分は画像上同定できない．手術が施行され，組織学的には類上皮細胞を主体とした血管筋脂肪腫であった．

場合がある．また，オンコサイトーマや mixed epithelial and stromal tumor などの良性腫瘍が脂肪成分を伴っていた症例の報告もある．

画像所見のポイント

- 巨大な腫瘤を形成する．
- 内部に出血や壊死を伴うことが多い．
- 脂肪成分は認められないか，あってもわずかである．

類上皮血管筋脂肪腫

　類上皮血管筋脂肪腫(epithelioid angiomyolipoma：eAML)は異型類上皮細胞を含む血管筋脂肪腫のまれな亜型である．脂肪成分は認められないか，あってもわずかである．malignant potential を有し，局所再発や遠隔転移をきたしうる．男女比は1：1で，好発年齢は30〜40歳台と，通常の AML と比較して若い．腹痛や血尿などの症状を示しうるが，無症状で偶然発見される場合もある．

　巨大な腫瘤を形成する場合が多く，充実性腫瘤の形態を示す場合と，多房性囊胞性腫瘤の形態を示す場合とがある．内部に出血や壊死を伴うことが多く，微小な脂肪成分を画像で同定できる場合もある．充実部分の造影効果はさまざまである．多房性囊胞性腫瘤の場合は囊胞性腎癌との鑑別が問題となるが，eAML は出血を伴う頻度が高いとされる(図2)．

文献

1) Jinzaki M, Silverman SG, Akita H, et al：Renal angiomyolipoma：a radiological classification and update on recent developments in diagnosis and management. Abdom Imaging 2014；39：588-604.
2) Tsukada J, Jinzaki M, Yao M, et al：Epithelioid angiomyolipoma of the kidney：radiological imaging. Int J Urol 2013；20：1105-1111.
3) Hélénon O, Chrétien Y, Paraf F, et al：Renal cell carcinoma containing fat：demonstration with CT. Radiology 1993；188：429-430.

症例 2-10 レベル3

50歳台男性．健診の腹部超音波検査にて右腎に腫瘤を指摘された．血尿などの症状は認めない．

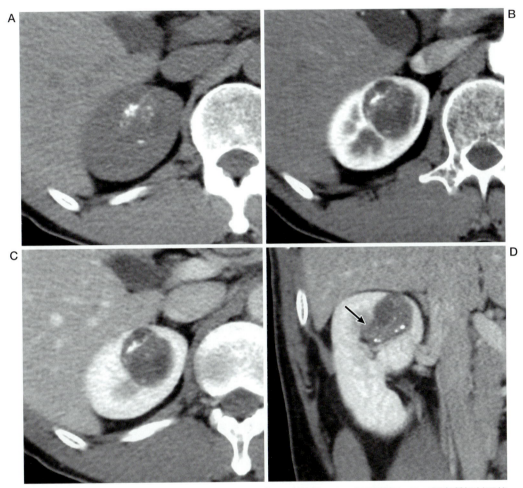

図1　A　単純CT，B〜D：ダイナミックCT（B：皮髄相，C：腎実質相，D：腎実質相斜冠状断像）

CT所見　右腎に石灰化を伴う腫瘤を認める（図1A）．ダイナミックCTでは淡い漸増性の造影効果を示す充実部分と，造影されない囊胞性の部分が混在している（図1B, C）．斜冠状断像（図1D）では腫瘤が腎盂方向へ進展していることが確認できる（→）．

診　断　mixed epithelial and stromal tumor（MEST）

経　過　BosniakカテゴリーIVの囊胞性腎癌や神経内分泌腫瘍が疑われ，CTガイド下に生検が施行された．組織学的にMESTと診断され，経過観察の方針となった．2年の経過で増大を認めていない．

問 題 Q. Bosniak カテゴリーIVの囊胞性腎腫瘤の鑑別診断をあげよ.

解 答 A. 囊胞性腎癌，MEST，類上皮血管筋脂肪腫など.

画像所見のポイント

- 充実部分を伴った多房性囊胞性腫瘤の形態をとり，Bosniak カテゴリーⅢまたはⅣの囊胞性病変の所見を示す.
- 腎盂方向へ突出する場合がある.
- 出血や石灰化を伴う場合がある.

mixed epithelial and stromal tumor：MEST/cystic nephroma：CN

　MEST は卵巣類似または平滑筋類似の間質成分と，囊胞を覆う上皮成分からなるまれな腎腫瘍で，中高年の女性に好発する(男：女＝1：10). 女性ホルモンの投与を受けている患者に多く発生し，腫瘍の間質はエストロゲンおよびプロゲステロン受容体が陽性であることから，女性ホルモンが発生に関与していると考えられている. 一般的に予後は良好であるが，肉腫様変化を伴い，再発や転移を認める場合もある.

　典型的な MEST は囊胞部分と充実部分が混在した腫瘍で，辺縁は平滑である. Bosniak カテゴリーⅢまたはⅣの囊胞性病変の所見を示すため，囊胞性腎癌と診断されて手術される症例が多い. MRI では充実部分が T2 強調像で低信号を示すとされている.

　類似した腫瘍として，cystic nephroma(CN)がある. MEST と CN は臨床的あるいは組織学的特徴に類似点が多く，近年ではこれらは同一疾患の異なった表現型であるとの説が有力である. 両者を併せた概念として "renal epithelial and stromal tumor(REST)" とよぶことも提唱されている. CN は MEST と同様，多房性囊胞性腫瘤の形態をとるが，充実部分は認めず，隔壁の厚さは 5 mm 以下とされている.

鑑別診断
1）囊胞性腎細胞癌
2）類上皮血管筋脂肪腫

文 献

1) Chu LC, Hruban RH, Horton KM, et al：Mixed epithelial and stromal tumor of the kidney：radiologic-pathologic correlation. RadioGraphics 2010；30：1541-1551.
2) Park HS, Kim SH, Kim SH, et al：Benign mixed epithelial and stromal tumor of the kidney：imaging findings. J Comput Assist Tomogr 2005；29：786-789.
3) Turbiner J, Amin MB, Humphrey PA, et al：Cystic nephroma and mixed epithelial and stromal tumor of kidney：a detailed clinicopathologic analysis of 34 cases and proposal for renal epithelial and stromal tumor (REST) as a unifying term. Am J Surg Pathol 2007；31：489-500.

症例 2-11
レベル3

30歳台男性．健診にて血糖高値を指摘され，精査のため施行された腹部超音波検査で右腎に腫瘤を指摘された．血液検査では血糖高値以外には特記すべき異常なし．尿潜血なし．

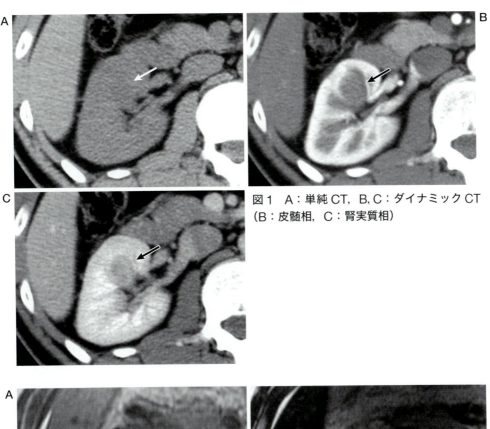

図1　A：単純CT，B，C：ダイナミックCT（B：皮髄相，C：腎実質相）

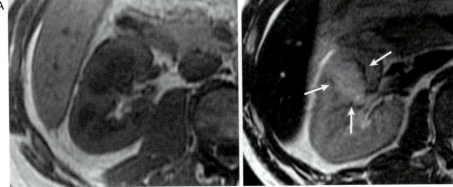

図2　MRI　A：T1強調像，B：T2強調像

CT所見　単純CT（図1A）にて，右腎に腎実質よりわずかに低吸収を示す腫瘤を認める（→）．ダイナミックCT皮髄相（図1B）では造影効果は弱く，髄質と同程度の吸収値を示す．腎実質相（図1C）では皮質よりやや低吸収を示しており，漸増性に造影される腫瘤と考えられる．

MRI所見　T1強調像（図2A）では腫瘤は髄質と同程度の低信号を示す．T2強調像（図2B）では軽度高信号を示し，辺縁部には一部低信号域を認める（→）．

| 診 断 | 炎症性偽腫瘍 |

| 経 過 | 非典型的な腎細胞癌が疑われ，後腹膜鏡下右腎摘出術が施行された．組織学的には間質の線維化・硝子化が目立ち，その周囲にリンパ組織形成があり，炎症性偽腫瘍と診断された．

問 題 Q. 乏血性の腎腫瘤の鑑別をあげよ．

解 答 A. 乳頭状腎細胞癌，後腎性腺腫，炎症性偽腫瘍など．

画像所見のポイント

- CTでは境界不明瞭で乏血性の腫瘤で，内部均一な場合が多いとされている．
- 偽被膜は通常，認めない．

炎症性偽腫瘍

　炎症性偽腫瘍 (inflammatory pseudotumor) は形質細胞などの炎症性細胞の浸潤と線維性結合組織の増生を特徴とした非腫瘍性病変であり，肺や肝に好発するが，腎に発生することはまれである．

　従来，炎症性偽腫瘍と考えられていた病変の一部には再発や遠隔転移をきたすものがあり，このようなものは現在では炎症性筋線維芽細胞性腫瘍とよばれ，低悪性度の腫瘍性病変と考えられている．近年では，広義の炎症性偽腫瘍は以下のように分類できると考えられている．

① 炎症性変化に伴う狭義の炎症性偽腫瘍

② 炎症性筋線維芽細胞性腫瘍 (inflammatory myofibroblastic tumor)

③ IgG4関連炎症性偽腫瘍

　腎の炎症性偽腫瘍の画像所見に関するまとまった報告はないが，境界不明瞭な乏血性の腫瘤で，内部は均一な場合が多いとされている．偽被膜をもたないことは腎細胞癌との鑑別の一助となるかもしれないが，腎細胞癌でも偽被膜が不明瞭な場合があるため，画像のみでの診断は困難と考えられる．

鑑別診断

1）腎細胞癌

2）リンパ腫

　まれな病変であるため，腎細胞癌と診断されて切除される場合がほとんどである．内部均一で比較的造影効果が弱いことが多く，リンパ腫も鑑別にあがると思われる．

文 献

1) 山下大輔，保田賢吾，寺尾秀行・他：腎に発症した炎症性偽腫瘍の1例．泌尿器外科 2016；29：1489-1492

2) Nakamura Y, Urashima M, Nishihara R, et al：Inflammatory pseudotumor of the kidney with renal artery penetration. Radiat Med 2007；25：541-547.

3章

腎悪性腫瘍

症例 3-1

レベル1

70歳台男性．腹痛にて単純CTが施行され，大腸憩室炎と診断された．その際，右腎腫瘤を偶然指摘され，ダイナミックCTおよび単純MRIにて精査となった．

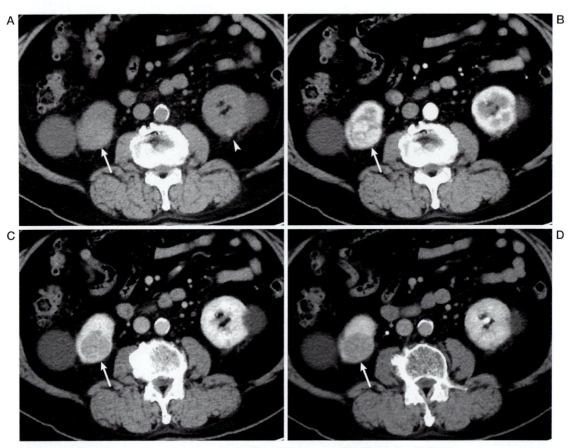

図1　A：単純CT，B〜D：ダイナミックCT（B：皮髄相，C：腎実質相，D：排泄相）

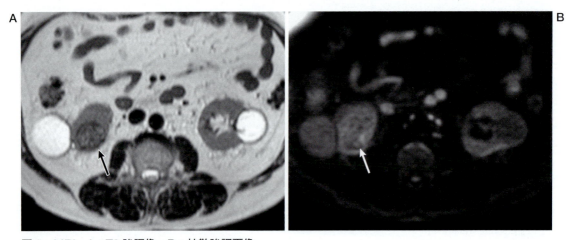

図2　MRI　A：T2強調像，B：拡散強調画像

CT所見 単純CT（図1A）で右腎に腎実質よりやや高吸収の腫瘤を認める（→）．造影ダイナミックCTの皮髄相（図1B）では，腫瘤に腎皮質と同等の強く不均一な造影効果を認め，境界は明瞭で辺縁を縁取るように低吸収域を認める（→）．腎実質相，排泄相（図1C, D）では腫瘤の造影効果は低下し，辺縁を縁取る造影効果を認める（→）．両腎に嚢胞を認め，左腎背側には出血性小嚢胞を認める（▶）．

MRI所見 T2強調像（図2A）で腫瘤の内部は不均一で，辺縁に低信号を呈する明瞭な偽被膜を認める（→）．拡散強調画像（図2B）で高信号は認めない（→）．

診　断 淡明細胞型腎細胞癌

経　過 右腎部分切除術が施行された．術後3年で他疾患にて死亡するまで腎細胞癌の再発は認めなかった．

問　題 **Q1.** 腎細胞癌で最も多い組織型は何か？
Q2. 腎細胞癌の診断に最も有用な診断モダリティは何か？
Q3. 日常臨床で腎細胞癌と最も鑑別を要する良性腫瘍を1つあげよ？

解　答 **A1.** 淡明細胞型腎細胞癌．
A2. ダイナミックCT．
A3. 腎血管筋脂肪腫．

画像所見のポイント

- ダイナミックCTは腎腫瘍の質的診断に必須で，皮質が強く造影される皮髄相，皮質と髄質が同様に強く造影される腎実質相，腎盂に造影剤が排泄される排泄相の3相からなる．
- 淡明細胞型腎細胞癌は単純CTで腎実質とほぼ等吸収を呈することが多いが，豊富な細胞内脂質により低吸収を呈する場合や，内部出血により高吸収を呈する場合もある．肉眼的な脂肪は含まない．
- ダイナミックCT皮髄相では腎皮質と同等の強い造影効果を呈し，実質相や排泄相では造影効果が速やかに低下し，腎実質より低吸収を示す．内部は不均一である．
- 膨張性発育を呈し，境界明瞭で偽被膜を伴う．偽被膜はMRIのT2強調像で低信号の縁取りとして描出される．ダイナミックCTでも，皮髄相での低吸収域や腎実質相で高吸収域として描出される．
- 細胞内脂質の含有により，MRIのopposed phaseで信号低下を呈する場合がある．
- MRIの拡散強調画像では悪性腫瘍に不相応な軽度高信号〜等信号にとどまり，他の組織型の腎細胞癌に比べてADC（apparent diffusion coefficient 見かけの拡散係数）値が高い．

淡明細胞型腎細胞癌

腎細胞癌(renal cell carcinoma)は喫煙や肥満,高血圧がリスク因子となり,近年,増加傾向にある.男女比は2:1程度で,60〜70歳台に好発する.ほとんど無症状で,画像で偶然発見される症例が約7割を占める.進行すると血尿,側腹部痛,腹部腫瘤の触知をきたす.

淡明細胞型腎細胞癌(clear cell renal cell carcinoma)は腎細胞癌の約8割を占め,最も頻度が高い.近位尿細管上皮由来で,淡明または好酸性の細胞質を有する腫瘍から構成される.組織構築は多彩である.ほとんどが単発で皮質に存在する.多発性,両側性は5％以下で,von Hippel-Lindau病に関連する.肉腫様変化を約5％で認める.

従来,腎摘除術が標準的な治療法であったが,現在では早期腎細胞癌に対しては腎部分切除術が標準的となっており,経皮的局所療法や監視療法が選択されることもある.さらに腹腔鏡下手術やロボット支援手術も普及している.薬物療法においてもさまざまな分子標的薬や免疫チェックポイント阻害薬が選択肢として存在し,淡明細胞型と非淡明細胞型では治療の効果は異なる.このように治療の多様化が進むなか,画像診断による的確な組織型診断と病期診断の重要性が高まっている.

鑑別診断

1) 血管筋脂肪腫

血管筋脂肪腫(angiomyolipoma:AML)は,最も頻度の高い良性腫瘍であり,腎細胞癌との鑑別疾患として最も重要である.肉眼的な脂肪の存在が診断の鍵となる.脂肪成分が少ない場合は,単純CTで内部が均一な高吸収を呈する点が診断の手掛かりになるが,脂肪の量によっては腎と等吸収となり,診断困難となる(図3,iso-attenuating angiomyolipoma).類上皮型血管筋脂肪腫も,出血を伴い内部不均一で,腎細胞癌との鑑別が難しい.

2) オンコサイトーマ(図4)

オンコサイトーマ(oncocytoma)は,腎血管筋脂肪腫に次いで多い良性腫瘍である.造

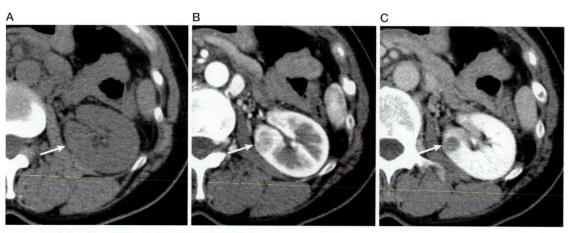

図3 40歳台女性　脂肪の少ない腎血管筋脂肪腫
A:単純CT,B,C:ダイナミックCT(B:皮髄相,C:腎実質相)　左腎に単純CT(A)で腎実質と等吸収の結節を認め,皮髄相で皮質に近い造影効果を呈し,腎実質相(C)ではwashoutしている.iso-attenuating angiomyolipomaであり,淡明細胞型腎細胞癌との鑑別は困難である.

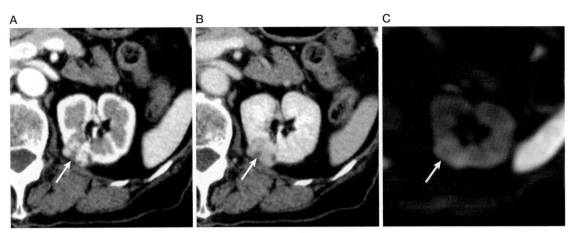

図4 70歳台女性 オンコサイトーマ
A, B：ダイナミックCT(A：皮髄相, B：腎実質相), C：MRI, 拡散強調画像 左腎に皮髄相(A)で皮質と同等の強い造影効果を呈する多血性腫瘤を認め, 内部不均一である. 腎実質相(B)ではwashoutしているが, その程度は少し弱い印象を受ける. MRI, 拡散強調画像(C)では淡い高信号を呈する.

影皮髄相では淡明細胞型腎細胞癌と同様に強く造影されるが, 腎実質相や排泄相において遅延性造影効果を呈する領域を伴う頻度が高い. 中心瘢痕が特徴とされるが, 腫瘍のサイズに依存し, また淡明細胞型腎細胞癌も壊死が中心瘢痕にみえることがある. オンコサイトーマはMRIの拡散強調画像で高いADC値をとるが, 淡明細胞型腎細胞癌との鑑別点にはならない.

文 献

1) Jinzaki M, Tanimoto A, Mukai M, et al：Double-phase helical CT of small renal parenchymal neoplasms：correlation with pathologic findings and tumor angiogenesis. J Comput Assist Tomogr 2000；24：835-842.
2) Yamashita Y, Honda S, Nishiharu T, et al：Detection of pseudocapsule of renal cell carcinoma with MR imaging and CT. AJR Am J Roentgenol 1996；166：1151-1155.
3) Tsili AC, Argyropoulou MI, Gousia A, et al：Renal cell carcinoma：value of multiphase MDCT with multiplanar reformations in the detection of pseudocapsule. AJR 2012；199：379-386.

症例 3-2

レベル1

80歳台女性．赤血球増多，血尿あり．

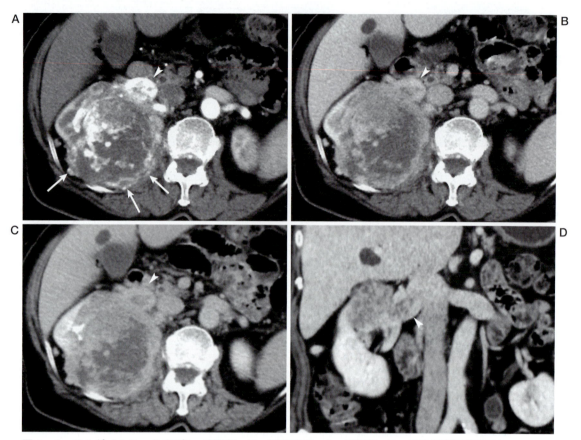

図1 A〜D：ダイナミックCT（A：皮髄相，B：腎実質相，C：排泄相，D：腎実質相冠状断像）

CT所見 右腎に内部不均一な多血性腫瘍を認める．腫瘍は腎外に突出し，辺縁は不整で大腰筋とも広く接し，周囲に血管拡張を伴っている（図1A，→）．腫瘍は右腎静脈内に進展し（図1 A〜D，▶），下大静脈には至っていない．

診 断 淡明細胞型腎細胞癌，左腎静脈腫瘍栓（T3a）

経 過 根治的腎摘除術が施行され，大腰筋とは剥離可能であった．腎周囲脂肪組織および腎洞脂肪組織への浸潤，左腎静脈腫瘍栓を認めた．術後4か月でリンパ節転移と肺転移が出現した．

問 題
Q1．静脈進展を伴う腎細胞癌のT分類は何か？
Q2．腎細胞癌に最も多くみられる転移は何か？
Q3．腎細胞癌の所属リンパ節をあげよ（4つ）？

解 答 A1. 腎静脈にとどまれば T3a, 下大静脈に進展し先端が横隔膜下まででであれば T3b, 横隔膜上であれば T3c.

A2. 肺転移.

A3. 腎門部, 腹部傍大動脈, 腹部大動脈静脈間, 腹部傍大静脈リンパ節.

画像所見のポイント

- 表に則って病期診断を行う.
- 周囲に浸潤がない場合, サイズにより T1a, T1b, T2a, T2b に分類する. 画像は切除標本よりも 5 mm 程度サイズを大きく計測する傾向がある(図2). これは切除標本における血流の消失や嚢胞の虚脱, ホルマリン固定後の縮小による. サイズが大きいほど浸潤を伴う頻度は高くなり, 7 cm 以上で浸潤を伴わない T2 腫瘍の頻度は低い.
- 腎実質外に突出しても境界明瞭である限りは脂肪組織浸潤の所見とはならない(図2, 3). 腎周囲脂肪組織浸潤を示唆する所見として, 脂肪組織の毛羽立ち, 脂肪組織内の血管拡張, 腫瘍の辺縁不整像, 脂肪組織内の造影される結節や軟部影がある(図1). これらの所見は 4 cm 以下の小さい腫瘍においては比較的高い診断能を有する(図4). 4 cm 以上の大きな腫瘍では浮腫や炎症, 血流増多により腫瘍浸潤がない場合でも高頻度に周囲脂肪組織内に異常所見が出現するため, 正診率は極めて低くなる(図5). 造影される結節の存在はサイズが大きくても浸潤を示唆する重要な所見である.
- 腎洞部脂肪組織浸潤は腎周囲脂肪組織浸潤と同様に診断するが, 正診率は低い.
- 静脈進展は腎から静脈内へ連続する腫瘤進展像や静脈内の造影欠損として描出される. 腎静脈本幹に至れば診断は容易になるが, 腎洞部の分枝にとどまる場合は難しい. 腎洞部に接する腫瘍の 21% に分枝静脈進展が報告されている. 腫瘍栓と肝静脈の位置関係, 右心房進展の有無は病期には影響しないが, 術式に影響するためレポートする必要がある.
- リンパ節は短径 1 cm 以上を転移とするが診断能は低い. 中心壊死は転移を示唆する所見である.
- 骨転移は溶骨性を呈する(図2B).

腎細胞癌の病期分類

腎細胞癌の治療において臨床病期診断(表)は重要である. 4 cm 以下で腎に限局する T1a の腫瘍は部分切除や経皮的局所療法, 監視療法など低侵襲な治療方針の適応となるため, 的確な診断が求められる. 腎周囲・腎洞部脂肪組織浸潤があるとサイズに関係なく T3a となるので, 4 cm 以下の腫瘍においては脂肪組織浸潤の有無が治療方針に大きく影響する. 画像診断による脂肪組織浸潤の正診率は低いが, 幸いサイズが小さいほど正診率が高い. 腫瘍径 4 cm 以上では基本的に根治的腎摘除術が施行されるので, 脂肪組織浸潤の有無は治療方針には影響しない. ただし国際的には 4〜7 cm までの T1b に対しても部

表　腎細胞癌の進展度

T1　最大径が7cm以下で，腎に限局する腫瘍
　　T1a　最大径が4cm以下
　　T1b　最大径4cmをこえるが7cm以下
T2　最大径が7cmをこえ，腎に限局する腫瘍
　　T2a　最大径が7cmをこえるが10cm以下
　　T2b　最大径が10cmをこえる
T3　主静脈または腎周囲組織に進展するが，同側副腎への進展がなく，Gerota筋膜をこえない腫瘍
　　T3a　肉眼的に腎静脈やその他区域静脈(壁に筋組織を有する)に進展する腫瘍，または腎周囲および/または腎洞(腎盂周囲)脂肪組織に浸潤するが，Gerota筋膜をこえない腫瘍
　　T3b　肉眼的に横隔膜下までの下大静脈に進展
　　T3c　肉眼的に横隔膜上の下大静脈に進展，または下大静脈壁に浸潤する腫瘍
T4　Gerota筋膜をこえて浸潤(同側副腎への連続的進展を含む)

N0　所属リンパ節転移なし
N1　1個の所属リンパ節転移
N2　2個以上の所属リンパ節転移

M0　遠隔転移なし
M1　遠隔転移あり

(日本泌尿器科学会・日本病理学会・日本医学放射線学会・編：泌尿器科・病理・放射線科 腎癌取扱い規約 第4版．金原出版，2011：40-41，より抜粋)

分切除を推奨するガイドラインもある(National Comprehensive Cancer Network ガイドライン)．

　画像診断が不完全であるがゆえに，術前臨床診断がT1a(cT1a)で部分切除をした結果，病理でT3a(pT3a)と判明する症例や，逆にcT3aの術前診断で腎摘除術を行った結果，病理でpT1aと判明する症例が一定の頻度で存在する．近年そのような症例の予後や治療についての報告が多くされているが，コンセンサスは得られていない．cT1aからpT3aにアップステージした部分切除症例の予後は悪くないという報告や，cT3aの症例の多くがpT1aであったとする報告があること，国際対がん連合(UICC)のTNM分類の原則として迷った場合は低い方にすることが明記されていることを考慮すると，cT1aとT3aの鑑別に迷った場合は確信度の高い所見のない限りはcT3aとしない姿勢が重要と考える．

　下大静脈(IVC)腫瘍栓は進展度により術式が異なり，肝脱転や肝門部クランプによる肝阻血の必要性，体外循環の必要性が判断される．腫瘍栓のレベル分類がいくつか報告されているが，以下のMayo分類がよく使用されており，レポートする価値が高い(図6)．

　Level I：2cm以下の下大静脈進展，level II：2cmをこえるが肝静脈まで到達しない，levelIII：肝静脈をこえるが横隔膜下にとどまる，level IV：横隔膜上に進展する．

　肝静脈との関係が重要であるが，肝部下大静脈への進展の有無や，右下肝静脈など主肝静脈以外の分枝についても術前に把握する意義は高いと思われる．

　腎細胞癌は血行性転移がおもな進展経路で，肺転移が最も多く，骨転移がそれに続く．リンパ節転移は3番目で，リンパ行性転移が単独でみられることはほとんどない．そのほか，肝，副腎，脳，膵などに転移がみられる．リンパ節や副腎は術前に疑われない限りは

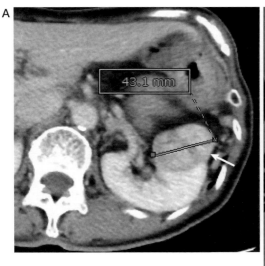
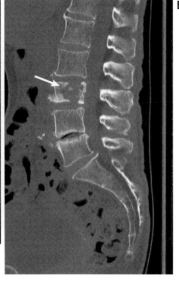

図2　70歳台女性　淡明細胞型腎細胞癌（pT1aN0M1）
A：造影CT（腎実質相），B：単純CT矢状断像（骨条件）　左腎に4.3 cm大の腫瘤を認め（A，→），境界明瞭で周囲に浸潤の所見はなく，T1bに相当する．L3腰椎椎体に溶骨性病変を認め，骨転移が疑われる（B，→）．左腎摘除術が施行され，ホルマリン固定後切除標本の計測で4 cm未満でありpT1aとなった．

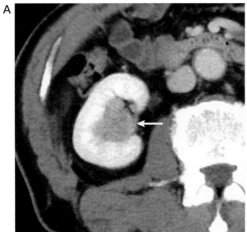
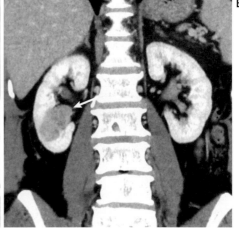

図3　60歳台男性　淡明細胞型腎細胞癌（pT1aN0M0）
造影CT　A：腎実質相，B：腎実質相冠状断像　右腎に腎洞部に突出する4 cm大の腫瘤を認める（→）．腫瘍と腎洞部脂肪組織の境界は明瞭で不整像は認めない．左腎摘除術を施行され，腎洞部脂肪組織浸潤は認めなかった．

切除しないのが標準的であり，的確な検出が画像診断に求められる．腎細胞癌は原発巣が小さいわりに転移が顕著な症例や，思わぬ部位に転移をきたす症例に遭遇することもある．

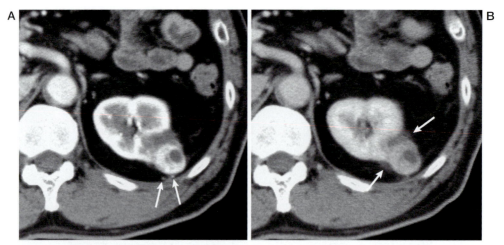

図4　60歳台男性　淡明細胞型腎細胞癌（pT3aN0M0）
ダイナミックCT　A：皮髄相，B：腎実質相　左腎に3.5 cm大の腎から突出する腫瘤を認める．皮髄相で周囲に拡張した血管を認める（A，→）．腫瘍の辺縁は一部不整で，周囲脂肪組織の毛羽立ちを伴う（B，→）．切除され病理で一部に被膜外浸潤を認めた．

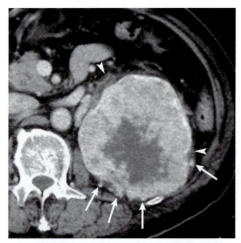

図5　50歳台男性　淡明細胞型腎細胞癌（pT2bN0M0）
造影CT（腎実質相）　左腎に10 cmをこえる巨大腫瘤を認め，周囲脂肪組織には毛羽立ちがあり（▶），拡張した血管も多数認められる（→）．被膜外浸潤を示唆する画像所見であるが，切除後病理診断では被膜外浸潤は認めなかった．

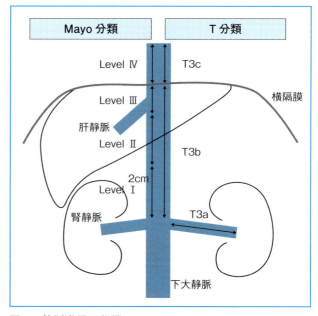

図6　静脈進展の分類

文献

1) Landman J, Park JY, Zhao C, et al：Preoperative computed tomography assessment for perinephric fat invasion：comparison with pathological staging. J Comput Assist Tomogr 2017；41：702-707.
2) Karlo CA, Di Paolo PL, Donati OF, et al：Renal cell carcinoma：role of MR imaging in the assessment of muscular venous branch invasion. Radiology 2013；267：454-459.
3) Brufau BP, Cerqueda CS, Villalba LB, et al：Metastatic renal cell carcinoma：radiologic findings and assessment of response to targeted antiangiogenic therapy by using multidetector CT. RadioGraphics 2013；33：1691-1716.

症例 3-3　レベル2

60歳台女性．検診で左腎腫瘤を指摘された．

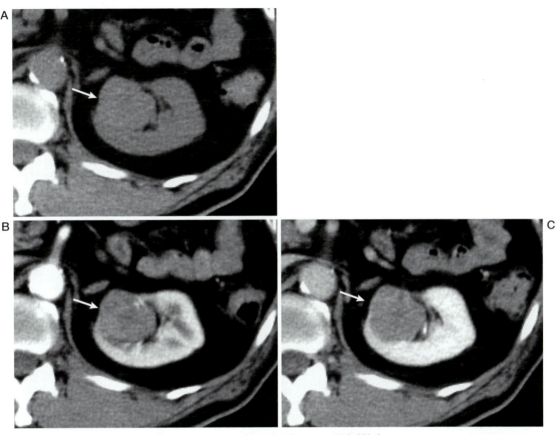

図1　A：単純CT，B, C：ダイナミックCT（B：皮髄相，C：腎実質相）

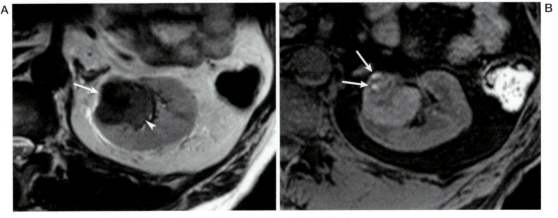

図2　MRI，A：T2強調像，B：脂肪抑制T1強調像（次頁に続く）

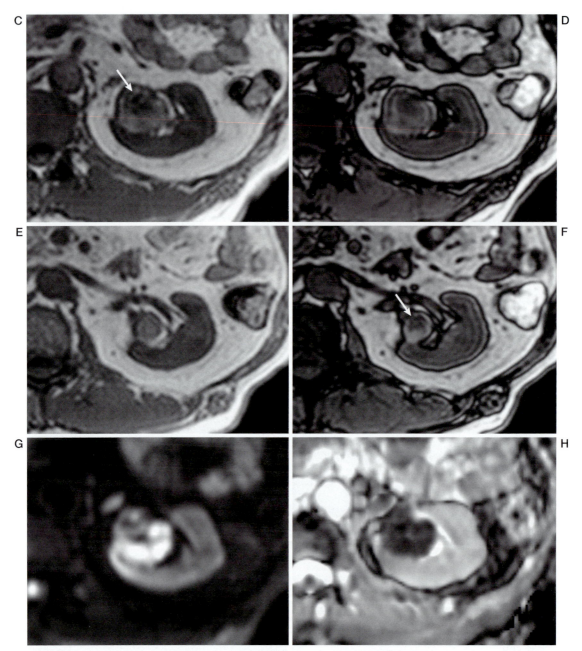

図2（続き） MRI，C：T1強調in phase像（腫瘍中央部），D：T1強調opposed phase像（腫瘍中央部），E：T1強調in phase像（腫瘍下部），F：T1強調opposed phase像（腫瘍下部），G：拡散強調画像，H：ADC計算画像

CT所見　単純CT（図1A）で腎実質よりやや高吸収の腫瘤を認める（→，CT値：40HU）．造影ダイナミックCTの皮髄相（図1B）では造影効果が低く（→，CT値：69HU），腎実質相（図1C）で漸増性の造影効果を呈する（→，CT値77HU）．粗大な脂肪は認めない．境界は明瞭で膨張性発育を示す．

MRI 所見　T2 強調像(図２A)で腫瘍は低信号を呈するが(→)，よく見るとやや高信号な部分もあり(▶)，内部不均一である．偽被膜は認めない．脂肪抑制 T1 強調像(図２B)では点状の高信号域があり出血が示唆される(→)．化学シフト画像(in phase と opposed phase)では，腫瘍中央部において in phase 像(図２C)で点状の信号低下域を認める(→)．in phase の方が長い TE で撮像されており，出血の存在が示唆される．一方，腫瘍下部では opposed phase 像(図２F)で信号低下を認め(→)，脂肪の存在が示唆される．拡散強調画像では腫瘍はやや不均一な強い高信号を呈し，ADC は低値をとる．

診　断　乳頭状腎細胞癌

経　過　画像で乳頭状腎細胞癌と血管筋脂肪腫が鑑別にあがり，生検が施行された．乳頭状腎癌(Type 2)と病理診断され，腹腔鏡下左腎摘除術が施行された．術後病理診断は乳頭状腎細胞癌で Type 1 と Type 2 の成分が混在し，Type 2 が優勢であった．術後半年で肺結節が出現し，増大したため切除され，肺転移であった．以後再発を認めていない．

画像所見のポイント

- 小型の腫瘍は均一な充実性であるが，サイズが大きくなると変性を伴いやすい．
- 単純 CT では腎実質より高吸収を呈することが多い．
- ダイナミック造影 CT では乏血性で漸増性の造影効果を呈する．腎癌のおもな組織型のなかで最も造影効果が低く，出血性嚢胞との鑑別が問題になることもある．
- 後出の解答 A2 で示した CT 値の上昇で造影効果を判定する．皮髄相より腎実質相や排泄相の方が造影効果は高いのでより遅い相で造影効果を判定する．造影 CT で確定できない場合は，造影効果がより明瞭な造影 MRI で精査する．
- MRI の T2 強調像では低信号を呈する．
- 化学シフト画像(chemical shift imaging)では，細胞内脂質の含有により opposed phase で信号低下を呈する場合がある．これは腫瘍内の淡明細胞成分の増殖や泡沫細胞浸潤によるもので，このような症例では T2 強調像でやや信号が上昇し，不均一となる．逆に腫瘍内出血の磁化率アーチファクト(susceptibility artifact)によって in phase で信号が低下することもある．
- 拡散強調画像では拡散低下を伴い，淡明細胞型腎細胞癌よりも低い ADC 値をとる．
- Type 2 は Type 1 に比べてサイズが大きく，境界不明瞭で内部はしばしば不均一となり(図3)，石灰化を伴いやすく，T2 強調像で高信号を呈する頻度が高い．しかし，両者の画像所見はオーバーラップが大きく，個々の症例で鑑別するのは困難である．
- 偽被膜を認める頻度は淡明細胞型腎細胞癌より低い．これは腫瘍が T2 強調像で偽被膜が不明瞭化しやすいことや，病理学的にも偽被膜をしばしば伴わないことが原因である．

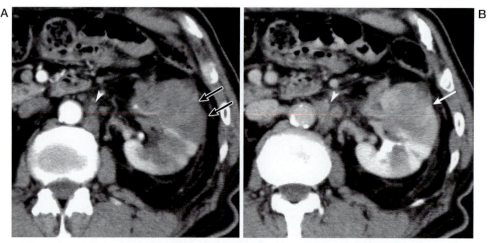

図3 70歳台男性 浸潤性発育を呈しリンパ節転移を伴うType 2乳頭状腎細胞癌
A, B：ダイナミックCT A：皮髄相，B：腎実質相 左腎に乏血性腫瘤を認め，境界は不明瞭で腎洞部や被膜外に浸潤性に発育している(→)．傍大動脈に腫大リンパ節を認める(▶)．

問題
Q1. 乳頭状腎細胞癌のサブタイプは何種類あるか？
Q2. 造影CTで造影効果ありと判定するCT値の上昇の基準値を述べよ．
Q3. MRIのT2強調像で低信号を呈する腎腫瘤の鑑別をあげよ．

解答
A1. 2種類(Type 1とType 2)．
A2. 20HU以上の上昇で造影効果ありとし，10HU未満は造影効果なしと判定する．10〜20HUはどちらともいえない．
A3. 乳頭状腎細胞癌，脂肪の少ない腎血管筋脂肪腫，後腎性腺腫，出血性嚢胞．

乳頭状腎細胞癌

　乳頭状腎細胞癌(papillary renal cell carcinoma)は，淡明細胞型腎細胞癌に次いで2番目に多い腎細胞癌の組織型で，約15％を占める．ほとんどが単発であるが，末期腎不全の腎瘢痕部や遺伝性乳頭状腎癌症候群に関連して多発することがあり，腎癌組織型のなかでは最も多発しやすい．近位尿細管由来で，組織学的に乳頭状構造を呈する．間質には砂粒体や泡沫細胞の集簇，硝子化，ヘモジデリン沈着を認める．細胞異型度の低いType 1と高いType 2に分類されるが，両者は混在することもある．肉腫様変性は約5％で認められる．

　治療は淡明細胞型腎細胞癌と同様に行われる．ただし，分子標的薬の効果は淡明細胞型腎細胞癌より低く，進行例における薬物療法の選択肢は異なる．予後は淡明細胞型腎細胞癌より良好で，Type 1はType 2より良好である．乳頭状腎細胞癌は淡明細胞型腎細胞癌よりリンパ節転移の頻度が高いが，リンパ節転移はかならずしも予後不良因子とならない．

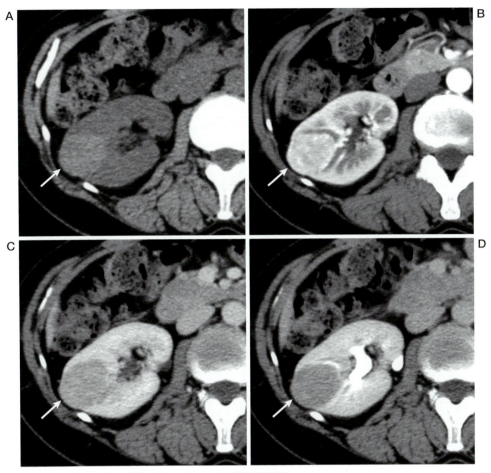

図4 40歳台女性 脂肪成分の少ない血管筋脂肪腫
A：単純CT　B〜D：造影ダイナミックCT（B：皮髄相，C：腎実質相，D：排泄相）　右腎に腫瘤を認め（→），単純CT（A）で腎より高吸収を呈し，皮髄相（B）では皮質と同様に強く造影されている．腎実質相（C），排泄相（D）ではwashoutしている．境界は明瞭な円形で，アイスクリームコーン状に腎実質にはまり込む所見は認めない．

鑑別診断

1）脂肪の少ない血管筋脂肪腫（図4）

　単純CTで腎実質より高吸収で，MRIのT2強調像で低信号を呈し，ADCは低値をとり，乳頭状腎細胞癌と最も鑑別が問題になる．血管筋脂肪腫を示唆する所見として，多血性，内部均一であることがあげられる．opposed phaseにおける信号低下（脂肪の存在）はいずれでもみられうるが，脂肪を含む乳頭状腎細胞癌はT2強調像で高信号域を伴い不均一になる点が鑑別の一助となる．脂肪の少ない血管筋脂肪腫が出血を伴うことは通常ない一方で，乳頭状腎細胞癌はしばしば出血を伴う．したがって，脂肪抑制T1強調像における高信号やin phaseにおける信号低下は乳頭状腎細胞癌を示唆する．両者の鑑別は画像で確定するのは難しく，生検の適応となる．

2）後腎性腺腫

　後腎性腺腫(metanephric adenoma)はまれな良性腫瘍で，乳頭状腎細胞癌と同様に乏血性で漸増性の造影パターンを呈し，T2強調像で低信号を呈する．拡散強調画像で著明な高信号を呈する点も類似する．偽被膜があれば乳頭状腎細胞癌と診断できる．

3）他の組織型の腎細胞癌

　乳頭状腎細胞癌は淡明細胞型や嫌色素性腎細胞癌より低い造影効果を呈する．ただし，嫌色素性腎細胞癌とは造影効果にオーバーラップがあり，内部均一な充実性で，MRIの拡散強調画像で低いADC値をとる点が類似する．嫌色素性腎細胞癌はサイズが大きくても内部均一であるが，乳頭状腎細胞癌はサイズが大きいとしばしば不均一になる．Type 2の乳頭状腎癌は浸潤性に発育し，リンパ節転移を伴いやすく，他の浸潤性発育をきたす腎癌(肉腫様変性を伴った腎細胞癌や集合管癌)や腎盂癌との鑑別を要する．画像による鑑別は困難で，治療方針に影響する場合は生検の適応となる．

文　献

1) Vikram R, Ng CS, Tamboli P, et al：Papillary renal cell carcinoma：radiologic-pathologic correlation and spectrum of disease. RadioGraphics 2009：29：741-754.
2) Schieda N, van der Pol CB, Moosavi B, et al：Intracellular lipid in papillary renal cell carcinoma(pRCC)：T2 weighted(T2W) MRI and pathologic correlation. Eur Radiol 2015；25：2134-2142.
3) Murray CA, Quon M, Mcinnes MD, et al：Evaluation of T1-weighted MRI to detect intratumoral hemorrhage within papillary renal cell carcinoma as a feature differentiating from angiomyolipoma without visible fat. AJR 2016；207：585-591.

症例 3-4　レベル2

30歳台女性．肉眼的血尿を主訴に近医を受診し，左腎腫瘤を指摘された．

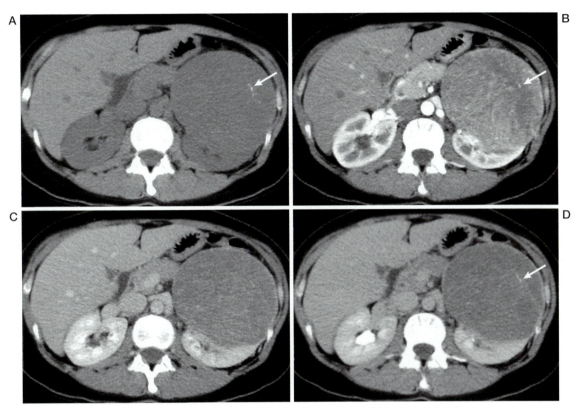

図1　A：単純CT，B〜D：ダイナミックCT（B：皮髄相，C：腎実質相，D：排泄相）

CT所見　単純CT（図1A）で腎実質と等吸収の11 cm大の腫瘤を認める．造影ダイナミックCT皮髄相（図1B）では皮質よりも低い中等度の造影効果を認め，内部に腫瘍血管の増生を伴う．腎実質相，排泄相（図1C, D）では造影効果は低下している．境界は明瞭で，内部は比較的均一であり，壊死や嚢胞変性は認めない．石灰化を含む中心瘢痕があり（図1A, →），皮髄相では周囲より造影効果が低く（図1B, →），排泄相では逆に周囲よりやや高吸収になっている（図1D, →）．

診断　嫌色素性腎細胞癌

経過　左腎摘除術が施行された．術後2年で再発所見は認めてない．

問題
Q1．ダイナミックCTで嫌色素性腎細胞癌が最も造影されるタイミングはいつか？
Q2．嫌色素性腎細胞癌と合併しやすい良性腫瘍をあげよ．

解答 **A1.** 皮髄相.
A2. オンコサイトーマ.

画像所見のポイント

- 膨張性発育を呈し，境界は明瞭である．偽被膜は通常もたない．
- 均一な充実性腫瘍の形態をとり，サイズが大きくても壊死や囊胞変性が少ないのが特徴である．時に石灰化や中心瘢痕を伴う．
- 造影パターンは淡明細胞型腎細胞と同様に皮髄相で最も強く造影されるが，造影効果は淡明細胞型腎細胞癌より低く，乳頭状腎細胞癌より高い．腎実質相と排泄相では washout される．皮髄相で造影効果の低い領域が，腎実質相や排泄相で逆に造影効果が高くなる segmental enhancement inversion を呈することがある．
- MRI では T2 強調像で腎と等～やや高信号を呈し，拡散強調画像では高信号を呈する（図 2）．

嫌色素性腎細胞癌

嫌色素性腎細胞癌（chromophobe renal cell carcinoma）は腎細胞癌の約 5% を占め，淡明細胞型腎細胞癌，乳頭状腎細胞癌に次いで多い．50 歳台にピークがあるが，若年から高齢者まで幅広く発生する．組織学的に網状細胞質を有し細胞膜が強調された植物細胞様の大型な腫瘍細胞からなり，敷石状配列を呈する．核は大型・不整で，核異型度分類は適用されない．集合管介在細胞由来である．予後は淡明細胞型や乳頭状腎癌に比し良好である．肉腫様変性は約 5% で認められる

常染色体優性遺伝性疾患である Birt-Hogg-Dubé 症候群に合併する腎細胞癌として嫌色素性腎細胞癌が最も多い．この際，約半数が多発し，オンコサイトーマと合併することもある．同一腫瘍内に嫌色素性腎細胞癌とオンコサイトーマの成分が混在する場合はハイブリッド腫瘍とよばれる．

鑑別診断

1）淡明細胞型腎細胞癌

造影効果は嫌色素性腎細胞癌より高く，小さくても不均一なことが多い．

2）乳頭状腎細胞癌

造影効果は嫌色素性腎細胞癌より低く，漸増性パターンを呈する．サイズが大きい場合不均一となる点が嫌色素性腎細胞癌と異なる．

3）オンコサイトーマ

オンコサイトーマと嫌色素性腎細胞癌は由来細胞が同じで，画像所見も類似する．中心瘢痕や segmental enhancement inversion は両者にみられうる．オンコサイトーマは淡明細胞型腎細胞癌と同様に高い造影効果を呈することが多く，MRI の拡散強調画像で高い ADC 値をとる点が鑑別点となる．

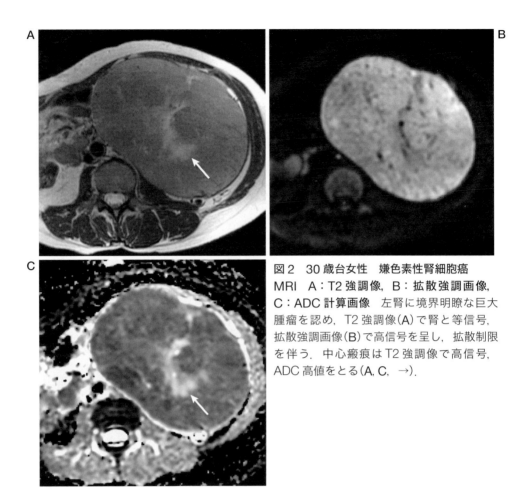

図2 30歳台女性 嫌色素性腎細胞癌
MRI A：T2強調像，B：拡散強調画像，C：ADC計算画像 左腎に境界明瞭な巨大腫瘤を認め，T2強調像（A）で腎と等信号，拡散強調画像（B）で高信号を呈し，拡散制限を伴う．中心瘢痕はT2強調像で高信号，ADC高値をとる（A, C，→）．

4）脂肪成分の少ない腎血管筋脂肪腫

均一な充実性腫瘤を呈するが，単純CTで高吸収，MRIのT2強調像で低信号が血管筋脂肪腫を示唆する所見となる．

文献

1) Raman SP, Johnson PT, Allaf ME, et al：Chromophobe renal cell carcinoma：multiphase MDCT enhancement patterns and morphologic features. AJR 2013；201：1268-1276.
2) Galmiche C, Bernhard JC, Yacoub M, et al：Is multiparametric MRI useful for differentiating oncocytomas from chromophobe renal cell carcinomas? AJR 2017；208：343-350.

症例 3-5

レベル2

60歳台女性．頭痛があり，精査で骨転移が疑われた．原発巣が検索され，腎腫瘍が指摘された．

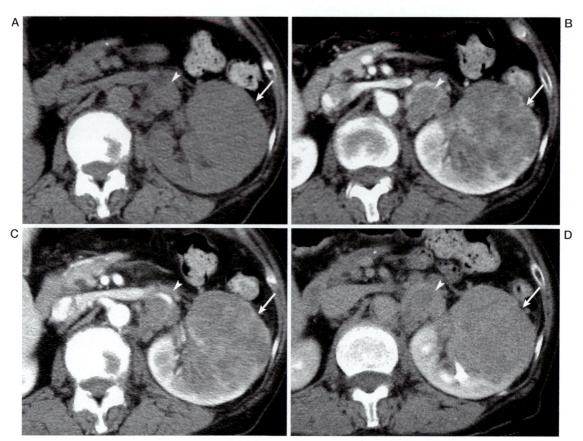

図1　A：単純CT，B〜D：ダイナミックCT（B：皮髄相，C：腎実質相，D：排泄相）

CT所見　左腎に腫瘍を認める（→）．腫瘍は単純CT（図1A）で腎と等吸収で，ダイナミックCT（図1B〜D）では不均一な低い造影効果を呈する．境界不明瞭で浸潤性発育を示し，腎洞部に病変が及んでいるが，腎外側の輪郭は保たれている．壊死や石灰化は認めない．腎門部に腫大リンパ節を認める（▶）．

診断　集合管癌

経過　腎盂癌との鑑別のため生検が施行された．腎細胞癌が疑われたため切除され，集合管癌およびリンパ節転移，副腎転移（pT3aN2M1）と病理診断された．周囲脂肪組織や腎洞脂肪組織に浸潤を認めた．その後，肺転移が出現し，多発骨転移やリンパ節転移も増悪した．

問 題 **Q1.** 浸潤性発育を特徴とする腎腫瘍の鑑別を 4 つあげよ.
Q2. 集合管癌は多血性か,乏血性か？

解 答 **A1.** 集合管癌,乳頭状腎細胞癌(Type 2),肉腫様変化を伴った腎細胞癌,腎盂癌.
A2. 乏血性.

画像所見のポイント

- 髄質に主座を置くが,サイズが大きく皮質にも進展して,髄質由来と判断するのは困難なことが多い.
- 浸潤性発育を呈する.
- 腎洞部にしばしば浸潤するが,腎の輪郭は保たれることが多い.
- 造影パターンは乏血性で,不均一な造影効果を呈する.
- 石灰化を伴うこともある.

集合管癌

　集合管癌(collecting duct carcinoma)は,腎腫瘍の 1％程度を占める髄質の集合管から発生するまれな腫瘍である.病理学的な診断基準は,① 髄質に病変が存在する,② おもに管状構造を呈する,③ 間質線維化反応を伴う,④ 高い細胞異型を呈する,⑤ 浸潤性発育を呈する,⑥ 他の組織型の腎細胞癌や尿路上皮癌の成分を含まない,という 6 項目からなる.腰背部痛や血尿,体重減少などの症状を呈する頻度が高い.非常に悪性度の高い腫瘍で,80％の症例がリンパ節転移を伴い,肺,肝臓,骨,副腎,脳にしばしば転移を伴う.予後不良で,約 6 割の症例が 2 年以内に死亡する.

鑑別診断

1) 他の組織型の腎細胞癌

　乳頭状腎細胞癌(Type 2：症例 3-3 の乳頭状腎細胞癌の項目,p.90 の**図 3** 参照)や肉腫様変化を伴った種々の組織型の腎細胞癌が浸潤性発育を呈する(**図 2**).髄質由来であることが集合管癌の手掛かりとなるが,鑑別困難であることが多い.MRI の T2 強調像において乳頭状腎細胞癌は均一な低信号域,肉腫様変化を伴った腎細胞癌では不均一な低信号域を含む.

2) 腎盂癌

　腎盂癌(renal pelvis carcinoma)は,病変が腎盂腎杯に主座を置くことが明らかであれば,腎盂癌の手掛かりとなる(**図 3**).ただし,腎盂癌もしばしば腎内に主座を置くほど腎に進展することや,集合管癌も腎盂進展をしばしば伴うことから,鑑別困難であることが多い.

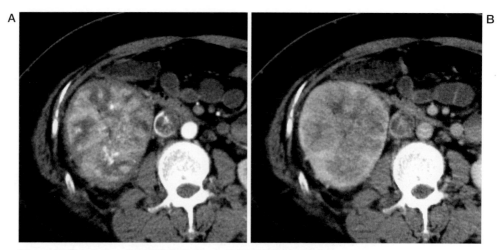

図2 40歳台女性 肉腫様変化を伴った淡明細胞型腎細胞癌
ダイナミックCT A：皮髄相，B：腎実質相 右腎に境界不明瞭で不均一な造影効果を呈する腫瘤を認める．皮髄相において多血性を示す．

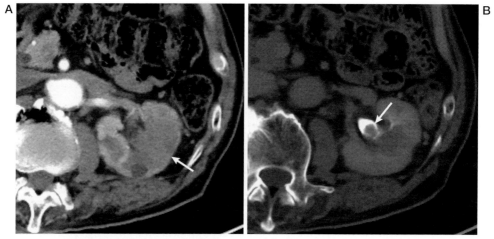

図3 60歳台男性 腎に浸潤した腎盂癌
ダイナミックCT A：皮髄相 B：排泄相 左腎に主座を置く乏血性で浸潤性の腫瘤を認め，腎洞部にも病変が及んでいる(A，→)．排泄相では明らかに腎杯内に病変がある(B，→)．

文 献

1) Pickhardt PJ, Siegel CL, McLarney JK：Collecting duct carcinoma of the kidney：are imaging findings suggestive of the diagnosis? AJR 2001；176：627-633.
2) Yoon SK, Nam KJ, Rha SH, et al：Collecting duct carcinoma of the kidney：CT and pathologic correlation. Eur J Radiol 2006；57：453-460.
3) Takeuchi M, Kawai T, Suzuki T, et al：MRI for differentiation of renal cell carcinoma with sarcomatoid component from other renal tumor types. Abdom Imaging 2015；40：112-119.

症例 3-6　レベル1

50歳台男性．検診にて左腎腫瘤を指摘された．

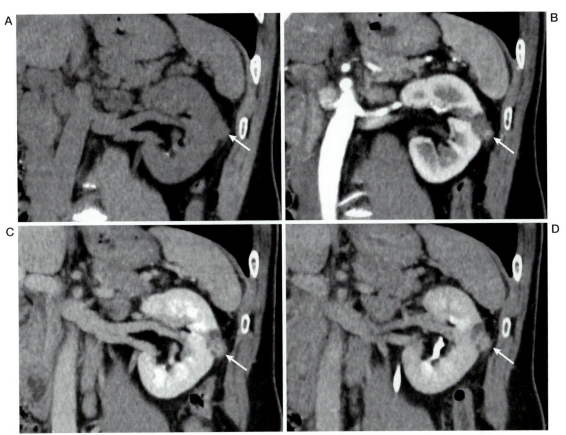

図1　A：単純CT斜冠状断像，B〜D：ダイナミックCT斜冠状断像（B：皮髄相，C：腎実質相，D：排泄相）

CT所見　左腎に単純CTで腎よりやや高吸収の結節を認める（図1A，→）．造影では囊胞成分と充実成分があり，充実部は徐々に造影されている（図1B〜D，→）．Bosniak分類カテゴリーⅣである．

診断　低悪性度多房囊胞性腎腫瘍

経過　腹腔鏡下腎部分切除術が施行され，上記の病理診断となった．充実部はおもに線維化で構成されていた．術後2年，再発所見は認めていない．

問題
- Q1. Bosniak分類カテゴリーⅣとなる画像所見をあげよ（1つ）．
- Q2. Bosniak分類カテゴリーⅢとなる画像所見をあげよ（1つ）．
- Q3. Bosniak分類カテゴリーⅡFとなる画像所見をあげよ（4つ）．

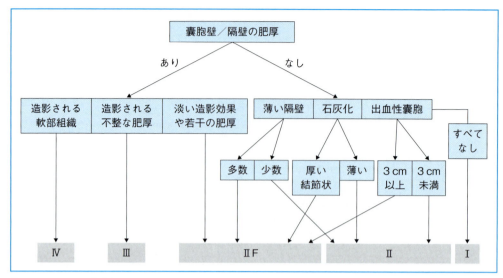

図2 Bosniak分類のdecision tree

解答
A1. 造影される軟部組織を伴う．
A2. 造影される厚い不整な囊胞壁や隔壁を伴う．
A3. ①囊胞壁や隔壁にわずかな造影効果や若干の肥厚を伴う．②多数の薄い隔壁を伴う．③厚いまたは結節状の石灰化を伴う．④3cm以上の高吸収囊胞．

腎囊胞性病変の画像所見のポイント

- 図2にBosniak分類のdecision treeを示す．Bosniak分類決定のために必要な評価項目は，充実部，壁肥厚，隔壁の数，石灰化，出血性内容液，囊胞径である．
- まず囊胞壁あるいは隔壁の肥厚を確認する．肥厚がある場合，若干の肥厚であればカテゴリーⅡF（図3A），厚い不整な肥厚であればカテゴリーⅢ（図3B），充実成分を形成していればカテゴリーⅣ（図1）となる．
- 壁肥厚がない場合，薄い隔壁の数，石灰化の有無と形状，内部出血の有無を確認する．
- 薄い隔壁が多数あればカテゴリーⅡF，少数であればカテゴリーⅡとなる．
- 石灰化が厚く結節状であればカテゴリーⅡF，薄ければカテゴリーⅡとなる．
- 出血性囊胞が囊胞径3cm以上であればカテゴリーⅡF，3cm未満であればカテゴリーⅡとなる．
- 単房性で内部が水濃度の囊胞はカテゴリーⅠとなる．
- Bosniak分類はMRIに応用することもできる．MRIはコントラストがよいため，CTよりもアップグレードする傾向がある．

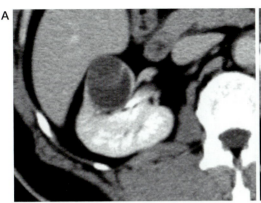 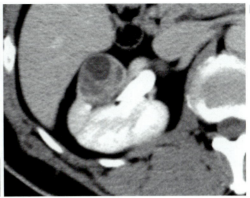

図3 50歳台女性　淡明細胞型腎細胞癌
造影CT　A：排泄相(初回)，B：排泄相(1年3か月後)　初回の排泄相(A)では，右腎に軽度の隔壁肥厚を伴う囊胞を認め，Bosniak分類カテゴリーⅡFである．経過観察され，1年3か月後の造影CT(B)では隔壁の数が増え，不整な肥厚を呈し，カテゴリーⅢに進展している．手術が施行され，淡明細胞型腎細胞癌と病理診断された．

Bosniak分類

　腎囊胞性病変の良悪性の評価にはCTによるBosniak分類が推奨されている．カテゴリーⅠとⅡは無治療，ⅡFは経過観察（Fはfollow-upの頭文字），ⅢとⅣは手術が推奨される．最近のmeta-analysisでは悪性の頻度がカテゴリーⅠで3.2％，Ⅱで6％，ⅡFで6.7％，Ⅲで55.1％，Ⅳで91％であった．この結果から，カテゴリーⅡもⅡFと同様に経過観察すべきと述べられている．カテゴリーⅢについては，近年，良性病変に対して手術を回避する傾向が強まっており，また悪性であっても低悪性度病変が多いことから，経過観察を推奨する意見も多くなっている．

　カテゴリーⅡFの病変は経過観察によって約10％でカテゴリーⅢに進展する(図3)．経過観察はまず半年後に行い，変化がなければその後1年ごとに最低5年間継続することが推奨されている．

Bosniak分類カテゴリーⅢ/Ⅳの鑑別診断

1) 悪性病変

　淡明細胞型腎細胞癌(図3)，乳頭状腎細胞癌(図4)，管状囊胞腎細胞癌，後天性囊胞腎随伴腎細胞癌などの腎細胞癌や低悪性度多房囊胞性腎腫瘍(図1，Note)が鑑別にあがる．これらは臨床的に囊胞性腎癌と一括りでよばれる．腎細胞癌が囊胞性の形態を呈する機序には，多房性の腫瘍増殖，充実性腫瘍の囊胞変性，囊胞からの腫瘍発生がある．

2) 良性病変

　mixed epithelial and stromal tumorやangiomyolioma with epithelial cystsなど特殊な形態の血管筋脂肪腫(図5)が囊胞成分と充実部の混在を呈する．悪性との鑑別は困難である．

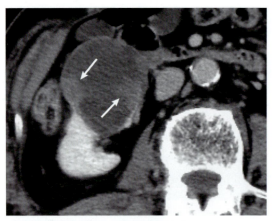 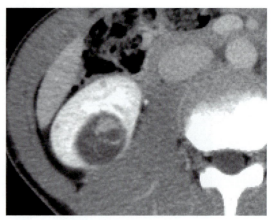

図4　70歳台男性　乳頭状腎細胞癌
造影CT腎実質相　右腎に壁在結節を伴う単房性嚢胞性病変を認め，Bosniak分類カテゴリーIVである．充実部の造影効果は低い（→）．

図5　10歳台男性　結節性硬化症に合併した嚢胞変性を伴う血管筋脂肪腫
造影CT腎実質相　右腎に多房性嚢胞性病変を認め，よく造影される充実部を伴いBosniak分類カテゴリーIVである．脂肪は認めない．良性と診断するのは困難である．

Note　低悪性度多房嚢胞性腎腫瘍

　WHO分類第3版（2004年）および腎癌取扱い規約第4版（2011年）における多房嚢胞性腎細胞癌はこれまで転移や再発の報告がなく，WHO分類第4版（2016年）では低悪性度多房嚢胞性腎腫瘍と名称が改められた．腎腫瘍の1％とまれな腫瘍で，病理学的に線維性の被膜や隔壁が多房性嚢胞性病変を構築し，嚢胞壁を，核異型度が低く（grade1あるいは2），淡明な細胞質を有する1層の腫瘍細胞が被覆する．また線維性隔壁内に腫瘍の小集塊がみられるが，膨張性発育を欠く．腫瘍細胞が強い核異型や膨張性増殖を示す場合は淡明細胞型腎細胞と診断される．画像所見はBosniak分類カテゴリーIIFからIVまで幅広い．壁肥厚や充実部は腫瘍細胞の増殖や線維性間質の増生に相当し，遅延性造影効果を示す．

文　献

1) 日本医学放射線学会・編：画像診断ガイドライン2016年版：日本医学放射線学会，金原出版，2016．
2) Sevcenco S, Spick C, Helbich TH, et al：Malignancy rates and diagnostic performance of the Bosniak classification for the diagnosis of cystic renal lesions in computed tomography：a systematic review and meta-analysis. Eur Radiol 2017；27：2239-2247.
3) Hindman NM, Bosniak MA, Rosenkrantz AB, et al：Multilocular cystic renal cell carcinoma：comparison of imaging and pathologic findings. AJR 2012；198：W20-26.

症例 3-7　レベル2

50歳台男性．10年前より原因不明の腎不全で腹膜透析中．腎移植前の腹部CTで両腎腫瘤を指摘された．

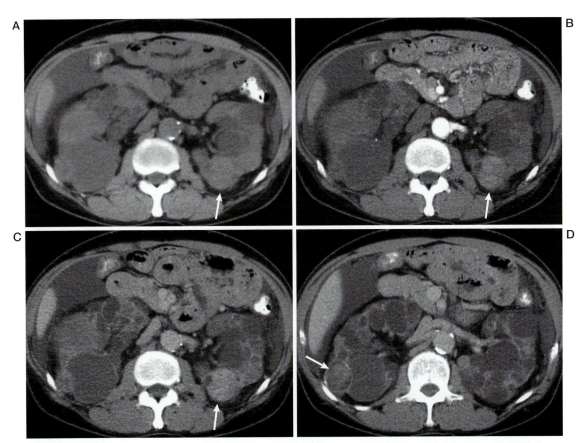

図1　A：単純CT　B～D：ダイナミックCT（B：皮髄相，C：腎実質相，D：別スライスの腎実質相）

CT所見　両腎は多発嚢胞により置換されている．単純CTで左腎背側に筋肉よりやや低吸収の腫瘤を認め（図1A，→：CT値40HU），ダイナミックCT皮髄相（図1B）では65HU（→），腎実質相（図1C）では79HU（→）と緩徐に造影されている．また別スライスの腎実質相（図1D）では右腎嚢胞内に充実成分が認められ（→），ほかにも同様の充実部が両腎に数か所認められた．

診断　後天性嚢胞腎随伴腎細胞癌

経過　両腎摘除術が施行され，腫瘍は両腎に多発していた．血液透析が導入され，術後4年で再発なし．

問題
Q1．WHO分類第4版で新たに加えられた透析関連腎癌に関連する組織型は何か（2つ）？
Q2．透析関連腎癌の精査のために禁忌となる検査モダリティは何か？

解答 A1. 後天性嚢胞腎随伴腎細胞癌と淡明細胞乳頭状腎細胞癌．
A2. 造影 MRI．

画像所見のポイント

- 末期腎不全患者は腎萎縮あるいは後天性嚢胞腎を呈する．
- 充実性腎腫瘍の検出が最重要であるが，単純 CT では充実性腫瘍と出血性嚢胞の鑑別が困難で，疑わしい場合はダイナミック CT あるいは単純 MRI で精査する．造影 MRI は腎性全身性硬化症のリスクが高く，禁忌である．
- 透析腎においては腎実質の造影効果が非常に低いので，多血性腫瘍は皮髄相で腫瘍の造影効果が明瞭となり，腎実質相では腫瘍と腎実質のコントラストが低くなる（図2）．遅延性造影効果を呈する腫瘍は腎実質相で造影効果がより明瞭となる．淡明細胞乳頭状腎細胞癌は両者の成分を反映して，多血性と乏血性の領域が混在すると報告されている．
- 単純 MRI では透析腎癌は T2 強調像および拡散強調画像で不均一な高信号を呈する．化学シフト画像における脂肪の存在も腎癌を示唆する．鑑別となる出血性嚢胞は T1 強調像で全体が均一に高信号を呈するか，液面形成を呈する．
- 透析腎癌はしばしば多発するため，両腎を丁寧に読影する．

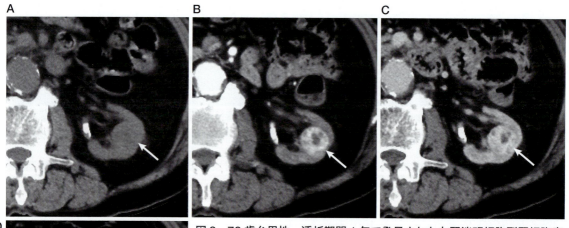
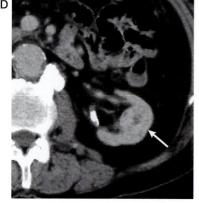

図2　70歳台男性　透析期間1年で発見された左腎淡明細胞型腎細胞癌
A：単純 CT，B〜D：ダイナミック CT（B：皮髄相，C：腎実質相，D 排泄相）　左腎に結節あり（→）．単純 CT（A）では腎と等吸収で不明瞭である．皮髄相（B）では腫瘍は強い造影効果を示し，腎実質の造影効果が低いため腫瘍の輪郭が明瞭である．腎実質相や排泄相（C, D）では腫瘍の造影効果は washout し，腎実質も健常腎のように造影されないので腫瘍とほぼ等吸収で，境界は不明瞭である．

透析関連腎癌

　透析患者では健常人に比べて約5〜10倍，腎癌の発生率が高い．腎癌の発生率は透析期間に相関し，透析期間が10〜20年以上と長くなると高悪性度の腎癌が増加する．本邦においては諸外国に比べ透析期間が長く，腎癌の発生率も高い．透析腎癌はスクリーニングによって早期に見つかる症例が多いため予後良好で，病期ごとの予後は通常の腎癌と差がない．

　透析腎癌の組織型(Note)は，透析期間10年までは通常の淡明細胞型腎細胞癌が最多で(図2)，10年を超えると透析腎特有の組織型である後天性嚢胞腎随伴腎細胞癌が最も多い(図1)．淡明細胞乳頭状腎細胞癌は淡明細胞型と乳頭状腎細胞癌の成分が混在し，終末期腎，健常腎いずれにも発生する．

鑑別診断

1) 偽腫瘍（限局性結節性代償性過形成）

　萎縮腎の一部が過形成をきたし，偽腫瘍を形成する．拡散低下を伴わない点が腎癌との鑑別点となる(図3).

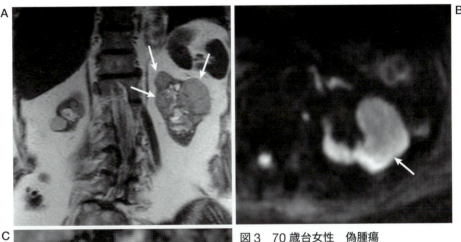

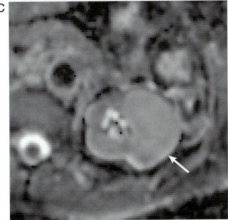

図3　70歳台女性　偽腫瘍
MRI　A：T2強調冠状断像，B：拡散強調画像，C：ADC計算画像　両腎は萎縮し，左腎に多発腫瘤を認める(A，→)．腫瘤は拡散強調画像(B)で高信号を呈するが(→)，ADCは高値で限局性過形成による偽腫瘍と診断できる(C, →)．

▶Note　透析関連腎癌と WHO 分類の変遷

　透析関連腎癌は WHO 分類改訂のたびに関連する組織型が変更されている．WHO 分類第 2 版（1998 年）においては淡明細胞型と顆粒型がおもな透析関連腎癌の組織型であったが，第 3 版（2004 年）では顆粒型が削除され，淡明細胞型と乳頭状腎細胞癌が透析関連腎癌のおもな組織型となった．第 4 版（2016 年）では新たに後天性嚢胞腎随伴腎細胞癌と淡明細胞乳頭状腎細胞癌が加えられ，特に前者は透析腎癌のおもな組織型である．後者は当初，透析腎に特有の組織型とされていたが，その後，健常腎にも発生することが判明した．

　第 4 版 WHO 分類の腎細胞性腫瘍を示す．太字が新たに追加された，あるいは名称が変更された組織型である．

- ・淡明細胞型腎細胞癌
- ・**低悪性度多房嚢胞性腎腫瘍**
- ・乳頭状腎細胞癌
- ・**遺伝性平滑筋腫症腎細胞癌関連腎細胞癌**
- ・嫌色素性腎細胞癌
- ・集合管癌
- ・腎髄質癌
- ・**MiT ファミリー転座型腎細胞癌**
- ・**コハク酸脱水素酵素欠損性腎細胞癌**
- ・粘液管状紡錘細胞癌
- ・**管状嚢胞腎細胞癌**
- ・**後天性嚢胞腎随伴腎細胞癌**
- ・**淡明細胞乳頭状腎細胞癌**
- ・腎細胞癌，分類不能
- ・乳頭状腺腫
- ・オンコサイトーマ

文　献

1) Takebayashi S, Hidai H, Chiba T, et al：Using helical CT to evaluate renal cell carcinoma in patients undergoing hemodialysis：value of early enhanced images. AJR 1999；172：429-433.
2) Akita H, Jinzaki M, Akita A, et al：Renal cell carcinoma in patients with acquired cystic disease of the kidney：assessment using a combination of T2-weighted, diffusion-weighted, and chemical-shift MRI without the use of contrast material. JMRI 2014；39：924-930.
3) Wang K, Zarzour J, Rais-Bahrami S, et al：Clear cell papillary renal cell carcinoma：new clinical and imaging characteristics. Urology 2017；103：136-141.

症例 3-8　レベル3

20歳台男性．von Hippel-Lindau病の家族歴があり，腎嚢胞を経過観察中に充実性腎腫瘤の出現が疑われ，造影MRIにて精査となった．

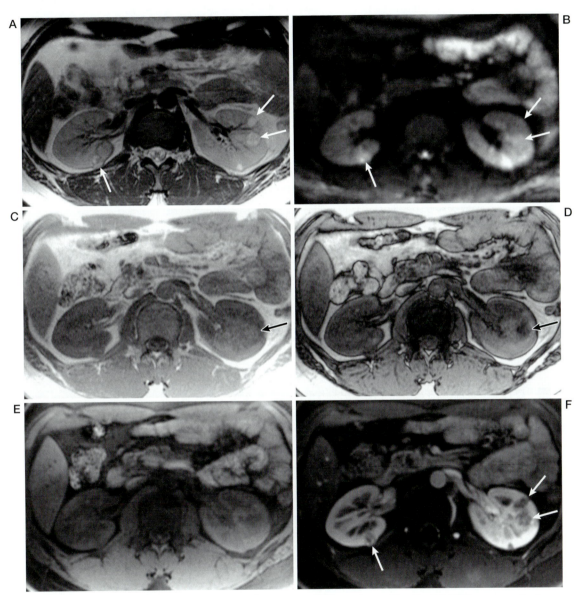

図1　MRI　A：T2強調像，B：拡散強調画像，C：T1強調 in phase像　D：T1強調 opposed phase像　E：脂肪抑制T1強調像　F, G：ダイナミックMRI（F：皮髄相，G：腎実質相），H：MRCP

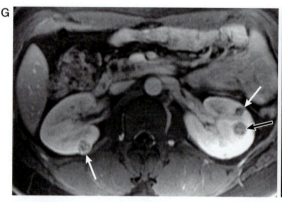 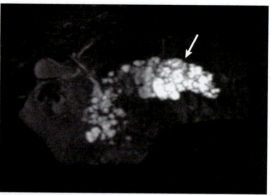

図1(続き)

MRI所見
両腎にT2強調像(図1A)で多発する結節を認める(→).結節は高信号で囊胞性病変が疑われるが,内部に隔壁や充実部の存在が疑われる.拡散強調画像(図1B)では高信号と低信号の病変がある(→).化学シフト画像では,opposed phase(図1D)で信号低下を呈する結節があり,脂肪の含有が示唆される(図1C, D,→).造影ダイナミックMRIでは皮髄相(図1F)で結節に隔壁様あるいは充実様の強い造影効果を認め,腎実質相((図1G)ではwashoutしている(→).MRCP(図1H)では膵にびまん性囊胞性病変を認める(→).

診断
von Hippel-Lindau病に合併した両側多発腎細胞癌(淡明細胞型)

経過
腎腫瘍生検にて淡明細胞型腎細胞癌と診断され,サイズの大きな腫瘍に対して順次凍結療法が施行された.

問題
Q1. 淡明細胞型腎細胞癌と関連がある遺伝性疾患を1つあげよ.
Q2. 嫌色素性腎細胞癌と関連がある遺伝性疾患を1つあげよ.

解答
A1. von Hippel-Lindau病.
A2. Birt-Hogg-Dubé症候群.

遺伝性腎癌の画像所見のポイント

- 両側多発性腎腫瘍は遺伝性疾患を疑う重要な手掛かりである.
- von Hippel-Lindau(VHL)病には淡明細胞型腎細胞癌が,Birt-Hogg-Dubé(BHD)症候群には嫌色素性腎細胞癌あるいはその関連腫瘍(オンコサイトーマとのハイブリッド腫瘍)が関連するため,画像による組織型診断も遺伝性疾患の手掛かりとなる.VHL病に関連する淡明細胞型腎細胞癌はしばしば囊胞成分を含む.
- 腎外病変の画像所見も遺伝性疾患の診断に重要である.提示症例においては膵のびまん性囊胞性病変がVHL病の重要な手掛かりである.BHD症候群では多発肺囊胞の存在が手掛かりとなる.肺囊胞は下肺野優位に分布するため,腹部CTの撮像範囲でも確認できる.

遺伝性腎癌

1) von Hippel-Lindau（VHL）病

　常染色体優性遺伝性疾患で，浸透率（遺伝子異常をもつ人のなかで実際に発病する人の割合）はほぼ100％である．遺伝性腎癌として最も多く，複数の臓器に腫瘍性あるいは嚢胞性病変が多発する．おもな病変は，中枢神経系の血管芽腫，網膜血管腫，膵臓の神経内分泌腫瘍や嚢胞，副腎褐色細胞腫，腎臓の腫瘍や嚢胞，精巣上体嚢胞腺腫，内耳リンパ嚢腫である．いずれの病変も多発性，再発性で，若年発生を特徴とする．VHL病の診断基準を表に示す．家族歴がある場合は関連病変が1つでもあれば診断されるが，家族歴がはっきりしない場合は2つ以上の関連病変の確認が必要となる．腎腫瘍は中枢神経系血管芽腫に次いで多く，50％に認められる．組織型は淡明細胞型腎細胞癌で，核異型は低く，緩徐な増殖を示すが，VHL患者のおもな死因となる．VHL病は腫瘍の発生や増殖を阻止する根本的な治療はなく，定期検査により病変を早期発見し，治療を行う．腎病変については15歳からスクリーニングが推奨され，腎病変がなければ3年に1回，腎病変があれば1年に1～2回の経過観察が行われる．病変は多発性，再発性であるため複数回の治療を要し，腎病変については部分切除や凍結療法などの低侵襲療法の重要性が高い．治療適応についてはBosniak分類の一般的なルールは適応されず，充実部の最大径で決められる．

2) Birt-Hogg-Dubé（BHD）症候群

　癌抑制遺伝子である *folliculin* の変異により生じる常染色体優性遺伝性疾患である．浸透率はほぼ100％である．皮膚腫瘍，腎腫瘍，多発性肺嚢胞を三主徴とする．皮膚腫瘍は皮膚線維性毛包腫で，欧米ではBHD患者の9割にみられるが，本邦においては2割程度である．腎腫瘍は14～34％でみられ，オンコサイトーマと嫌色素性腎細胞癌のハイブリッド腫瘍が最も多く，嫌色素性腎細胞癌がこれに続き，両者で大部分を占める．ほかにも淡明細胞型腎細胞癌や乳頭状腎細胞癌，オンコサイトーマなどさまざまな組織型が発生する．腎腫瘍の発症年齢は平均50歳で，VHL病より高齢である．しばしば両側多発性であり，予後は良好であることが多く，VHL病同様に低侵襲な治療方針が選択される．肺嚢胞はBHD患者の約9割に認められ，下肺野優位に大小の薄壁嚢胞が癒合せず多発する．再発性の気胸が約3割の患者に発生し，平均発症年齢は36歳である．

3) 遺伝性平滑筋腫症腎細胞癌症候群

　fumarate hydratase（FH）遺伝子の胚細胞レベルでの機能喪失が原因となる常染色体優性遺伝性疾患である．皮膚の平滑筋腫や女性では子宮平滑筋腫が多発する．関連する腎腫瘍は第4版WHO分類（2016年）に新たな組織型として加えられている．Type 2乳頭状腎細胞癌に類似した腫瘍が皮質に発生し，他の遺伝性腎癌と異なり単発である．高悪性度で早期から転移をきたし，予後不良である．

4) 遺伝性乳頭状腎癌症候群

　両側多発性にType 1乳頭状腎細胞癌が発生する常染色体優性遺伝性疾患である．60歳までに67％，80歳までに90％の症例で腫瘍発生をきたす．他の遺伝性腎癌と異なり，腎外病変は伴わない．

5) 結節性硬化症

　顔面血管線維腫，てんかん，精神発達遅滞を三主徴とする常染色体優性遺伝性疾患であ

表　VHL病臨床診断基準

① VHL病の家族歴が明らかである場合

　網膜血管腫，中枢神経系血管芽腫，内耳リンパ囊腫，腎腫瘍，褐色細胞腫，膵囊胞あるいは神経内分泌腫瘍，精巣上体囊胞腺腫があることが診断されている

② VHL病の家族歴がはっきりしない場合

　・中枢神経系血管芽腫，あるいは網膜血管腫を複数個（2個以上）発症．
　・中枢神経系血管芽腫，または網膜血管腫と，以下の病気がある．
　　腎腫瘍，褐色細胞腫，膵囊胞あるいは神経内分泌腫瘍，精巣上体囊胞腺腫，内耳リンパ囊腫
　・上記の一病変と遺伝子検査陽性（遺伝子診断でVHL遺伝子異常が確認された場合）

〔多彩な内分泌異常を生じる遺伝性疾患（多発性内分泌腫瘍症およびフォンヒッペル・リンドウ病）の実態把握と診療標準化の研究」班・編集：フォン・ヒッペル・リンドウ（VHL）病 診療ガイドライン2017年版，より改変〕

る．*TSC1*および*TSC2*が責任遺伝子で，腎臓では血管筋脂肪腫が両側多発性に発生する．3％以下とまれであるが腎細胞癌も発生し，淡明細胞型腎細胞癌や乳頭状腎癌，嫌色素性腎細胞癌などが両腎に多発する．脂肪成分の少ない血管筋脂肪腫や類上皮型血管筋脂肪腫が好発する状況で腎細胞癌を鑑別するのは容易ではなく，疑わしい場合は腎腫瘍生検を要する．腎外では，脳室の上位下巨細胞性星細胞腫や肺リンパ脈管筋腫症が発生する．

鑑別診断

1）悪性リンパ腫
2）転移性腎腫瘍

　上記のように，多発性腎腫瘤を形成しうる病変が鑑別疾患としてあがる．両者ともリンパ節病変を伴う頻度が高いが，遺伝性腎癌は悪性度が低く転移はまれである．なお，転移性腎腫瘍は多発であることもあるが，単発の方が多い．

文　献

1) Kawashima A, Young SW, Takahashi N, et al：Inherited renal carcinomas. Abdom Radiol 2016；41：1066-1078.
2) Gupta S, Kang HC, Ganeshan DM, et al：Diagnostic approach to hereditary renal cell carcinoma. AJR 2015；204：1031-1041.

3章 腎悪性腫瘍 111

症例 3-9
レベル 3

70歳台男性．10年前に食道癌（T3N2M0）切除，その後，無再発であった．1年前に舌癌（T4aN2bM0）を発症し，化学放射線療法と頸部リンパ節郭清術により完全寛解を得ていた．腹部腫瘤を自覚し，腹部CTが施行された．

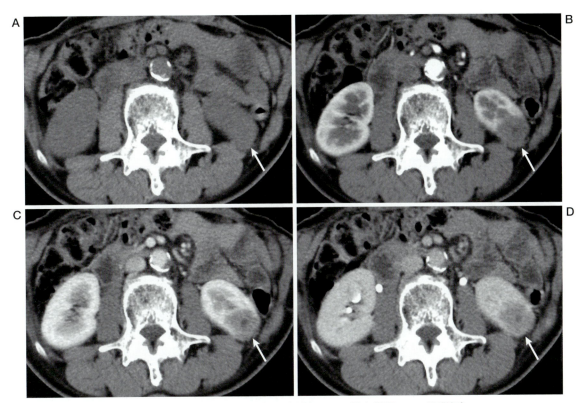

図1　A：単純CT，B～D：ダイナミックCT（B：皮髄相，C：腎実質相，D：排泄相）

CT所見　左腎下極に単純CT（図1A）で腎実質と等吸収の腫瘤を認め（→），ダイナミックCT皮髄相（図1B）で造影効果は低く（→），腎実質相や排泄相（図1C, D）で漸増性造影効果を認める（→）．腫瘤は腎実質内に存在し，腎外への突出は認めない．境界はやや不明瞭である．なお，腹壁にも腫瘤があり，転移が疑われた（非提示）．

診断　転移性腎腫瘍

経過　転移性腎腫瘍が疑われ，腎腫瘍生検および腹壁腫瘍生検により扁平上皮癌が検出された．化学療法を施行したが増悪し，半年後に死亡した．

問題　Q1．転移性腎腫瘍の原発巣として最も多い癌は何か？
　　　　Q2．担癌患者において転移性腎腫瘍が疑われる場合，画像診断に続いて何を行うべきか？

解 答 **A1.** 肺癌.

A2. 腎腫瘍生検.

画像所見のポイント

- 腎実質内に浸潤性充実性腫瘍を形成する．囊胞成分や外方性発育はまれである．
- 他の臓器の転移と異なり，単発が多い(約7〜9割)．
- 造影効果は通常，乏血性である．
- 腎以外にも転移性病変を伴うことが多い．
- 原発巣による画像所見の違いは検討されていないが，基本的に原発巣に類似すると考えられる．

転移性腎腫瘍

　転移性腎腫瘍(metastatic tumor to the kidney)はまれで，悪性腫瘍経過中の0.9%にみられたと報告されている．一方，悪性腫瘍経過中に原発性腎癌も0.6%で見つかっており，癌の既往のある患者に腎腫瘍が見つかった場合，転移と原発性いずれも考慮する必要がある．原発巣として肺癌が最も多く，そのほか，乳癌，悪性黒色腫，婦人科癌，頭頸部癌が多い．胸腺癌，胃癌，大腸癌，甲状腺癌からの転移もある．まれに腎のオンコサイトーマや血管筋脂肪腫などの良性腫瘍のなかに転移することがある．腎に転移をきたす悪性腫瘍は，進行癌である場合が多く，腎転移と同時に他部位にも転移を有することが多い．

　無症状であることが多いが，腰背部痛や血尿など原発性腎癌と同様の症状をきたしうる．ほとんどが悪性腫瘍の経過中に出現するが，時に原発巣と同時に見つかる場合もある．原発巣より先に見つかることは極めてまれである．

　治療は原発巣に準じて行われるが，原発性腎癌が疑われて腎摘除術が施行される場合もある．ただし，基本的には生検で診断をつけたうえで，切除の適応を検討するべきであり，画像所見で転移の可能性を示唆することが重要である．切除例は非切除例より生存期間が長いと報告されている．

鑑別診断

1) 原発性腎癌

　転移性腎腫瘍は単発であることが多く，原発性腎癌との鑑別が問題になる．多血性で内部が不均一で，偽被膜を有するような典型的な淡明細胞型腎細胞癌の像があれば原発性と考えてよいが，その他の組織型の腎細胞癌との鑑別は困難と思われる．転移性腎腫瘍が疑われる場合は生検の適応となる(Note)．

Note 腎腫瘍生検

　従来，腎腫瘍生検は禁忌とされていたため，悪性の可能性がある腎腫瘤は組織学的な確証がないまま手術をされていた．その結果，一定の割合で良性腫瘍が切除されていた（T1 症例の 20％が良性）．近年，腎腫瘍生検の安全性と高い診断能が報告され，腎腫瘤の術前検査として重要な位置づけを担うようになり，American Urological Association（AUA）や European Association of Urology（EAU）など，おもな海外のガイドラインで推奨されるようになった．本邦でも 2017 年版の腎癌診療ガイドラインに腎腫瘍生検に関するクリニカルクエスチョンが設けられ，腎腫瘍生検の適応として，① 監視療法の候補患者，② アブレーション治療の候補患者，③ 良性腫瘍を疑う患者（CT にて高吸収で均一に造影される腫瘍），④ 悪性リンパ腫・膿瘍・転移性腫瘍を疑う患者，⑤ 術前補助療法の対象者や腎摘除術の非対象者で，組織型の確定診断が必要な患者，があげられている．

文　献

1) Patel U, Ramachandran N, Halls J, et al：Synchronous renal masses in patients with a nonrenal malignancy：incidence of metastasis to the kidney versus primary renal neoplasia and differentiating features on CT. AJR 2011；197：W680-W686.
2) Wu AJ, Mehra R, Hafez K, et al：Metastases to the kidney：a clinicopathological study of 43 cases with an emphasis on deceptive features. Histopathology 2015；66：587-597.
3) Zhou C, Urbauer DL, Fellman BM, et al：Metastases to the kidney：a comprehensive analysis of 151 patients from a tertiary referral centre. BJU Int 2016；117：775-782.

症例 3-10　レベル2

20歳台女性．4年前に肝移植を施行された．発熱，腎機能異常が出現した．

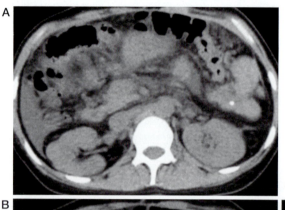
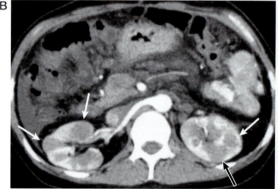
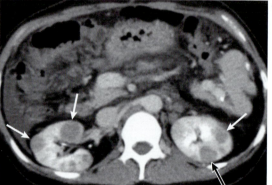

図1　A：単純CT，B,C：ダイナミックCT（B：皮髄相，C：腎実質相）

CT所見　両腎に多発結節を認める．結節は単純CT（図1A）で腎と等吸収を呈し，ダイナミックCT（図1B,C）では乏血性である（→）．境界は比較的明瞭であるが，やや不明瞭な病変もある．腫大リンパ節は認めない．

診断　悪性リンパ腫（移植後リンパ増殖性疾患）

経過　移植後リンパ増殖性疾患が疑われ，腎腫瘍生検によってびまん性B細胞型リンパ腫と診断された．化学療法が施行され病変は速やかに消失した．

問題
Q1. 腎悪性リンパ腫の画像所見の特徴は何か？
Q2. 悪性リンパ腫を疑った場合，画像診断の次に何を行うべきか？

解答
A1. 充実性，乏血性，内部均一．
A2. 腎腫瘍生検（あるいは他病変の生検）．

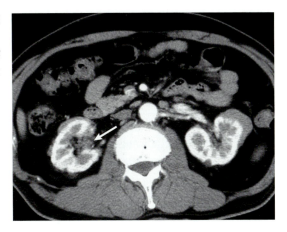

図2 70歳台男性 B細胞辺縁帯リンパ腫(stage IV)
造影CT 腎周囲腔に結節状の軟部濃度陰影が多発している．右腎洞部にも軟部影を認める(→)．

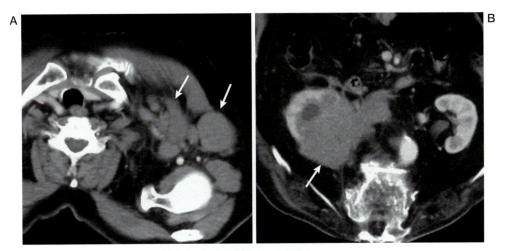

図3 70歳台男性 びまん性大細胞型B細胞リンパ腫
A：胸部造影CT，B：腹部造影CT 胸部造影CT(A)では，左腋窩に多発腫大リンパ節を認める(→)．右腎には後腹膜から連続する均一な充実性腫瘤を認め，腎盂拡張を伴っている(B，→)．左腋窩リンパ節生検により診断確定された．

画像所見のポイント

- 単発あるいは多発の腎腫瘤，腎腫大，腎周囲腫瘤(図2)，リンパ節病変の腎浸潤(図3)など多彩な形態を呈する．片側性も両側性もあり，境界は明瞭なことも不明瞭なこともある．
- 腫瘤形成性病変は内部均一な充実性で，石灰化や嚢胞成分，偽被膜は伴わない．
- 腎洞部に病変は進展しうるが，腎洞部のみに存在することはまれである．
- 乏血性の造影パターン，高率にリンパ節腫大を伴う点(図3A)が診断の手掛かりになる．

腎悪性リンパ腫

腎悪性リンパ腫には原発性と二次性がある．腎のみに病変が存在するときに原発性とされ，節外悪性リンパ腫の1%以下と極めてまれである．腎には正常リンパ組織がなく，腎被膜や周囲脂肪組織由来と考えられている．二次性は剖検の30～60%にみられるが，画像で同定されるのは10%未満である．B細胞型などの非Hodgkinリンパ腫が多い．臓器移植後やHIVなどの免疫抑制状態ではEBウイルスに関連して発症する．

症状は発熱や倦怠感，体重減少など一般的な悪性リンパ腫の症状に加えて，腰背部痛や血尿，腎機能障害など腎関連の症状を呈する場合もある．

悪性リンパ腫は化学療法により治療されるため，手術を基本とする腎細胞癌とは治療方針が大きく異なる．そのため，悪性リンパ腫が疑われる場合は腎生検で診断を確定する必要があり，画像診断が悪性リンパ腫を示唆する重要性は極めて高い．

鑑別診断

1) 単発性あるいは多発性腎腫瘤を呈する場合，乳頭状腎細胞癌，集合管癌，転移性腎腫瘍，腎盂腎炎や急性巣状性細菌性腎炎(図4)が鑑別にあがる．
2) 腎腫大を呈する場合，腎盂腎炎が鑑別にあがる．
3) 腎周囲，腎洞部病変を呈する場合，肉腫，IgG4関連あるいは非関連後腹膜線維症，髄外造血，Rosai-Dorfman病，Erdheim-Chester病が鑑別にあがる．

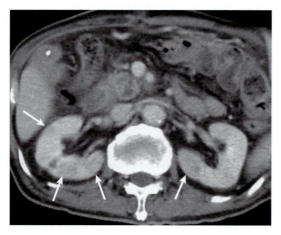

図4 70歳台女性 急性巣状性細菌性腎炎
造影CT 両腎に多結節状の乏血性領域を認める(→)．

文献

1) Ganeshan D, Lyer R, Devine C, et al：Imaging of primary and secondary renal lymphoma. AJR 2013；201：W712-W719.
2) Sheth S, Ali S, Fishman E：Imaging of renal lymphoma：patterns of disease with pathologic correlation. RadioGraphics 2006；26：1151-1168.

4章

腎血管障害，血流障害，移植

症例 4-1

レベル1

70歳台男性．高血圧の原因精査にて受診（267/138 mmHg）．

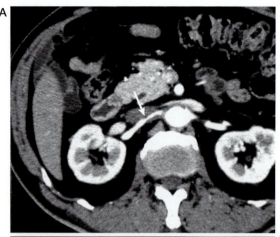
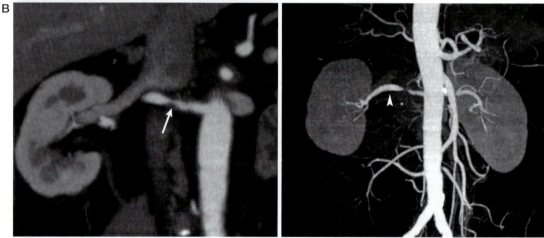

図1 造影CT　A：動脈相，B：動脈相斜冠状断像，C：動脈相（MIP像）　（大阪大学放射線科 中本 篤先生のご厚意による）

CT所見 造影CT動脈相の横断像（図1A），斜冠状断像（図1B）で，右腎動脈起始部より1.8 cmの部分に全周性の狭窄を認める（→）．造影CT動脈相のMIP像（図1C）で狭窄後の右腎動脈に軽度の拡張を認める（▶）．

診　断 腎動脈狭窄

経　過 右腎動脈狭窄部に対しバルーンで拡張後，ステントを留置した．

4章　腎血管障害，血流障害，移植　**119**

問　題　**Q1.** 二次性高血圧の原因は何か？
　　　　　Q2. 腎動脈狭窄の治療法は何か？

解　答　**A1.** 腎血管性，腎実質性，原発性アルドステロン症，Cushing 症候群，褐色細胞腫，傍神経節腫(paraganglioma)，甲状腺機能低下症・亢進症，高安病.
　　　　　A2. バルーンカテーテルあるいはステントを用いた経皮的腎血管形成術(percutaneous transcatheter angioplasty：PTA).

画像所見のポイント

- 動脈硬化性腎動脈狭窄は本幹近位部 1/3 に生じることが多い.
- 線維筋性異形成の場合には，腎動脈本幹の遠位部 1/3 に生じることが多い. 典型的には "string of beads" の所見を呈する.
- 狭窄の原因に関わらず，狭窄後拡張を認める.

腎動脈狭窄

　二次性高血圧の原因として代表的なものが腎血管性高血圧である. 種々の原因による腎動脈狭窄(renal artery stenosis)が，腎血管性高血圧を生じる原因としてよく知られている. 腎動脈狭窄の原因には動脈硬化性，線維筋性異形成(**図 2**)，外傷，大動脈炎症候群，動脈解離などがある. 動脈硬化を原因とする腎動脈狭窄は全腎動脈狭窄症の 2/3 を占める. 動脈硬化性腎動脈狭窄は通常，腎動脈本幹近位部の 1/3 に生じ，線維筋性異形成の場合は遠位部 1/3 に生じることが多い. 線維筋性異形成は思春期以降の若い女性にみられることが多い. 外傷性腎動脈狭窄の原因としては，カテーテルやガイドワイヤー操作による医原性の内膜損傷があげられる.

　腎動脈狭窄症の患者で腎機能障害のために造影検査が施行困難な場合は，MR angiography(MRA)が代替検査となる. 治療法は，バルーンカテーテルあるいはステントを用いた経皮的腎血管形成術(PTA)が代表的である. 動脈硬化性の腎動脈狭窄症に対する経皮的腎血管形成術の手技的成功率は 98％と，非常に良好な成績が報告されている.

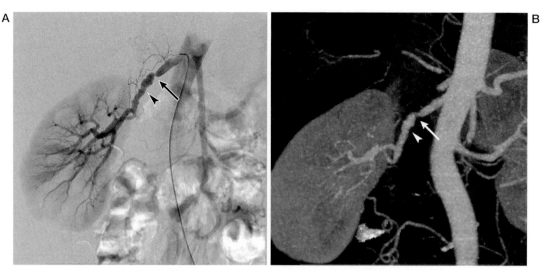

図2 40歳台女性　線維筋性異形成
A：右腎動脈血管造影，B：造影CT（動脈相のMIP像）　右腎動脈の中央1/2に全周性の狭窄を認め（→），その末梢にstring of beadsの所見を呈する（▶）．線維筋性異形成の所見と考えられる．

文　献

1) Kawashima A, Sandler CM, Ernst RD, et al：CT evaluation of renovascular disease. RadioGraphics 2000；20：1321-1340.
2) Varennes L, Tahon F, Kastler A, et al：Fibromuscular dysplasia：what the radiologist should know：a pictorial review. Insight Imaging 2015；6：295-307.
3) Nolan BW, Schermerhorn ML, Rowell E, et al：Outcomes of renal artery angioplasty and stenting using low-profile systems. J Vasc Surg 2005；41：46-52.

症例 4-2

レベル 1

60歳台男性．C型肝炎治療中の経過観察CTで左腎動脈瘤を指摘された．

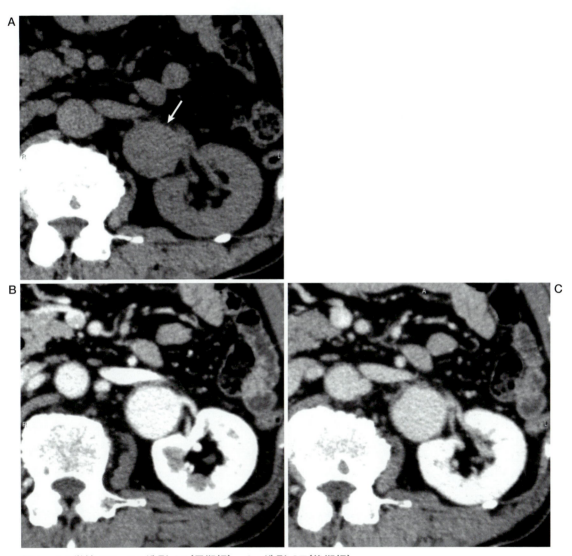

図1 A：単純CT，B：造影CT（早期相），C：造影CT（後期相）

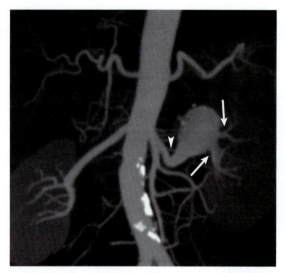

図2 造影 CT(早期相 MIP 像)

CT 所見 単純 CT(図1A)で，左腎門部に辺縁平滑な 35×30 mm の楕円形腫瘤を認める(→)．造影 CT 早期相(図1B)，後期相(図1C)で，腫瘤と腹部大動脈との造影効果は同等である．造影 CT 早期相の MIP 像(図2)で腫瘤と左腎動脈との連続性が確認され(▶)，腎動脈瘤と診断される．腫瘤から左腎実質に向かう数本の血管が確認される(→)．

診 断 腎動脈瘤

経 過 左腎摘出術が施行された．術後，合併症なく経過している．

問 題
Q1. 腎動脈瘤の治療法は何か？
Q2. 腎動脈瘤の血管内治療の適応は何か？

解 答
A1. 血管内コイル塞栓術または外科的治療．
A2. サイズが 1.5〜2 cm 以上，石灰化に乏しい，妊娠中，瘤の増大傾向．

画像所見のポイント

- 造影 CT 早期相で動脈瘤のサイズ，部位，形状，石灰化の有無などを確認する．
- 経時的な瘤径の変化を観察する．増大傾向が早いものは積極的に治療を考慮する．

腎動脈瘤

　腎動脈瘤(renal aneurysm)は全人口の約 0.09％に生じるとされ，比較的まれな疾患である．腎動脈瘤は真性動脈瘤と仮性動脈瘤に大別される．真性動脈瘤の病因として先天性，後天性があり，後天性病因として動脈硬化，線維筋性異形成，血管炎，腫瘍があげられる．血管炎によるものは全身性エリテマトーデス(SLE)や結節性多発性動脈炎などの膠原病に起因する．腫瘍では腎血管筋脂肪腫に高頻度に動脈瘤が認められる．仮性動脈瘤は術後や外傷により生じ，後腹膜出血や血尿の原因となることが多く，緊急塞栓術の適応となりやすい．

　腎動脈瘤は囊状，紡錘状，解離型に分類されるが，70％以上は囊状瘤で，腎動脈本幹や一次分枝に多い．男女差，左右差はほぼ認めない．臨床症状としては高血圧や血尿があげられる．サイズが 1.5〜2 cm 以上，石灰化に乏しい，妊娠中，あるいは瘤の増大傾向などが治療適応の目安といわれている．

　治療は手術，IVR(interventional radiology)の 2 通りがある．腎動脈瘤は腎門部近くにあるものや分枝にまたがるものも多く，解剖学的状況から腎摘除術が施行されることも多いが，塞栓術にてコイルを動脈瘤内に挿入すれば腎機能保持が可能であり，有用な治療法である．ただし，動脈瘤より正常腎内動脈が分枝している場合があり，塞栓による腎梗塞の出現に注意を要する．

文　献

1) Cura M, Elmerhi F, Bugnogne A, et al：Renal aneurysms and pseudoaneurysms. Clin Imaging 2011；35：29-41.
2) Nosher JL, Chung J, Brevetti LS, et al：Visceral and renal artery aneurysms：a pictorial essay on endovascular therapy. RadioGraphics 2006；26：1687-1704.
3) Klausner JQ, Lawrence PF, Harlander-Locke MP, et al：The contemporary management of renal artery aneurysms. J Vasc Surg 2015；61：978-984.

症例 4-3

レベル1

60歳台女性．入浴中に突然の背部痛，心窩部痛を自覚され，救急搬送された．

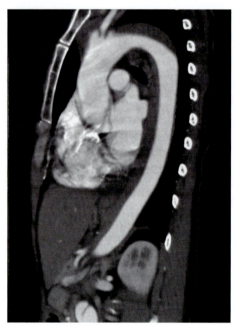

図1　造影CT斜矢状断像（早期相）

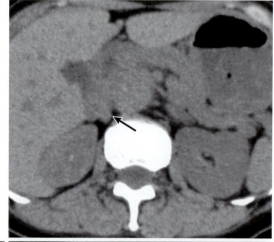

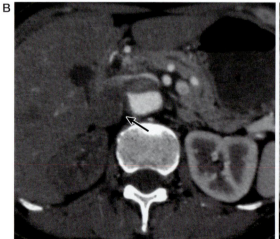

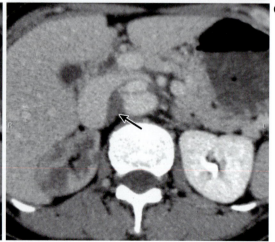

図2　A：単純CT，B：造影CT（早期相），C：造影CT（後期相）

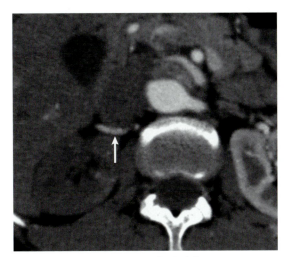

図3 別スライスの造影CT（早期相）

CT所見

造影CT早期相斜矢状断像でStanford B型の大動脈解離を認め（図1），遠位弓部大動脈から腎動脈分岐部レベルの腹部大動脈にかけて偽腔は閉鎖している．単純CT（図2A）で，右腎動脈起始部に淡い高吸収域を認める（→）．造影CT早期相（図2B），後期相（図2C）で腹部大動脈に偽腔閉鎖型の解離を認める．右腎動脈起始部に造影剤の流入は認めない（→）．解離が右腎動脈起始部にも及び，偽腔が血栓で閉塞し，真腔が著明に狭小化しているものと考えられる．造影CT早期相で右腎動脈の末梢部には造影剤の流入を認めていた（図3，→）．右腎の造影効果は左腎に比べ弱く，腎動脈解離による虚血が疑われる．

診断
腎動脈解離

経過
降圧療法を施行後，右腎動脈解離部の偽腔は縮小し，右腎の虚血は回復した．現在，経過観察中．

問題 Q1. 腎動脈解離の原因は何か？

解答 A1.
大動脈解離からの進展，線維筋性異形成，結節性多発動脈炎，嚢状中膜壊死，梅毒性血管炎，動脈硬化など．

画像所見のポイント

- 大動脈解離からの進展の場合は，薄いスライスで大動脈解離からの連続性を確認する．
- 患側の腎実質の造影効果の低下の有無をチェックする．

腎動脈解離

腎動脈解離(renal artery dissection)において，腎動脈の限局性解離はまれであり，大動脈解離が腎動脈に進展したケースがほとんどである．その他の原因としては外傷，線維筋性異形成，結節性多発動脈炎，嚢状中膜壊死，動脈硬化などがある．

大動脈解離を見た場合，腹部大動脈の重要分枝である腹腔動脈や上腸間膜動脈とともに腎動脈への解離腔の連続性を追い，虚血，梗塞に陥っていないかを造影CTで確認する．血栓で閉塞した偽腔が拡大し，真腔が圧排されると腎への動脈血流が低下し，患側の腎実質の造影効果が低下する．解離が腎動脈に進展していなくても，偽腔の拡大により真腔から分岐する腎動脈は圧排され，腎は虚血に陥ることがある．腎動脈狭窄により腎血管性高血圧を生じうる．

文　献

1) McMahon MA, Squirrell CA：Multidetector CT of aortic dissection：a pictorial review. Radio-Graphics 2010；30：445-460.
2) Smith BM, Holcomb GW 3rd, Richie RE, et al：Renal artery dissection. Ann Surg 1984；200：134-146.
3) Reilly LM, Cunningham CG, Maggisano R, et al：The role of arterial reconstruction in spontaneous renal artery dissection. J Vasc Surg 1991；14：468-477.

症例 4-4

レベル 2

70歳台男性．肉眼的血尿を主訴に受診．

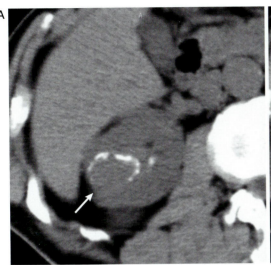
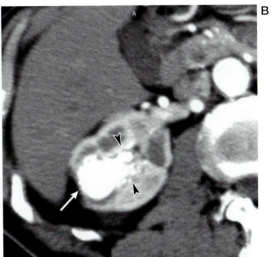
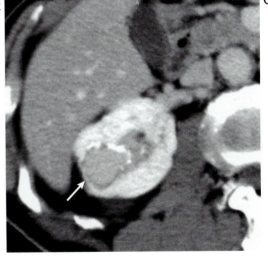

図1　A：単純CT，B：造影CT（皮髄相），C：造影CT（腎実質相）

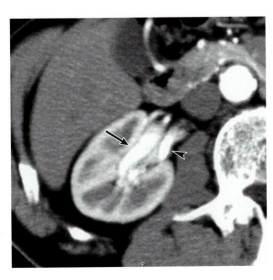

図2　足側のスライスの造影CT（皮髄相）

CT所見 単純CT（**図1A**）で右腎に腫瘤性陰影を認め（→），辺縁に石灰化を伴っている．造影CT皮髄相（**図1B**）で，腫瘤は動脈と同等の強い造影効果を呈し，腎実質相（**図1C**）で腫瘤は静脈と同等の造影効果を呈する．腫瘤に流入する複数の動脈が確認される（**図1B**, ►）．図1より足側のスライスの造影CT皮髄相（**図2**）で，右腎静脈（→）は右腎動脈（►）と同等の造影効果を呈し，それぞれが前述の腫瘤と連続している．造影剤の早期静脈還流が示唆され，腎動静脈奇形が疑われる．

診 断 腎動静脈奇形（aneurysmal type）

問 題 **Q1.** 腎動静脈奇形の2つのタイプを述べよ．

解 答 **A1.** cirsoid type と aneurysmal type.

画像所見のポイント

- ダイナミック造影CTでnidusおよび流入動脈，流出静脈を同定する．

腎動静脈奇形

　腎動静脈奇形（renal arteriovenous malformation）は非常にまれな疾患である．血管造影での形態からcirsoid type と aneurysmal type の2タイプに分類されている．

　cirsoid type は毛細血管を介さずにnidus（ナイダス）とよばれる拡張した異常血管を介して動脈と静脈が短絡を形成する病態であり，複数の流入動脈と複数の流出静脈がみられる．肉眼的血尿をきたす疾患のひとつで，cirsoid type の約70%で肉眼的血尿を認める．動静脈短絡により腎静脈圧が上昇し，静脈壁の微小破綻を腎杯にきたすことで血尿が生じると考えられる．

　aneurysmal type は通常，無症状であり，画像検査で偶然発見されることが多い．1本または複数の流入動脈と，拡張した1本の流出静脈の間で短絡が形成される．診断は血管造影がgold standard とされているが，CTやMRIでなされることが多い．薄いスライスのダイナミック造影CTで腎動静脈本幹から異常血管への連続性が確認できれば診断可能である．

文 献

1) Maruno M, Kiyosue H, Tanoue S, et al：Renal arteriovenous shunts：clinical features, imaging appearance, and transcatheter embolization based on angioarchitecture. RadioGraphics 2016；36：580-595.
2) Hatzidakis A, Rossi M, Mamoulakis C, et al：Management of renal arteriovenous malformations：a pictorial review. Insights Imaging 2014；5：523-530.

症例 4-5　レベル2

40歳台女性．表面漿液性腹膜腺癌(SSPC)術後，腹痛の訴えあり．

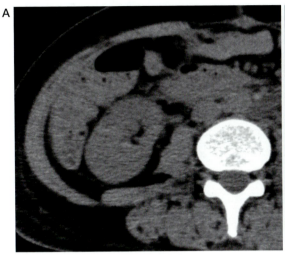 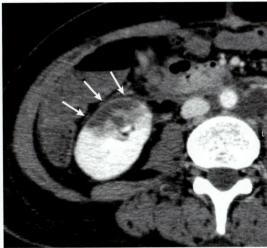

図1　A：単純CT，B：造影CT

CT所見　単純CT(図1A)では右腎に明らかな異常を指摘できない．造影CT(図1B)で右腎の一部に楔状の造影不良域を認めるが，被膜直下の皮質には造影効果を認め(→)，"cortical rim sign"の所見である．

診断　腎梗塞

経過　保存的加療にて経過し，梗塞部は瘢痕化した．

問題
Q1. 腎梗塞の原因をあげよ．
Q2. cortical rim sign を呈しうる疾患をあげよ．

解答
A1. 心房細動などの心疾患による塞栓症，腎動脈血栓症，結節性多発動脈炎などの血管炎，抗リン脂質抗体症候群，全身性エリテマトーデス(SLE)，カテーテル操作による医原性．
A2. 腎梗塞，腎静脈血栓症，腎膿瘍．

画像所見のポイント

- 単純CTのみでは異常を検出するのは困難である.
- 超音波カラードプラで腎内血流の低下を，造影CTで非造影領域および cortical rim sign を認める.
- 患側の造影効果の低下，造影剤の排泄遅延がみられる.

腎梗塞

腎梗塞(renal infarction)は腎動脈主幹部，あるいは腎内分枝動脈が閉塞し，腎組織が虚血壊死を起こす病態である．原因としては心房細動や弁膜症，動脈硬化症などの心血管疾患が多いが，血管造影，血管内カテーテル治療や血管手術などにより医原性に発症することもある．またSLEや抗リン脂質抗体症候群など，血栓症を生じやすい病態もリスクファクターとなる．症状としては側腹部痛，背部痛などである．分枝動脈であれば限局性の楔状の低吸収を呈し，本幹閉塞では腎全体が低吸収を呈する(図2)．腎梗塞においては，単純CTのみでは異常を検出するのは困難であり，腎機能が保たれている場合は積極的に造影CTを施行して腎梗塞の可能性を除外することが重要である．

腎被膜動脈，腎盂尿管動脈などの側副路からの血流により梗塞部の被膜下に増強効果を認めることがあり，cortical rim sign とよばれる．このサインは腎梗塞の50%の症例でみられ，腎被膜動脈などの側副血行路にて，梗塞部腎皮質の血流が保たれ造影効果が残存していることを表している．発症直後にはみられないことが多く，CT上所見が出現するまで最低8時間を要し，1週間以降では全例に認められるとの報告もある．同じく楔状の非造影領域を呈する急性細菌性腎炎の鑑別に有用であるが，腎梗塞以外の疾患でこのサインを呈する場合もあり，またこのサインを呈しない腎梗塞もあるため，広範囲の腎梗塞の場合は両腎の比較による患側の造影機能の低下，造影剤の排出遅延の有無による総合判断が必要となる．また急性細菌性腎炎の場合は，楔状の非造影領域がより小さく，多発している点，cortical rim sign がみられにくい点が鑑別点となりうるが，画像のみでは鑑別が難しい場合も多い．

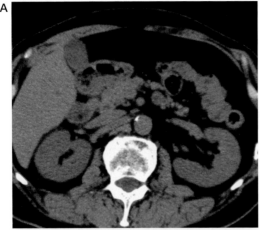
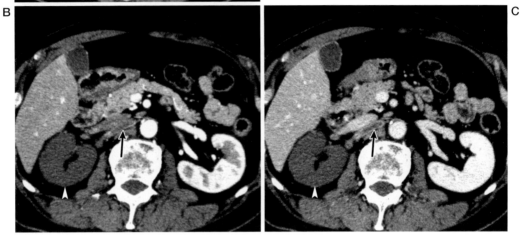

図2 60歳台男性 腎梗塞
A：単純 CT, B：造影 CT（早期相）, C：造影 CT（後期相） 中咽頭癌に対し入院加療中に右側腹部痛が出現. 単純 CT（A）では右腎に明らかな異常を認めない. 造影 CT 早期相（B）, 後期相（C）ともに右腎全体に造影効果を認めない（▶）. 右腎動脈に血栓を認め（→）, 腎動脈主幹部での梗塞と考えられる.

文 献

1) Suzer O, Shirkhoda A, Jafri SZ, et al：CT features of renal infarction. Eur J Radiol 2002；44：59-64.
2) Kamel IR, Berkowitz JF：Assessment of the cortical rim sign in posttraumatic renal infarction. J Comput Assist Tomogr 1996；20：803-806.

症例 4-6

レベル1

34歳台女性．6日前よりホルモン剤の内服を開始していた．4日前より腰部から左側腹部にかけての痛みを自覚し，改善しないため受診．

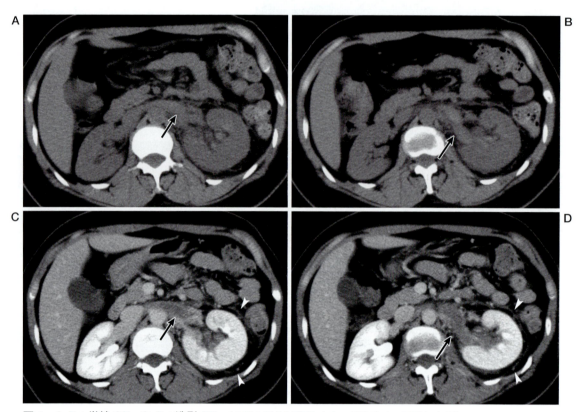

図1 A, B：単純CT，C, D：造影CT （大阪大学放射線科 中本 篤先生のご厚意による）

CT所見 単純CT（図1 A, B）で，左腎静脈に淡い高吸収を認め，周囲に毛羽立ち様の濃度上昇を認める（→）．造影CT（図1 C, D）で左腎静脈に広範に造影欠損を認め，腎静脈血栓症と診断される（→）．左腎は右腎に比し軽度の造影効果の低下を認め，造影剤の排泄遅延を呈している．左腎筋膜の肥厚（▶）も認められる．

診 断 腎静脈血栓症

経 過 他院にて血栓溶解療法を施行した．

問題 Q1. 腎静脈血栓症の原因は何か？

解答 A1. 腎腫瘍の静脈浸潤，血液凝固能亢進状態，SLE，脱水，腎移植後の合併症．

画像所見のポイント

- 血栓は造影 CT で腎静脈内の造影欠損として検出される.
- 慢性期では側副血行路が発達し，腎周囲や後腹膜に拡張した静脈が認められる.

腎静脈血栓症

　腎静脈血栓症（renal vein thrombosis）は膜性腎症などのネフローゼ症候群や脱水，ホルモン療法などによる血液凝固能亢進，SLE や腎移植後の合併症などが原因で生じる．通常は静脈の血栓は徐々に形成され，慢性の経過をたどることが多いが，急性に発症した場合，発熱，腹痛，悪心，肉眼的血尿などの症状がみられる.

　画像所見は，造影 CT で壁の肥厚した腎静脈内の造影欠損を同定することで血栓の検出は可能である．時に下大静脈（IVC）まで血栓が及ぶことがある．二次的な所見として，腎周囲腔の浮腫による濃度上昇，腎筋膜の肥厚，腎腫大などがみられる．患側の腎実質の造影剤排泄遅延もみられうる．腎機能の低下に注意が必要である.

　治療はヘパリン・ワルファリンによる抗凝固療法や血栓溶解療法，カテーテルまたは外科手術による血栓除去術がある．基礎疾患が存在する場合はその治療を優先する.

文　献

1) Kawashima A, Sandler CM, Ernst RD, et al：CT evaluation of renovascular disease. Radio-Graphics 2000；20：1321-1340.
2) Tempany CM, Morton RA, Marshall FF：MRI of the renal veins：assessment of nonneoplastic venous thrombosis. J Comput Assist Tomogr 1992；16：929-934.
3) Chauhan A, Garg N, Menias CO, et al：Tumor thrombus as a rare presentation of lymphoma：a case series of 14 patients. AJR Am J Roentgenol 2015；204：398-404.

症例 4-7

レベル1

70歳台女性．生体腎移植ドナー．移植術前の評価目的でCTを施行．

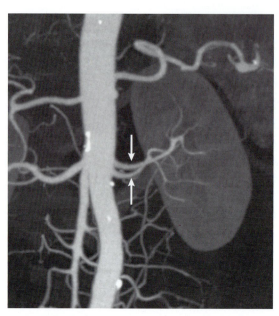

図1　造影CT（早期相 MIP像）　（大阪大学放射線科 中本　篤先生のご厚意による，図2も同じ）

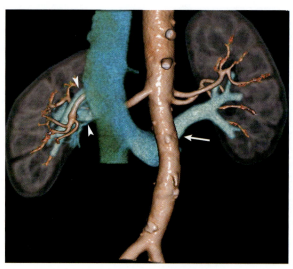

図2　造影CT VR（volume rendering）像

4章　腎血管障害，血流障害，移植　**135**

CT所見　造影 CT 早期相 MIP 像(**図1**)で，左腎動脈は腹部大動脈から 2 本起始している(→)．造影 CT VR 像(**図2**)で，左腎静脈後大動脈が確認される(→)．右腎静脈は 2 本認められる(▶)．

診　断　生体腎移植ドナー

問　題　**Q1.** 腎移植ドナー評価のために有用な検査をあげよ．
　　　Q2. CT で評価すべき点は何か？

解　答　**A1.** 腎動態シンチグラフィ，CT.
　　　A2. 腎腫瘤性病変の有無，動静脈の本数，腎盂尿管の形態.

腎移植ドナー評価

　腎移植(kidney transplantation)には死体腎移植と生体腎移植があるが，わが国における腎移植の大半は生体腎移植である．生体腎移植のドナーは健常者であり，医学的なメリットはないため，術後のドナーの健常な腎機能を確保するためにも術前の画像評価は重要である(**Note**)．

　左右どちらの腎を採取するかを決定する際に最も重要視されるのは分腎機能である．^{99m}Tc-MAG3 あるいは ^{99m}Tc-DTPA を用いた腎動態シンチグラフィ(レノグラム)を用いて分腎機能の評価を行う．通常は低機能側の腎を採取する．

　次に，腎腫瘤性病変の有無，腎動静脈の本数，腎盂や尿管の形態や本数を空間分解能の高い CT で評価する．単純 CT に加えて，造影剤を急速注入し異なる時相で複数回撮像する造影ダイナミック CT を追加することで，動脈，静脈，尿管および腎実質を 1 回の検査で評価することができる．造影ダイナミック CT では動脈相，腎実質相，排泄相の 3 相撮像を行う．単純 CT は腎・尿路結石の有無の確認や，腫瘤性病変の造影効果判定のために必要である．動脈相は腎動脈の本数や走行，分岐や狭窄の評価に有用である．基本的には腎動脈は左右 1 本ずつであるが，2〜3 本分岐する症例も 12〜16% でみられる．左右の分腎機能に差がない場合は動脈の本数が少ないほうが選択される．分腎機能，動脈の本数ともに差がない場合は，解剖学的な理由で腎動脈の短い左腎が選択される．腎実質相では腫瘍などの腎疾患の有無を評価するほか，静脈の本数や走行の評価を行う．排泄相では腎盂や尿管の形態評価や尿路の占拠性病変の検索を行う．

▶Note 腎移植ドナーの条件

- ・6親等以内の血族.
- ・配偶者.
- ・3親等以内の姻族(配偶者の血族, または血族の配偶者).
- ・年齢は20歳以上で70歳以下.
- ・以下の疾患, または状態を伴わないこと.
  全身性活動性感染症, HIV抗体陽性, Creutzfeldt-Jacob病, 悪性腫瘍(原発性脳腫瘍および治癒したと考えられるものを除く)
- ・血圧は140/90 mmHg未満.
- ・肥満がない:BMIは30 kg/m^{2}以下. 高値の際は25 kg/m^{2}以下への減量に努める.
- ・腎機能は, GFR(イヌリンクリアランスまたはアイソトープ法, クレアチニンクリアランスで代用可)が80 mL/分/1.73 m^{2}以上.
- ・タンパク尿は24時間蓄尿で150 mg/日未満, あるいは150 mg/gCr未満, またはアルブミン尿が30 mg/gCr未満.
- ・糖尿病(耐糖能障害)はないこと. 早朝空腹時血糖値で126 mg/dL以下でHbA1c(NGSP)値で6.2%以下. 判断に迷う際にはO-GTT検査を行い評価することが望ましい.
- ・器質的腎疾患がない(悪性腫瘍, 尿路感染症, ネフローゼ, 嚢胞腎など治療上の必要から摘出された腎臓は移植対象から除く).

文　献

1) Sener A, Cooper M：Live donor nephrectomy for kidney transplantation. Nat Clin Pract Urol 2008；5：203-210.
2) Sebastià C, Peri L, Salvador R, et al：Multidetector CT of living renal donors：lessons learned from surgeons. RadioGraphics 2010；30：1875-1890.
3) Grassi G, Abdelkawy H, Barsotti M, et al：Living kidney transplantation：evaluation of renal function and morphology of potential donors. Transplant Proc 2009；41：1121-1124.
4) Ozkan U, Oğuzkurt L, Tercan F, et al：Renal artery origins and variations：angiographic evaluation of 855 consecutive patients. Diagn Interv Radiol 2006；12：183-186.

症例 4-8
レベル 2

70歳台男性．生体腎移植レシピエント．移植術1週間後，右下腹部に圧痛が出現．

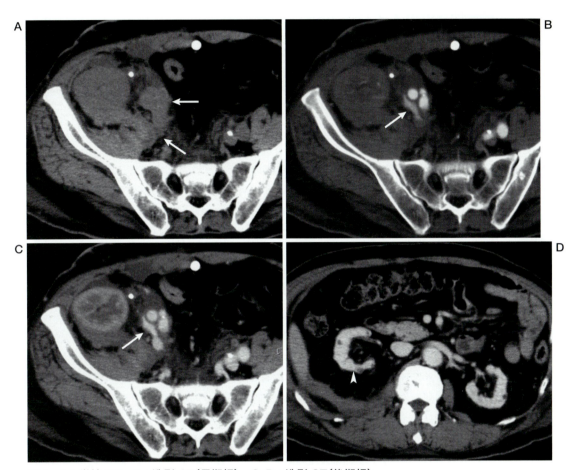

図1　A：単純CT，B：造影CT（早期相），C,D：造影CT（後期相）

CT所見　単純CT（図1A）で，移植腎周囲に高吸収域を認め，血腫が疑われる（→）．造影CT早期相（図1B），後期相（図1C,D）で，右外腸骨動脈の外側に造影剤の血管外漏出像を認める（→）．移植腎は元来の右腎臓（▶）より造影効果に乏しい．

診断　移植腎合併症（血腫形成）

経過　超音波検査で腎の血流はほぼみられなかった．開腹手術を施行したところ移植腎動脈内に血栓形成を認めた．術中に血栓による閉塞が解除され血流の改善を認めた．現在，術後経過観察中．

問題　Q1. 移植腎合併症にはどのようなものがあるか？

解 答 **A1.** 急性拒絶反応，慢性拒絶反応，尿路系合併症，血管系合併症，腫瘍系合併症（移植後リンパ増殖性疾患），免疫抑制剤使用による感染症．

画像所見のポイント

- 合併症ごとに，移植術後の発症時期を念頭に置いたうえで読影する．
- 移植腎周囲の fluid collection の有無を確認し，その性状を解析する．
- 移植腎と吻合された血管や尿管をチェックし，狭窄や血栓，尿瘻の有無を確認する．

移植腎合併症

　腎移植後の合併症は急性・慢性拒絶反応のほかに尿路系，血管系，腫瘍系の合併症，感染症などがある．尿路系合併症の発生率は4〜8％とされており，2/3は移植術後1か月以内の比較的早期に発症する．尿路系合併症としては尿瘻（**図2**），尿瘤，尿路閉塞がある．尿瘻，尿瘤は術後2週間以内に生じることが多く，尿路への血流不良や尿路閉塞による圧上昇が原因で生じる．尿路閉塞は術後6週間以内に生じることが多い．尿管の膀胱への開口部に近い部分で閉塞が生じることが多く，90％以上の尿路閉塞は尿管の遠位1/3に生じるとされる．早期の発見，治療介入が患者の生存率を上げるためには重要である．血管系合併症としては腎動脈狭窄，梗塞，動静脈瘻，静脈血栓症などがある．

　腫瘍系合併症としては移植後リンパ増殖性疾患があげられる．移植後リンパ増殖性疾患はEBウィルスとの関連が示唆されており，発生率は8％程度である．晩期の移植腎合併症であり，診断時期の中央値は移植後約80か月後という報告もある．肝臓，脳，肺などに腫瘍性病変を生じやすいので，詳細な読影が必要である．また，移植腎レシピエントは術後の免疫抑制剤の長期使用により，悪性腫瘍の発症リスクが通常の100倍に上昇するとされる．皮膚癌，悪性リンパ腫などの頻度が高い．泌尿器系では，前立腺癌や精巣の胚細胞腫瘍などは発生頻度の上昇はみられないが，腎細胞癌の発生頻度は有意に上昇する．90％は生体腎に生じ，10％は移植腎に生じる．移植腎レシピエントは慢性腎不全に対しての長期透析歴をもつ患者が多く，そのことも腎癌の発生リスクを上昇させる一因となっている．

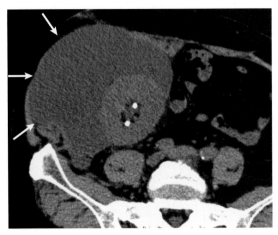

図2 50歳台男性　生体腎移植後1か月後
単純CT　移植腎周囲に多量の液貯留を認め（→），尿瘻が疑われる．

文献

1) Nixon JN, Biyyam DR, Stanescu L, et al：Imaging of pediatric renal transplants and their complications：a pictorial review. RadioGraphics 2013；33：1227-1251.
2) Akbar SA, Jafri SZ, Amendola MA, et al：Complications of renal transplantation. RadioGraphics 2005；25：1335-1356.
3) Sebastià C, Quiroga S, Boyé R, et al：Helical CT in renal transplantation：normal findings and early and late complications. RadioGraphics 2001；21：1103-1117.

症例 4-9　レベル1

50歳台女性．肉眼的血尿を主訴に近医受診され，保存的加療で軽快せず，紹介受診となった．

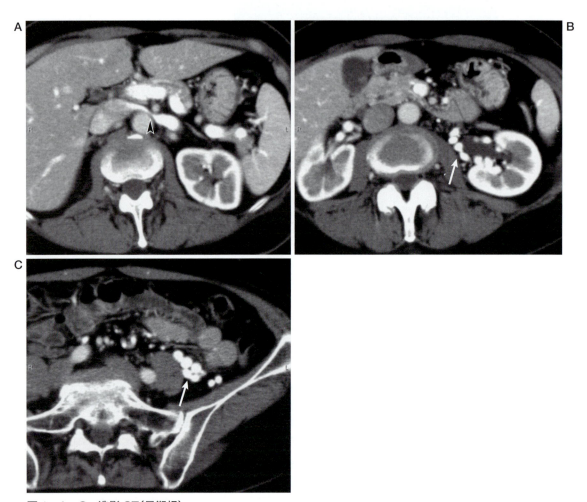

図1　A〜C：造影CT（早期相）

CT所見　造影CT早期相（図1A）で，左腎静脈は大動脈と上腸間膜動脈との間で狭小化を認める（▶）．腎門部レベルより下方のスライスで左性腺静脈への造影剤の逆流による拡張，蛇行を認める（図1B, C，→）．

診断　nutcracker現象

問題　Q1．肉眼的血尿の原因として考えられる疾患をあげよ．
　　　　Q2．nutcracker現象の確定診断は何か？

解答 **A1.** nutcracker 症候群, 腎動静脈奇形, 尿路上皮癌, 尿管結石, 尿路感染症.
A2 腎静脈と下大静脈の圧較差.

画像所見のポイント

- 超音波カラードプラにて, 側副血行路である拡張した性腺静脈や後腹膜静脈のカラーフローを椎体左前側方に認める.
- 造影 CT 早期相にて, 拡張した左腎静脈とともに性腺静脈, 後腹膜静脈への造影剤の逆流による拡張が確認される.

nutcracker 現象

　通常, 左腎静脈は上腸間膜動脈と大動脈の間を通り, 下大静脈につながる. 左腎静脈が走行する上腸間膜動脈と大動脈の間の距離の正常下限は 4～5 mm とされており, それ以下の場合に, 左腎静脈が両動脈に挟まれ左腎静脈圧が上昇し, 静脈が拡張する病態がnutcracker 現象である. 後大動脈左腎静脈においても, 左腎静脈が椎体と大動脈の間で狭小化し nutcracker 現象を生じうる. 臨床症状として, 一側性血尿をきたすことがあり, nutcracker 症候群とよばれる. nutcracker 症候群は画像診断のみでは確定診断できず, 症状やほかの臨床所見と総合的に判断する.

　確定診断は左腎静脈にカテーテルを挿入して, 左腎静脈近位部と下大静脈の圧較差が 4 cmH₂O 以上とされる. 血尿が生じる機序として, 左腎静脈圧の上昇により静脈壁の破綻を腎杯にきたすこと, あるいは拡張した静脈洞と近傍の腎杯とが交通することなどが推定されている.

　典型的には, 左腎静脈の狭窄に伴い, 腎静脈の拡張とこれに連続する左性腺静脈や後腹膜静脈への逆流がみられることが診断の一助となる. 逆流の証明には造影早期相での観察が必要である. 腎は血流豊富な臓器であり, 比較的早期に腎静脈への還流がみられる. そのため, 逆流がない場合は造影早期相で腎静脈のみが造影されるが, 逆流がある場合, 左性腺静脈や後腹膜静脈も造影され, かつ拡張も伴う.

文　献

1) Fong JK, Poh AC, Tan AG, et al：Imaging findings and clinical features of abdominal vascular compression syndromes. AJR 2014；203：29-36.
2) Lamba R, Tanner DT, Sekhon S, et al：Multidetector CT of vascular compression syndromes in the abdomen and pelvis-erratum. RadioGraphics 2015；35：973.
3) Kim KW, Cho JY, Kim SH, et al：Diagnostic value of computed tomographic findings of nutcracker syndrome：correlation with renal venography and renocaval pressure gradients. Eur J Radiol 2011；80：648-654.

5章

炎症性腎疾患, びまん性腎疾患

症例 5-1　レベル1

60歳台女性．3日前からの嘔吐，発熱(39.6℃)．胃腸炎として制吐薬，整腸薬で治療されていたが，発熱が遷延するために造影CT検査を行った．

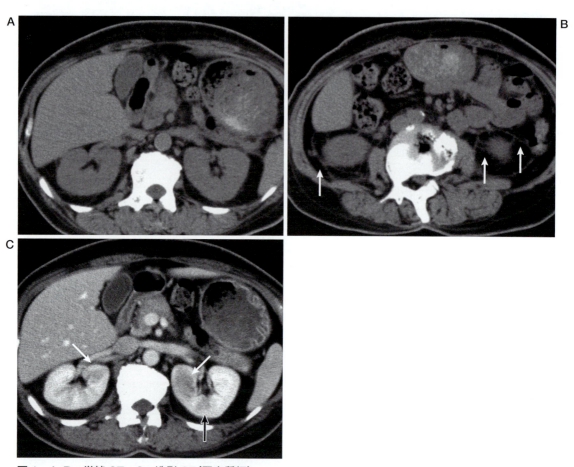

図1　A, B：単純CT，C：造影CT(腎実質相)

CT所見　単純CT(図1A)では腎実質内に異常は指摘できない．両側腎下極の腎周囲腔に脂肪組織の混濁が認められる(図1B，→)．造影CT腎実質相(図1C)では両側腎に楔状の造影不良域が認められる(→)．

診断　急性腎盂腎炎

経過　経静脈的な抗菌薬投与によって軽快した．

問題
Q1．急性腎盂腎炎の症状は何か？
Q2．単純性急性腎盂腎炎の典型的な症状がみられる場合に，ただちにCT検査を行うべきか？
Q3．CTを行うとすれば，単純CT検査のみで十分か？

解 答　**A1.** 発熱，全身倦怠感，肋骨脊椎角部の圧痛に加えて，悪心や嘔吐といった消化器症状を示すことがある．

A2. ただちにCT検査を行うことは勧められない．急性腎盂腎炎に対して抗菌薬投与72時間経っても発熱が持続する場合には腎膿瘍，腎周囲膿瘍といった合併症の除外のためにCT検査を考慮してよい．

A3. 単純CTでは，急性腎盂腎炎や腎膿瘍の所見が明らかとならない場合がある．禁忌事項がなければ造影を行った方がよい．

画像所見のポイント

- 腹部単純X線写真，排泄性尿路造影，超音波検査はいずれも腎盂腎炎の検出力が低いため有用ではなく，CT検査が第一選択となる．
- 単純CTでは腎腫大，腎実質の吸収値低下，腎周囲腔のbridging septa（Note）や腎筋膜の肥厚，腎周囲脂肪組織の混濁などの所見がみられる．ただし，これらの所見がないからといって急性腎盂腎炎は否定できない．また，腎腫大，bridging septaや腎筋膜の肥厚は急性腎盂腎炎に特異的でなく，水腎症のみによっても生じうるため，画像所見のみからは水腎症に伴う変化と急性腎盂腎炎の鑑別は困難である．
- 造影CT腎実質相では典型的には腎杯を頂点とする索状，楔状の造影不良域が腎乳頭から皮質下まで連続して認められる．病変は単発のことも多発のこともある．この造影不良域は遅延相では造影剤の排泄遅延を反映して正常腎実質に比べて相対的に高吸収値となる．
- 造影CT腎実質相では腎末梢に円形の造影不良を見る場合がある．この場合は血行性感染の可能性についても十分に考慮する必要がある．
- CT検査では尿管結石による水腎症，膿腎症，腎膿瘍，腎周囲膿瘍や気腫性腎盂腎炎などの泌尿器科的緊急治療が必要な所見の有無についても併せて評価を行う．
- 起因菌が産生するエンドトキシンによる尿管の蠕動低下が原因である非閉塞性の水腎症がみられる場合もある．

急性腎盂腎炎

　急性腎盂腎炎（acute pyelonephritis）は尿路の逆行性感染により惹起される有熱性尿路感染症であり，単純性と基礎疾患をもつ複雑性に分類される．起因菌は単純性腎盂腎炎では大腸菌が約70％を占めるが，複雑性腎盂腎炎では多岐にわたる．感染によって集合管から腎実質へ組織破壊が波及することによって菌血症に移行しやすい特徴をもつ．典型的には先行する膀胱炎症状に加えて，発熱，全身倦怠感，患側の肋骨脊椎角部の圧痛がみられる．症状や血液・尿検査所見が典型的な場合には画像検査を行うことなく急性腎盂腎炎の診断が下され，β-ラクタム系やキノロン系の抗菌薬による治療が行われる．

　本症は悪心や嘔吐といった消化器症状を示すことがあるため，急性腹症の原因検索で撮像されたCTでも急性腎盂腎炎が同定されうる点は読影時に注意が必要である．

腎実質内の楔状造影不良の鑑別診断

1）腎梗塞

　造影CT検査で腎の造影効果の完全な欠損がみられれば，急性腎盂腎炎よりも腎梗塞が考えやすい．腎辺縁の造影効果が保たれる"cortical rim sign"は腎梗塞の所見として有名であり（図2），腎盂腎炎との鑑別点となるが，感度が50％しかないためcortical rim signがみられなかった場合には腎盂腎炎との鑑別が困難である．心房細動や心房粗動などの塞栓症のリスクの有無を評価し，総合的に鑑別する．

2）腎腫瘍

　特に浸潤性発育をする乏血性の腎癌，転移性腎腫瘍，悪性リンパ腫が鑑別対象となる．病変が腎内に限局している場合には鑑別に苦慮する場合も少なくなく，慎重な経過観察や生検を考慮する．

3）腎盂癌

　通常は腎杯・腎盂内に主病変がみられるが，腎杯・腎盂病変が小さく腎実質病変が主体の場合に鑑別に苦慮する．CT urography（CTU）で腎杯内に腫瘍性病変がないかを詳細に観察する．

4）IgG4関連疾患（尿細管間質性腎炎）

　既往歴や腎以外の臓器の病変の存在，血中IgG4値上昇の有無が重要である．しばしば両側性にみられる．

▶Note　bridging septa（ブリッジングセプタ）

　腎周囲腔にみられる膜状の構造物で内部に血管やリンパ管が走行する．腎周囲腔の液体は，この隔壁によって移動が制限され，水腎症や腎周囲炎に起因する液体貯留による急速な圧の上昇が抑えられる．

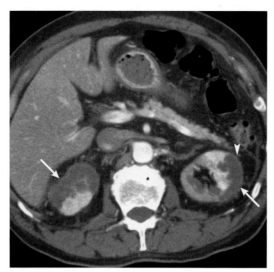

図2　70歳台男性　腎梗塞
造影 CT　両側腎に造影不良〜欠損を認める（→）．
腎辺縁に造影効果（cortical rim sign）を認める（▶）．

文　献

1) Stunell H, Buckley O, Feeney J, et al：Imaging of acute pyelonephritis in the adult. Eur Radiol 2007；17：1820-1828.
2) Kawashima A, Sandler CM, Goldman SM, et al：CT of renal inflammatory disease. RadioGraphics 1997；17：851-866.
3) 日本医学放射線学会・編：7) 泌尿器．画像診断ガイドライン 2016 年版．金原出版，2016.

症例 5-2

レベル2

40歳台女性．発熱(38.5℃)，左腰背部痛で受診した．

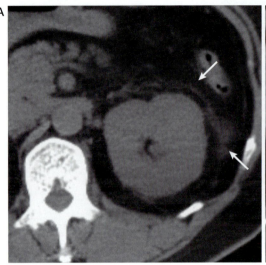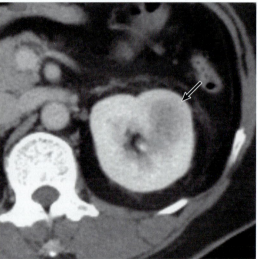

図1 A：単純CT，B：造影CT

CT所見 単純CT(図1A)では腎実質内には異常は指摘できない．腎周囲腔の脂肪組織の混濁や左腎筋膜の肥厚が認められる(→)．造影CT腎実質相(図1B)では左腎実質内に境界不明瞭な腫瘤状の造影不良域が認められる(→)．

診 断 限局性の急性腎盂腎炎(いわゆる急性巣状細菌性腎炎)

経 過 抗菌薬の経静脈的投与によって軽快した．

問 題
Q1. 急性巣状細菌性腎炎は急性腎盂腎炎とは異なる独立した疾患である．正しいか誤りか？
Q2. 急性巣状細菌性腎炎の感染経路は何か？
Q3. 急性巣状細菌性腎炎と急性腎盂腎炎のうち膿瘍化しやすいのはどちらか？

解 答
A1. 誤り．
A2. 逆行性感染と血行性感染の2通りがある．
A3. 急性巣状細菌性腎炎とされるが，急性巣状細菌性腎炎と急性腎盂腎炎の画像上の差異は曖昧である．

画像所見のポイント

- 造影CT検査で診断を行う．急性巣状細菌性腎炎の特徴は腎実質内に楔状または円形の造影不良を呈すると報告されている．
- 病変は単発性のこともあれば，多発性のこともある．
- 通常の急性腎盂腎炎との差異については後述のごとく混乱がみられるようである．

急性巣状細菌性腎炎

Rosenfieldらによって1979年に画像所見として報告されたもので，腎内の単一または多発する限局性の感染巣であり膿瘍化には至っていないものとされる．感染経路は尿路逆行性，血行性のいずれでも生じ，起因菌は急性腎盂腎炎と同様である．急性巣状細菌性腎炎が膿瘍化した症例を参考症例として提示する（**図2**）．急性巣状細菌性腎炎（acute focal bacterial nephritis, acute lobar nephronia）は急性腎盂腎炎とは病因を異にする独立した疾患ではないにもかかわらず，両者を別の疾患と考えるような混乱が生じている（**Note**）．

本症は典型的な急性腎盂腎炎の臨床像を呈した場合には診断で問題となることはない．急性腎盂腎炎が臨床上，積極的に疑われていない状況で腎の限局性病変として描出された場合に，腎腫瘍，そのなかでも腎盂癌の腎浸潤，肉腫様変化を伴った腎細胞癌，集合管癌などの悪性度が高い腫瘍との鑑別が必要となる．急性巣状細菌性腎炎に対して不要な腎摘除術が行われないように，また，悪性腫瘍の治療が遅れないように症状や血液・尿検査所見，経過を合わせて慎重に判断をする必要がある．具体的な方策としては排泄相を含む造影CT検査を行うほか，急性巣状細菌性腎炎として抗菌薬による治療を行い，短期間で経過観察の造影CT検査を行うことも考慮される．

境界不明瞭な腎腫瘍の鑑別診断

1）**腎実質浸潤をきたした腎盂癌**（図3）
2）**浸潤性発育を呈する腎細胞癌**

腎実質内に病変が限局している場合は鑑別診断が困難である．

▶Note　急性巣状細菌性腎炎の病名は使うべき？

Society of Uroradiologyは腎盂腎炎に関するさまざまな呼称を整理するために，診断名としては急性腎盂腎炎を使用し，acute focal bacterial nephritisやacute lobar nephroniaなどの名称は使用しないこと，造影CT所見を片側性／両側性，限局性／びまん性，限局性の腫大が有／否，腎腫大が有／否かで分類することを提唱した．

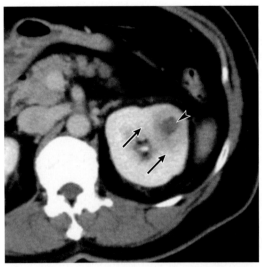 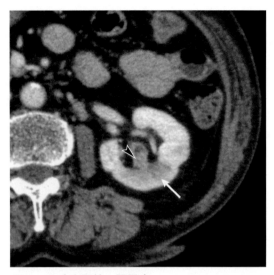

図2 40歳台女性　急性巣状細菌性腎炎が腎膿瘍化した症例
造影CT　左腎に腫瘤状の造影不良域が認められる(→). 中心部に円形の造影欠損域を認める(▶).

図3 70歳台男性　腎盂癌
造影CT　腎杯から連続して腎実質内に造影不良域がみられる(→). 造影不良域に隣接する腎杯内に造影される病変があれば腎盂癌を疑う(▶).

文　献

1) Rosenfield AT, Glickman MG, Taylor KJ, et al：Acute focal bacterial nephritis (acute lobar nephronia). Radiology 1979；132：553-561.
2) Talner LB, Davidson AJ, Lebowitz RL, et al：Acute pyelonephritis：can we agree on terminology? Radiology 1994；192：297-305.

症例 5-3

レベル1

症例 5-3-1 70歳台女性．1年前に左尿管癌に対して左腎尿管全摘術後．発熱（39℃）で受診した（図1）．

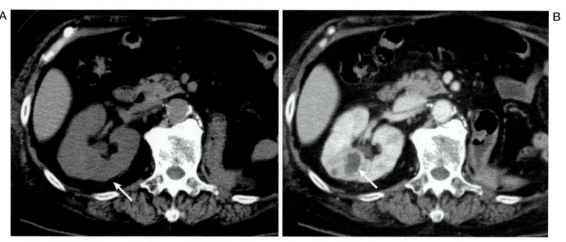

図1　A：単純CT，B：造影CT（腎実質相）

症例 5-3-2 80歳台女性．4日前から急性腎盂腎炎に対して抗菌薬による治療が行われていたが，発熱，炎症反応の改善が乏しいために造影CT検査が施行された（図2）．

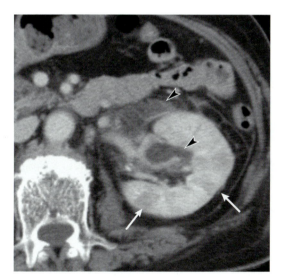

図2　造影CT（腎実質相）

 単純CT（図1A）では右腎中部に限局性の腫大が認められる（→）．造影CT腎実質相（図1B）では右腎実質内に厚い壁により覆われた液体貯留腔が認められる（→）．

CT所見 症例5-3-2 造影CT腎実質相（図2）では左腎のびまん性腫大，腎実質内に楔状の造影不良域（→），腎洞部や腎周囲腔に液体貯留腔が認められる（▶）．

診 断 症例5-3-1 　腎膿瘍
症例5-3-2 　急性腎盂腎炎，腎周囲膿瘍

経 過 症例5-3-1 　血液培養で *Staphylococcus caprae* が検出された．抗菌薬の経静脈投与により治癒した．
症例5-3-2 　左尿管ステント留置，経静脈的な抗菌薬の継続投与によって軽快した．

問 題 **Q1.** 腎膿瘍の形成における2通りの感染経路は何か？
Q2. 腎膿瘍の治療法は何か？
Q3. 腎周囲膿瘍の治療法は何か？

解 答 **A1.** 尿路の逆行性感染と他部位の感染巣からの血行性感染．
A2. 内科的治療をまず行い，内科的治療に抵抗性の場合や膿瘍が大きい（≧3 cm）場合は経皮的ドレナージを考慮する．血行性感染では原因となっている感染巣の治療も必要である．
A3. 内科的治療をまず行うが，治療抵抗性の場合が多く，引き続いて経皮的ドレナージが選択される．経皮的ドレナージ効果が不良の場合や多房性の膿瘍の場合は開放手術下でのドレナージが選択される．

画像所見のポイント

- 腎膿瘍・腎周囲膿瘍はそれぞれが単独で存在することもあれば，合併してみられることもある．
- いずれも超音波検査では低エコー輝度を呈する．経時的に膿瘍壁のエコー輝度は上昇する．
- CTでは吸収値が低い腎腫瘤，腎周囲腔の液体貯留を呈する．病早期には被膜が不明瞭のこともある．
- 膿瘍の被膜の描出のために造影CT検査による評価が望ましい．膿瘍腔内には造影効果は認められない．
- 腎周囲腔の脂肪組織の混濁や腎筋膜の肥厚などの所見は急性腎盂腎炎と同様にみられる．
- 腎周囲膿瘍では腹壁や骨盤内や大腰筋への広がりの有無やドレナージ経路についても検討する．
- 腎以外の臓器が膿瘍の原因となっている場合もあるので，他臓器にも注意を払う必要がある．
- 腎膿瘍および腎周囲膿瘍の超音波検査，CT検査の感度はそれぞれ70～86％，90～100％とされる．

腎膿瘍，腎周囲膿瘍

　急性腎盂腎炎が液状化して腎膿瘍（renal abscess）へ移行する場合と，他部位の感染巣から血行性に感染が生じ，膿瘍を形成する場合がある．血行性感染では一般に腎皮質に複数の膿瘍を形成するとされる．腎膿瘍が腎周囲に広がったものが腎周囲膿瘍（perinephric abscess）である．腎周囲膿瘍も腎膿瘍が腎被膜を越えて，腎周囲腔へ広がる場合と，血行性の感染で腎周囲に直接膿瘍を形成する場合がある．水腎症があると，尿路の内圧が上昇するために腎膿瘍が腎周囲膿瘍に進展しやすい．尿路の逆行性感染では大腸菌が多く，血行性感染では黄色ブドウ球菌が多い．血行性感染では尿路と膿瘍に交通性がない場合には膿尿や細菌尿を呈さない場合があり，注意が必要である．

腎実質内・腎周囲腔の低吸収値・造影不良を呈する腫瘤の鑑別診断

　壊死，浸潤傾向が非常に強い腎細胞癌，腎盂癌が鑑別診断にあげられる．病変内部に一部でも完全に壊死に陥っていない腫瘍の造影効果が認められれば，膿瘍腔と鑑別が可能である．

文　献

1) Rubilotta E, Balzarro M, Lacola V, et al：Current clinical management of renal and perinephric abscesses：a literature review. Urologia 2014；81：144-147.

症例 5-4

レベル1

症例 5-4-1　70歳台女性，発熱（図1）．

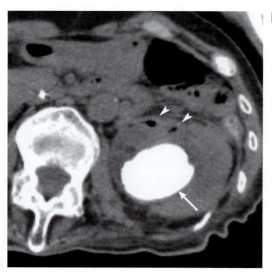

図1　単純CT

症例 5-4-2　60歳台，発熱，右腰部痛．糖尿病の既往がある（図2）．

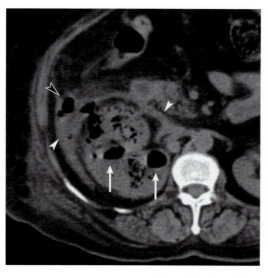

図2　単純CT　（茨木済生会病院泌尿器科　濱田修史先生のご厚意による）

CT所見 症例5-4-1　単純CT（図1）で左腎盂内に巨大な石灰化病変がみられる（→）．左腎盂内に少量の空気が認められる（▶）．腎実質内には空気は認められない．

CT所見 症例5-4-2　単純CT（図2）で右腎の腫大，右腎内に泡沫状の空気が認められる（→）．右傍結腸溝や腎筋膜に沿って液体（白矢頭）と空気（黒矢頭）が貯留している．

診 断	症例 5-4-1	左腎結石，気腫性腎盂炎
	症例 5-4-2	気腫性腎盂腎炎

経 過	症例 5-4-1	抗菌薬の経静脈的投与によって解熱が得られた．
	症例 5-4-2	抗菌薬治療の経静脈的投与によって解熱が得られた．

問 題　**Q1.** 気腫性腎盂腎炎を罹患しやすい患者のリスク因子は何か？

　　　Q2 気腫性腎盂腎炎の起因菌は何が多いか？

　　　Q3. 気腫性腎盂腎炎の致死率はどれくらいか？

解 答　**A1.** 糖尿病，尿路結石，尿路閉塞などが知られる．特に糖尿病は気腫性腎盂腎炎の患者の 80～96％にみられる．

　　　A2. 大腸菌（*Escherichia coli*）がほとんどで，*Klebsiella pneumoniae，Proteus mirabilis* などが知られる．

　　　A3. かつては 80％近かったが，抗菌薬治療やドレナージ治療の発達によって現在は 15～20％である．

画像所見のポイント

- 腎盂内に限局してガスがみられるものが気腫性腎盂炎，腎実質内にもガスがみられるものが気腫性腎盂腎炎である．
- 腹部単純 X 線写真では腸管ガスとの分離が難しい場合が多い．超音波検査ではガスを反映した高輝度がみられるが，ガスが少量の場合は同定が困難な場合がある．
- CT では微量なガスの検出も可能である．CT による気腫性腎盂腎炎の重篤度に関する分類には Wan らの分類と Huang らの分類が知られている（表 1, 2）．

気腫性腎盂炎と気腫性腎盂腎炎

　気腫性腎盂炎（emphysematous pyelitis）は腎杯・腎盂内腔や壁内，腎洞内に空気を伴う感染である．腎実質内に空気を認める気腫性腎盂腎炎とは区別される．気腫性腎盂炎の方が気腫性腎盂腎炎よりも予後がよい．

　気腫性腎盂腎炎（emphysematous pyelonephritis）は極めて重篤な腎の急性壊死性感染症である．抗菌薬治療やドレナージ治療の発達によって致死率はかつてよりも改善したが，いまだ 15～20％と高い．患者のほとんどはコントロールが不良な糖尿病患者である．尿路閉塞もリスク因子とされる．起因菌のほとんどは大腸菌である．治療は抗菌薬と経皮的ドレナージが基本となるが，保存的治療に抵抗性の症例や，ガスや膿瘍が腎周囲腔へ広がっており，かつ次の予後危険因子；血小板減少，急性腎不全，意識障害，ショックのうち 2 つ以上がみられる場合は腎摘除術の対象となる．

表 1　気腫性腎盂腎炎：Wan らの分類

Ⅰ型	予後不良	ガスを伴った腎実質の破壊・壊死．液体貯留を伴わない
Ⅱ型	予後良好	腎実質・腎周囲・腎盂内のガス貯留．液体貯留を伴う．

表 2　気腫性腎盂腎炎：Huang らの分類

Class 1	ガスが尿路だけにある（気腫性腎盂炎）
Class 2	ガスが腎実質内のみにある
Class 3A	ガスや膿瘍が腎周囲（腎筋膜内）にある
Class 3B	ガスや膿瘍が腎筋膜を越えて隣接する腸腰筋にまで進展している
Class 4	両側腎あるいは単腎への感染に分類する

腎盂・腎杯内の空気の鑑別診断

　導尿後，逆行性腎盂造影後，腎瘻造設術後などの医原性の空気の混入．

文　献

1) Wan YL, Lee TY, Bullard MJ, et al：Acute gas-producing bacterial renal infection：correlation between imaging findings and clinical outcome. Radiology 1996；198：433-438.
2) Huang JJ, Tseng CC：Emphysematous pyelonephritis：clinicoradiological classification, management, prognosis, and pathogenesis. Arch Intern Med 2000；160：797-805.

症例 5-5　レベル2

80歳台女性．両側腎結石で経過観察されていた．今朝から発熱（37.7℃），左腰背部痛が出現した．

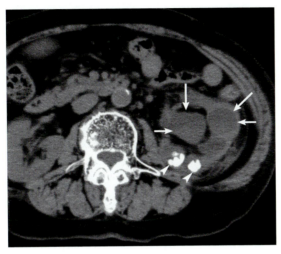

図1　単純CT

CT所見　単純CT（図1）では左腎杯・腎盂の拡張を認める（大矢印）．左腎杯内に石灰化病変を認める（▶）．左腎杯・腎盂内背側の吸収値が若干高い貯留物によってfluid-fluid level（液面形成）が認められる（小矢印）．

診断　膿腎症

経過　左尿管ステント留置のうえ，抗菌薬の経静脈投与によって症状の改善を認めた．

問題
Q1．腎実質内に膿が貯留した状態を膿腎症という．正しいか誤りか？
Q2．発熱がみられない場合もある．正しいか誤りか？
Q3．治療法は何か？

解答
A1．誤り．腎実質内に膿が貯留した状態は腎膿瘍である．腎杯・腎盂に膿が貯留した状態が膿腎症である．
A2．正しい．膿腎症患者の15%は平熱とされる．微熱や体重減少や鈍痛のような慢性感染症のような症状を呈する場合もある．
A3．抗菌薬による治療に加えて，腎瘻や尿管カテーテル留置によるドレナージが必要である．

画像所見のポイント

- 尿路感染が疑われる臨床症状がある場合や，急性腎盂腎炎の画像所見がみられる場合に膿腎症を疑って腎盂・腎杯内を詳細に観察する．

- 腎杯・腎盂の拡張と腎盂内の尿の吸収値上昇や液面形成がみられれば膿腎症である．
- 健常な尿と膿尿のCT値差はないか，わずかであるためウィンドウ幅を狭めて観察した方が検出しやすい（図2）．
- 腎盂壁の肥厚や造影効果の亢進も副所見として重要である．
- 超音波検査では腎盂内の尿に内部エコーがみられる．

膿腎症

膿腎症（pyonephritis）は急性腎盂腎炎，尿路結石，腫瘍などで上部尿路に膿尿が貯留した状態である．腎実質内に膿瘍が貯留する腎膿瘍と混同されやすい．膿腎症は容易に敗血症へ移行するため，迅速な診断と腎瘻や尿管カテーテル留置による緊急ドレナージの適応である．

腎盂・腎杯の拡張の鑑別診断

1）水腎症

腎杯・腎盂内の尿のCT値が高くない場合，水腎症（hydronephrosis）と膿腎症はCTでは鑑別が困難である．MRIのT2強調像では膿瘍は健常尿に比しやや低信号となる．拡散強調画像では水腎症では低信号であるのに対して膿尿は著明な高信号となる．超音波検査では膿尿では腎盂内の尿に内部エコーがみられる．

2）腎盂出血

出血によって腎盂内の尿のCT値が上昇した場合に膿尿との鑑別が困難である．

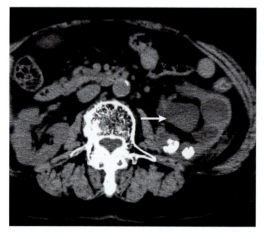

図2　膿腎症（図1と同症例）
単純CT　図1よりウィンドウ幅を狭めてある．fluid-fluid level（液面形成）の検出がしやすい（→）．

文献

1) Craig WD, Wagner BJ, Travis MD：Pyelonephritis：radiologic-pathologic review. RadioGraphics 2008；28：255-277
2) Yuruk E, Tuken M, Sulejman S, et al：Computerized tomography attenuation values can be used to differentiate hydronephrosis from pyonephrosis. World J Urol 2017；35：437-442.

症例 5-6　レベル2

80歳台女性．乳癌の術後の定期経過観察のためにCT検査が行われた．症状はない．

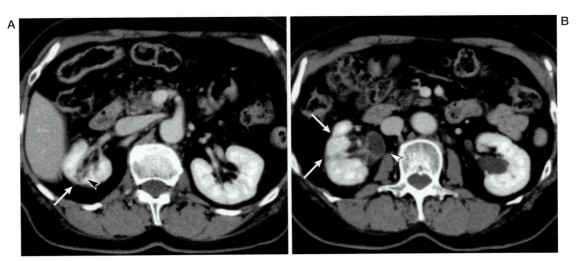

図1　A, B：造影CT（腎実質相，AはBの頭側のスライス）

CT所見　造影CT腎実質相（図1A, B）では右腎の複数か所に限局性の萎縮が認められる（→）．右中腎杯が腎錐体内に牽引されている（A，黒矢頭）．右腎盂の拡張と腎盂壁の造影効果の亢進が認められる（B，白矢頭）．

診　断　慢性腎盂腎炎

経　過　無治療で経過観察されている．

問題
Q1. 原因として頻度が高いものは何か？
Q2. 症状はどのようか？
Q3. 治療法は何か？

解答
A1. 膀胱尿管逆流症，閉塞性尿路疾患，感染性腎結石．
A2. 急性腎盂腎炎と比較して軽微であり，腰痛や微熱を訴えるか無症状の例もみられる．
A3. 抗菌薬による治療あるいは無治療．

画像所見のポイント

- 腎の瘢痕状萎縮，皮質の菲薄化，残存正常腎の過形成，腎杯の棍棒状変形と腎錐体内への牽引などの所見がみられる．
- 正常腎の代償性肥大部分が腫瘤状を呈する場合があり，腫瘍性病変との鑑別が必要となる．診断にはMRIが有用で，代償性肥大部分は正常腎と同様な信号パターンを呈する

慢性腎盂腎炎

慢性腎盂腎炎（chronic pyelonephritis）は，病理学的には腎への細胞浸潤，尿細管間質の線維化，尿細管の拡張や萎縮などの間質性腎炎の所見を呈し，画像上は腎の瘢痕状萎縮や腎杯の変形などを呈する．原因は単一ではなく，膀胱尿管逆流症をはじめとした尿路の異常に伴う感染，糖尿病，免疫不全，尿路結石，尿路閉塞などが知られている．小児でみられる慢性腎盂腎炎は大部分が膀胱尿管逆流症とされる．慢性腎盂腎炎が現在進行形の慢性的な感染なのか，過去の1回の感染の結果なのか複数回の感染の結果なのかは明らかになっていない．慢性腎盂腎炎のなかには高血圧を伴う例や慢性腎不全へ進行する例もみられる．慢性腎盂腎炎の症状は急性腎盂腎炎と比較して軽微であり，腰痛や微熱のみを訴える症例や細菌尿や膿尿を認めるものの自覚症状を欠く症例も多い．時に腰痛，高熱といった急性増悪症状をみることがある．慢性腎盂腎炎の治療は抗菌薬の投与であるが，症状がない患者に対しては積極的な治療は推奨されていない．また，瘢痕化している部分の腎機能の改善は期待しがたい．

腎表面の凹凸の鑑別診断

1）胎児性分葉

慢性腎盂腎炎が腎杯を頂点として区域性に萎縮がみられるのに対して，胎児性分葉の腎表面の陥凹は腎杯と腎杯の間の腎柱に一致してみられる（図2）．

2）腎梗塞後の萎縮

画像所見のみによる鑑別が困難であり（図3），既往歴や心房細動の有無などを参考にする．

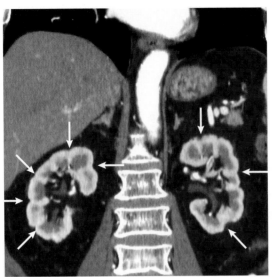

図2 50歳台男性 胎児性分葉
造影CT冠状断像 両側腎皮質に陥凹が多数認められる(→). 陥凹は腎柱がある部分に一致して規則正しく認められる.

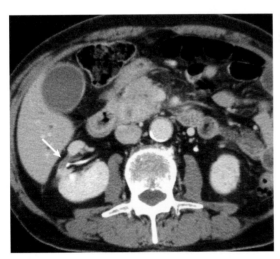

図3 60歳台男性 陳旧性腎梗塞
造影CT 右腎に限局性の萎縮,造影不良を認める(→).

文献

1) Craig WD, Wagner BJ, Travis MD：Pyelonephritis：radiologic-pathologic review. RadioGraphics 2008；28：255-277.

症例 5-7 レベル1

膀胱癌(上皮内癌)に対してBCG治療やTUR-BTの治療歴がある(最終BCG治療は2年前,最終TUR-Btは3か月前).図1は3か月前の画像,図2は今回の画像.

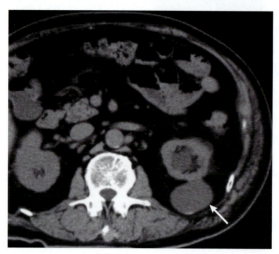

図1 単純CT(3か月前)

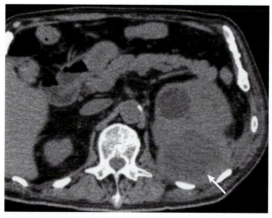

図2 単純CT(今回)

CT所見 過去の単純CT(図1)では左腎の背側に囊胞性病変が認められる(→).今回の単純CT(図2)では左腎が全体に腫大している.囊胞性病変の増大,内腔に吸収値が若干高い貯留物が認められる(→).

診 断 感染性腎囊胞

経 過 感染性腎囊胞の穿刺,排膿,カテーテル留置,洗浄を行った.膿瘍の培養では*Serratia marcescens*が検出された.3週間の治療によって感染の改善が認められたのでカテーテルは抜去された.

問 題 **Q1.** 単純性腎嚢胞以外に感染性腎嚢胞を合併しうる疾患は何か？
Q2. 治療法は何か？

解 答 **A1.** 常染色体優性多発性嚢胞腎，多嚢胞性腎萎縮．
A2. 抗菌薬治療が抵抗性の症例やサイズが大きい症例は穿刺，ドレナージが考慮される．

画像所見のポイント

- CTでは既存の嚢胞壁の肥厚，造影効果，隣接する腎周囲腔の脂肪組織の混濁などがみられる．
- 嚢胞のサイズの増大や嚢胞内に通常の嚢胞よりも吸収値が高い貯留物みられる場合もある．

感染性腎嚢胞

　感染性腎嚢胞(infected renal cyst)は，既存の嚢胞に感染を生じたものをいう．単純性の腎嚢胞でも感染を生じうるが，常染色体優性多発性嚢胞腎や多嚢胞性腎萎縮の合併症としても重要である．治療は抗菌薬による治療が主体となるが，嚢胞内容へは抗菌薬が移行しにくいため，治療抵抗性の症例もみられる．このような症例や尿路結石や水腎症を伴うものや，嚢胞径が5cm以上と大きい症例では経皮的ドレナージ術や開腹手術が考慮される．

壁が厚い嚢状腫瘤の鑑別診断

1）腎膿瘍

　画像所見は感染性腎嚢胞とよく似るため既存の嚢胞の有無が不明な場合には鑑別が困難である．

2）複雑性腎嚢胞

　出血を伴った複雑性腎嚢胞は類似した所見を呈する場合がある．その場合は感染徴候の有無から判別するしかない．

文 献

1) Lantinga MA, Casteleijn NF, Geudens A, et al：Management of renal cyst infection in patients with autosomal dominant polycystic kidney disease：a systematic review. Nephrol Dial Transplant 2017；32：144-150.

症例 5-8

レベル3

50歳台女性．右背部痛，咳嗽を主訴に来院．

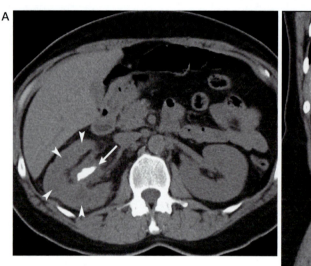
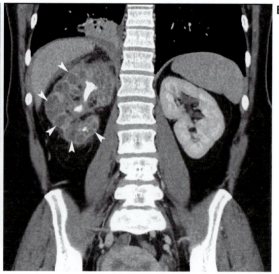

図1　A：単純CT，B：造影CT冠状断像　（メイヨークリニック放射線科 高橋直幹先生のご厚意による）

CT所見　単純CT（図1A）で，右腎盂内に石灰化病変が認められる（→）．単純CTでは右腎髄質内に低吸収域が多発している（▶）．造影CT（図1B）では右腎髄質内の病変の造影効果は乏しい（▶）．

診断　右腎結石，黄色肉芽腫性腎盂腎炎

経過　右腎摘除術が施行された．横隔膜への炎症の波及，癒着が高度であった．

問題
Q1. 症状は何か？
Q2. どのような結石を伴いやすいか？
Q3. 治療法は何か？

解答
A1. 特異的な症状はなく，不快感，体重減少，微熱，血尿，側腹部痛などがみられる．
A2. 感染性結石を主成分とした珊瑚状結石．
A3. 抗菌薬による治療に抵抗性の症例は腎部分切除術や腎摘除術が検討される．

画像所見のポイント

- 単純・造影CT検査で診断を行う.
- 典型的には腎杯・腎盂を鋳型状に占拠する石灰化病変(珊瑚状結石)が背景にある. 珊瑚状結石による水腎症はみられる場合もみられない場合もある.
- 腎病変はびまん型と限局性に分類され,びまん型が80%以上を占める.限局性は炎症が実際に限局性に生じている場合と,重複腎盂尿管の上・下半腎のどちらかに生じている場合がある.
- 病変は膿瘍を伴ったり,腎周囲腔,腰筋へ浸潤したり皮膚や結腸と瘻孔を形成したりする場合もある.
- びまん型では腎のびまん性腫大,脂肪を含んだマクロファージ塊を反映した腎実質内の低吸収域が認められる.この部分は造影効果はないか軽度認められる.
- 腎杯の拡張を伴う場合もあるが,この低吸収域が拡張した腎杯ではなく腎髄質内に生じている炎症物質の充満である点は本疾患の診断において重要である(図2).

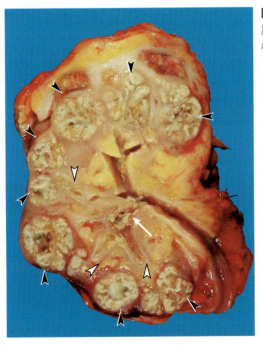

図2 黄色肉芽腫性腎盂腎炎の肉眼標本
黒矢頭が肉芽腫,白矢頭が拡張していない腎杯,→が腎盂内の結石.

黄色肉芽腫性腎盂腎炎

　黄色肉芽腫性腎盂腎炎（xanthogranulomatous pyelonephritis：XGP）はまれな慢性腎盂腎炎である．XGP は全年齢に発生しうるが，中年女性における発生が最も多い（男女比1：2）．糖尿病の合併が10％にみられる．XGP に特異的な症状はなく，不快感，体重減少，微熱，血尿，側腹部痛などがみられる．尿検査では膿尿，細菌尿がみられる．XGPは典型的には感染性，珊瑚状結石を伴う．XGP の起因菌は大腸菌（*Escherichia coli*）が最多で，*Proteus mirabilis* がそれに続く．結石と繰り返す感染のために腎実質が破壊され，脂肪を含んだマクロファージ塊によって置換される．患側腎は無機能腎に陥ることが多く，感染巣の除去のために腎摘出術が選択される．

腎髄質内のびまん性低吸収域の鑑別診断

水腎症

　腎杯の拡張と腎萎縮，腎実質が菲薄化している場合に，拡張した腎杯が黄色肉芽腫性腎盂腎炎でみられる腎実質内の低吸収域と類似した所見となる場合がある．腎杯の拡張としては説明ができない腎実質内の低吸収域が存在すれば，黄色肉芽腫性腎盂腎炎と診断可能である．

腎実質内の腫瘤の鑑別診断

さまざまな腎腫瘍や腎盂癌の腎浸潤，腎膿瘍

　いずれの疾患も非典型的な所見を呈した場合に，限局性の黄色肉芽腫性腎盂腎炎との鑑別は困難である．

文　献

1) Craig WD, Wagner BJ, Travis MD：Pyelonephritis：radiologic-pathologic review. RadioGraphics 2008；28：255-277

症例 5-9　レベル3

70歳台男性．表在性膀胱癌に対してTUR-Bt治療とBCG膀胱内注入療法を3か月前に施行された．1か月前から微熱が遷延している．

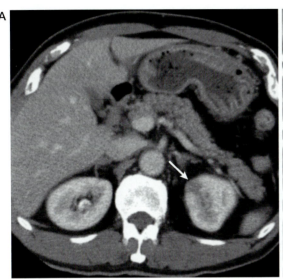 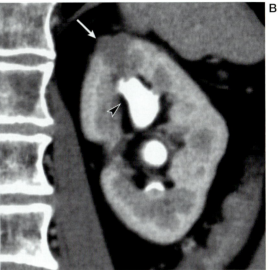

図1　A：造影CT，B：造影CT冠状断像

CT所見　造影CTで，左腎上極に2cm大の乏血性の結節が認められる（図1A，→）．病変（図1B，→）は上腎杯と隣接しているが，腎杯内には占拠性病変は認められない（図1B，▶）．

診断　Bacillus Calmette Guérin（BCG）関連腎肉芽腫症

経過　腎盂癌の腎浸潤が否定できなかったため腎摘出術が施行された．病理診断では病変部に腫瘍性病変は認められず，乾酪性壊死を伴う肉芽腫と類上皮肉芽腫の集簇があり，BCG関連腎肉芽腫症と診断された．

問題
Q1. BCGはどのような膀胱癌に対して使用されるか？
Q2. BCG関連肉芽腫症は腎臓以外ではどの臓器で生じるか？
Q3. 治療法は何か？

解答
A1. 表在性膀胱癌．
A2. 肺，肝，骨髄，骨，腎，眼球，血管，膀胱，前立腺，精巣上体，精巣など．
A3. 抗結核薬とステロイドによる治療が中心となる．

画像所見のポイント

- 腎実質内に境界不明瞭な腫瘤を形成する．腫瘤には軽度の造影効果がみられる．
- 腫瘤部に接する腎杯の形状は保たれるという "central unaffected calyx sign" が腎杯の変形を伴う悪性腫瘍やヒト結核(*Mycobacterium tuberculosis*)感染との鑑別に有用とされる(Note)．

BCG 関連腎肉芽腫症

表在性膀胱癌に対してウシ型弱毒結核菌(*Mycobacterium bovis*)である BCG の膀胱内注入療法のまれな合併症である．尿管口周囲の経尿道的切除術(TUR)後に生ずる膀胱尿管逆流が原因ともいわれるが，膀胱尿管逆流がない症例における発生もみられるため，血行性感染の可能性も考えられている．

腎の境界不明瞭な腫瘤の鑑別診断

1) 腎実質浸潤をきたした腎盂癌

腎杯から連続して腎実質内に造影不良域がみられる．造影不良域に隣接する腎杯内に造影される病変があれば腎盂癌を疑う．

2) 浸潤性発育を呈する腎細胞癌

腎実質内に限局している場合は鑑別診断が困難である．

▶Note　腎結核症

> 肺外結核症のなかでは最も頻度が高いとされるが，実際に遭遇することはまれである．急性期には腎杯の破壊像，腎乳頭壊死，腎膿瘍，水腎・水尿管が認められる．その後，腎杯の線維化，変形によって腎盂の拡張を伴わない腎杯の拡張がみられる．終末期には腎の萎縮，石灰化による漆喰腎の像を呈する．

文　献

1) Senés AT, Badet L, Lyonnet D, et al：Granulomatous renal masses following intravesical bacillus Calmette Guérin therapy：the central unaffected calyx sign. Br J Radiol 2007；80：230-233.
2) Pérez-Jacoiste Asín MA, Fernández-Ruiz M, López-Medrano F, et al：Bacillus Calmette-Guérin (BCG) infection following intravesical BCG administration as adjunctive therapy for bladder cancer：incidence, risk factors, and outcome in a single-institution series and review of the literature. Medicine (Baltimore) 2014；93：236-254.

症例 5-10 レベル3

70歳台男性．2～3か月前から頸部リンパ節の腫脹を認めていた．右頸部リンパ節生検ではIgG4陽性細胞が多数認められた．血中IgG4値は365 mg/dLに上昇しておりIgG4関連疾患と診断された．他病変の検索のために造影CT検査が施行された．

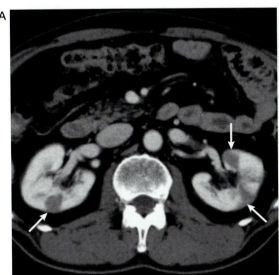 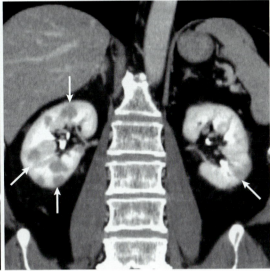

図1　A：造影CT，B：造影CT冠状断像

CT所見　両側腎に結節状ないし楔状の造影不良域が多発している（図1 A, B，→）．

診断　IgG4関連腎臓病

経過　ステロイドによる継続治療中である．腎病変は腎の萎縮を伴いながら縮小した．

問題
Q1. IgG4関連疾患包括診断基準で定められた高IgG4血症の基準値は何か？
Q2. 腎以外にIgG4関連疾患の病変が生じうる臓器は何か？
Q3. IgG4関連腎臓病患者で最も高頻度にIgG4関連疾患の合併がみられる臓器は何か？

解答
A1. 135mg/dL 以上．
A2. 膵臓，胆管，涙腺・唾液腺，中枢神経，甲状腺，肺，肝臓，消化管，腎臓，乳腺，前立腺，後腹膜組織，動脈，リンパ節，皮膚．
A3. 唾液腺．

画像所見のポイント

- 診断は IgG4 関連腎臓病診断基準（図2）に沿って行われる．診断には CT 検査，特に造影 CT 検査が有用である．ただし，腎機能低下症例が多いため単純 MRI 検査の施行を考慮してもよい．
- IgG4 関連腎臓病診断基準に記載されている病変のパターンは次の3通りである．① びまん性腎腫大，② 腎実質の結節状あるいは楔状造影不良，③ 腎盂壁の肥厚．このなかでは腎実質の造影不良がみられる頻度が最も高い．また，この造影不良は腎皮質優位にみられることが特徴である．
- MRI, T1 強調像では正常腎実質と等信号，T2 強調像では淡い高信号，拡散強調画像では淡い高信号を呈する．
- これらの所見のほかに，腎周囲に腎被膜に沿った軟部組織の増生を見ることもある．慢性期では腎盂腎炎後や腎梗塞後などのような多発瘢痕状萎縮を呈する場合もある．

IgG4 関連腎臓病

　IgG4 関連疾患とは IgG4 関連疾患包括診断基準によれば，リンパ球と IgG4 陽性形質細胞の著しい浸潤と線維化により，同時性あるいは異時性に全身諸臓器の腫大や結節・肥厚などを認める原因不明の疾患である．

　罹患臓器としては膵臓，胆管，涙腺・唾液腺，中枢神経，甲状腺，肺，肝臓，消化管，腎臓，乳腺，前立腺，後腹膜組織，動脈，リンパ節，皮膚などが知られている．多くの症例では複数臓器に病変が及び，全身疾患としての特徴を有するが，単一臓器病変の場合もある．臨床的には各臓器病変により異なった症状を呈し，臓器腫大，肥厚による閉塞，圧迫症状や細胞浸潤，線維化に伴う臓器機能不全など，ときに重篤な合併症を伴うことがある．

　IgG4 関連腎臓病は自己免疫性膵炎の 14〜30％ に合併するとされる．逆に，IgG4 関連腎臓病に他臓器の IgG4 関連病変を合併する頻度は 83〜95％ でみられるとされる．なかでも唾液腺炎の合併が最も高頻度(71％)であり，自己免疫性膵炎の合併は 32％ とされる．したがって IgG4 関連腎臓病は通常，既知の IgG4 関連疾患症例あるいは IgG4 関連疾患が疑われている状況で，腎機能低下を契機に，あるいは画像診断で偶然に発見されることが多い．腎病変が単独でみられることもまれにはあるものの，腎臓に単独の病変が認められたときに画像所見のみから安易に IgG4 関連腎臓病と診断せずに，腎悪性腫瘍や炎症性疾患を慎重に除外すべきである．

　IgG4 関連と鑑別を要する全身の臓器に病変を生ずる疾患として，悪性腫瘍(癌，悪性リンパ腫)，サルコイドーシス，膠原病，血管炎，多中心性 Castleman 病などがある．これらの疾患においても，高 IgG4 血症や IgG4 陽性細胞増多が観察されうることが近年，知られてきており，診断には注意を要する．

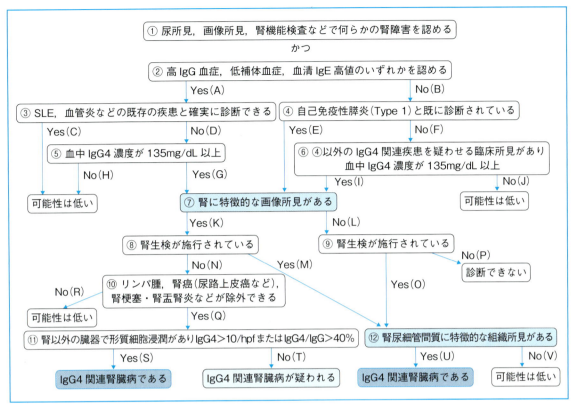

図2 IgG4 関連腎臓病診断基準（IgG4 関連腎臓病ワーキンググループ報告，IgG4 関連腎臓病診療指針．日腎会誌 2011；53：1062-1073，より改変）

IgG4 関連腎臓病の鑑別診断

1）びまん性腎腫大の鑑別診断

糖尿病性腎症，ネフローゼ，腎盂腎炎，水腎症など．他臓器病変の有無と併せて診断する．

2）腎実質の結節状，楔状造影不良の鑑別診断

急性腎盂腎炎，腎梗塞，転移性腎腫瘍，悪性リンパ腫，腎盂癌の腎浸潤，サルコイドーシスなど多岐にわたる．IgG4 関連腎臓病では造影不良は腎皮質優位にみられることが特徴とされるが，これらの鑑別に有用といえるほど特異的な所見とまではいえない．

3）腎盂壁の肥厚の鑑別診断

腎盂癌，悪性リンパ腫など．腎盂癌は通常，粘膜面から内腔へ突出するような病変がみられる．悪性リンパ腫とは鑑別診断が困難な場合も多い．

文　献

1) Kawano M, Saeki T, Nakashima H, et al：Proposal for diagnostic criteria for IgG4-related kidney disease. Clin Exp Nephrol 2011；15：615-626.
2) Tang CSW, Sivarasan N, Griffin N：Abdominal manifestations of IgG4-related disease：a pictorial review. Insights Imaging 2018；9：437-488.

6章

腎盂・尿管病変

症例 6-1

レベル1

40歳台男性．腎盂，尿管正常像．

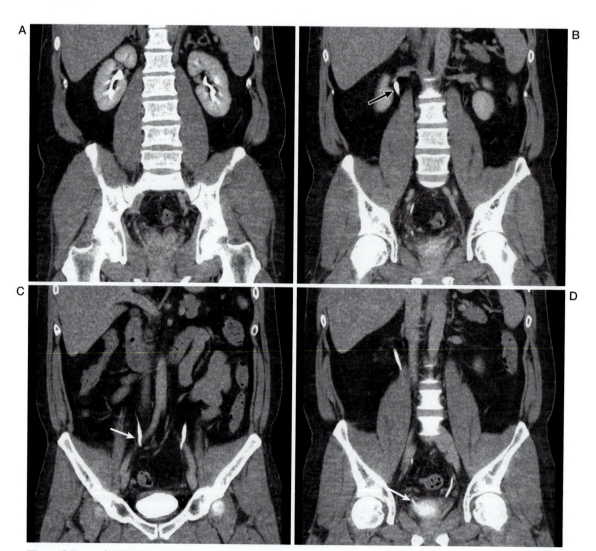

図1 造影CT（排泄相）冠状断像　A：腎盂～腎杯レベル，B：腎盂尿管移行部レベル，C：外腸骨動静脈交差部レベル，D：膀胱尿管移行部レベル

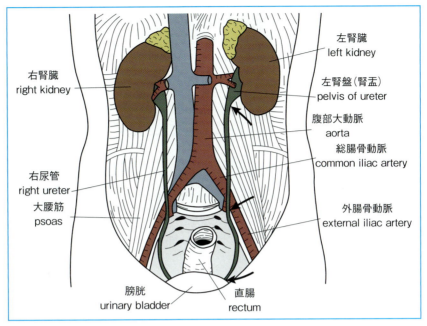

図2 尿管のシェーマ （文献2）より一部改変して転載）

問題 Q1. 尿管の生理的狭窄部はどこか？
Q2. 上部尿管と中部尿管の境界はどこか？

解答 A1. 腎盂尿管移行部，外腸骨動静脈との交差部，膀胱尿管移行部（図2の矢印部）．
A2. 腸骨稜上縁．

腎盂，尿管の解剖

腎乳頭から隣接して小腎杯が形成され，この部位で遠位尿細管が開口する．複数の小腎杯が合流して大腎杯となり，さらに大腎杯が合流して腎盂に移行する（図1A）．腎盂の壁は尿管粘膜，粘膜下層，平滑筋層，外膜からなる．

尿管は通常は左右1本ずつで，漏斗状の腎盂尿管移行部に始まり，大腰筋の腹側で下行する．長さは25〜30 cm，直径4〜7 mm[1]．両側とも外腸骨動静脈と交差し，最終的に内前方に向かって膀胱へ開口する．生理的狭窄部位として，腎盂尿管移行部，外腸骨動静脈との交差部，膀胱尿管移行部の3か所がある（図1B〜D，→）．尿管の壁は腎盂と同じく尿管粘膜，粘膜下層，平滑筋層，外膜からなる．上部尿管は腎盂尿管移行部から腸骨稜上縁まで，中部尿管は腸骨に重なる部位，下部尿管は腸骨に重ならない遠位尿管で尿管膀胱移行部までとされている（図2）[2]．

CT urography：CTU

上部尿路病変の画像診断としての第一選択は以前では排泄性尿路造影（drip infusion pyelography：DIP）であったが，近年ではCT urography（CTU）となっており，ガイドラインでも推奨されている[3,4]．これは通常の造影CT実質相に加えて，造影剤が腎盂から

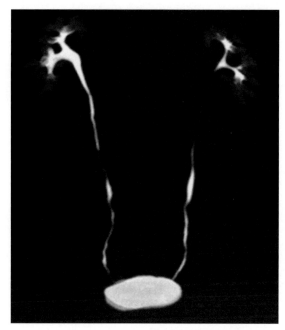

図3 CT urography（造影排泄相の MIP 像）

尿管に満たされる排泄相を追加したもので，横断像と冠状断像(図1A)が通常用いられるが，全体像を MIP 像として作成するとわかりやすくなる(図3)．これにより尿路内腔に突出する結節病変とのコントラストがつき，同定が容易になるというメリットがある．被曝線量が多いという欠点があるが，単純や実質相より線量を抑えるなどの工夫で対応可能と考える．

文　献

1) 吉田　修・監，小柳知彦・他編：新図説泌尿器科学講座，第1巻泌尿器診断学．メジカルビュー社，1999．
2) 山内昭雄・訳：スネル臨床解剖学 第3版．メディカル・サイエンス・インターナショナル，2002：268．
3) 日本泌尿器科学会・編：腎盂・尿管癌診療ガイドライン．2014：24-26．
4) 日本医学放射線学会・編：7章 泌尿器．画像診断ガイドライン．金原出版，2016：442-444．

症例 6-2 レベル1

60歳台男性．約3年前より肉眼的血尿あり，左側腹部痛で近医受診した際に病変を指摘される．

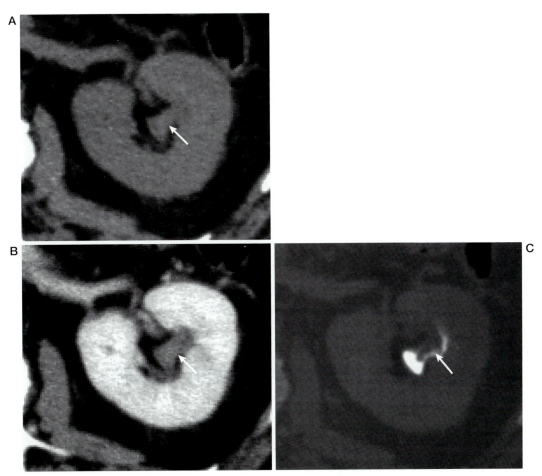

図1　A：単純CT，B：造影CT（実質相），C：造影CT（排泄相）

CT所見　単純CT（図1A）では病変（→）の同定が困難である．造影CT実質相（図1B）では弱い造影効果をもつ小腫瘤が左腎杯にあるようにみえるが，明瞭ではない（→）．排泄相（図1C）を参照すると，前述の小腫瘤が造影剤とのコントラストで明瞭に描出される（→）．

診　断　左腎盂癌，T1

経　過　術前化学療法後に本CTを撮像．その後，左腎盂尿管摘出術を施行し，腎盂癌 Stage T1 と診断された．

問 題 **Q1.** この病変は何歳以上がリスクとなるか？
Q2. この病変で最も多い組織型は何か？

解 答 **A1.** 40歳以上
A2. 尿路上皮癌．

腎盂癌：T1

腎盂癌(renal pelvis carcinoma)は，腎盂もしくは腎杯より発生する最も頻度の高い悪性腫瘍で，40歳以上より頻度が高くなり50〜70歳台が多い．腎盂尿管癌は，同じ尿路上皮から発生する膀胱癌に比し頻度は低く，全尿路上皮腫瘍の約5％を占めるとされている．組織型では尿路上皮癌が最も多く，90％以上である[1]．そのほかでは扁平上皮癌も尿路結石合併例でみられることがあり，結石による慢性の尿路刺激による扁平上皮化生に起因する[2]．臨床症状としては血尿(顕微鏡的血尿を含む)が最も多く，約8割にみられる．

腫瘍の形態としては腎盂内腔に突出する乳頭状のものと，非乳頭状のものがある．前者は結節病変として描出され，後者の一部は不整な壁肥厚として描出されることもある．腎盂尿管癌のT分類を提示する(**表**)．臨床的には周囲脂肪組織浸潤の有無(T2以下 or T3以上)が重要となってくるが，時にその判定は困難である．最近では，T1以下，low grade，単発，10mm以下を満たすと内視鏡治療の適応とされている[3]．

今回の症例では単純CTや造影実質相では同定が比較的困難であったが，排泄相を追加することで同定が容易となった．上部尿路内の微小な結節病変の場合は，CTUが有用と考えられる．

表 腎盂尿管癌のT分類	
T0	原発腫瘍を認めない
Tis	上皮内癌(carcinoma in situ：CIS)
Ta	乳頭状非浸潤癌
T1	上皮下結合組織に浸潤する腫瘍
T2	筋層に浸潤する腫瘍
T3	腎盂：筋層をこえて腎盂周囲脂肪組織または腎実質に浸潤
	尿管：筋層をこえて尿管周囲脂肪組織に浸潤
T4	隣接臓器または腎実質をこえて腎周囲脂肪組織に浸潤

(日本泌尿器科学会・日本病理学会・日本医学放射線学会・編：腎盂・尿管・膀胱癌取扱い規約 第1版．金原出版，2011：58)より許可を得て転載．)

文 献

1) 北島一宏，高橋 哲，末永裕子・他：腎盂尿管癌．画像診断 2014：34；1296-1305.
2) Narumi Y, Sato T, Hori S, et al：Squamous cell carcinoma of the uroepithelium：CT evaluation. Radiology 1989；173：853-856.
3) 徳田雄治，魚住二郎：III. 腎盂尿管癌，2. 臨床研究，3)治療 a. 腎盂尿管癌の治療総論．腎・泌尿器 基礎・臨床研究のアップデート．日本臨牀 2010；68；402-406.

症例 6-3

レベル1

80歳台女性．近医の超音波検査で右腎腫瘤を指摘され，精査目的に紹介受診．

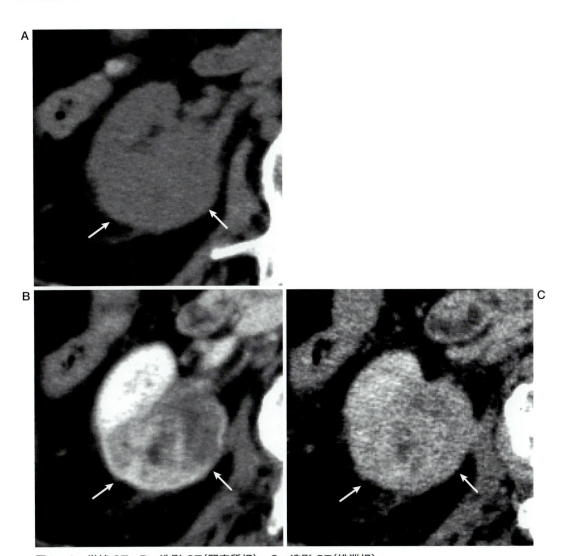

図1　A：単純CT，B：造影CT（腎実質相），C：造影CT（排泄相）

CT所見　右腎に造影効果の比較的弱い腫瘤が存在する（図1A, B，→）．腎の辺縁は保たれており，腎杯との境界が不明瞭で，腎実質に広範に進展する病変とわかる．排泄相（図1C）では，尿路への造影剤の流出が不良で，評価困難である．

診　断　右腎盂癌，右腎実質浸潤（T3）

経　過　右腎尿管全摘術を施行し，腎盂癌と診断．この後，化学療法が追加された．

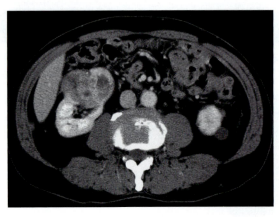

図2 70歳台男性 腎細胞癌
造影CT 腎より外側に突出する形態を呈する．

問題
Q1. この病変の発育形式は膨張性か，浸潤性か？
Q2. 鑑別疾患は何か？

解答
A1. 浸潤性．
A2. 浸潤性発育を示す腎癌〔淡明細胞癌，乳頭状癌(Type 2)，Bellini 管癌など〕，悪性リンパ腫，転移など．

腎盂癌：腎実質浸潤(T3)

腎盂癌は，周囲脂肪織浸潤や腎実質浸潤があった場合にはT3以上と診断される．CTやMRIでは判定が難しい場合も多く，腎と接して存在する腎盂癌でもT1のこともある（症例6-2）．今回の症例の場合は腎実質に病変が明らかに及んでいるため，腎盂癌ではT3と診断可能である．上述の鑑別疾患との区別は難しい場合も多いが，腎の輪郭が不整の場合は腎腫瘍の場合が多く（図2），腎の輪郭の形態が保たれている場合は腎盂発生の場合が多いと報告されている[1]．

文献

1) Wong-You-Cheong JJ, Wagner BJ, Davis CJ Jr：Transitional cell carcinoma of the urinary tract：radiologic-pathologic correlation. RadioGraphics 1998：18：123-142.

症例 6-4 レベル1

80歳台女性．膀胱腫瘍の精査目的でCT urographyを施行時，左尿管にも病変を指摘される．

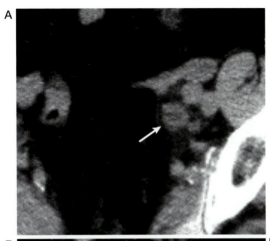
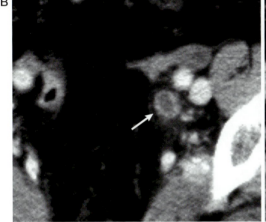
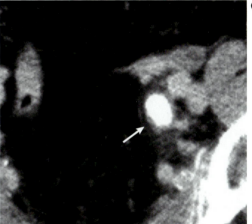

図1 A：単純CT，B：造影CT（腎実質相），C：造影CT（排泄相）

CT所見 左中部尿管に全周性の壁肥厚を認め（A，→），弱い造影効果を認める（B）．周囲脂肪組織には毛羽立ちを認める（図1A, B）．排泄相（図1C）では，特に追加情報はない

診断 左尿管癌，T2

経過 膀胱癌に対してTUR-Bt（経尿道的膀胱腫瘍切除術）を，左尿管癌に対して左腎盂尿管全摘術を施行された．

問題 Q1．この症例で尿管癌のほかに考慮すべき病態は何か？
Q2．尿管癌の治療方針は何か？

解 答　A1. 結石嵌頓に伴う，あるいはステント留置後の炎症性変化．

A2. 尿管癌病期 T3 以下では，腎盂尿管全摘術，T4 は化学療法．

尿管癌

　尿管腫瘍の発生頻度は腎盂腫瘍の約 1/4 とされている

　腎盂癌や尿管癌(ureteral cancer)では，壁肥厚として描出される場合もあり，不整な壁肥厚の場合は癌を第一に疑うことが可能であるが，本症例のように比較的平滑な壁肥厚の場合もある．この場合，CT urography (CTU)の排泄相を撮像しても追加情報は得られず，実質相で壁肥厚が明瞭になる．また腎盂癌や尿管癌では，CT や MRI で周囲脂肪組織に毛羽立ち様の変化がみられた場合は T3 以上を疑うことが原則であるが，随伴炎症により偽陽性となることもある[1]ので，注意が必要である．腎盂や尿管の平滑な壁肥厚を見た場合，結石嵌頓に伴う，あるいはステント留置後の炎症性変化でも同様にみられるので，随伴所見の有無の検討も必要である．

　なお，粘膜内癌(CIS)の場合は CT では異常所見として同定できない場合もあり，尿細胞診が重要な手掛りとなる．

文 献

1) Honda Y, Goto K, Sentani K, et al：T categorization of urothelial carcinomas of the ureter with CT：preliminary study of new diagnostic criteria proposed for differentiating T2 or lower from T3 or higher. AJR Am J Roentgenol 2015：204；792-797.

症例 6-5 レベル2

70歳台男性．20〜30歳台まで，60本/日の喫煙歴あり．急性胆嚢炎にて内科加療中，尿検査で潜血陽性となり，CT精査となる．

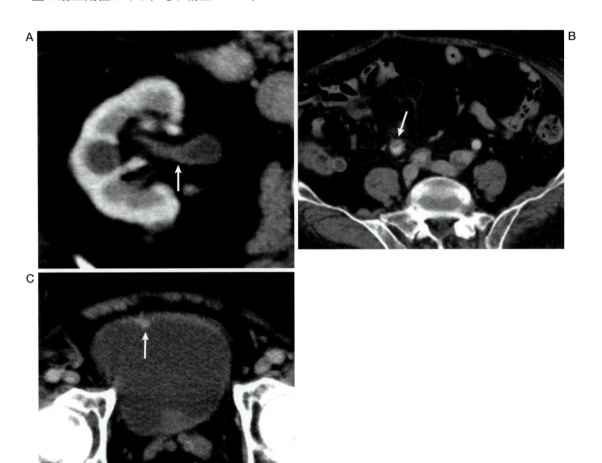

図1　A：造影CT（皮髄相），B：造影CT（排泄相），C：造影CT（腎実質相）

CT所見　造影CT皮髄相（図1A）で右腎盂に弱い造影効果のある壁肥厚を認める（→）．排泄相（図1B）で右中部尿管には内腔に突出する結節影を認める（→）．また腎実質相（図1C）では，膀胱前壁には小結節も認める（→）．

診　断　右腎盂癌（CIS），右尿管癌（T3），膀胱癌（T1）

経　過　右上部尿路上皮癌と膀胱癌が疑われ，右腎尿管全摘術とTUR-Btが施行された．いずれも病理診断は尿路上皮癌だった．

問 題 **Q1.** 上部尿路癌患者で膀胱癌を併発する場合と，膀胱癌患者で上部尿路癌が発見される場合，どちらが頻度は多いか？

Q2. 一般に，尿路上皮癌のリスクファクターは喫煙以外に何があるか？　3つあげよ．

解 答 **A1.** 上部尿路癌患者で膀胱癌を併発する場合．

A2. β-ナフチルアミン，フェナセチン，シクロホスファミド(医原性)．

腎盂・尿管癌：膀胱癌併発

　腎盂癌や尿管癌は，時に膀胱癌に随伴して多発性に発生することがある．腎盂・尿管癌に先行して膀胱癌の既往を有する割合は 10〜20％，同時性に膀胱癌を認める割合は 8.5〜13％と報告されている[1,2]．ただし，筋層非浸潤性膀胱癌の治療後 10 年以内に腎盂・尿管癌を認める頻度は 2〜4％と比較的まれである．また腎盂・尿管癌の術後に膀胱癌が発生(再発)する頻度は 30〜50％と比較的高く，術後 2 年以内に生じることが多いとされている[3]．

　なお，腎盂癌や尿管癌の発生頻度は膀胱癌よりも少ないが，危険因子としては，喫煙，芳香族アミンやフェナセチン・アリストロキア酸などの曝露などがある[4]．喫煙者は非喫煙者と比べ 3 倍の腎盂・尿管癌の発症リスクを有し，長期の喫煙者においてはそのリスクが 7.2 倍に増加すると報告されており[5]，過去の喫煙歴のみでも約 2 倍のリスクがある．

文 献

1) Hagiwara M, Kikuchi E, Tanaka N, et al：Impact of smoking status on bladder tumor recurrence after radical nephroureterectomy for upper tract urothelial carcinoma. J Urol 2013；189：2062-2068.

2) Milojevic B, Djokic M, Sipetic-Grujicic S, et al：Prognostic significance of non-muscle-invasive bladder tumor history in patients with upper urinary tract urothelial carcinoma. Urol Oncol 2013；31：1615-1620.

3) Hirano D, Okada Y, Nagane Y, et al：Intravesical recurrence after surgical management of urothelial carcinoma of the upper urinary tract. Urol Int 2012；89：71-77.

4) Lerner SP, Davis ID：Fast Facts：Bladder cancer. 3rd ed, Basel：Karger, 2018：8-11.

5) McLaughlin JK, Silverman DT, Hsing AW, et al：Cigarette smoking and cancers of the renal pelvis and ureter. Cancer Res 1992；52：254-257.

症例 6-6 レベル1

40歳台女性．突然の下腹部痛にて受診．

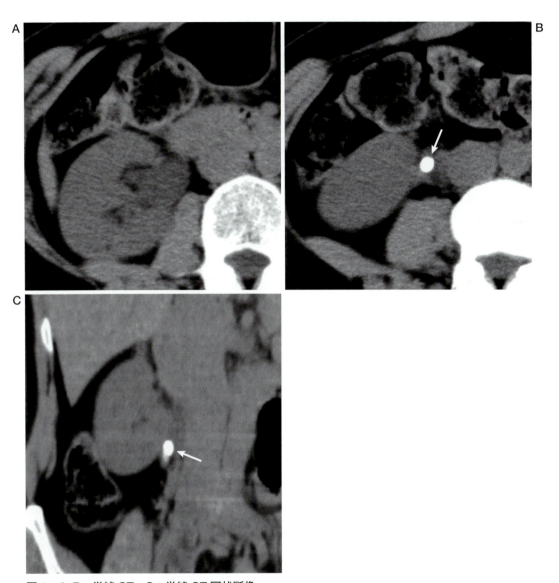

図1 A, B：単純CT，C：単純CT冠状断像

CT所見 右水腎症を認め（図1A），右上部尿管で結石を認める（図1B, C）．右尿管結石嵌頓による水腎症と考える．

診断 右尿管結石嵌頓

経過 腎盂腎炎の合併があったため，抗菌薬治療にて寛解した．

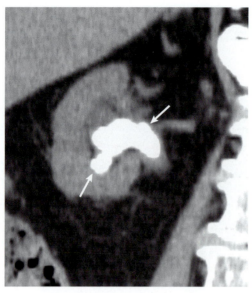

図2 60歳台女性 尿管結石：珊瑚状結石
単純CT冠状断像　右中腎杯〜下腎杯に及ぶ粗大な結石を認める．

表　水腎症の原因
・結石
・腫瘍
・炎症性変化
・先天性
・血管の圧排
・後腹膜線維症
・内膜症
・医原性変化

問題
Q1. この疾患は腹部単純X線写真でも診断可能か？
Q2. 腎盂腎杯に充満した場合は何とよばれるか？

解答
A1. 予測は可能だが，尿管内病変としては同定困難．また一部の結石は偽陰性となり，診断不能．
A2. 珊瑚状結石．

尿管結石

　成人の水腎症の原因としては，結石や腫瘍，炎症性変化，血管圧排などがある(表)．
　尿管結石(ureteral stone)は日常でよく遭遇する疾患で，腹痛や背部痛の原因としても頻度が高い．腹部単純X線写真では結石の同定は可能なことが多いと思われるが，静脈結石や動脈壁石灰化など尿路外病変との鑑別が困難な場合も多く，尿酸結石など腹部単純X線写真で偽陰性となるものもある．一方，CTでは造影剤を使用せずに尿管内の結石の同定が可能で，同時に水腎症の程度の評価も可能であり，尿路結石ガイドラインでは推奨グレードAとされている[1]．CTでは，結石同定以外では，腎周囲の浮腫や腎腫大，結石周囲の尿管壁肥厚などの二次所見もしばしば認められる．また結石嵌頓患者で発熱症状を伴っている場合には，腎盂腎炎の併発も考慮すべきである．
　珊瑚状結石は2つ以上の腎杯に及ぶ分枝状の結石とされる(図2)．治療の対象となると，ESWL(体外衝撃波結石破石術)やPNL(経皮的腎破石術)の適応となる場合が多い．

文献

1) 日本泌尿器科学会・日本泌尿器内視鏡学会・日本尿路結石症学会・編：尿管結石症診療ガイドライン2013. 2013：37-38.

症例 6-7　レベル2

15歳男性．約1週間前より左腰痛を認め，当院泌尿器科に紹介受診．

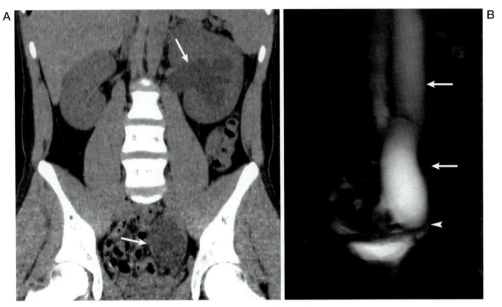

図1　A：単純CT冠状断像，B：MR urography（MRU）

CT所見 / MRU所見　左腎盂腎杯から下部尿管までの拡張を認め（図1 A, B，→），左尿管口近傍での狭窄を認める（▶）．結石や腫瘍，血管など狭窄の原因となる器質的異常は指摘できない．

診断　左尿管膀胱移行部狭窄（UVJS）

経過　逆行性腎盂造影にて，腹圧をかけた際に膀胱から左尿管への逆流を認めず，膀胱尿管逆流は否定的と考えた．左尿管膀胱移行部狭窄に伴い感染を繰り返していたと判断し，尿管新吻合術を施行．腫瘍など器質的異常は確認できなかった．

問題
Q1．左尿管狭窄部はどこか？
Q2．鑑別疾患は何か？

解答
A1．左下部尿管．
A2．膀胱尿管逆流，後部尿道弁．

尿管膀胱移行部狭窄

　先天性水腎症の原因としては，腎盂尿管移行部狭窄(ureteropelvic junction stenosis：UPJS)が最も多く(40〜67%)，その他では膀胱尿管逆流(vesicoureteral reflux：VUR)，後部尿道弁，尿管瘤，尿管膀胱移行部狭窄(ureterovesical junction stenosis：UVJS)，尿道憩室などがある[1]．

　UVJSは内因性の先天性閉塞性巨大尿管症で，逆流や尿管瘤，尿道の異常を伴わないものとされる．原因としては尿管壁そのものの平滑筋配列の乱れ，低形成，過形成，線維化などがいわれている．超音波検査，尿路感染症，結石症状などで発見され，経過観察もしくは手術療法が選択される．画像所見としては，腎盂から尿管全体の拡張がみられ，CTでは結石や腎盂腎炎など合併症の評価にも有用である．MR urography(MRU)の有用性の報告も散見される．排尿時膀胱造影では排尿後の腎盂から尿管や後部尿道の拡張はなく，VURや後部尿道弁と鑑別される[2]．

　まれに，中部尿管で先天的に狭窄をきたす場合もある(図2)

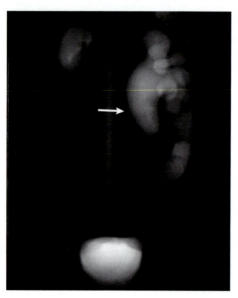

図2　10歳男性　中部尿管狭窄
MRU　中部尿管で狭窄を認め(→)，水腎症を伴う．腫瘍など，原因となる病変はなし．

文献

1) Dickerson EC, Dillman JR, Smith EA, et al：Pediatric MR urography：indications, techniques, and approach to review. RadioGraphics 2015；35：1208-1230.
2) 白柳慶之，山崎雄一郎：CAKUT (congenital anomalies of the kidney and urinary tract)に対する画像検査―排尿時膀胱尿道造影(VCUG)と核医学検査．日小児腎臓病会誌 2013；26：33-42.

症例 6-8　レベル2

60歳台女性．高血圧あり．約2か月前より間欠的な左腰背部痛を認める．

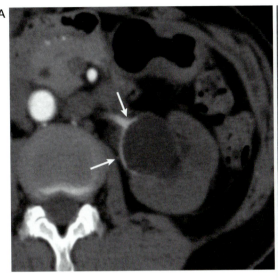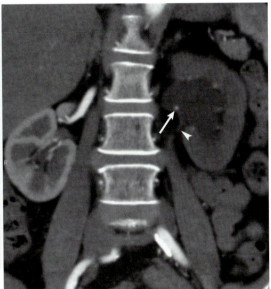

図1　A：造影CT，B：造影CT冠状断像

CT所見　造影CT冠状断像（図1B）では左水腎症と左腎盂尿管移行部狭窄（▶）を認め，尿管の拡張は認めない．左腎動脈の分枝が腎盂尿管移行部に隣接して走行する（図1A,B，→）．結石や腫瘍など，その他の水腎症の原因は認めない．

診　断　左腎動脈圧排による水腎症

経　過　腎盂形成術を施行し，その後，水腎症は消失．

問　題
Q1. 診断の決め手となる所見は何か？
Q2. 本症の原因は何か？

解　答
A1. 左腎盂尿管移行部に隣接した左腎動脈の分枝．
A2. 動脈硬化．

腎盂尿管移行部狭窄

腎盂尿管移行部狭窄(UPJS)のなかでは先天性の原因が最も有名だが，まれに高血圧や加齢に伴う動脈硬化により腎動脈の分枝が圧排されて狭窄を起こすこともある．現在までまとまった報告はないが症例報告はみられる[1,2]．報告例を含めて全例で外科的治療がなされている．

画像所見としては，腎盂尿管移行部の狭窄部で上部尿路に隣接して腎動脈分枝などの動脈走行を認めることが重要と思われる．

文 献

1) Inoue T, Kanematsu A, Hashimura T：Geriatric ureteropelvic junction obstruction：the possible role of an arteriosclerotic lower pole branch of renal artery：report of two cases. Hinyokika Kiyo 2000；46：123-126.
2) Yoshida H, Shirahane T, Isogawa Y, et al：A case of hydronephrosis caused by arteriosclerotic compression of the renal pelvis. Int J Urol 1998；5：606-609.

症例 6-9　　　　　　　　　　　　　　　　　　　　　　　　　　　　レベル1

30歳台女性．子宮頸癌に対して約2週間前に広汎子宮全摘術を施行．嘔気と炎症反応上昇あり．術後のDIP（drip infusion pyelography 排泄性尿路造影）で異常を認めた．

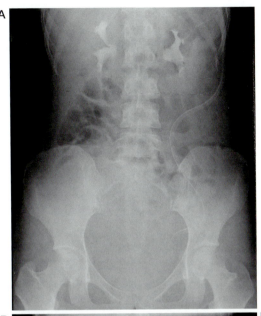
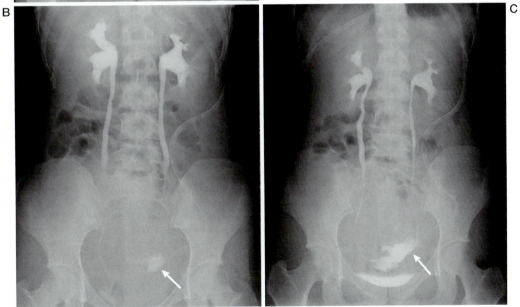

図1　DIP　A:10分後，B：30分後，C：30分後立位

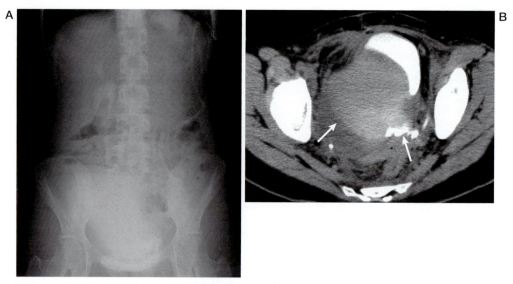

図2　A：単純X線写真，B：単純CT（DIP 翌日の排泄相）

DIP 所見　造影10分後（図1A）で両側腎盂が描出されるが，尿管は描出不良．造影30分後（図1B）で，左下部尿管と連続する造影剤の溜まりを認め（→），その後の立位像（図1C）で広がりを認める（→）．

診　断　左尿管損傷，尿瘤

経　過　翌朝の腹部単純X線写真（図2A）にて，造影剤の拡散を認めた．その後，造影CTを施行され，造影剤注入の約2時間後撮像の排泄相（図2B）にて，左下部尿管での造影剤漏出と尿瘤と思われる造影剤貯留腔が確認された（→）．

問　題　Q1. 腎盂から尿管の描出は正常か？
Q2. 責任病巣はどこか？

解　答　A1. 排泄遅延による描出不能を認める．
A2. 左下部尿管．

尿管損傷，尿瘤

　尿管損傷（ureter trauma）は腎盂尿管移行部が多く，原因としては外傷，結石や腫瘍圧迫による圧上昇，医原性などがある．下部尿管では医原性が多いとされている[1]．画像診断としては，本症例のように DIP で判明する場合もあるが，積極的に疑う場合は排泄相を含めた造影CTで診断する場合が多い．この場合，5〜10分後など通常タイミングの排泄相では尿管まで造影剤が十分に到達していない場合も多く，約1時間後など遅いタイミングでの撮影で造影剤漏出像を確認することが有用である（図3）．

　尿瘤（urinoma）は，尿が尿路系の外に漏出することで，尿路外に液貯留腔をきたしたも

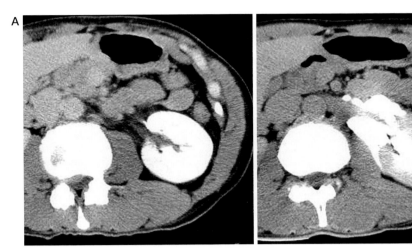

図3 40歳台男性　腎損傷疑い
A, B：造影CT（A：8分後，B：1時間後）　造影剤投与の8分後（A）では損傷部を指摘できないが，1時間後（B）では左腎盂尿管移行部周囲に造影剤漏出を認める（→）．

のである．単純CTで水と等吸収の液貯留腔を尿路に隣接して認めた場合に，造影排泄相もしくは造影CT後の単純X線写真で液貯留部への造影剤漏出を確認することで診断できる[2]．治療法として，軽度の症例は尿管ステントを留置することで閉鎖するが，狭窄をきたしたものは，腎瘻造設，尿瘤に対しドレナージが必要な場合もある．

文献

1) Pereira BM, Ogilvie MP, Gomez-Rodriguez JC, et al：A review of ureteral injuries after external trauma. Scand J Trauma Resusc Emerg Med 2010；18：6.
2) Wright NB：Abdominal pathology：urinary cases. Carty H（ed）：Emergency pediatric radiology. New York：Springer, 1999：183-216.
3) 吉田　修・編：ベッドサイド泌尿器科学．南山堂，2000：208-211．

症例 6-10

レベル3

60歳台女性．複視の精査で右眼窩内に腫瘤を指摘．全身精査で，左腎盂や尿管にも軟部影を指摘される．

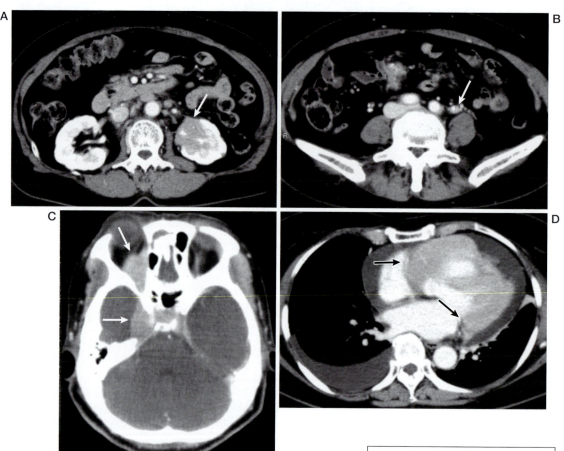

図1　A, B：造影CT（排泄相），C：頭部造影CT，
D：胸部造影CT

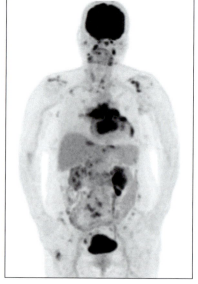

図2　FDG-PET

6章 腎盂・尿管病変　195

CT所見 造影CT排泄相では左腎門部に造影効果のある軟部影が広がり，左腎盂腎杯の狭窄を伴う（図1A，→）．左尿管周囲にも微小な軟部影を認める（図1B，→）．頭部造影CT（図1C）では，右眼窩円錐や右海綿静脈洞に軟部影を認める（→）．胸部造影CT（図1D）では心膜に沿った軟部影も認める（→）．FDG-PET（図2）では，ほかに全身のリンパ節や骨，肝左葉にも異常集積を認めた．

診　断 悪性リンパ腫（Stage IV）

経　過 左腋窩リンパ節の生検で濾胞性リンパ腫と診断．化学療法を施行し，完全寛解を得た．

問　題 **Q1.** 提示画像での病変の範囲はどこか？
Q2. 左腎盂から尿管病変の鑑別疾患は何か？

解　答 **A1.** 左腎盂から尿管周囲，右眼窩円錐，右海綿静脈洞，心筋，全身リンパ節（頸部，腋窩，腸間膜）．
A2. 後腹膜線維症（IgG4関連疾患含む），アミロイドーシス，内膜症など．

腎盂・尿管の悪性リンパ腫 ─────────────

　腎盂や尿管発生の悪性リンパ腫はまれで，多くはリンパ節など尿路外病変の浸潤によるものである．CTやMRIでは，腫瘤を形成する場合と壁肥厚を呈する場合があり，両側性のこともある．約1〜16％で本症例のように尿路を取り囲む形態を呈する[1,2]が，実際に尿路浸潤をきたしているのは約1/3と報告されており，尿路閉塞もきたさない場合もある．

　鑑別疾患としては後腹膜線維症（IgG4関連疾患含む），アミロイドーシス，内膜症などがあるが，画像のみでの鑑別は困難なことが多く，他病変や検査所見などと併せた評価が必要である．

文　献

1) Schanifker D, Chalasani A：Ureteral involvement by malignant lymphoma. Arch Pathol Lab Med 1978；102：541-542.
2) Chong BH, Trew P, Meng L, et al：Anuric renal failure due to encasement of the ureters by lymphoma：uretenic obstruction without dilatation. Aust N Z J Med 1981；11：542-544.

7章

後腹膜

症例 7-1　レベル1

70歳台男性．慢性的に腰痛があったが10日前から増強がみられた．その後，発熱を認め近医を受診，腎下部大動脈瘤の破裂が疑われた．当院へ救急搬送され，血管内治療が施行された．

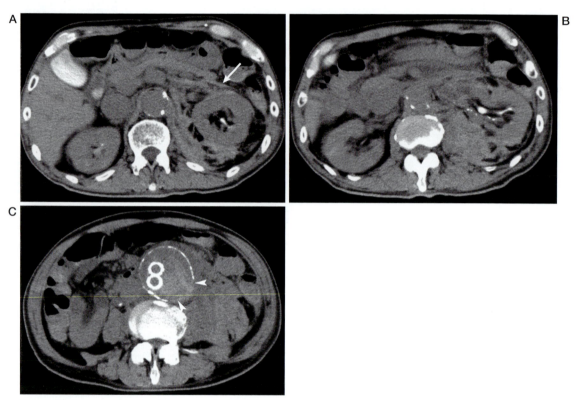

図1　単純CT　A：左腎上極レベル，B：腎門レベル，C：腎下部レベル

CT所見　左腎周囲に背側優位の血腫を認め，腎は腹側に圧排されて偏位している（図1A, B）．尾側では破裂部位と思われる大動脈壁の石灰化の不連続像を認める（図1C，▶）．前・後腎筋膜に沿った血腫の進展，腎周囲脂肪内の隔壁に沿った網状の高吸収域を認める（図1A，→）．

診断　腹部大動脈瘤破裂に伴う後腹膜血腫

経過　ステントグラフトによる治療後，全身状態は良好となった．

問題
Q1．腎レベル（図1A）で血腫がおもにみられる後腹膜腔は何か？
Q2．腎周囲の血腫の進展経路となっている構造は何か？

解答
A1．腎周囲腔．
A2．腎筋膜（interfascial plane），bridging septum．

画像所見のポイント

- 後腹膜は腎筋膜(Gerota筋膜)より前方の前傍腎腔，腎筋膜内の腎周囲腔，後外側の後傍腎腔に分類される．
- 後腹膜の病変の進展の理解には，筋膜によるコンパートメントやinterfascial planeの解剖学的知識が必要となる．

後腹膜解剖

　後腹膜は腹腔背側の壁側腹膜と横筋筋膜に境界される領域であり，臨床解剖についての論文や教科書は多数あるが，代表的なMeyersらによるシェーマを示す(図2)[1]．

　前傍腎腔は，腹腔後壁の壁側腹膜と前腎筋膜に境界されて存在する．上行・下行結腸，十二指腸，膵臓が含まれるコンパートメントで，発生学的には背側胃間膜や結腸間膜の後腹膜への癒合により形成される．膵臓が大血管腹側で左右の後腹膜にわたって存在することからわかるように，前傍腎腔は後腹膜浅層で左右に交通がみられ，同領域の出血や液貯留は容易に対側に進展することができる(図3)．

　腎周囲腔は，前後の腎筋膜に境界されたコンパートメントで，腎臓と副腎，腎周囲脂肪層や上部尿路を含む．前・後腎筋膜は正中部で腹部大血管や腰筋筋膜と癒合しており，左右の腎周囲腔は交通を認めない．頭側では前腎筋膜が壁側腹膜と癒合して終わり，腎周囲腔は肝無漿膜野や横隔膜下の腹腔外領域と連続して病変の進展経路となる(図4)．また，尾側で腎周囲腔が閉鎖しているかに関しては解釈が統一されていないが，臨床的には前・後腎筋膜は緩やかに癒合して腎周囲腔外への病変の進展の障壁となるとされる．

　後傍腎腔は後腎筋膜と横筋筋膜に境界された薄い脂肪層を含む腔で，腹部単純X線写真で側腹線条として認識される領域である．内側では腸腰筋で境界され，尾側では骨盤壁

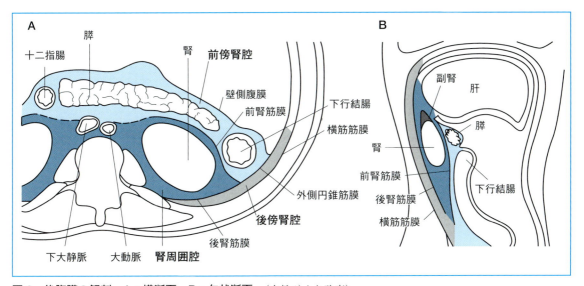

図2　後腹膜の解剖　A：横断面，B：矢状断面　(文献1)より改変)

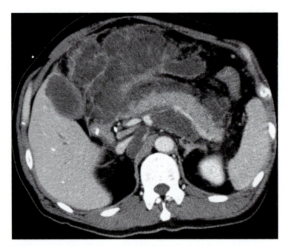

図3 50歳台男性 急性膵炎後
造影CT 膵周囲に内部に液貯留や脂肪成分を伴う被包化壊死がみられる．病変は両側の前傍腎腔に広く分布しており，横行結腸間膜にも及んでいる．

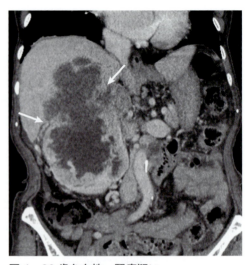

図4 80歳台女性 腎癌疑い
造影CT 冠状断像 右腎を置換する巨大腫瘤を認める．腫瘤は腎周囲腔上部から肝無漿膜野を介して肝右葉に直接浸潤を認める(→)．

の脂肪層に連続する．

　画像上，各筋膜は薄い一層の膜状構造として確認され，外側円錐筋膜と後腎筋膜なども癒合しているようにみえる．そのため後腹膜病変は筋膜が障壁となって各コンパートメントに限局する傾向にあると考えられてきた．しかし最近では，各筋膜は多層の膜が合わさって構成されており，筋膜間(interfacial plane)や腎周囲腔の隔壁(bridging septum)に沿った病変の進展様式がみられることから，病変がコンパートメント間に広がる伝導路としての役割も果たしていると考えられている．後腹膜病変の進展形式を考えるうえで，コンパートメントとinterfacial plane両方の概念を統合した後腹膜区分の理解が必要となっている[2]．

後腹膜腔に沿って進展する病変の鑑別診断

　腎筋膜に沿って広がりうる膵炎，感染や腫瘍性病変を考える．

文　献

1) Meyers MA, Charnsangavej C, Oliphant M：Meyers'dynamic radiology of the abdomen, 6th ed. Heidelberg：Springer, 2011：109-202.
2) 扇谷芳光：読影の手立てとなる局所解剖と画像診断．メジカルビュー，2018：186-197.

症例 7-2　レベル2

40歳台男性．前日に足台から転倒し打撲．翌日，右背部痛で当院に搬送され緊急入院となった．

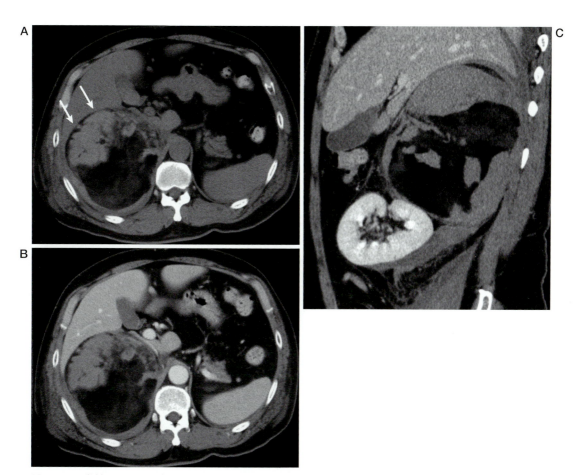

図1　A：単純CT，B：造影CT，C：造影CT矢状断像

CT所見　単純CT（図1A）で右後腹膜に径14 cm大の境界明瞭な腫瘤を認める（→）．腫瘤の内部はおもに脂肪成分であるが，一部にすりガラス状の濃度上昇を認める．肥厚した隔壁や結節成分は指摘できない．また，腫瘤内部に単純CTで高吸収を示す出血部分がみられる．造影CT矢状断像（図1C）で右腎を尾側に圧排するが，腎実質との間に連続性や栄養血管は指摘できない．

診断　外傷性出血を伴う高分化型脂肪肉腫

経過　後腹膜腫瘍摘出術を施行され，外来にて無再発で経過観察中である．

問 題 **Q1.** 後腹膜の肉眼的な脂肪成分を含む腫瘍性病変をあげよ.
Q2. 脂肪肉腫で最も多い組織系は何か？

解 答 **A1.** 腎血管筋脂肪腫, 脂肪腫・脂肪肉腫, 骨髄脂肪腫, 奇形腫など.
A2. 高分化型脂肪肉腫.

画像所見のポイント

- 脂肪成分を主体とする腫瘍であるが, 一部に結節や隔壁の肥厚像を認めることがある.
- 腎血管筋脂肪腫では, 腎動静脈との関連, 腎実質から "beak sign" や "angular interface" を伴う突出像がみられる点が脂肪肉腫との鑑別において役立つ.

後腹膜脂肪肉腫

　後腹膜の脂肪肉腫は2013年のWHO分類で, 異型脂肪腫様腫瘍(atypical lipomatous tumor), 脱分化型脂肪肉腫(dedifferentiated liposarcoma), 粘液型脂肪肉腫(myxoid liposarcoma), 多形型脂肪肉腫(pleomorphic liposarcoma)に分類されている[1]. 異型脂肪腫様腫瘍は, 局所破壊性に増殖するが遠隔転移はしない中間悪性度腫瘍に分類される. 後腹膜では進展スペースがなく, 脱分化が起こらなかった場合にも重要臓器に進展することがあり臨床的に悪性度が高いと考えられることから, 異型脂肪腫様腫瘍と同義で高分化型脂肪肉腫(well-differentiated liposarcoma)という診断名が用いられることがある.

　高分化型脂肪肉腫は, 全脂肪肉腫の40〜45％を占める脂肪肉腫のなかで最も頻度が高い組織型で, 発生に性差はなく60歳台が中央値となる. 後腹膜領域では脱分化する病変の割合が20％以上と四肢と比較して高く, 脱分化した際には腫瘍の増大や進展により予後に影響を及ぼす. 典型的な画像所見は, 大きく境界明瞭な脂肪濃度を主体とする腫瘍で, 肥厚した被膜や隔壁, また体積の25％までの非脂肪性結節や軟部成分をもつことがある[2]. 組織学的には脂肪成分を主体とするadipocytic (lipoma-like) typeのほか, sclerosing typeやinflammatory typeなどの多様性が存在し, 線維成分や炎症成分を反映した多彩な画像所見を示しうる.

　腎周囲腔の出血の原因として, 外傷・生検後の腎出血, 腎血管筋脂肪腫からの出血, 動脈瘤の破裂を経験する頻度が高いが, 後腹膜脂肪肉腫もまれながら出血で発症しうる[3]. 血管筋脂肪腫では腎血管との関連や腎実質から突出像を認めることがあり, 脂肪肉腫との鑑別に有用とされる. 腎血管筋脂肪腫からの出血であればTAE(経カテーテル動脈塞栓術)の治療適応でその後経過観察となるため, 脂肪肉腫とは治療方針が異なり, 画像所見を詳細に検討し診断を行いたい.

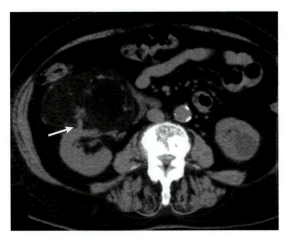

図2 80歳台女性 腎血管筋脂肪腫疑い
造影CT 右腎腹側に脂肪成分を主体とする腫瘤を認める．腫瘤尾側部には腎実質との関連を示唆する血管や低吸収帯の連続像を認める(→).

脂肪成分を含む後腹膜腫瘍の鑑別診断

1）腎血管筋脂肪腫
　良性腎腫瘍で脂肪成分を含むことが多く，また出血を伴う後腹膜腫瘤としては頻度も高いため，本症例では重要な鑑別疾患となる(図2).

2）奇形腫
　左腎上極に好発し，内部に歯牙や毛髪などを反映した特徴的な所見がみられることがある.

文　献

1) Fletcher C, Bridge JA, Hogendoorn P, et al：WHO classification of tumours of soft tissue and bone, 4th ed. World Health Organization, 2013；33-36.
2) Craig WD, Fanburg-Smith JC, Henry LR, et al：Fat-containing lesions of the retroperitoneum：radiologic-pathologic correlation. RadioGraphics 2009；29：261-290.
3) Al Sheikh M, Simson N, Obi-Njoku O, et al：Acute haemorrhage from a retroperitoneal liposarcoma：a rare presentation. BMJ Case Rep 2018；2018.

症例 7-3 レベル2

60歳台女性．胃部不快感を自覚し近医を受診，CT検査で左後腹膜腫瘍を疑われ当院に紹介受診となった．

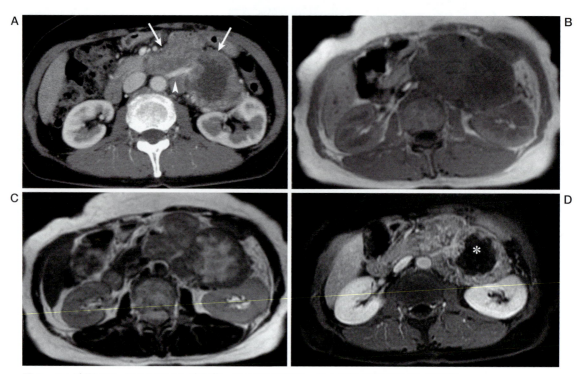

図1　A：造影CT，B：MRI,T1強調像，C：T2強調像，D：脂肪抑制造影T1強調像

CT所見　造影CT（図1A）で，左後腹膜に長径11 cm大の不整な腫瘤を認める（→）．周囲の臓器を圧排，浸潤するような増大が疑われ，腫瘤中心部には左腎静脈が走行していることわかる（▶）．

MRI所見　T1強調像（図1B）で低信号，T2強調像（図1C）で不均一な信号を示す．脂肪抑制造影T1強調像（図1D）では内部に壊死（*）を疑う造影不良域を認める．

診　断　平滑筋肉腫

経　過　後腹膜腫瘍摘出術が施行され，組織学的に平滑筋肉腫と診断された．

問題
Q1. 後腹膜肉腫に多い組織型は何か？
Q2. 平滑筋肉腫の由来となりうる臓器は何か？

解答
A1. 脂肪肉腫，平滑筋肉腫など．
A2. 血管．

画像所見のポイント

- 画像所見は非特異的で大きく不均一な腫瘍であり，脂肪成分を含まない巨大腫瘍を認めた場合には鑑別にあがる．
- 下大静脈など血管との関連があれば，同疾患を疑う根拠となりうる．

平滑筋肉腫

平滑筋肉腫(leiomyosarcoma)は全体の20〜67％が後腹膜に発生し，軟部組織や大血管に由来する悪性間葉系腫瘍である．後腹膜では，脂肪肉腫に次いで2番目に多い肉腫とされる．50歳台以降に多いが，まれに小児でも報告される．後腹膜病変での男女比は1：2〜1：7と女性に多くみられ，一方で四肢の軟部組織に発生する平滑筋肉腫は男性に多い．後腹膜ではおもに腹部膨満感で発症するが，その他の症状が出にくいため初診時ですでに腫瘍径が10cmを超えるような症例にも遭遇する．大血管由来の平滑筋肉腫はかつて比較的まれな腫瘍とされていたが，現在では1/3程度の症例で組織学的に血管と関連が報告されており，診断時にも重要な所見と考えられる．由来血管として，静脈が動脈と比較して4〜5倍と頻度が高く，下大静脈が50％程度と最も多い[1]．動脈に発生する際には肺動脈に好発し，その他の血管の2倍程度の頻度とされる．

組織学的には myxoid，inflammatory，glandular cell leiomyosarcoma などいくつかのタイプが存在するが，組織型による画像所見への影響についてまとまった報告はみられない．一般に病変が小さい場合には比較的均一な非特異的腫瘍となるが，病変が大きくなると不均一な腫瘍となり，内部に壊死や液化変性を伴う．石灰化は少ないとされている．血管との関連では，血管外腫瘍が62％，血管内が5％，血管内外の腫瘍が混在する場合が33％と報告され，下大静脈など主要な静脈との関連が指摘できれば平滑筋肉腫を疑う根拠となる[2]．予後は不良で，5年生存率が35％，生存期間中央値が43か月と報告される[3]．腫瘍径が大きいこと，転移病変を伴うことが予後不良因子となり，診断時に肺や肝への転移は約50％の症例でみられる．

鑑別診断

1）脱分化型，多形型などの脂肪肉腫

脂肪肉腫は後腹膜肉腫として最も頻度が高い．脂肪成分がはっきりしない症例では鑑別困難な症例もあるが，大血管との関連を詳細に観察することで鑑別に至ることもある．

2）悪性リンパ腫

巨大腫瘍では時に不均一となり，肉腫との鑑別を要する．

文　献

1) Kransdorf M, Murphey MD：Imaging of soft tissue tumors, 3rd ed. Wolters Kluwer, 2014：373-379.
2) Rajiah P, Sinha R, Cuevas C, et al：Imaging of uncommon retroperitoneal masses. RadioGraphics 2011；31：949-976.
3) Wile AG, Evans HL, Romsdahl MM：Leiomyosarcoma of soft tissue：a clinicopathologic study. Cancer 1981；48：1022-1032.

症例 7-4

レベル1

40歳台男性．健診の腹部超音波検査で右後腹膜腫瘤を指摘された．以前に上腕神経鞘腫の治療歴がある．

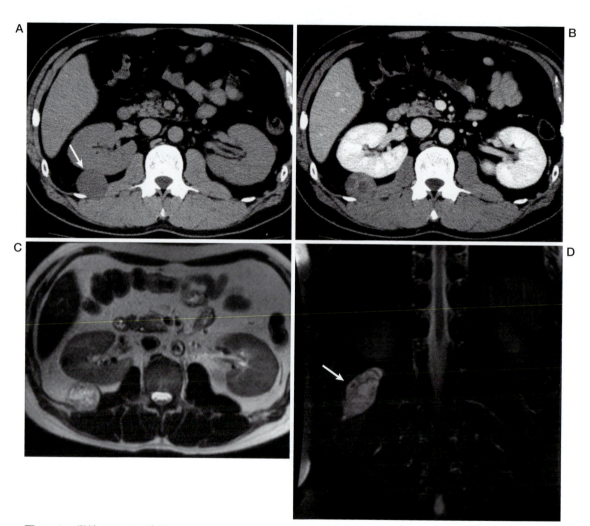

図1　A：単純CT，B：造影CT，C：MRI, T2強調像，D：脂肪抑制T2強調冠状断像

CT所見　単純CT（図1A）で，右腎背側の後腹膜を主座に径4cm程度の境界明瞭な腫瘤を認める（→）．腎表面とは接するが軽度の圧排のみで，造影CT（図1B）では，腎由来腫瘍を疑うような関連像はみられない．

MRI所見　右後腹膜の腫瘤は被膜状の構造を伴い，T1強調像（非提示）で低信号，T2強調像（図1C）で不均一な高信号を認める．また脂肪抑制T2強調冠状断像（図1D）では，紡錘状の形態を呈する腫瘤であることがわかる（→）．

診 断 神経鞘腫

経 過 後腹膜腫瘍摘出術が施行され，組織学的に変性を伴う神経鞘腫と診断された．

問 題 Q1. 後腹膜の神経原性腫瘍の由来となる組織は何か？
Q2. 神経鞘腫がT2強調像で高信号を示す組織学的な背景は何か？
Q3. 神経鞘腫が陳旧化，変性した病変を一般に何というか？

解 答 A1. 末梢神経，神経節，傍神経節など．
A2. Antoni B型部がみられること．
A3. ancient (degenerated) schwannoma.

画像所見のポイント

- 被膜を伴った境界明瞭な腫瘍である．中心部がT2強調像で辺縁部より低信号（target sign）を示すことがある（図2）．
- 長期経過で変性し，嚢胞成分など多彩な画像所見をとりうる．

神経原性腫瘍

後腹膜の神経原性腫瘍（neurogenic tumors）として，末梢神経由来の神経鞘腫・神経線維腫のほか，神経節や傍神経節由来の神経節腫，傍神経節腫などがみられる．小児や若年成人では神経芽腫や神経節芽腫もみられ，神経節腫と合わせて神経芽腫瘍群と総称され，分化・成熟度によって分類される．末梢神経由来の腫瘍はどの部位にも生じうるのに対し，神経節や傍神経節由来の腫瘍は副腎や交感神経幹周囲に好発する．

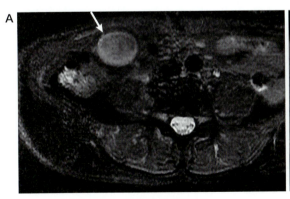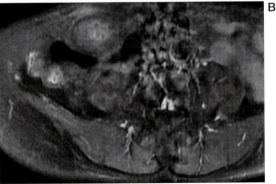

図2 60歳台女性 腹壁神経鞘腫疑い
MRI A：脂肪抑制T2強調像，B：脂肪抑制造影T1強調像 腹壁下に径4cm程度の境界明瞭な腫瘤を認める（→）．内部はT2強調像（A）で中心部が軽度低信号，同部は造影効果が高く（B），典型的なtarget signを示す．

神経鞘腫は末梢神経，特に感覚神経から発生することが多い腫瘍で，90％が孤立性・散発性にみられる．どの年代にも生じうるが40〜60歳台がピークとなっており，性差はみられない．神経線維腫症2型(NF2)や神経鞘腫症(schwannomatosis)では神経鞘腫の多発がみられる[1]．病理組織学的には紡錘形細胞が密に配列したAntoni A型，細胞成分が疎で基質が浮腫状になったAntoni B型領域がみられ，免疫染色で神経系のマーカーであるS-100蛋白が同定される．神経鞘腫は一般に良性腫瘍で悪性化は極めてまれであり，悪性末梢神経腫瘍(malignant peripheral nerve sheath tumor：MPNST)の前駆病変とは考えられていない．組織分類のなかで，メラニン性神経鞘腫は悪性の経過をとることがあるとされる[2]．

　画像所見として，時に被膜が同定される境界明瞭な腫瘤で，類円形または紡錘形の形態となる．後腹膜でも神経との連続や神経長軸方向に紡錘形に増大する様子が指摘できることがあり，腫瘍周囲についても詳細に観察するとよい．MRIでは浮腫状の基質を伴うAntoni B型領域を反映してT2強調像で高信号を示す部分が特徴的である．細胞成分の多寡により中心部がT2強調像でやや低信号となる"target sign"を示すことがある．陳旧化した腫瘍では嚢胞変性，ヒアリン変性や石灰化，出血，脂肪変性により画像所見も不均一となり，一般にancient schwannomaと称される．治療として，通常は由来神経の神経上膜を切開後に神経との剥離を行い，腫瘍のみが摘出される．完全切除ができない症例でも再発することはまれである．

鑑別診断

1）傍神経節腫

　典型的には多血性腫瘍で，カテコールアミン代謝を尿検査や[123]I-MIBGシンチグラフィで検討する．

2）粘液基質を伴う間葉系腫瘍

文　献

1) Fletcher C, Bridge JA, Hogendoorn P, et al：WHO classification of tumours of soft tissue and bone, 4th ed. World Health Organization, 2013：170-172.
2) Kransdorf MJ, Murphey MD：Imaging of soft tissue tumors, 3rd ed. Philadelphia：Lippincott Williams & Wilkins, 2013：403-405.

症例 7-5 レベル1

70歳台男性．慢性腎不全にて近医で透析中，血液検査でアミラーゼ上昇（2400U/L）を指摘され，精査目的に当院へ紹介受診となった．

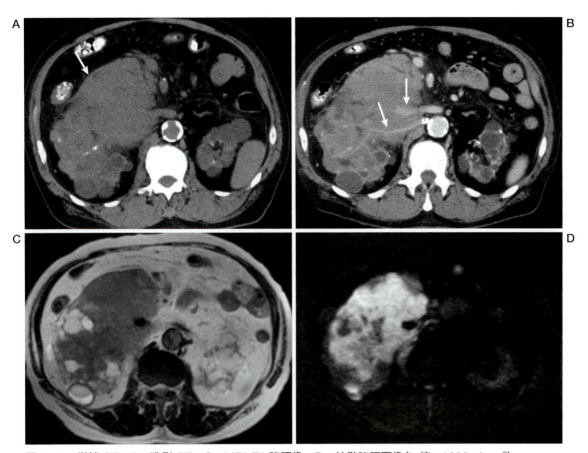

図1　A：単純CT，B：造影CT，C：MRI, T2強調像，D：拡散強調画像（b値：1000 s/mm²）

CT所見　単純CT（図1A）で膵頭部背側の後腹膜に軟部濃度腫瘤を認める（→）．造影CT（図1B）では腫瘍内に下大静脈，右腎動脈（→）が通過するが，血管閉塞はみられない．腫瘍は右萎縮腎に進展し，境界不明瞭で浸潤を疑う部分がみられる．

MRI所見　腫瘍はT2強調像（図1C）で骨格筋と比較して軽度高信号を示す．拡散強調画像（図1D）で腫瘍全体が高信号を示す．

診断　悪性リンパ腫

経過　sIL-2Rは4400 U/mLと高値で，臨床・画像所見より悪性リンパ腫が疑われた．組織生検が施行され，B細胞性リンパ腫と診断された．

問 題　**Q1.** 悪性リンパ腫で最も多い組織型は何か？
　　　　　Q2. 腎病変がみられた場合に注意すべき病変部位は何か？

解 答　**A1.** びまん性大細胞型 B 細胞性リンパ腫．
　　　　　A2. 中枢神経病変．

画像所見のポイント

- 全身のリンパ節や節外に多中心性の比較的均一な充実性腫瘤を形成する．病変が巨大になると腫瘍内部に変性を伴い，造影効果が不均一になる症例も経験される．
- 既存の管腔構造周囲に腫瘍細胞が増殖し内部に浸潤しにくいため，後腹膜では血管や尿管周囲に病変が及んだ場合にも開存が保たれる傾向にある．

悪性リンパ腫

　悪性リンパ腫(malignant lymphoma)は，病理組織学的に Hodgkin リンパ腫と非 Hodgkin リンパ腫に大別される．国内では非 Hodgkin リンパ腫の頻度が90％以上と高く，細胞系列により前駆リンパ球性，成熟 B 細胞性，成熟 T 細胞性，NK 細胞性，また免疫不全関連のリンパ増殖性疾患〔移植後リンパ増殖性疾患(post-transplant lymphoproliferative disorders：PTLD)を含む〕に分類され，それぞれがさらに細分化されている．

　びまん性大細胞型 B 細胞性リンパ腫は，成人の非 Hodgkin リンパ腫の25～40％を占めるリンパ腫としては最も頻度の高い組織型である．70歳台をピークとして一般に高齢者に多いが，小児や若年成人にも発生しうる．リンパ節病変と節外病変がみられ，約40％は発症時に節外病変を伴っている．節外病変としては消化管，脾臓，骨や精巣が多いが，いかなる部分にも病変を形成しうる．節外病変がみられた場合には中枢神経病変を合併する頻度が高く，腹部領域では腎臓に浸潤がみられた症例で中枢神経浸潤の確率が有意に上昇するため注意を要する[1]．近年，リンパ腫の診療ガイドラインには活動性，治療効果の評価において FDG-PET が組み込まれることが主流となっている．治療方針のコンセンサスでも，骨病変において PET 陰性症例では骨髄生検が必須でなくなるなど，より実践的な指標となりつつある[2]．

　画像所見として，CT において比較的均一な腫瘤で，造影効果も均一となる症例が典型的である．MRI では T1 強調像で低～等信号，T2 強調像で等～高信号，拡散強調画像では高い細胞密度を反映して高信号となる．既存の血管，臓器など正常構造の形態を残したまま腫瘍が増大することでも知られる．また腫瘍が腹部大動脈周囲に形成されると，血管が腫瘍により前方に圧排され，"floating aorta"と称される所見を呈することがある．後腹膜や腸間膜で巨大腫瘍となった場合には，中心部に変性を示す造影不良域を認める症例も経験され，非 Hodgkin リンパ腫の約23％程度は不均一な造影効果で，その他の悪性腫瘍との鑑別が困難となりうる[3]．

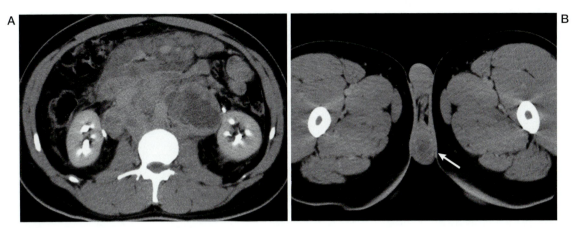

図2 20歳台男性 混合性胚細胞腫瘍
造影CT A：腹部，B：精巣 後腹膜・腸間膜に多発，一部癒合する腫瘤がみられ，左精巣にも小腫瘤がみられた（B，→）．手術が施行され混合性胚細胞腫瘍と診断された．

鑑別診断

1) **胚細胞腫瘍（図2）**

   発症年齢や腫瘍マーカーが鑑別上重要となる．

2) **後腹膜線維症，炎症性大動脈瘤**

   後腹膜や大血管周囲に比較的均一な腫瘤を形成するため，常に悪性リンパ腫の鑑別疾患として考慮する必要がある．二次性後腹膜線維症では，原因となる疾患（IgG4関連疾患など）による所見がないか確認する．

文献

1) Chihara D, Oki Y, Matsuo K, et al：Incidence and risk factors for central nervous system relapse in patients with diffuse large B-cell lymphoma：analyses with competing risk regression model. Leuk Lymphoma 2011；52：2270-2275.
2) Cheson BD, Fisher RI, Barrington SF, et al：Recommendations for initial evaluation, staging, and response assessment of Hodgkin and non-Hodgkin lymphoma：the Lugano classification. J Clin Oncol 2014；32：3059-3068.
3) Rajiah P, Sinha R, Cuevas C, et al：Imaging of uncommon retroperitoneal masses. RadioGraphics 2011；31：949-976.

症例 7-6

レベル2

40歳台女性．無症状，人間ドックで後腹膜腫瘤を指摘された．

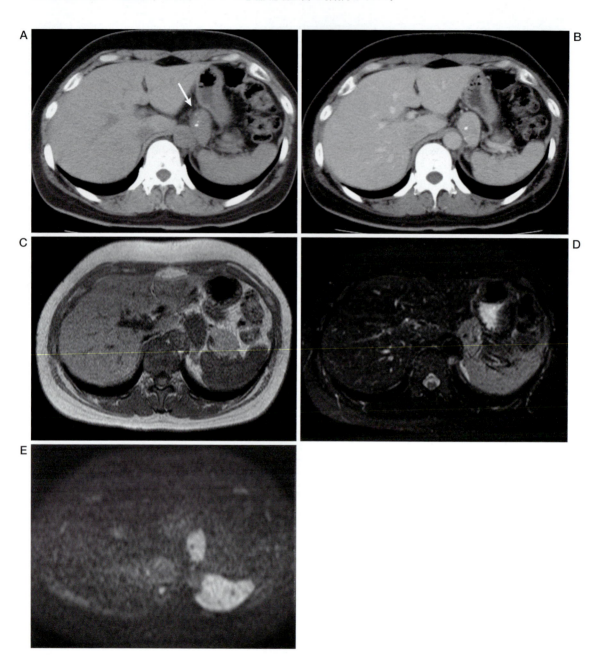

図1 A：単純CT，B：造影CT，C：MRI,T1強調像，D：脂肪抑制T2強調像，E：拡散強調画像（b値：1000 s/mm²）（大阪急性期・総合医療センター画像診断科 山川美帆先生のご厚意による）

CT所見　単純 CT（図 1 A）で，膵体尾部の頭側に境界明瞭な腫瘤を認める（→）．内部には微小な石灰化がみられ，造影（図 1 B）では腫瘤全体に比較的強い造影効果を認める．

MRI所見　腫瘤は T1 強調像（図 1 C）では骨格筋と同程度の低信号，脂肪抑制 T2 強調像（図 1 D）で高信号，拡散強調画像（図 1 E）でも高信号を認める．

診　断　Castleman 病（hyaline vascular type）

問　題　**Q1.** Castleman 病の病理組織学的な分類は何か？
　　　　Q2. hyaline vascular type の好発部位はどこか？
　　　　Q3. その画像的な特徴をあげよ？

解　答　**A1.** hyaline vascular type，plasma cell type．
　　　　A2. 縦隔，頸部．
　　　　A3. 境界明瞭な腫瘤，石灰化，多血性．

画像所見のポイント

- 境界明瞭な腫瘤で時に石灰化（約 10 ％）を認める．
- 造影では多血性の病変としてみられ，中心部に乏血性領域を認めることがある．

Castleman 病

　Castleman 病は，1956 年に Castleman らにより縦隔腫瘤として報告された原因不明の非腫瘍性リンパ増殖性疾患である[1]．その後，多中心性 Castleman 病が報告されたが，両疾患では病態や治療方針が大きく異なるため注意を要する．臨床的には単発の腫瘤で臨床症状に乏しい単中心性，病変が複数みられ全身性の症状を伴う多中心性の病態が存在する．病理組織学的には hyaline vascular type（HV 型）と plasma cell type（PC 型）の 2 種類に分類される．HIV や HHV-8 との関連を認めることがあり，15 ％の症例で POEMS 症候群を合併する．

　HV 型は，組織学的に毛細血管の増生を伴うヒアリン化した間質内に小さいリンパ濾胞が散在してみられる腫瘤で，Castleman 病全体の約 90 ％を占める．HV 型の頻度に性差はなく，70 ％程度が 30 歳以下の若い年代にみられ，90 ％が単中心性である[2]．発生部位としては，縦隔（40 〜 70 ％）に最も多く，頸部（10 〜 40 ％）がそれに次ぐが，まれに腹部や骨盤，後腹膜，腸間膜にも発生する．画像所見としては境界明瞭な単発の腫瘤であり，10 ％程度で石灰化がみられる．造影では均一で強い造影効果を伴い，近傍に拡張した栄養血管を示す構造や，MRI での flow void を伴うことがある[3]．治療は外科的切除が第一選択で，根治も可能である．

　PC 型は組織学的に大きめのリンパ濾胞と濾胞間の組織への形質細胞浸潤を伴う腫瘤で，血管を伴う間質成分は少ない．年齢中央値は 60 歳台と HV 型と比較して高齢にみら

れ，発熱，倦怠感，脾腫，高ガンマグロブリン血症などの症状を伴い，多中心性の病変が多い．画像所見としては多発性・乏血性のリンパ節腫大のほか，肺病変，肝脾腫などを伴い，反応性・腫瘍性のリンパ増殖性疾患との鑑別が困難である．治療は抗 IL-6 受容体抗体やステロイドなど内科的治療が中心となる．

鑑別診断

1）傍神経節腫，SFT（solitary fibrous tumor 孤立性線維性腫瘍）

後腹膜の多血性腫瘍として HV 型 Castleman 病の鑑別診断にあがる．傍神経節腫は内分泌検査や ^{123}I-MIBG シンチグラフィで鑑別可能である．

2）リンパ増殖性疾患

乏血性，多中心性の病変となることが多く，PC 型 Castleman 病とは鑑別困難である．

文　献

1) Castleman B, Iverson L, Menendez VP：Localized mediastinal lymphnode hyperplasia resembling thymoma. Cancer 1956；9：822-830.
2) Kransdorf MJ, Murphey MD：Imaging of soft tissue tumors, 3rd ed. Philadelphia：Wolters Kluwer, 2014：684-686.
3) Bonekamp D, Horton KM, Hruban RH, et al：Castleman disease：the great mimic. RadioGraphics 2011；31：1793-1807.

症例 7-7

レベル1

40歳台女性．胃痛のため近医受診し，精査の腹部超音波検査で左腎上部に囊腫を指摘された．

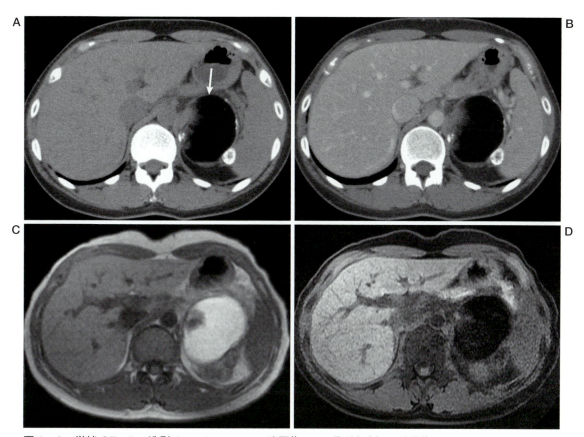

図1　A：単純CT，B：造影CT，C：MRI, T1強調像，D：脂肪抑制T1強調像

CT所見　単純CT(図1A)で，左腎頭側に径約7cm大の比較的厚い被膜を伴う囊胞性病変を認める(→)．内部は脂肪成分が主体で，一部に石灰化や不整形の壁在結節を認める(図1B)．

MRI所見　囊胞性腫瘍の内容はT1強調像(図1C)で高信号を示し，脂肪抑制T1強調像(図1D)で信号低下を認める．T2強調像では高信号を示し，拡散強調画像では壁在結節様にみえた部分に高信号を認めた(非提示)．

診断　後腹膜奇形腫

経過　後腹膜腫瘍摘除術，左副腎は腫瘍と癒着のため合併切除が施行された．術後再発などはみられず経過良好である．

問 題　**Q1.** 後腹膜奇形腫の好発部位はどこか？

Q2. 成熟嚢胞奇形腫にみられる壁在結節の名称は何か？

解 答　**A1.** 左腎上極．

A2. Rokitansky protuberance（nodule）．

画像所見のポイント

- 左腎上極に好発し，被膜を伴う嚢胞性腫瘤を形成し，内部の脂肪成分を反映して
CT では皮下脂肪と同程度の低吸収，MRI の脂肪抑制像では信号低下を認める．
- 壁在結節に造影効果を認めることがあるが，Rokitansky protuberance を反映した
良性所見を考える．

後腹膜奇形腫

　胚細胞腫瘍はセミノーマと非セミノーマに大別され，奇形腫は非セミノーマのなかで最も頻度が高い腫瘍である．性腺外胚細胞腫瘍は松果体や前縦隔，後腹膜，仙骨部など体の正中近くに生じることが多い．原発性の性腺外胚細胞腫瘍は，発生段階で原子生殖細胞が生殖巣に移動する際に正常な移動が阻害され，異所性に腫瘍が生じることが原因とされている．

　後腹膜奇形腫(retroperitoneal teratomas)は全後腹膜腫瘍の 1～11％程度にみられるまれな腫瘍で，左腎の上極に好発する[1]．小児または若年成人で発見されることが多く，女性に多いとされる．小児では神経芽腫や Wilms 腫瘍に次いで，3 番目に多い後腹膜腫瘍である[2]．組織学的には内・中・外胚葉の 2 種類以上の組織からなる嚢胞成分を主体とする病変で，内部は皮脂腺から分泌された脂肪成分で満たされることが多い．画像所見も組織学的な所見をよく反映し，嚢胞性病変の内部にみられる脂肪成分の同定が診断の決め手となる．嚢胞壁には三胚葉性組織からなる充実性の壁在結節（Rokitansky protuberance）を認め，同部に毛髪や歯牙・脂肪などの特徴的な所見がみられることがある．臨床的に頻度の高い卵巣の成熟嚢胞奇形腫と同様の画像所見を呈するため，後腹膜，特に左腎上極にも成熟嚢胞奇形腫が発生することを知っていれば診断は難しくない．

　一般に成熟嚢胞奇形腫において，高齢女性では悪性転化が 2～3％程度に発生する．嚢胞辺縁の不整腫瘤や血管・周囲臓器への浸潤がある場合には悪性が考慮される．また，まれではあるが後腹膜由来の未熟奇形腫もみられることがあり，卵巣の未熟奇形腫と同様に充実成分を含む腫瘍として報告されている[3]．

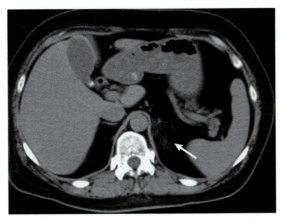

図2 50歳台女性　左副腎骨髄脂肪腫疑い
単純CT　左副腎に脂肪濃度を伴う腫瘤を認める(→)．脂肪成分を含む特徴的な所見から骨髄脂肪腫と診断された．

鑑別診断

1）骨髄脂肪腫

副腎に好発する，脂肪組織と正常造血成分から構成される腫瘍である(図2)．

2）血管筋脂肪腫

腎臓との解剖学的な関連，血管を詳細に検討する必要がある．

3）脂肪腫，脂肪肉腫

成熟嚢胞奇形腫は明瞭な被膜を伴う嚢胞性腫瘍で，嚢胞性であるため内部にfat-fluid levelがみられることがある．

文　献

1) Gatcombe HG, Assikis V, Kooby D, et al：Primary retroperitoneal teratomas：a review of the literature. J Surg Oncol 2004；86：107-113.
2) Rajiah P, Sinha R, Cuevas C, et al：Imaging of uncommon retroperitoneal masses. RadioGraphics 2011；31：949-976.
3) Li J, Gong P, Liu F, et al：Retroperitoneal cystic immature teratoma：a case report. Oncol Lett 2015；10：1023-1025.

症例 7-8

レベル1

40歳台男性．10日前より発熱，左下腹部痛を認め，近医で抗菌薬治療を行っていた．症状は改善傾向であったが遷延しており，精査のため紹介受診となった．

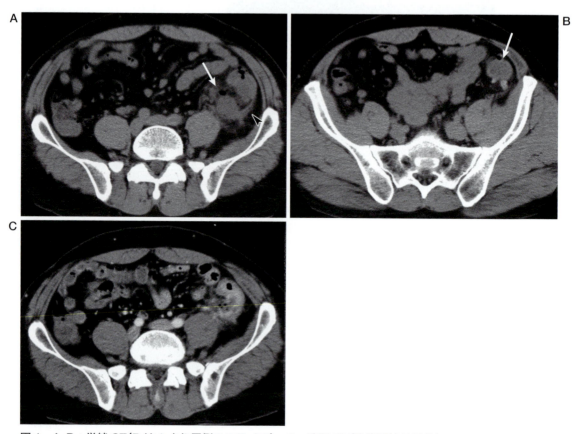

図1　A, B：単純CT(BはAより尾側のスライス)，C：造影CT(治療開始7日後)

CT所見　下行結腸背側に少量の液体貯留を認め，内部には少量のair像を伴っている(図1A，→)．周囲の脂肪組織には濃度上昇域を認め，炎症性変化を疑う．その尾側のレベル(図1B)では下行結腸に多発する憩室を認める(→)．治療開始7日後の造影CT(図1C)で結腸背側の液体貯留は減少しており，憩室の穿破を疑う結腸との連続性を指摘できる．

診　断　結腸憩室炎からの二次性後腹膜膿瘍

経　過　抗菌薬による保存的な治療により膿瘍の縮小，症状の改善を認めた．

問題
Q1. 後腹膜膿瘍の原因となりやすい臓器は何か？
Q2. 図1Aで結腸の外側・背側にみられる肥厚した筋膜(▶)は何か？

解 答 A1. 腎・尿路，上行・下行結腸など．
A2. 外側円錐筋膜．

画像所見のポイント

- 造影される膿瘍壁と内部の液貯留がみられ，周囲には炎症性変化や浮腫を反映して脂肪濃度の上昇を認める．
- 原因は多岐にわたるが，腎や結腸，脊椎などの感染からの波及を認めることがあるため，周囲臓器との関連性を詳細に検討する．
- 腎筋膜や外側円錐筋膜が障壁となり病変の広がりを妨げるが，進行すると筋膜を越え複数の後腹膜腔や腹壁にも及ぶ進展を認める（図2）．

後腹膜膿瘍

後腹膜は，解剖学的に感染源となりやすい大腸や尿路が含まれることから，膿瘍が発生しやすい領域である．感染源不明の原発性，腎・尿路や結腸など後腹膜臓器の感染に続発する二次性後腹膜膿瘍に分類される．後腹膜膿瘍（retroperitoneal abscess）が形成される背景因子としては，糖尿病，担癌状態やステロイド使用などによる易感染性があげられる．二次性後腹膜膿瘍の原因としては，結石や泌尿器科手術後など腎尿路系が最も多く，虫垂，大腸，膵・胆道，十二指腸，骨格筋や脊椎から感染の波及などがみられる[1]．

いずれの病因でも CT では膿瘍壁の炎症性変化，線維化を反映した比較的厚い造影効果と，中心部に液貯留に伴う造影不良域がみられる．結腸からの二次性膿瘍や嫌気性菌による感染では膿瘍内部に air 像を認めることがある[2]．結腸や尿路との関連性を thin slice 像で詳細に観察することで，それらの臓器との連続性・瘻孔形成などから二次性後腹膜膿瘍に至る原因臓器も判断できることがある．初回検査時には壊死を含む腫瘍性病変との鑑別

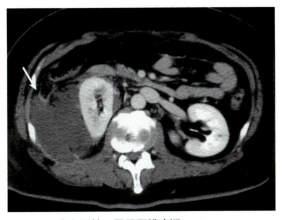

図2　40歳台男性　腎周囲膿瘍疑い
造影 CT　腎周囲腔から外側円錐筋膜を越えて外側に進展を認め（→），後傍腎腔の脂肪組織（flank pad）が不明瞭化している．

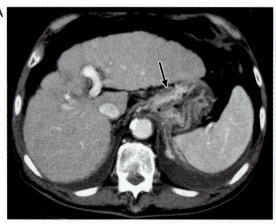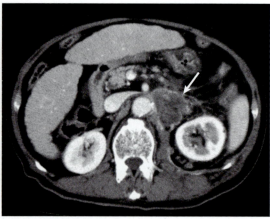

図3　50歳台男性　胃癌，後腹膜リンパ節転移
造影CT　A：胃噴門部レベル，B：腎上部レベル　胃噴門部に濃染を伴う不整な壁肥厚を認め（A，→），上部消化管内視鏡による生検で胃癌と診断された．大動脈外側に辺縁の濃染を示すリンパ節転移を認め（B），膿瘍も鑑別にあがる像である．

に苦慮する症例も経験されるが，発症様式，症状，血液検査や治療反応性など臨床経過も診断に重要となる．施設間での相違はあるが，全身状態の安定した症例ではIVRによる膿瘍ドレナージの適応ともなりうるため，治療適応についても考慮しながら読影できればよいと思われる．

鑑別診断

1）後腹膜悪性腫瘍（図3）
　中心部壊死が強い症例では膿瘍との鑑別が困難なこともあるが，通常は症状や治療経過から判断ができる．
2）膵炎後の仮性嚢胞や被包化壊死

文献

1) Capitán Manjón C, Tejido Sánchez A, Piedra Lara JD, et al：Retroperitoneal abscesses：analysis of a series of 66 cases. Scand J Urol Nephrol 2003；37：139-144.
2) Paley M, Sidhu PS, Evans RA, et al：Retroperitoneal collections：aetiology and radiological implications. Clin Radiol 1997；52：290-294.

症例 7-9　レベル1

70歳台男性．頸部リンパ節腫大を認め，悪性リンパ腫の疑いにて精査時のPET/CT検査で膵尾部にFDG集積を指摘された．

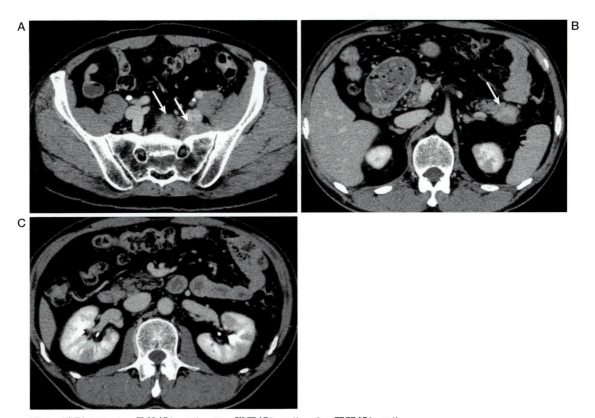

図1　造影CT　A：骨盤部レベル，B：膵尾部レベル，C：腎門部レベル

CT所見　造影CTで，骨盤部レベル(図1A)の仙骨前面，左総腸骨動静脈の背側の脂肪組織を置換するように軟部濃度領域がみられる(→)．膵尾部(図1B)には漸増性に造影される限局性病変(→)を，腎門部レベル(図1C)では両腎に多発する境界不明瞭な乏血性病変を認める．

診断　後腹膜線維症(IgG4関連疾患)

経過　典型的な画像所見からIgG4関連疾患が疑われた．その後の血液検査で血清IgG4の上昇が認められ，IgG4関連疾患に伴う後腹膜線維症，自己免疫性膵炎，間質性腎炎と診断された．治療反応性は良好で，治療後のCT(図2)で，後腹膜の病変の縮小，膵・腎病変の改善を認めた．

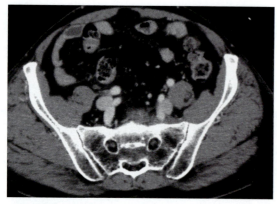

図2 図1と同症例
造影CT（治療後） 後腹膜の病変の縮小，膵・腎病変の改善（非提示）を認められる．

問題
Q1. 腹部骨盤でIgG4関連疾患の病変がみられる頻度が高い臓器・部位はどこか？
Q2. 後腹膜線維症の原因となりうる疾患は何か？

解答
A1. 膵，腎尿路，動脈周囲，後腹膜など．
A2. IgG4関連疾患，自己免疫性疾患，悪性腫瘍，感染症，薬剤など．

画像所見のポイント

- 腎下部大動脈周囲や骨盤壁に境界不明瞭な脂肪濃度上昇，軟部濃度領域を認める．
- 原因は多岐にわたるが，比較的頻度の高い膵・腎・動脈周囲の合併所見を見つけることで，IgG4関連疾患を疑うきっかけになる．

後腹膜線維症

　後腹膜線維症（retroperitoneal fibrosis）は，後腹膜に境界不明瞭な炎症性線維組織が増生する疾患である．50〜70歳台の中高年に好発し，男女比は男性に多く，後腹膜や骨盤壁の脂肪組織に好発する．微熱や鈍痛，体重減少といった症状のほか，下大静脈や尿管を巻き込むことで下肢浮腫や水腎症の原因ともなりうる．後腹膜線維症は原因がはっきりしない特発性のものが多いが，IgG4関連疾患や自己免疫性疾患，悪性腫瘍，感染症，薬剤などに合併する二次性のものもみられる[1]．2001年に本邦のHamanoらが血清IgG4の上昇に特徴づけられる自己免疫性膵炎を報告してから，それまで別々の病態として捉えられていたさまざまな炎症性腫瘤形成性・肥厚性疾患がIgG4関連疾患として整理され報告されている[2]．

　画像所見では，腹部や骨盤などの後腹膜脂肪組織にみられる脂肪濃度の上昇，境界不明瞭な軟部濃度陰影として病変がみられる．腎・尿管周囲の後腹膜に広がると，尿路を巻き込んで水腎症をきたすことがある．IgG4関連疾患でみられる後腹膜線維症と，特発性・

その他の原因での病変は画像上での鑑別は困難とされている．後腹膜線維症と同様に IgG4 関連疾患を含む疾患概念である炎症性大動脈瘤は，比較的境界明瞭な大動脈や腸骨動脈周囲の腫瘤としてみられる．病変は動脈の前面・側面に分布することが多く，後面にはみられにくい傾向にある．単純 CT では骨格筋とほぼ等信号で，MRI では T1 強調像で低信号，T2 強調像では線維化や炎症性細胞浸潤，浮腫の程度によって不均一な信号を呈することがある．造影では線維性組織を反映して腫瘤全体に漸増性の造影効果を認める．病変が動脈中膜に及ぶと動脈径の拡張を生じることがあり，破裂のリスクが指摘されているためステロイド治療を施行する際には慎重を要する．また読影時には，膵臓や腎臓，その他全身性の IgG4 関連疾患を疑う所見がないか注意を払うことで，同疾患を鑑別の上位に考えることができる[3]．

鑑別診断

1）悪性リンパ腫

　時に後腹膜の腫瘤が後腹膜線維症に似ることがある．可溶性 IL-2 レセプターなど血清学的な検査が鑑別に有用である．

文　献

1) 笠島里美，川島篤弘，全　陽：IgG4 関連硬化性疾患：血管病変・後腹膜線維症―IgG4 関連慢性動脈周囲炎のスペクトラム．病理と臨床 2009；27：57-66.

2) Hamano H, Kawa S, Horiuchi A, et al：High serum IgG4 concentrations in patients with sclerosing pancreatitis. N Engl J Med 2001；344：732-738.

3) Caiafa RO, Vinuesa AS, Izquierdo RS, et al：Retroperitoneal fibrosis：role of imaging in diagnosis and follow-up. RadioGraphics 2013；33：535-552.

症例 7-10
レベル 2

40歳台男性．腹痛・下痢を主訴に近医を受診，腹部超音波検査で右腸腰筋内側に腫瘤を指摘され紹介受診となった．

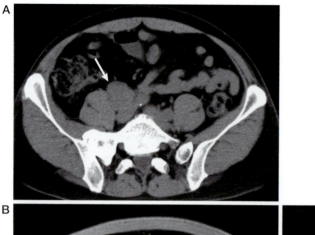
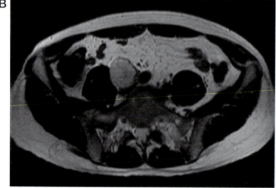
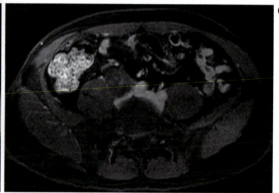

図1　A：単純CT，B：MRI, T2強調像，C：脂肪抑制造影 T1強調像

CT所見　単純CT（図1A）で右総腸骨動静脈前面に径4cm程度の境界明瞭な低吸収腫瘤を認める（→）．

MRI所見　腫瘤はT1強調像で低信号（非提示），T2強調像（図1B）で高信号を示す．脂肪抑制造影T1強調像（図1C）では内部に淡い微細な造影効果が疑われた．

診　断　リンパ管腫

経　過　内部に造影効果がみられたことから神経鞘腫や粘液型脂肪肉腫など粘液基質を伴う充実性腫瘍を疑った．腫瘍摘出術が施行され，組織学的にリンパ管腫と診断された．肉眼的に微小嚢胞がびっしりと集合したようなスポンジ状の病変で，内部にみられた造影効果は拡張したリンパ管間に介在する間質部分の造影効果と考えられた．

問題 Q1. 後腹膜の囊胞性腫瘍の鑑別疾患は何か？
Q2. リンパ管腫のリンパ管径による組織学的分類は何か？

解答 A1. リンパ管腫，変性を伴う神経原性腫瘍・悪性腫瘍など．
A2. cystic，cavernous，capillary など．

画像所見のポイント

- 境界明瞭な囊胞性腫瘤であり，多房性の場合には辺縁が分葉状の形態となることがある(図2)．
- 囊胞内に充実成分や血管がみられないため，基本的には造影効果を認めない．

リンパ管腫

リンパ管腫(lymphangioma)は，拡張したリンパ管により構成される単房性または多房性囊胞性病変である．組織学的には拡張したリンパ管のサイズにより cystic，cavernous，capillary と分類されることがあるが，さまざまな径のリンパ管が混在することが多い．基本的にいずれも良性の囊胞性病変であり，症状や合併症がなければ経過観察となる．縦隔や頸部，腸間膜に好発し，限局性の無痛性腫瘤を形成し，周囲の臓器を圧排する．リンパ管腫は出生時に 50〜65％が，2歳までに 90％が診断される[1]．しかし，後腹膜病変は発見されにくいこともあり，発症年齢は高い傾向にある．年長児童で腹部膨満感や出血で発症することがあるが，それを過ぎると成人で偶発的に見つかる．

画像所見は単房性または多房性の囊胞性病変で，囊胞内容は CT・MRI で基本的に水に

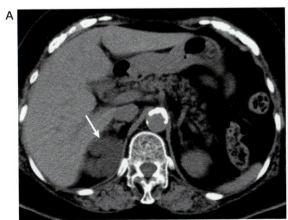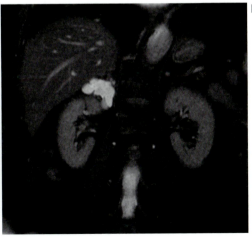

図2 70歳台女性 典型的な囊胞状リンパ管腫疑い
A：単純CT，B：MRI, T2 強調冠状断像 単純 CT(A)で分葉状の低吸収腫瘤を認める(→)．T2 強調像(B)では漿液性の内容を示唆する高信号を認め，充実成分はみられない．

近い濃度・信号となる．出血がみられる場合には，さまざまな時期の出血性変化を反映した所見となる．囊胞壁には石灰化を伴う場合がある．一部の症例では，後腹膜の筋膜を越えて複数のコンパートメントにわたって存在する[2]．充実成分のない囊胞性腫瘤として第一に考慮される良性病変であり，診断がつけば治療適応となる臨床的意義は低い．しかし，本症例にみられたように海綿状リンパ管腫の症例では拡張したリンパ管に介在する間質・血管構造による造影効果を腫瘍濃染と区別することが難しく，画像上は T2 強調像で高信号を示す充実性腫瘤が鑑別となる可能性がある．

鑑別診断

1）囊胞変性を伴う神経原性腫瘍

2）粘液型脂肪肉腫

いずれも充実成分を伴い造影効果がみられることが多い．変性が強い神経鞘腫では充実成分の指摘が困難となる．

文　献

1) Kransdorf M, Murphey MD：Imaging of soft tissue tumors, 3rd ed. Philadelphia：Wolters Kluwer, 2014：200-205.
2) Yang DM, Jung DH, Kim H, et al：Retroperitoneal cystic masses：CT, clinical, and pathologic findings and literature review. RadioGraphics 2004；24：1353-1365.

8章

副腎疾患

症例 8-1

レベル1

70歳台女性．正常副腎．

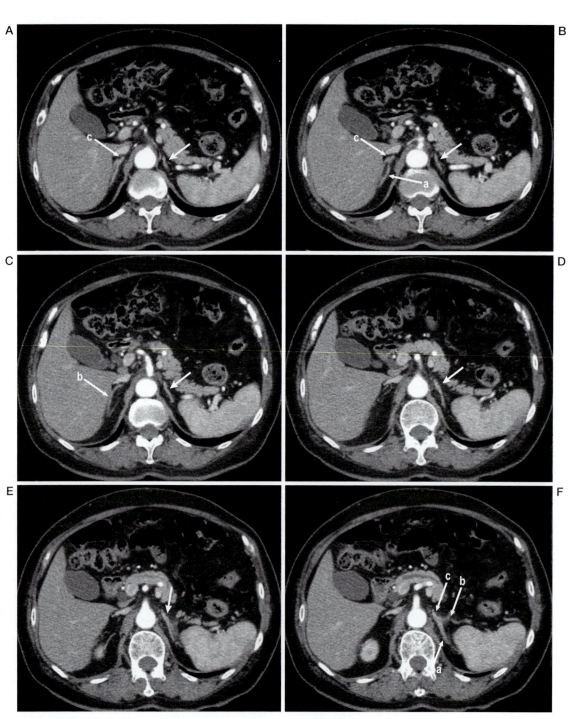

図1 造影CT（AからFへ尾側のスライスを示す）　→：正常副腎（左側）．

問題 Q1. 図1のa, b, cで示す右副腎の部位の名称は何か？
Q2. 副腎は通常，左右どちらが高位か？

解答 A1. a：内側脚，b：外側脚，c：体部．
A2. 右側（図2）．

副腎の解剖

　副腎は腎上極の前方頭側，内側寄りにある1対の内分泌臓器で，腎臓とともに腎筋膜で包まれる．成人において腎重量の約1/30程度，重量7〜8gの小さな臓器である．左副腎は右副腎よりもやや大きく，扁平で半月状に近い形状をもつ．右副腎は三角形に近い形状で下大静脈のすぐ右側にあり，その後ろまで達する（図2）．CTでは腎の上前方に位置し，周囲は脂肪組織に囲まれている．副腎は小臓器であるが，周囲の脂肪組織が豊富な場合はその形態は容易に同定できる．副腎の横断（体軸断）面，および冠状断面の形態はレベルにより異なるが，いずれも人型，逆Y字型を呈し，内側脚，体部，外側脚に分けられる（図1）．

副腎皮質の構造と機能

　副腎は皮質と髄質から構成され，外側にある皮質は内側の髄質を包む形態をした，複合内分泌臓器である．それぞれ異なる発生，構造，機能をもち，皮質（中胚葉由来）はステロイドホルモンの合成・分泌を行い，髄質（外胚葉由来）はカテコールアミンの合成・分泌を行う．

　構造は極めて複雑で，皮質は外層から順に①球状層，②束状層，③網状層の3層に分かれ，それぞれ，①ミネラルコルチコイドであるアルドステロン，②グルココルチコイドであるコルチゾール，③アンドロゲンデヒドロエピアンドロステロン（DHEA）を主として分泌し，それぞれ①血圧，循環血液量，電解質の調節，②内因性の代謝と免疫応答の調節，③第二次性徴の調節に重要な役割を果たしている．

　アルドステロンの分泌はおもにレニン-アンギオテンシン-アルドステロン系（RAA

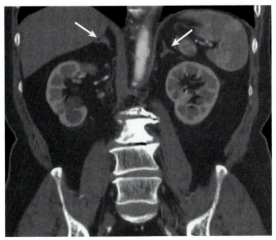

図2　造影CT冠状断像（MPR）
右副腎は左側に比しやや頭側に位置する（→）．

系）よって調節されるが，副腎皮質刺激ホルモン（ACTH）や高カリウム血症も分泌促進因子になる．コルチゾールは生命維持に必須のホルモンで，多様な生理作用を有しており，糖代謝，脂質代謝，アミノ酸代謝，水・電解質代謝，骨代謝，免疫などに関与する．コルチゾールの合成・分泌は下垂体前葉から分泌される ACTH によって促進的調節を受ける．ACTH の分泌はさらに上流の視床下部から分泌される副腎皮質刺激ホルモン放出ホルモン（corticotropin-releasing hormone：CRH）によって促進される．ストレスや日内リズムなどの刺激は CRH および ACTH を介してコルチゾール分泌を促進する．しかしながら，血中のコルチゾール濃度が上昇すると，視床下部および下垂体に対してネガティブフィードバックがかかり，CRH や ACTH の分泌は抑制される．このようにコルチゾール分泌は視床下部−下垂体−副腎系によって巧妙に制御されている．

副腎髄質の機能と構造

髄質はクロマフィン親和性細胞が巣状あるいはシート状に配列し，カテコールアミン（エピネフリン，ノルエピネフリン）を産生し，中枢神経における神経伝達物質として機能している．健常成人の副腎の副腎髄質クロム親和性組織は重量がおよそ 1g であり，約 6mg のカテコールアミンを含み，その 85％がエピネフリンである．カテコールアミンの分泌は交感神経節前線維から放出されたアセチルコリンの刺激によって起こる．クロム親和性細胞は血流の多い頭部と体部に集中する．

副腎に分布する動静脈

副腎に分布する動脈には個人差もあるが，一般的には上・中・下副腎動脈を受ける．上副腎動脈は下横隔動脈から起こり，中副腎動脈は動脈のうちの主枝で大動脈あるいは上腸間膜動脈から起こり，副腎に入る．下副腎動脈は腎動脈から分岐する．静脈は左右で異なり，左副腎静脈は腎門付近で左腎静脈に流入する．右副腎静脈は短く，直接下大静脈に注ぐ（図3）．

副腎腫瘍と内分泌活性

副腎疾患の多くは腫大あるいは腫瘍性変化を伴うが，腫瘍が小さい症例，副腎内分泌異常がみられても同時にホルモン非産生副腎腫瘍や過形成を合併することがあり，副腎腫瘍の存在と内分泌活性は異なる病態と認識しておく必要がある．

▶Note　副腎偽病変

副腎周囲の臓器由来の腫瘍が副腎と接し，副腎由来のようにみえる偽病変を呈することがある．周囲臓器との関係の把握や MDCT による MPR（multiplanar reconstruction 多断面再構成）画像を用いると，診断は比較的容易である（図4）．

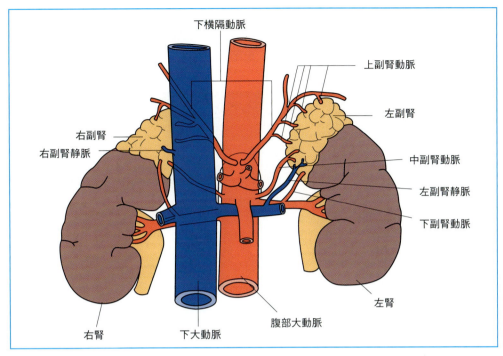

図3　副腎動静脈　(文献1)より一部改変して転載)

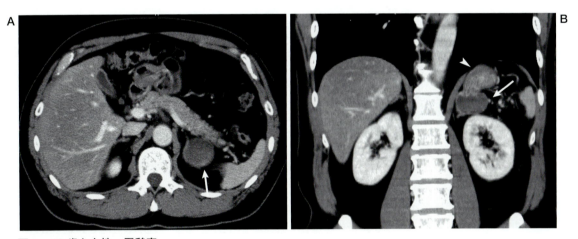

図4　40歳台女性　胃憩室
A：造影CT，B：造影CT冠状断像(MPR)　造影CT(A)で左副腎に接して不均一な腫瘤を認める(→)．
冠状断像(B)では，胃穹窿部(▶)からの連続があり，胃憩室と考えられる(→)．

文　献

1) Koeppen BM, Stanton BA：Berne & Levy Physiology (Updated), 6th ed. St Louis：Mosby, 2010.
2) Lattin GE Jr. Sturgill ED, Tujo CA, et al：From the radiologic pathology archives：adrenal tumors and tumor-like conditions in the adult：radiologic-pathologic correlation. RadioGraphics 2014；34；805-829.

症例 8-2

レベル1

60歳台女性．肝血管腫疑いで造影CTを施行された．

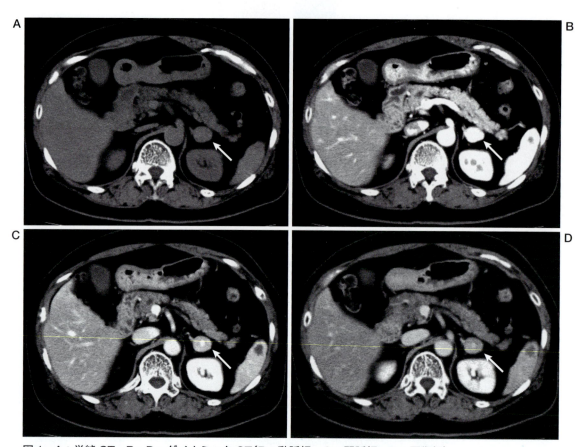

図1　A：単純CT，B〜D：ダイナミックCT（B：動脈相，C：門脈相，D：平衡相）

CT所見　左副腎に径23 mmの境界明瞭な結節を認める（→）．単純CT（A）での平均CT値は42 HUである．造影CTは動脈相（B）で平均CT値248 HU，平衡相（D）で平均CT値103 HUとwashoutがみられる．

診断　副腎腺腫

腹腔鏡下左副腎腫瘍摘出術を施行され，副腎腺腫（adrenal adenoma）と診断された．

問題　Q1．副腎に結節が指摘された場合，良性と診断できる画像所見は何か？
　　　　Q2．脂肪を含まない副腎病変の場合，良性と診断できる画像所見は何か？

解 答 A1. 塊状の脂肪を含む腫瘤，造影されない腫瘤，嚢胞や石灰化，CT値<10HU，MRIの化学シフト画像(chemical shift imaging：CSI)での信号低下．

A2. 造影CTでの早期濃染と高い流出率(ただし悪性を含む褐色細胞腫や多血性腫瘍の転移の除外が必要)．

副腎偶発腫

近年，画像診断の普及により，副腎に腫瘤性病変が偶然発見されることがあり，副腎偶発腫(adrenal incidentaloma)と総称され，頻度はCT検査時の5％程度と報告されている．無症状であっても，機能性腫瘍としての性格を有しているものや悪性のものがあり，その取り扱いには注意を要する．わが国の副腎偶発腫瘍の集計では，非機能性副腎腺腫(ホルモン非産生腫瘍)が50.8％と最も多く，次いでコルチゾール産生腺腫10.5％，褐色細胞腫8.5％の順であったと報告されている(図2)．

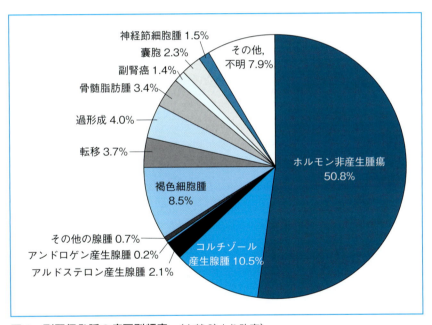

図2 副腎偶発腫の病因別頻度 (文献3)より改変)

副腎偶発腫の画像所見のポイント

- もともと無症状で発見されるため，非機能性副腎腺腫と診断されることが圧倒的に多いが，まず内分泌学的検索が考慮され，内分泌活性ありと診断されたらそれぞれの疾患に対しての治療がすすめられる．
- 日本では副腎偶発腫に対するガイドラインは規定されていないが，ACR（American College of Radiology）から偶発腫に対するマネジメントが発表されている．文献4）より一部改変して図に示す（図3）．
- 偶発腫を見たら，① まずは明らかな良性所見〔塊状の脂肪を含む腫瘍，造影されない腫瘍，嚢胞や石灰化，CT値＜10HU，化学シフト画像（CSI）での信号低下〕があるかを確認する．偶発腫で最も多い副腎腺腫は，腫瘍内の豊富な淡明細胞の胞体内脂質の存在が特徴であり，それを反映して単純CTで低吸収を呈する．CT値＜10 HUを腺腫とした場合，診断能は感度71％，特異度98％と報告されている．単純CTで診断が困難な場合はMRIが推奨され，CSIにより少量の脂質の含有を診断できる（図4）．
- ② 次に，良性所見がない場合はサイズが重要である．4 cm以下の場合は過去画像との比較を行うが，1年以上変化がないものは良性と診断し，変化がある場合は癌の既往の有無によりフォローが異なる．過去画像がなく，1～2 cmの小さな病変は経過観察を行う．2～4 cmの症例や1～2 cmでも癌の既往がある場合は造影ダイナミックCTを行う．良性腺腫は線維性間質の少ない髄様系腫瘍の特徴を反映し，造影剤の流出率が高いため，流出率が高ければ良性腺腫と判断する．ただし，褐色細胞腫や多血性腫瘍（肝細胞癌や腎細胞癌など）の転移では同様の造影パターンを呈し，注意を要する．流出率が高くない場合は経過観察やPET検査，生検，切除など考慮する．腫瘍径が4 cmを超える症例に対しては癌の既往があれば生検やFDG-PET検査が推奨されている．癌の既往がない場合は切除が考慮される．
- ACRガイドラインでは1年の経過で腫瘍径に変化を認めない場合は良性腫瘍と診断され，経過観察の必要はないとされるが，内分泌学会では1年後も画像的，内分泌学的検査による定期的な経過観察が推奨されている．

副腎腺腫の非典型像

　腺腫でもサイズが大きい病変では変性により内部濃度が不均一になることがある．また，腺腫内に出血を生じ，血腫や血管腫の画像所見に似ることがある（図5）．

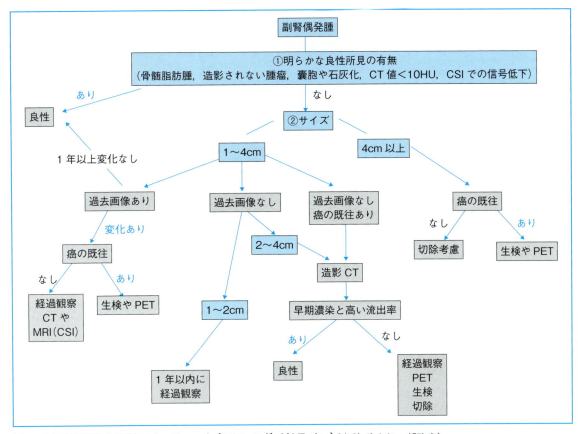

図3 副腎偶発腫の診断フローチャート（ACRのガイドライン）（文献4）より一部改変）

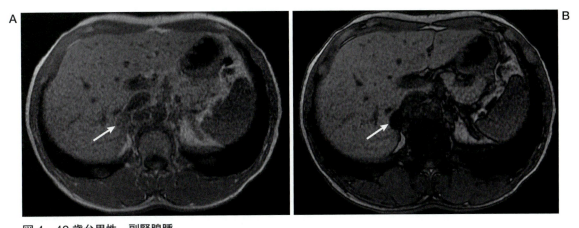

図4 40歳台男性　副腎腺腫
MRI　A：T1強調 in phase 像，B：T1強調 opposed phase 像　右副腎の結節は opposed phase（B）で信号低下がみられ（→），脂肪を含んでいると考えられる．

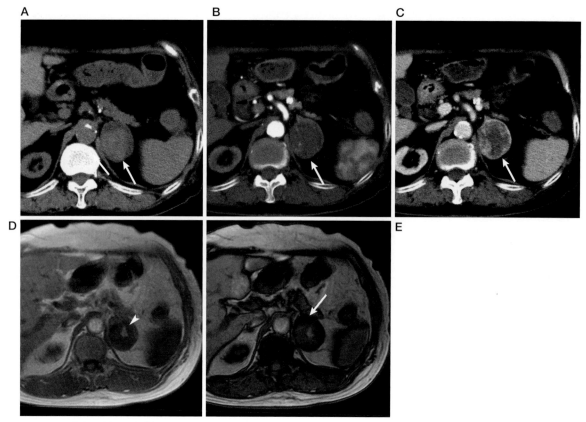

図5　70歳台女性　副腎腺腫
食欲の低下，下腿浮腫を主訴に近医受診．精査目的の腹部CTで左副腎腫瘤を指摘され，当院泌尿器科受診．
A：単純CT，B：造影CT（動脈相），C：造影CT（後期相），D：MRI,T1強調 in phase 像，E：T1強調 opposed phase 像　CTで左副腎に長径46 mmの境界明瞭な腫瘤を認め，内部は不均一である（→）．造影動脈相（B）で腫瘤辺縁部に小さな濃染域がみられ，後期相（C）で腫瘤辺縁優位に不均一な造影効果がみられる．MRIでは，T1強調 in phase 像（D）で高信号を呈する領域を認め（►），出血を疑う．opposed phase（E）で腫瘤の一部に信号低下がみられる（→）．手術を施行され，血腫を伴う腺腫と診断された．

文　献

1) 日本医学放射線学会・編：149 副腎腺腫の評価にどのような画像診断が役立つか？　画像診断ガイドライン2016年版．金原出版，2016：490-492．
2) 柳瀬敏彦：6.副腎偶発腫瘍の鑑別診断と治療，日本内科学会生涯教育講演会．日内会誌 2014；103：941-948．
3) 一城貴政，上芝　元：本邦における5年間の継続的副腎腫疫学調査―最終報告．厚生労働省研究補助金難治性疾患克服研究事業　副腎ホルモン産生異常に関する調査研究，平成16年度研究報告書．2005：121-129．
4) Mayo-Smith WW, Song JH, Boland GL, et al：Management of incidental adrenal masses：a white paper of the ACR Incidental Findings Committee. J Am Coll Radiol 2017；14：1038-1044.

症例 8-3 レベル1

40歳台女性．人間ドックで高血圧(180/104 mmHg)と低カリウム血症(2.5 mEq/L)を指摘され，原発性アルドステロン症を疑われて当院内分泌内科受診．血漿アルドステロン濃度(PAC) 563 pg/mL〔基準値(随時)：35.7〜240 pg/mL〕，血漿レニン活性(PRA)低下，カプトリル試験陽性であった．

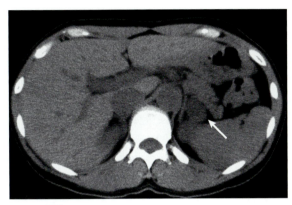

図1 単純CT

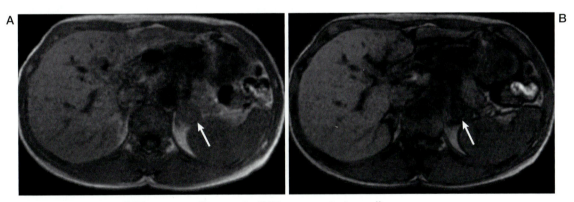

図2 MRI A：T1強調 in phase像，B：T1強調 opposed phase像

CT所見 単純CT(図1)で左副腎に長径25 mmの境界明瞭な結節を認め，平均CT値は14 HUである(→)．

MRI所見 副腎の結節はT1強調 opposed phase像(図2B)で信号低下を認め，脂肪を含んでいると考えられる(→)．

診断 副腎皮質腺腫

副腎静脈サンプリング(adrenal venous sampling：AVS)にて左側よりアルドステロン過分泌を確認され，左副腎腫瘍摘出術を施行された．病理組織学的に副腎皮質腺腫(adrenocortical adenoma)と診断された．

問 題 **Q1.** 本症例で責任病巣は左副腎結節といえるか？
Q2. 責任病巣の同定，鑑別診断のための次のステップは何か？

解 答 **A1.** 必ずしも断定できない．右副腎に CT で同定できないアルドステロン産生腫瘍が存在する可能性がある．
A2. 副腎静脈サンプリング．

原発性アルドステロン症

　原発性アルドステロン症(primary aldosteronism)はアルドステロン過剰分泌による，低カリウム血症，高血圧，多飲多尿などの症候がみられる疾患である．従来まれな疾患と考えられてきたが，高血圧患者の 10％以上を占める可能性が示唆され，高血圧患者に対し副腎病変の有無を放射線診断へ依頼される機会は増加している．また，本態性高血圧症に比べて脳や心血管合併症の頻度が高いため，適切な診断と治療が必要である．病型からは腫瘍性病変と非腫瘍性病変に大別され，腫瘍性病変が 80〜90％を占める．腫瘍性病変は原則として片側性であり，非腫瘍性病変は両側性であることが多い．

　原発性アルドステロン症の患者では，まず腫瘍の有無と局在を単純 CT で確認することが推奨されている．現在ではカテーテルを用いた副腎静脈サンプリング(AVS)により病変の存在診断が可能であるが，両側性腫瘍や対側副腎に結節を伴う症例，特発性高アルドステロン症で結節性過形成を伴う症例では，画像では腫瘍なのか過形成なのか鑑別することは困難である．

　局在診断に関しては，アルドステロン産生腺腫は 2 cm 以下の小さな腫瘍が多く，5〜6 mm 以下の小さな腫瘍は CT では指摘が困難である．CT で副腎腫瘍が存在したとしても腫瘍が検出されない反対側に微小腺腫が存在する可能性があり，最終的な局在診断は AVS による方法が最も信頼性の高い方法といえる．治療はアルドステロン過剰分泌の原因が片側性と診断された場合は，腹腔鏡下内視鏡的副腎摘出術を行う．片側性でも手術不能症例や患者が手術を望まない場合，あるいは両側副腎が原因の場合，薬物療法を行う．

文 献

1) 一般社団法人日本内分泌学会・監修，日本内分泌学会「原発性アルドステロン症ガイドライン実施の実態調査と普及に向けた標準化に関する検討」委員会・編：わが国の原発性アルドステロン症の診療に関するコンセンサス・ステートメント．診断と治療社，2016．

症例 8-4

レベル1

40歳台女性．手指の浮腫性紅斑，凍瘡様皮疹，顔面と両側下腿の浮腫が出現し近医受診．高血圧があり内服加療を開始されたが症状の改善がなく，当院内分泌内科紹介受診．Cushing症候群疑いで腹部CT施行．

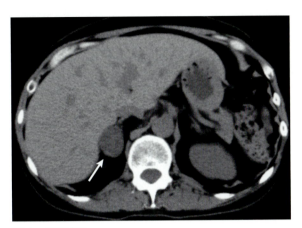

図1 単純CT

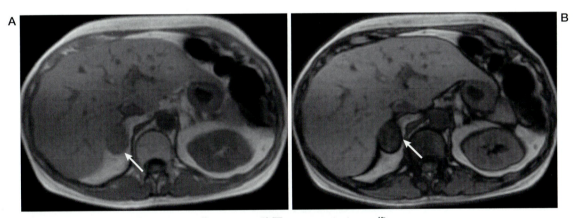

図2 MRI A：T1強調 in phase 像，B：T1強調 opposed phase 像

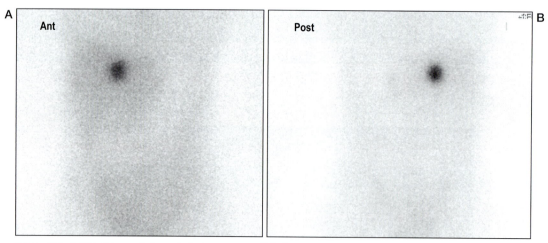

図3 ¹³¹I-アドステロールシンチグラフィ　A：前後像，B：後前像

CT所見　単純CT（図1）で，右副腎に径28 mmの境界明瞭な結節を認める（→）．内部は不均一で，平均CT値は21 HUである．

MRI所見　右副腎の結節は限局性にT1強調 opposed phase 像（図2B）で信号低下がみられ，脂肪の含有が示唆される（→）．

シンチグラフィ所見　¹³¹I-アドステロールシンチグラフィで，右副腎腫瘤部に集積亢進を認め，左副腎への取り込みはみられない（図3）．右副腎の自律的な活動と左副腎の抑制であり，右副腎の機能性腺腫が疑われる．

診　断　副腎腺腫

内分泌学的検査と副腎シンチグラフィの結果，Cushing症候群と診断され，腹腔鏡下右副腎腫瘍摘出術を施行され，副腎腺腫と診断された．

問　題
Q1. 高血圧をきたす副腎腫瘍には何があるか？
Q2. 身体症状を欠くCushing症候群の名称は何か？

解　答
A1. アルドステロン産生腫瘍，コルチゾール産生腫瘍，褐色細胞腫．
A2. サブクリニカルCushing症候群．

Cushing 症候群

　Cushing 症候群は慢性的なコルチゾール過剰分泌に伴って，満月様顔貌，中心性肥満など特徴的な症状を呈する疾患であり，高血圧，骨粗鬆症，糖尿病，高脂血症などの代謝異常を高頻度に伴う．副腎皮質刺激ホルモン(adrenocorticotropic hormone：ACTH)依存性と非依存性に分類され，多くはコルチゾール産生腺腫による非依存性のものが原因である．腺腫は片側の副腎に単発性にみられる．ACTH 依存性の Cushing 症候群では両側の副腎はびまん性肥厚を示す．

　診断にはコルチゾール過剰分泌と自律性分泌を証明する．^{131}I- アドステロールシンチグラフィでは，腫瘍からのコルチゾール過剰分泌によるネガティブフィードバック機構により下垂体からの ACTH 分泌が抑制される結果，正常副腎組織への集積が抑制され，腺腫のみが描出される(**図3**)．

　腺腫病変のなかには身体症状を欠くものの Cushing 症候群の検査成績を呈する症例が存在し，サブクリニカル Cushing 症候群(subclinical Cushing syndrome：SCS)とよばれている．高血圧，糖尿病，メタボリックシンドロームなどの合併率が高く，生活習慣病の背景要因として注目されている．その鑑別には，弱いながらも副腎腫瘍からの自律性コルチゾール過剰分泌を証明する必要があり，デキサメサゾン抑制試験によるコルチゾールの自律性分泌の証明が必要である．比較的非機能性副腎腫瘍に近い症例から，腫瘍からのコルチゾールの自律性分泌が顕著な副腎腺腫に近いものまで，その臨床内分泌学的病態は広いスペクトラムを示す．合併症の薬剤コントロールが不十分な症例やコルチゾールの自律分泌能が比較的強い症例群では合併症の改善が期待され，手術が考慮される．

文　献

1) 高柳涼一, 河手久弥, 柳瀬敏彦：内分泌疾患—診断と治療の進歩3. 副腎疾患の取り扱いと問題点, 1)副腎偶発腫とサブクリニカルクッシング症候群. 日内会誌 2012；101：941-948.

症例 8-5

レベル2

70歳台女性．高血圧内服加療中であった．スクリーニングで施行された腹部CTにて両側副腎に異常を指摘され，当院内分泌内科受診．

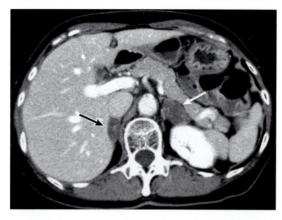

図1　造影CT

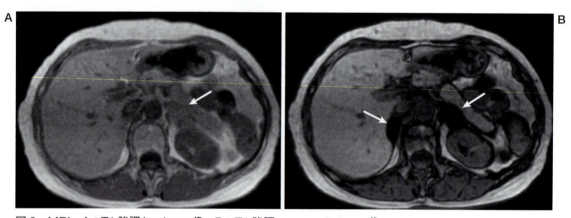

図2　MRI　A：T1強調 in phase 像，B：T1強調 opposed phase 像

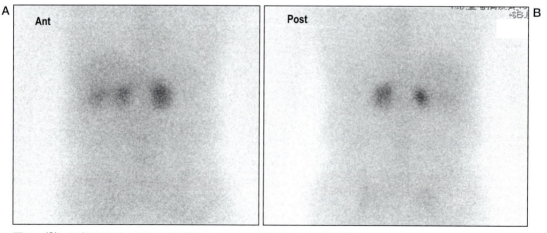

図3　^{131}I-アドステロールシンチグラフィ　A：前後像，B：後前像

CT 所見 造影 CT（図 1）で，両側副腎に多結節状の腫大がみられる（→）．

MRI 所見 化学シフト画像（CSI）では T1 強調 opposed phase 像（図 2 B）で信号低下がみられる．

シンチグラフィ所見 両側副腎に集積を認める（図 3）．

診断 ACTH 非依存性大結節性副腎皮質過形成

　　ACTH（副腎皮質刺激ホルモン）は感度以下であり，両側副腎の自律的なホルモン分泌と考えられる．以上の結果より ACTH 非依存性大結節性副腎皮質過形成（ACTH independent macronodular adrenal hyperplasia：AIMAH）と診断された．

経過 副腎皮質ホルモン合成阻害薬内服を開始され，経過観察されている．

問題 **Q1.** 両側副腎の多発結節の鑑別には何があげられるか？
　　　 Q2. AIMAH の治療法は何か？

解答 **A1.** AIMAH，腺腫，転移．
　　　 A2. 両側副腎摘除術とホルモン補充療法．手術不能例には副腎皮質ホルモン合成阻害薬による保存的治療．

画像所見のポイント

- 両側副腎の結節状の腫大が特徴的である．
- 個々の結節は細胞内の脂質を反映して CT では低吸収，MRI の CSI では信号低下がみられる．

ACTH 非依存性大結節性副腎過形成（AIMAH）

　両側副腎皮質に径 5 mm 以上の結節を多発する疾患で Cushing 症候群のごく一部（1 ％未満）を占める．AIMAH の多くは散発性で，一部に家族内集積が知られ，*AMRC5* 遺伝子変異が報告されている．AMRC5 タンパクはタンパク間相互作用に重要なアルマジロリピート構造を有する細胞質タンパクで，*ARMC5* 遺伝子の機能喪失は，副腎皮質細胞においてステロイド合成系酵素の発現低下とそれによるコルチゾール産生異常を招く．画像では両側副腎実質は腫大し，5〜30 mm の結節がみられる．細胞内の脂質を反映して CT で低吸収，CSI で信号低下がみられる．治療法としては両側副腎摘除術とホルモン補充療法が行われ，手術不能例には副腎皮質ホルモン合成阻害薬による保存的治療が選択される．

文献

1) Rockall AG, Babar SA, Sohaib SA, et al：CT and MR Imaging of the adrenal glands in ACTH-independent Cushing syndrome. RadioGraphics 2004；24：435-452.

症例 8-6 レベル1

40歳台男性．胸やけを主訴に近医受診．腹部超音波検査にて右副腎腫瘍を指摘され，当院泌尿器科紹介受診．

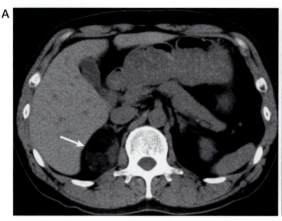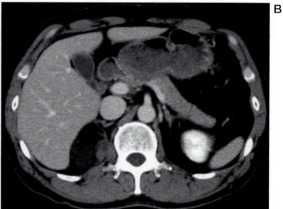

図1 A：単純CT，B：造影CT

CT所見 単純CT（図1A）で右副腎に長径50 mmの腫瘤を認める（→）．腫瘤の大部分に脂肪がみられ，一部に軟部濃度を呈する領域がみられる．軟部濃度の領域の造影効果は乏しい（図1B）．

診断 骨髄脂肪腫

右副腎腫瘍摘出術を施行され，骨髄脂肪腫と診断された．

問題
Q1. 副腎外の骨髄脂肪腫の好発部位はどこか？
Q2. 骨髄脂肪腫の治療は何か？

解答
A1. 仙骨前面，腎周囲後腹膜，縦隔など．
A2. 経過観察．有症状のものや出血を伴う症例，腫瘍径7 cm以上の症例では摘出術が考慮される．

画像所見のポイント

- 腫瘤内の脂肪の存在により容易に診断できる．
- 出血がみられることがあり，注意を要する．

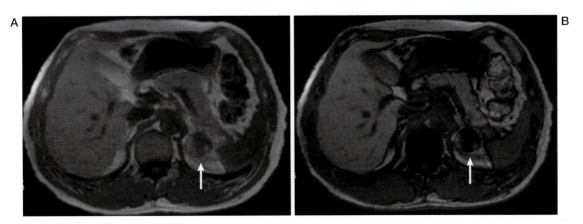

図2 60歳台男性 骨髄脂肪腫
MRI A：T1強調 in phase像, B：T1強調 opposed phase像 opposed phase（B）で信号低下がみられる．

骨髄脂肪腫

　副腎骨髄脂肪腫（adrenal myelolipoma）は成熟した脂肪と造血組織からなる比較的まれな腫瘍で，多くは偶発腫として認められる．ホルモン非活性で多くは無症状であるが，10 cmを超えるような大きなものでは出血による背部痛で発症することがある．画像では脂肪組織を有する境界明瞭な腫瘤で，石灰化は約30％にみられる．脂肪はCT値−10以下の脂肪濃度を呈し（図1），MRIでは化学シフト画像や脂肪抑制画像により診断される（図2）．腫瘍の50％に脂肪がみられれば診断は容易であるが，脂肪の含有が10％以下の場合もあり，まれではあるが，副腎腺腫に伴う脂肪化生や周囲の脂肪を取り込んで増大する副腎癌などが鑑別にあがり，注意が必要である．7 cmを超えるものは mass effect や出血のリスクがあり，手術が考慮される．まれに，副腎外発生の骨髄脂肪腫がある．

文 献

1) Schieda N, Siegelman ES：Update on CT and MRI of adrenal nodules. AJR Am J Roentgenol 2017；208：1206-1217.
2) Lattin GE Jr, Sturgill ED, Tujo CA, et al：From the radiologic pathology archives：adrenal tumors and tumor-like conditions in the adult：radiologic-pathologic correlation. RadioGraphics 2014；34；805-829.

症例 8-7

レベル2

40歳台男性．運転中に頭痛，嘔気，発汗があり救急要請．収縮期血圧240 mmHg．CTにて左副腎腫瘍を指摘され，当院受診．血漿カテコールアミンはいずれも正常値．尿中ノルアドレナリンは239.8μg/日(基準値：26.0〜121.0μg/日)，ノルメタネフリン0.59 mg/日(基準値：0.10〜0.28 mg/日)と高値．

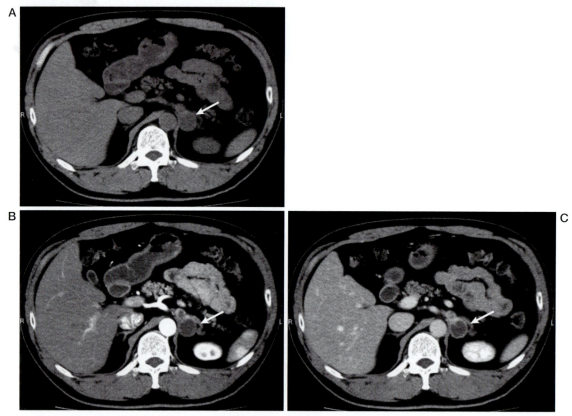

図1　A：単純CT，B,C：造影CT(B: 動脈相，C：後期相)

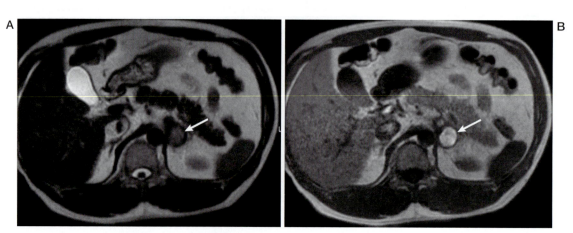

図2　MRI　A：T2強調像，B：T1強調像

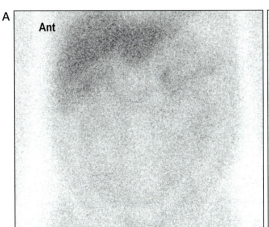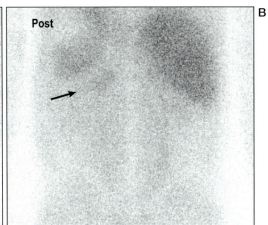

図3 ¹²³I-MIBGシンチグラフィ　A：前後像，B：後前像

CT所見	単純CT（図1A）にて左副腎に長径38 mmの境界比較的明瞭な腫瘤を認める（→）．造影（図1B, C）にて腫瘤後方成分の内部は造影されず，嚢胞成分が示唆される（→）．壁に濃染がみられ，一部は動脈相から比較的強い造影効果がみられる．
MRI所見	嚢胞成分はT2強調像（図2A）で高信号，T1強調像（図2B）で高信号を呈し，出血や粘稠な液体が示唆される（→）．
シンチグラフィ所見	¹²³I-MIBGシンチグラフィ（図3）では左副腎に集積がみられる（→）．
診 断	褐色細胞腫

腹腔鏡下左副腎摘出術を施行され，褐色細胞腫と診断された．

問題　Q1. 副腎嚢胞性腫瘍の鑑別には何があげられるか？
　　　　Q2. 副腎外傍神経節腫の好発部位はどこか？

解答　A1. 褐色細胞腫，腺腫や癌の出血や変性．
　　　　A2. 大動脈周囲，頸動脈小体，膀胱粘膜下など．

画像所見のポイント

- 充実性，あるいは囊胞性腫瘍で壊死や出血を伴い不均一となる．
- 出血はCTやMRIで液面形成（fluid-fluid level）を呈することがある．
- ^{131}I-MIBGシンチグラフィによる診断能は90％を超えるが，10％に偽陰性例が存在することに注意する．
- ^{18}F-FDG-PETで集積がみられる．

褐色細胞腫

褐色細胞腫（pheochromocytoma）は，副腎髄質に存在するクロム親和性細胞に由来するカテコールアミン産生腫瘍である．副腎外の交感神経節に存在するクロム親和性細胞が腫瘍化する場合は傍神経節腫（paraganglioma）に分類される．

5Hといわれる高血圧（hypertension），頭痛（headache），発汗過多（hyperhidrosis），高血糖（hyperglycemia），代謝亢進（hypermetabolism）が古典的症状であり，有症状の場合は血中や尿中のカテコールアミン分画測定により感度・特異度90％以上の診断を得られる．一方，偶発腫として発見される無症候性は約35％と報告され，留意すべき点である．10％腫瘍とよばれる通り，10％に悪性，副腎外腫瘍，両側性あるいは多発性発生がみられる．一部は家族性に発生し，遺伝性腫瘍疾患のひとつの表現型として出現している．遺伝子変異としてはRET（多発性内分泌腺腫症2型MEN：multiple endocrine neoplasia type 2），VHL（von Hippel-Lindau病），NF1（von Recklinghausen病），SDHD&SDHB（家族性傍神経節腫瘍）が知られている．

診断は血中，尿中カテコールアミンの高値あるいはその代謝産物の高値を証明すること，^{131}I-MIBG（metaiodobenzylguanidine）シンチグラフィで腫瘍への取り込みを証明することによる．MIBGシンチグラフィは髄質のカテコールアミン産生能を反映し，神経堤由来の褐色細胞腫や神経芽細胞腫などに取り込まれて異常集積を示す．褐色細胞腫は感度94％，特異度92％で診断可能であるが，逆に約10％に疑陰性例が存在することに注意する．

CTでは充実性あるいは囊胞を含む腫瘍で，まれに脂質を含むことがあり，10HU以下のCT値を示すことがある．腫瘍が大きくなると壊死や出血のため不均一となる．石灰化は約10％にみられる．典型的には明瞭に造影されるが，造影パターンは一様ではない．イオン性ヨード造影剤で高血圧が誘発されることがあるので，非イオン性ヨード造影剤を使用するべきであるが，造影剤の添付文書では原則禁忌とされている．

症状や血液・尿所見から本疾患が疑われる場合は^{131}I-MIBGシンチグラフィやMRIが選択されるべきである．MRIでは典型的にはT1強調像で低信号，T2強調像で高信号を呈するが，囊胞形成や出血を伴う場合はさまざまな信号を呈する．出血例ではCTやMRIで液面形成（fluid-fluid level）がみられることがある（図4）．褐色細胞腫では10％の症例で転移病変を合併することから，診断がついた場合，全身検索を行うことが必要である．^{18}F-FDG-PETを用いた悪性褐色細胞腫および傍神経節腫の診断感度は97％という報告がある．

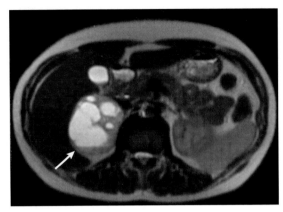

図4 50歳台女性 褐色細胞腫
MRI, T2強調像 右副腎に径65 mmの境界明瞭な腫瘤を認める．内部に嚢胞性部分を有し，背側では嚢胞の一部にfluid-fluid levelを認め，出血を示唆する（→）．

　治療は外科的切除であり，良性であれば5年生存率は95％である．悪性褐色細胞腫の診断はクロム親和性細胞のない本来発生組織でない組織（肝，肺，骨，リンパ節など）に転移を生じた場合と定義されており，組織学的な鑑別は困難とされている．悪性は副腎外や大きい腫瘍（5 cm以上）で頻度が高い．病理学的に良性・悪性を正確に鑑別することはできないことから，長期的な経過観察を行う必要がある．悪性の遺伝子マーカーとして，ミトコンドリアの電子伝達系酵素遺伝子であるsuccinate dehydrogenase complex subunit B（SDHB）変異が注目されており，同変異を有する褐色細胞腫の97％が悪性とも報告されている．

文　献

1) Lattin GE Jr, Sturgill ED, Tujo CA, et al：From the radiologic pathology archives：adrenal tumors and tumor-like conditions in the adult：radiologic-pathologic correlation. RadioGraphics 2014；34；805-829.
2) Schieda N, Siegelman ES：Update on CT and MRI of adrenal nodules. AJR 2017；208：1206-1217.

症例 8-8

レベル2

60歳台男性．4年前より他院で左副腎腫瘍を経過観察されていた．転居に伴い当院内分泌内科を紹介受診．既往として10年前より高血圧に対し内服加療中，耐糖能異常に対し食事療法中．内分泌学的検査では異常なし．

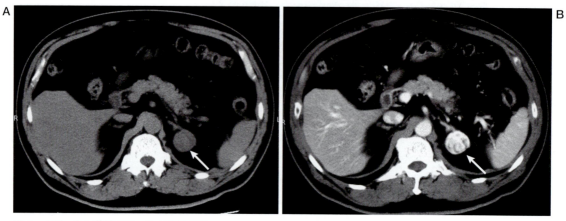

図1　CT　A：単純CT，B：造影CT

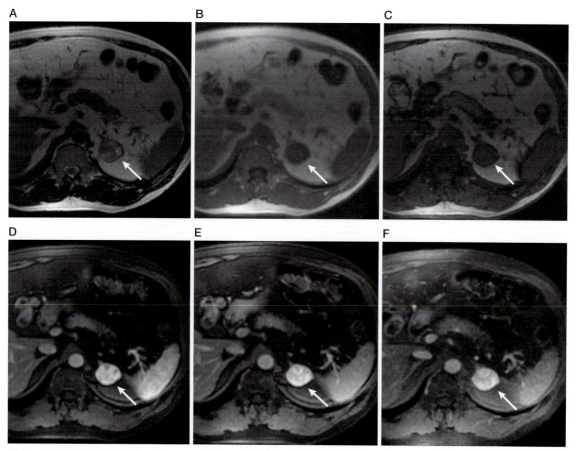

図2　MRI　A：T2強調像，B：T1強調 in phase 像，C：T1強調 opposed phase 像，D〜F：ダイナミック造影T1強調像

8章　副腎疾患　**251**

CT所見　左副腎に接して長径30mmの比較的境界明瞭な腫瘤を認める(→)．単純CT(**図1A**)では不均一な濃度を呈し，平均CT値は31HUである．造影(**図1B**)にて不均一に濃染され，強い造影効果がみられる．

MRI所見　T2強調像(**図2A**)で筋に比し不均一な高信号，T1強調像(**図2B**)で等信号を呈し，T1強調opposed phase像(**図2C**)では信号低下は判然としない(→)．ダイナミック造影では早期(**図2D**)より濃染がみられ，後期相(**図2F**)でのwashoutはわずかである．

診　断　副腎皮質癌
　腹腔鏡下左副腎摘除術を施行され，副腎皮質癌と診断された．

経　過　術後10年，再発なく経過している．

問　題　Q1. 早期濃染を呈する副腎病変の鑑別に，何があげられるか？

解　答　A1. 腺腫，皮質癌，褐色細胞腫，多血性腫瘍の転移．

画像所見のポイント

- 典型的には6cm以上と大きい(**図3**)．
- 下大静脈腫瘍栓，隣接臓器への浸潤，リンパ節転移や遠隔転移がみられる．

副腎皮質癌

　副腎皮質癌(adrenocortical adenocarcinoma)は悪性腫瘍の0.05〜0.2%とまれな腫瘍で，約60〜70%は副腎機能異常がみられる内分泌活性癌である．好発年齢には2峰性があり，乳幼児〜小児，40〜50歳台に多い．性差は女性に多い．両側性は2〜10%と報告される．副腎皮質癌を診断するためには病理学的診断が必要であり，Weissの分類が用いられている(**表**)．指標として9項目あり，3項目以上を満たす場合に悪性腫瘍に合致するとしている．転移は傍大動脈リンパ節，肺，肝，骨に多い．5年生存率は38%と予後不良であり，局所浸潤のある症例やリンパ節転移，遠隔転移のある症例では臨床病期はⅢ，Ⅳ期となり，さらに予後は悪くなる．

　CTでは内部に出血や壊死，石灰化を伴った内部不均一な巨大腫瘤として描出され，周囲に進展を示す．サイズは大きく，平均12〜15cmという報告もある．石灰化は約30%にみられる．脂肪成分がみられることがあるが，内分泌活性癌で細胞内脂質を有する症例や周囲の脂肪を取り込んで増大する症例で報告されている．腺腫との鑑別においてサイズは重要であり，6cm以上の場合は副腎癌の可能性が疑われる．また，ダイナミック造影では早期相で造影，遅延相でwashoutされるが，腺腫と比較すると弱い傾向がある．しかし，腺腫でも大きな病変では変性による内部濃度不均一がみられること，ダイナミック造影でオーバーラップがあることより，画像的には腺腫との鑑別は困難である．

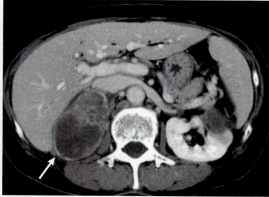
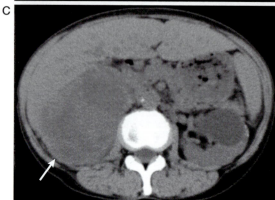

図3 60歳台女性 副腎皮質癌
A：単純CT（初診時），B：造影CT（1週間後），C：単純CT（2か月後） 初診時の単純CT（A）では右副腎に長径64mmの不均一な腫瘤を認める（→）．1週間後の造影CT（B）にて長径72mmと増大がみられ，内部は不均一に造影される（→）．さらに2か月後のCT（C）では長径102mmと増大がみられる（→）．

表 Weissによるcriteria

1）核異型度が高い	6）壊死
2）50視野中5個の核分裂像	7）静脈浸潤
3）異型な核分裂像	8）類洞への浸潤
4）淡明細胞が25%未満	9）被膜浸潤
5）びまん性の構築（腫瘍の33%を超える）	

　MRIでは出血や壊死を反映し，T1, T2強調像で不均一な信号を呈する．細胞内脂質により化学シフト画像による低信号がみられることがある．鑑別は腺腫のほか，褐色細胞腫，転移，リンパ腫，血管腫などあげられるが，サイズが4〜5cmを超えるものは外科的切除が常に考慮される．

Note 遺伝性副腎皮質腫瘍

副腎癌は多くは散発性であるが，遺伝性のものがあり，副腎以外の臓器にも腫瘍性病変を見ることがあるため，知っておく必要がある．

多発性内分泌腫瘍症1型（multiple endocrine neoplasia：MEN type1）：種々の内分泌臓器に過形成，腺腫，癌を発症する常染色体優性遺伝性疾患である．原因遺伝子は MEN1 遺伝子の生殖細胞系列変異である．おもな病変は原発性副甲状腺機能亢進症，膵消化管内分泌腫瘍，下垂体腺腫，副腎皮質腫瘍，胸腺・気管支神経内分泌腫瘍，皮膚腫瘍である．約 20%に副腎皮質腫瘍がみられる．

Lynch（リンチ）症候群：遺伝性大腸癌のひとつであり，常染色体優生遺伝性疾患である．大腸癌のほか，子宮内膜，卵巣，胃・小腸，肝胆道系，腎盂・尿管癌などの発症リスクが高まる．副腎皮質癌患者の 3.2%に Lynch 症候群がみられたという報告がある．

Li-Fraumeni（リ・フラウメニ）症候群：家族性に癌を多発する常染色体優性遺伝の遺伝性症候群のひとつであり，原因遺伝子は *TP53* が確認されている．中心的な癌は副腎皮質腫瘍（腺腫，癌），軟部組織肉腫，白血病，閉経前乳癌，脳腫瘍があがり，全体の約 80%を占める．約 10%に副腎皮質癌を発症し，多くは小児期に発症する．小児期発症の 50～80%，成人期発症の 5.8%に *TP53* 遺伝子の生殖細胞系列変異が認められるため，副腎皮質癌では年齢を問わず背景に Li-Fraumeni 症候群の存在を疑う必要がある．

Beckwith-Wiedemann（ベックウィズ・ヴィーデマン）症候群：臍帯脱出，巨舌，巨体など全身の過剰成長を主徴とする疾患で，肝，膵，脾，腎，副腎といった実質臓器に肥大が認められる．副腎では副腎皮質腫大をきたすが，ホルモンのフィードバックは正常に保たれているため内分泌機能異常は生じない．約 5%に副腎皮質癌を合併し，この場合はホルモン過剰分泌を伴うこともある．

家族性大腸ポリポーシス：大腸の多発性腺腫を主徴とする常染色体優性遺伝性の症候群である．大腸以外の随伴する悪性腫瘍として副腎腫瘍（腺腫，癌），甲状腺癌，肝芽腫など報告がある．

文 献

1) Bharwani N, Rockall AG, Sahdev A, et al：Adrenocortical carcinoma：the range of appearances on CT and MRI. AJR 2011；196：W706-W714.
2) Lattin GE Jr, Sturgill ED, Tujo CA, et al：From the radiologic pathology archives：adrenal tumors and tumor-like conditions in the adult：radiologic-pathologic correlation. RadioGraphics 2014；34；805-829.
3) 櫻井晃洋：MEN 以外の遺伝性副腎皮質腫瘍．内分泌甲状腺外会誌 2015；32：184-188.

症例 8-9

レベル3

20歳台女性．心窩部痛を主訴に近医受診．上部消化管内視鏡を施行されたが異常なく，精査のためにCTを施行されたところ，左副腎に腫瘤性病変を指摘され，当院泌尿器科を紹介受診．内分泌学的検査は異常なし．

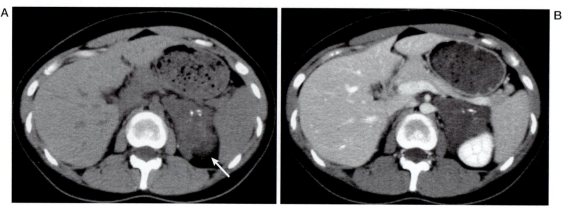

図1　A：単純CT，B：造影CT

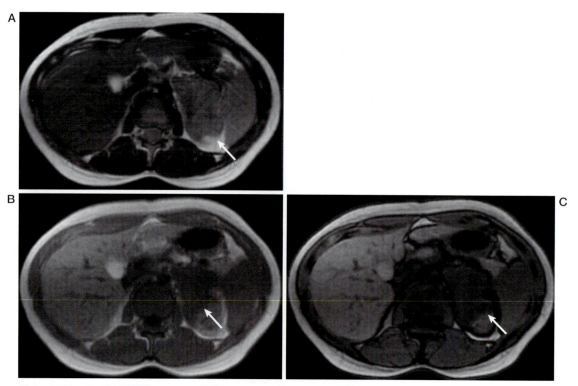

図2　MRI　A：T2強調像，B：T1強調 in phase 像，C：T1強調 opposed phase 像

8章　副腎疾患　255

CT所見
単純CT（**図1A**）では左腎上極の前方頭側に長径60mmの境界明瞭，分葉状の腫瘤を認める（→）．平均CT値33HUと低吸収で内部に石灰化を有する．造影効果はほとんどみられない（**図1B**）．正常の左副腎は同定できない．

MRI所見
T2強調像（**図2A**）では不均一な高信号を呈する（→）．T1強調像（**図2B**）で筋と同等の信号を呈し，T1強調opposed phase像（**図2C**）で信号低下はみられない（→）．

診断　神経節細胞腫
腹腔鏡下左副腎摘除術を施行され，神経節細胞腫と診断された．

問題　**Q1.** 交感神経節由来の腫瘍には何があるか？
　　　　Q2. 副腎外の好発部位はどこか？

解答　**A1.** 神経芽腫，神経節芽腫，神経節細胞腫．
　　　　A2. 後縦隔，後腹膜．

画像所見のポイント

- 単純CTで低吸収，造影では造影効果は弱い．
- サイズは平均8cmと大きい．

神経節細胞腫

　交感神経節由来の腫瘍には神経芽腫（neuroblastoma），神経節芽腫（ganglioneuroblastoma），神経節細胞腫（ganglioneuroma）が含まれるが，神経節細胞腫は最も分化した良性腫瘍で若年成人に好発する．肉眼的には充実性あるいは粘稠な被膜のない腫瘍として認められる．後縦隔や後腹膜に好発し，腹部の神経節細胞腫の40％は副腎に発生する．治療は外科的切除である．

　画像では大きな円形あるいは分葉状の腫瘍としてみられ，周囲臓器の間にはまり込むような柔らかい形状をとる．大きさは平均8cmである．単純CTでCT値40HU未満の低吸収を呈し，造影では増強効果は弱い．MRIではT2強調像で高信号を呈する．石灰化が2.4〜60％にみられる．

文　献

1) Lattin GE Jr, Sturgill ED, Tujo CA, et al：From the radiologic pathology archives：adrenal tumors and tumor-like conditions in the adult：radiologic-pathologic correlation. RadioGraphics 2014；34；805-829.

症例 8-10

レベル 3

40歳台女性．約2週間前より左上腹部に鈍痛を自覚．全身倦怠感，嘔吐，下痢が出現し，食事摂取不良となったため当院救急外来を受診．来院時現症：血圧 109/52 mmHg，脈拍 108 回/分，体温 38.5℃，臍部左側に圧痛あり．血液生化学検査：血球減少，貧血，電解質異常，肝機能障害，炎症反応高値がみられた．止血機能検査：PT と aPTT の延長，フィブリノーゲン 703 mg/dL の上昇がみられた．

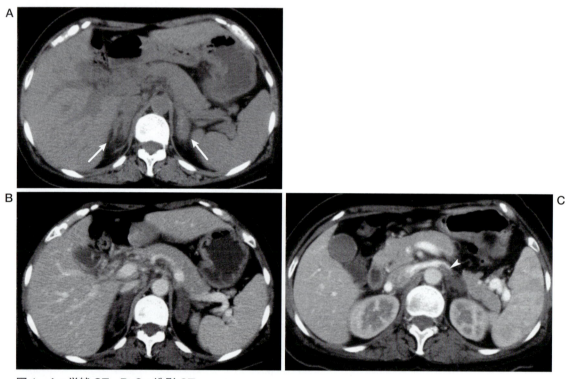

図1　A：単純CT，B,C：造影CT

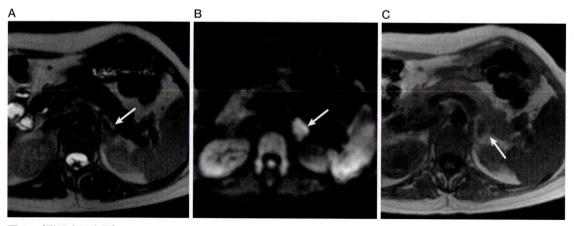

図2　（説明文は次頁）

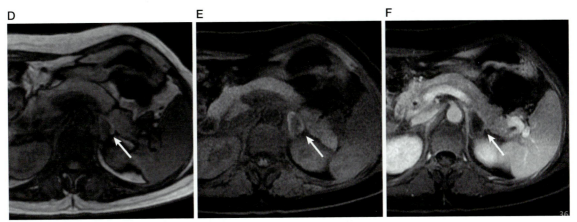

図2 MRI　A：T2強調像，B：拡散強調画像，C：T1強調 in phase 像，D：T1強調 opposed phase 像，E：脂肪抑制T1強調像，F：脂肪抑制造影T1強調像

CT所見　単純CT（図1A）では両側副腎は形態を保ったまま腫大し，周囲脂肪組織の濃度上昇を認める（→）．造影CT（図1 B, C）では副腎の造影効果は乏しく，腫大した副腎から左腎静脈にかけて濃染不良域がみられ（▶），左副腎静脈の血栓が疑われる．

MRI所見　左副腎レベルのMRIでは，腫大した左副腎はT2強調像（図2A）で筋に比し高信号で，辺縁は低信号を呈する（→）．拡散強調画像（図2B）では全体に高信号を呈する（→）．化学シフト画像（図2 C, D）で信号低下はみられない（→）．脂肪抑制T1強調像（図2E）では辺縁に高信号域がみられる（→）．Gd造影（図2F）にて副腎実質の濃染は指摘できない（→）．

診　断　副腎梗塞（副腎静脈血栓による出血性梗塞）

経　過　副腎梗塞が疑われ，副腎機能検査を施行された．コルチゾール 1.0 μg/dL 以下（基準値：4.0〜18.3 μg/dL）とアルドステロン 13.8 pg/mL（基準値：臥位 29 pg/mL 以上）の低下を認め，ACTH（副腎皮質刺激ホルモン）は 2400 pg/mL（基準値：7.2〜63.3 pg/mL）と上昇がみられた．抗カルジオリピン抗体，抗カルジオリピンβ₂GPI抗体，ループスアンチコアグラントが陽性であり，抗リン脂質抗体症候群と診断された．

問　題　Q1. 両側副腎腫大の鑑別には何があげられるか？

解　答　A1. 転移，悪性リンパ腫，過形成，急性期梗塞．

画像所見のポイント

- 急性期には腫大がみられ，造影効果はみられない．
- 急性期〜亜急性期には炎症性浮腫を反映し，T2強調像で高信号を呈し，T1強調像では出血を反映して高信号を呈する．
- 慢性期には副腎は萎縮し，囊胞変性や石灰化がみられることがある．

副腎皮質機能低下症（副腎不全）

　副腎皮質機能低下症とは副腎から分泌されるコルチゾール，アルドステロール，副腎アンドロゲンが欠乏した状態で，副腎自体の病変による原発性と視床下部−下垂体の病変による続発性に分けられる．特徴的な症候を欠くため，しばしば診断・治療が遅れることがある．適切な治療が行われないと致命的となることがあるため，早期診断・治療が求められる．

1）原発性副腎皮質機能低下症

　原発性副腎皮質機能低下症の原因は多岐にわたるが，先天性のものと後天性のものに分けられる（表）．2011（平成23）年の全国疫学調査では，成因としては特発性（自己免疫性副腎皮質炎）が最も多く，次いで感染症（結核が最も多い）によるものが続く．自己免疫性副腎皮質炎は，副腎だけに限局する場合と，多腺性自己免疫症候群〔autoimmune poly-endocrine（あるいは polyglandular）syndrome：APS〕の部分症状として認められる場合がほぼ半数ずつである．自己免疫が原因となる場合，副腎皮質は萎縮するが髄質は保たれていることが多い．合併する疾患としては，自己免疫性甲状腺疾患（橋本病や Basedow 病）が多く，他にもさまざまな自己免疫疾患（1型糖尿病，尋常性白斑，慢性萎縮性胃炎，高ゴナドトロピン性性腺機能低下症など）を併発する．そのほかには悪性腫瘍の副腎転移，悪性リンパ腫の浸潤，両側副腎出血・梗塞，薬剤などによって副腎皮質機能低下が起こる．また，先天性副腎過形成，副腎白質ジストロフィなどの遺伝性疾患でも副腎皮質機能低下が認められる．

2）続発性副腎皮質機能低下症

　続発性副腎皮質機能低下症のなかで最も多いのは，ステロイド（グルココルチコイド）の長期投与によって起こる医原性の副腎皮質機能低下症である．ステロイド長期投与は負のフィードバック機構により，視床下部−下垂体−副腎系を抑制し，その結果，副腎は萎縮してコルチゾール分泌は低下する．このような状態でステロイドが急激に減量されたり中止されたりすると，副腎皮質機能低下症に至る．また，ステロイド長期服用患者では，ストレス（感染，外傷，手術など）がかかったときに正常な応答（コルチゾール分泌促進）ができないため，相対的なグルココルチコイド欠乏に陥る可能性がある．視床下部および下垂体領域の病変では，CRH（副腎皮質刺激ホルモン放出ホルモン）や ACTH の分泌が低下して副腎皮質機能低下に至る．腫瘍自体の増殖によるものと，手術や放射線治療により下垂体機能低下をきたすものがある．リンパ球性下垂体炎や ACTH 単独欠損症などの自己免疫機序が発症に関与する疾患や，下垂体卒中・壊死（Sheehan 症候群），くも膜下出血，外傷などによっても副腎皮質機能低下が起こる．

3）急性副腎皮質機能低下症（副腎クリーゼ，急性副腎不全）

　急性副腎皮質機能低下症は，急激な副腎皮質ステロイドの絶対的・相対的欠乏による循環不全（低血圧や循環血液量減少性ショック）を中心とした病態で，迅速かつ適切な治療が行われないと致死的となる．病因としては，慢性副腎不全症患者に種々のストレス（感染，外傷，手術など）が加わり，ステロイド需要量が増加した場合と長期服用中のステロイド薬が不適切に減量・中止が行われた場合の発症が多い．まれであるが，副腎出血（髄膜炎菌感染，ワルファリン治療，外傷など）や抗リン脂質抗体症候群による副腎梗塞にでも起こる．症状は非特異的であり，急性腹症で受診となる場合もある．

表　副腎皮質機能低下症のおもな原因

原発性

1) 自己免疫性副腎皮質炎（孤発例，多腺性自己免疫症候群）
2) 感染症（結核，ヒストプラズマ，クリプトコッカス，サイトメガロウイルス，AIDS など）
3) 悪性腫瘍の副腎転移，悪性リンパ腫浸潤
4) 浸潤性病変（アミロイドーシス，ヘモクロマトーシス）
5) 両側副腎出血，梗塞（敗血症，Waterhouse-Friderichsen 症候群：髄膜炎菌），外傷，抗凝固薬投与，抗リン脂質抗体症候群など
6) 先天性（先天性副腎皮質過形成，先天性副腎低形成，ACTH 不能症，副腎白質ジストロフィなど）
7) 両側副腎摘出後
8) 薬剤性（ステロイドホルモン合成酵素阻害薬，抗真菌薬，抗てんかん薬，麻酔薬，チロシンキナーゼ阻害薬など）

続発性

1) 医原性（ステロイド長期投与）
2) 視床下部，下垂体腫瘍
3) 頭蓋咽頭腫，髄膜腫，empty sella
4) 下垂体術後，放射線治療後
5) リンパ球性下垂体炎
6) ACTH 単独欠損症
7) 下垂体卒中・壊死（Sheehan 症候群），SAH，頭部外傷
8) 浸潤性（サルコイドーシス，ヒスチオサイトーシス X）
9) Nelson 症候群

副腎不全症の画像診断

　前述の通り，副腎不全の原因疾患は多岐にわたる．感染症や転移，リンパ腫浸潤，サルコイドーシス，先天性副腎皮質過形成などでは腫瘤形成や副腎腫大を呈し，自己免疫性の場合は副腎の萎縮を認める．続発性副腎皮質機能低下症が疑われる症例では，頭部 MRI 検査を行い，視床下部・下垂体の評価を行う必要がある．副腎梗塞は，急性期には腫大がみられ，造影効果はみられない．MRI では急性期～亜急性期には炎症性浮腫を反映し，T2 強調像で高信号を呈し，T1 強調像では出血を反映して高信号を呈する．慢性期には副腎は萎縮し，囊胞変性や石灰化がみられることがある．抗リン脂質抗体症候群による副腎梗塞はまれであるが，副腎静脈血栓あるいは実質の小さい静脈血栓に起因し，出血性梗塞が多い．

文　献

1) 河手久弥，髙栁涼一：副腎皮質機能低下を早期診断・治療するために．日内会誌 2014；103：878-885.
2) Presotto F, Fornasini F, Betterle C, et al：Acute adrenal failure as the heralding symptom of primary antiphospholipid syndrome：report of a case and review of the literature. Eur J Endocrinol 2005；153：507-514.
3) Riddell AM, Khalili K：Sequential adrenal infarction without MRI-detectable hemorrhage in primary antiphospholipid-antibody syndrome. AJR 2004；183：220-222.

症例 8-11

レベル1

60歳台男性．肺癌に対し当院呼吸器内科にて化学放射線治療施行後，経過観察中に右副腎結節が出現し，泌尿器科を紹介受診．

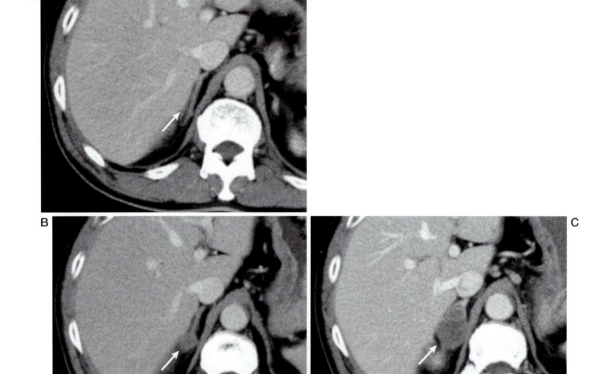

図1　造影CT　A：肺癌初診時，B：初診より1年後，C：初診より1年10か月後　（城山病院画像診断センター　三田裕記先生のご厚意による）

CT所見　肺癌初診時のCT（図1A）で右副腎に異常を認めない．1年後のCT（図1B）で右副腎に径10 mmの結節がみられ，転移が疑われる（→）．経過にて増大がみられる（（図1C，→）．

診断　肺腺癌の転移

経過　原発巣は制御され，他臓器への転移がみられなかったため，右副腎摘除術を施行された．

問題　Q1. 副腎転移の原発巣で最も多いのは何か？

解 答 **A1.** 肺癌．

画像所見のポイント

- 多くは乏血性であるが，肝細胞癌や腎細胞癌の転移では多血性を示す(図2)．

転移性副腎腫瘍

　副腎は悪性腫瘍の転移の好発部位で，肺，肝，骨に次いで多い．原発巣は肺癌が最も多く，胃癌，食道癌，肝胆道系悪性腫瘍が続く．そのほか，膵癌，大腸癌，腎癌，乳癌，悪性黒色腫，悪性リンパ腫があがる．担癌患者の副腎腫瘍は50〜75％が転移とされ，診断には転移をきたしうるような担癌患者であるか，病歴の把握が重要である．

　副腎転移の画像所見は，肝細胞癌や腎細胞癌の転移では多血性を示す(図2)が，腺癌や扁平上皮癌など多くの腫瘍では乏血性で非特異的である．サイズが大きい場合には中心部の壊死や出血を反映して，不均一な濃度となる．サイズが小さい場合には，均一な濃度の類円形腫瘤で，腺腫との鑑別が問題となり，単純CTやダイナミックCT，MRIの化学シフト画像で鑑別がなされるが，診断が困難な場合は必要に応じて生検も考慮される．両側性の副腎病変では，第一に転移の可能性が疑われ，腺腫，副腎過形成，肉芽腫性疾患，両側性褐色細胞腫など両側副腎腫大をきたす病態が鑑別にあがる．FDG-PETで高集積を認めることが多く診断に有用であるが，腺腫でも陽性を示すことがあり，注意を要する．転移の場合，副腎機能不全は比較的まれとされるが，副腎組織の90％以上が転移に置換された場合，副腎機能低下が起きることがある．

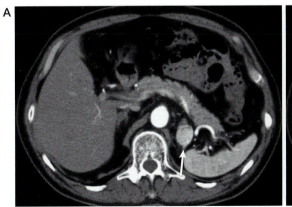 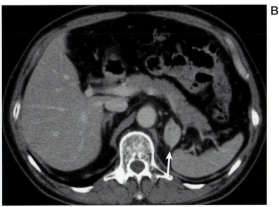

図2　60歳台男性　転移性副腎腫瘍
左腎細胞癌の既往あり．造影CT(A：動脈相，B：後期相)　左副腎に径20 mmの結節を認め，動脈相(A)で濃染がみられ，後期相(B)でwashoutがみられる(→)．左副腎摘除術を施行され，腎細胞癌の転移と診断された．

文　献

1) Brunt LM, Moley JF：Adrenal incidentaloma. World J Surg 2001；25：905-913.
2) Mansmann G, Lau J, Balk E, et al：The clinically inapparent adrenal mass：update in diagnosis and management. Endocr Rev 2004；25：309-340.
3) Launay N, Silvera S, Tenenbaum F, et al：Value of 18-F-FDG PET/CT and CT in the diagnosis of indeterminate adrenal masses. Int J Endocrinol 2015；2015：213875.

9章

男性内生殖器
（前立腺，精嚢）

症例 9-1

レベル1

30歳台男性．前立腺．

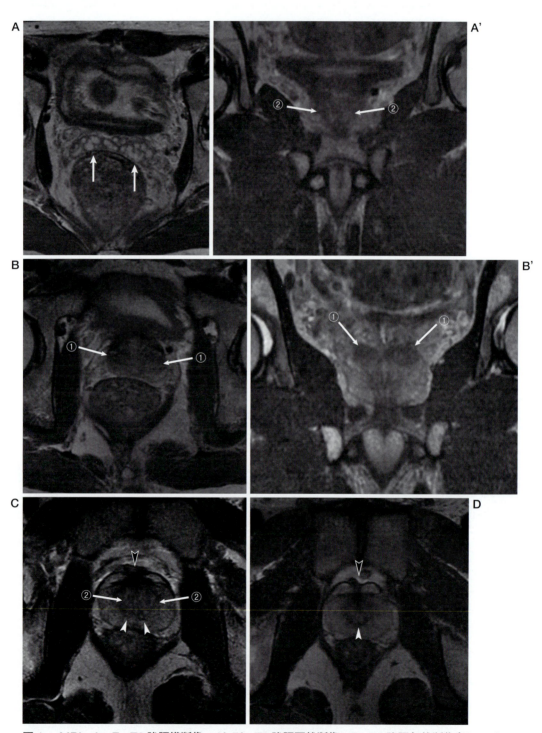

図1 MRI A～E：T2強調横断像，A', B'：T2強調冠状断像，F：T2強調矢状断像（リファレンス像） 横断像，冠状断における同じ番号の矢印は同じ構造物を示す．（次頁に続く）

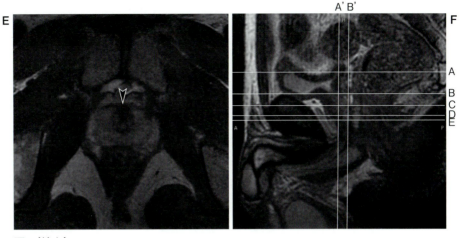

図1（続き）

問題

Q1. 図1Aにおいて→の構造は何か？
Q2. 図1B, B'において①→の構造は何か？
Q3. 図1C, D, Eにおいて▶の構造物は何か？
Q4. 図1A', Cにおいて②→の構造物は何か？
Q5. 図1Cにおいて▷の構造物は何か？
Q6. 図1Cの▷は図1Dの▷に連続するが，図1Dの▷は何か？
Q7. 前立腺両背側5時，7時方向脂肪組織内を頭尾側方向に走行する線状構造物は何か？

解答

A1. 精囊
A2. 中心域
A3. 前線維筋間質
A4. 移行域
A5. 射精管
A6. 精丘
A7. 神経血管束（neurovascular bundles）

前立腺の解剖　（模式図は図3参照）

　前立腺は頭尾方向に底部（base），中部（midgland），尖部（apex）に分けられ，組織学的には腺を含まない①前線維筋間質，精丘から中枢側の尿道周囲を覆う②移行域（腺組織の5％），射精管周囲を覆う③中心域（腺組織の20％），前立腺外側を包む④辺縁域（腺組織の70～80％）の計4つの成分からなる．前線維筋間質は前立腺腹側に位置し，T2強調像で低信号を示す．辺縁域はおもに尿道に向かう導管をもつ腺組織からなり，間質が少ないことからT2強調像で高信号を示す．移行域，中心域は腺組織だけでなく筋線維も多く含み，T2強調像で比較的低信号を示す．移行域には良性前立腺過形成（benign prostatic hyperplasia：BPH）が好発し，その場合，高信号，低信号が混在した信号を示す．拡散強調画像（図2A）では，前立腺は骨格筋よりも軽度高信号を示し，apparent duffusion coefficient（ADC）map（図2B）では移行域が軽度低信号，辺縁域は高信号を示す．ダイナ

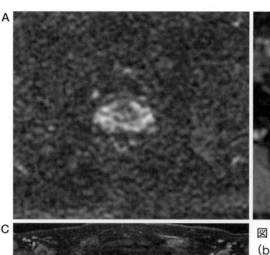
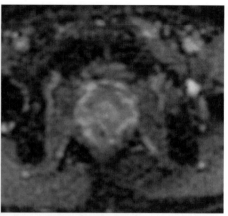
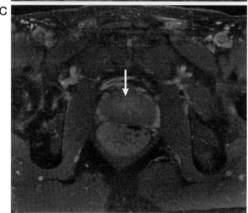

図2 中部前立腺レベル A：拡散強調画像（b＝2000s/mm²），B：ADC map，C：造影脂肪抑制T1強調像（平衡相） 拡散強調画像（A）では前立腺は骨格筋よりも軽度高信号を示し，ADC map（B）では移行域が軽度低信号，辺縁域は高信号を示す．造影脂肪抑制T1強調像平衡相（C）では，移行域はまだらな造影効果がみられ（→），それに比べ，辺縁域の造影効果は乏しい．

ミック造影像では，移行域は前立腺肥大結節の併存により早期相からまだらな造影効果がみられ，後期相（図2C）で漸増する領域を伴う．それに比べ，辺縁域の造影効果は乏しい．

若年では移行域と中心域は区別されるが，加齢によりBPHが進行すると肥大した移行域により中心域が圧排され変位する．前立腺辺縁を覆うT2強調像で低信号の菲薄化したrimは前立腺被膜とよばれ，癌の被膜外浸潤評価において重要な構造物であるものの，実際は前立腺被膜というものは存在せず，前立腺組織の間質と分離できない線維筋組織からなる外面の帯状構造を含んでいる．

移行域と辺縁域の接触面は外科的被膜とよばれる偽被膜がT2強調像において薄い低信号のrimとして認められるが，病理学的には被膜は存在せず圧排された前立腺組織によりrim状にみえている．

前立腺には下膀胱動脈および中直腸動脈からの枝が分布する．前立腺からの静脈は被膜周囲で前立腺静脈叢を形成し，内腸骨静脈に流れる．神経は下下腹神経叢（仙骨前面で直腸，膀胱底両脇に位置する神経叢と骨盤内臓神経の混在により生じたもの）からの神経が分布し，前述の動静脈とともに前立腺両背側5時，7時方向を走行，神経血管束（neurovascular bundles）を形成する．神経血管束はT1強調横断像で前立腺・直腸・肛門挙筋で囲まれた脂肪組織内に管状または点状の低信号域として同定できる．前立腺底部，尖部では神経の分枝が被膜を貫通し，癌の被膜外浸潤の経路になっている可能性がある．

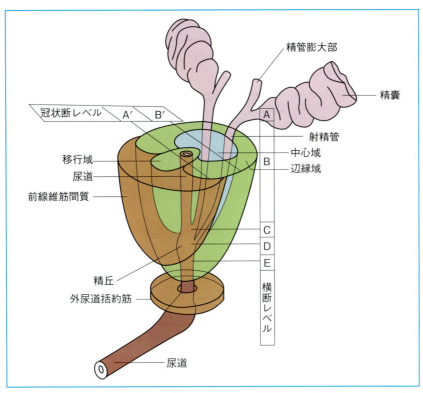

図3 前立腺模式図 横断(水平断,A〜E),冠状断(A′,B′)は図1のMRI断面と対応するレベル.(文献3)より改変)

文 献

1) Weinreb JC, Barentsz JO, Choyke PL, et al：PI-RADS prostate imaging—reporting and data system：2015, version 2. Eur Urol 2016；69：16-40.
2) Moore LM, Dallsy AF, Agur AMR・著,佐藤達夫,坂井建雄・監訳：臨床のための解剖学.メディカル・サイエンス・インターナショナル,2016：365-370.
3) Drake RL, Vogl AW, Mitchell AWM・他著,塩田浩平,秋田恵一・監訳：グレイ解剖学アトラス原著第2版.エルゼビア・ジャパン,2015：236.

症例 9-2　レベル1

60歳台男性．前立腺癌に対しMRIを撮像したところ偶発的に発見．

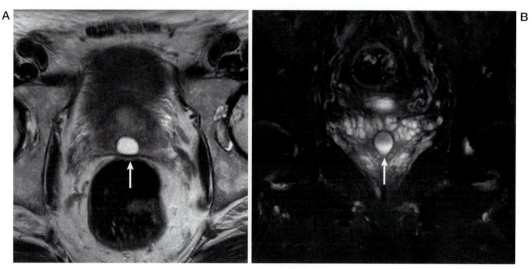

図1　MRI　A：T2強調像，B：脂肪抑制T2強調冠状断像

MRI所見　前立腺底部正中背側にT2強調像で高信号の囊胞を認める（図1A, B，→）．

診　断　Müller管囊胞

経　過　前立腺癌に対しホルモン治療後，手術が行われた．

問　題
Q1. Müller管囊胞以外に前立腺正中部に発生する囊胞は何か？
Q2. 前立腺および傍前立腺において，傍正中に発生する囊胞をあげよ．

解　答
A1. 前立腺小室囊胞（尿道と交通）．
A2. 前立腺：射精管囊胞．前立腺周囲：精囊囊胞，精管囊胞，Cowper管囊胞（尿生殖隔膜内）など．

画像所見のポイント

- 精丘背側の正中にみられる単房性囊胞で，しばしば前立腺頭側に進展する．
- 尿道との連続性はない．

前立腺および傍前立腺嚢胞性病変 （表）

Müller 管嚢胞と前立腺小室嚢胞：Müller 管嚢胞は発生の過程で Müller 管が遺残することによって起こり，尿道と連続性がない．前立腺小室嚢胞は前立腺小室の拡張によって生じ，尿道と連続する．このように Müller 管嚢胞と前立腺小室嚢胞は異なる起源から発生すると考えられているものの，両者とも精丘付近から発生し，正中に位置することから画像や臨床検査からその 2 つを鑑別することは難しい．偶発発見が多いが，2.5 cm を超えると不快感が生じるという報告がある．症状は尿閉，血尿，骨盤痛，射精管閉塞に伴う射精障害である．前立腺小室は尿道と連続があるため，排尿後の尿滴下の原因となる．前立腺小室は尿道下裂や停留精巣，片側腎無形成などの泌尿生殖器異常と関連する．いずれの嚢胞も感染が生じると膿瘍や嚢胞性腫瘍との鑑別が必要である．

射精管嚢胞：先天性または後天性に生じた射精管閉塞による．中心域傍正中に生じ，大きくなると頭側正中に位置する．血精液症や排尿困難の原因となる．

前立腺貯留嚢胞：後天的に前立腺腺領域において腺管閉塞が生じることで腺房が拡張したもの．症状をきたすことはまれ．

良性前立腺過形成（benign prostatic hyperplasia：BPH）内の嚢胞変性：移行域に生じ，さまざまなサイズ，形態を示し，時に出血や石灰化を伴うことがある．

精囊嚢胞：精囊内に認められる嚢胞で成人型多囊胞腎としばしば関連する．多くは無症状で内容の吸引で精液が認められる．

精管嚢胞：射精管の走行に沿って前立腺より上方にある嚢胞．

Cowper 管嚢胞：前立腺直下の尿生殖角膜内傍正中にみられる嚢胞で尿道球部に開口する．外傷や感染によって先天性または後天性にこの導管が閉塞し，貯留嚢胞が生じたもの．

鑑別診断

1）前立腺小室嚢胞

表　前立腺および傍前立腺嚢胞性病変	
1）前立腺内嚢胞性病変 　Müller 管嚢胞，前立腺小室嚢胞 　射精管嚢胞，憩室 　前立腺貯留嚢胞 　BPH 内の嚢胞変性，腫瘍に伴う嚢胞 　感染，寄生虫に伴う嚢胞	**2）傍前立腺嚢胞性病変** 　精囊嚢胞 　精管嚢胞 　Cowper 管嚢胞

文　献

1) Curran S, Akin O, Agildere AM, et al：Endorectal MRI of prostatic and periprostatic cystic lesions and their mimics. AJR Am J Roentgenol 2007；188：1373-1379.
2) McDermott VG, Meakem TJ 3rd, Stolpen AH, et al：Prostatic and periprostatic cysts：findings on MR imaging. AJR 1995；164：123-127.
3) Qiu Y, Liu Y, Ren W, et al：Prostatic cyst in general practice：a case report and literature review. Medicine (Baltimore) 2018；97：e9985.

症例 9-3

レベル1

60歳台男性．排尿困難で受診．PSAが上昇（15 ng/mL）している．スクリーニング目的でMRIを施行した．

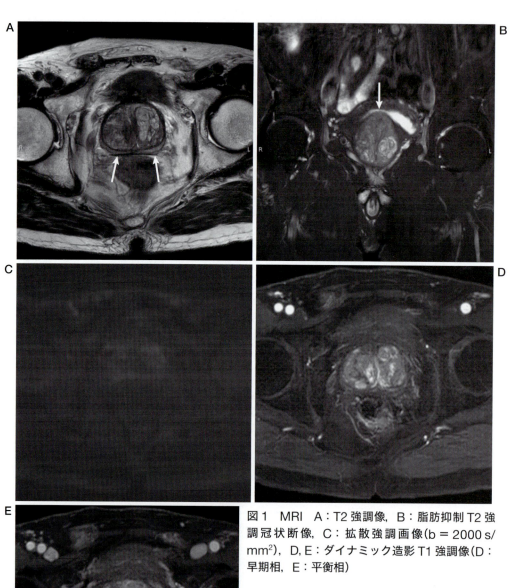

図1　MRI　A：T2強調像，B：脂肪抑制T2強調冠状断像，C：拡散強調画像（b = 2000 s/mm²），D, E：ダイナミック造影T1強調像（D：早期相，E：平衡相）

9章　男性内生殖器(前立腺，精嚢)　271

MRI 所見　移行域は T2 強調像(**図 1 A**)で低信号，高信号が不均一に混在し腫大し，外方性に辺縁域を圧排し，辺縁域の低信号化を伴っている(→)．移行域の一部は膀胱側に突出し(**図 1 B**，→)，拡散強調画像(**図 1 C**)では低信号を示す．ダイナミック造影 T1 強調像で移行域は早期より不均一に濃染し(**図 1 D**)，漸増性に増強する(**図 1 E**)．

診　断　前立腺肥大(腺間質混合型肥大)

経　過　PSA 高値であったため経直腸生検が施行されたが癌は検出されず，経過観察中である．経過上 PSA の上昇傾向は認めていない．

問 題　**Q1.** 前立腺肥大のおもな発生母地をあげよ．
　　　Q2. 前立腺は腺組織と非腺組織に分けられるが，それらは何か？
　　　Q3. 前立腺肥大に対する外科的治療をあげよ．

解 答　**A1.** 内腺(移行域，中心域)．
　　　A2. 腺組織：移行域，中心域，辺縁域．非腺組織：前線維筋組織．
　　　A3. 経尿道的前立腺切除術(TUR-P：transurethral resection of prostate)．

画像所見のポイント

- 移行域は T2 強調像で低信号域と高信号域が混在し，腫大している．
- 腫大した移行域が前方や膀胱側に膨隆することがある．
- 腫大した移行域により圧排された辺縁域は，T2 強調像で通常より低信号(**図 2 A**，→)，拡散強調画像で高信号化することがある(**図 2 B**，→)．早期濃染がない点(**図 2 C**，→)が癌との鑑別の一助となる．
- 肥大結節が辺縁域に突出し，辺縁域の癌のようにみえることがある(**図 3**)．

前立腺肥大

　前立腺肥大(benign prostatic hyperplasia：BPH)は年齢依存性であり 40 歳台頃から始まり，60 歳までには 50％以上の有病率で認められ，85 歳までには 90％にまで達する．

　近位尿道前立腺部の外側に位置する移行域と射精管を取り巻く中心域は胎生期の中葉から発生する．それらは加齢によりホルモン依存性の肥大が起こりやすく，尿道と射精管の間にある膀胱頸部に密着した中小葉を形成する．典型的症状である排尿困難は移行域肥大による尿道の直接的圧迫以外に内尿道口に向けて垂を形成した中小葉肥大が排尿時に内尿道口を塞ぐことにも起因しており，排尿時にいきむほど排尿困難が増悪する．

　薬物療法は α_1 ブロッカー(前立腺平滑筋の緊張を弛緩させ，前立腺による尿道圧迫を低減．また，頻尿など畜尿症状の改善にも有効)，5α還元酵素阻害薬(前立腺内でのテストステロン作用はテストステロンからジヒドロテストステロンに変換され生じるが，その酵素を阻害することで前立腺を縮小させる)，PDE5 阻害薬(平滑筋弛緩作用)や抗アンド

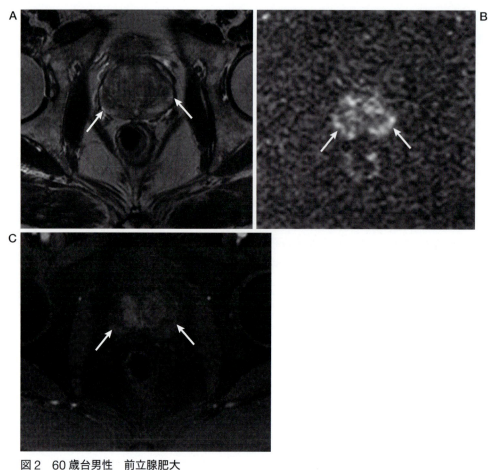

図2 60歳台男性 前立腺肥大
A:T2強調像, B:拡散強調画像, C:ダイナミック造影T1強調像(早期相)

ロゲン薬(テストステロン産生低下,前立腺のテストステロン取り込み低下により前立腺を縮小させる)などが使用される.

　手術療法は経尿道的切除(TUR-P,ホルミウムヤグレーザー)が一般的であるが,前立腺体積が大きい(75～100 mL以上)場合は前立腺全摘術が選択されうる.

鑑別診断
1) 移行域の前立腺癌
2) 辺縁域の前立腺癌

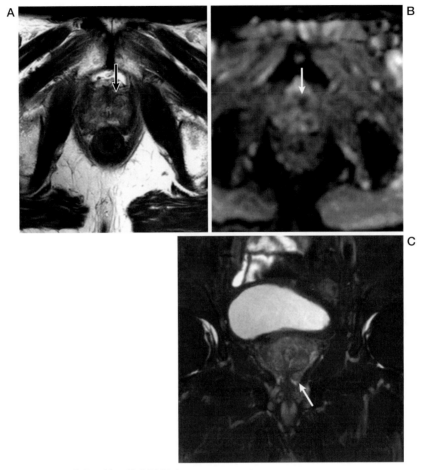

図3 80歳台男性 前立腺肥大
A：T2強調像，B：ADC map，C：脂肪抑制T2強調冠状断像 T2強調像(A)では前立腺尖部左側辺縁域に低信号を示す結節を認め(→)，ADC map(B)で低信号を示す(→). T2強調冠状断像(C)では結節は移行域と同様の信号を示し，境界が明瞭であり，BPH結節が突出したものであることがわかる.

文献

1) Yu J, Fulcher AS, Turner MA, et al：Prostate cancer and its mimics at multiparametric prostate MRI. Br J Radiol 2014；87：20130659.
2) Wasserman NF：Benign prostatic hyperplasia：a review and ultrasound classification. Radiol Clin North Am 2006；44：689-710, viii.

症例 9-4

レベル2

40歳台男性．経直腸生検で前立腺癌(Gleason score 3+3)が検出されたためMRIを施行した．

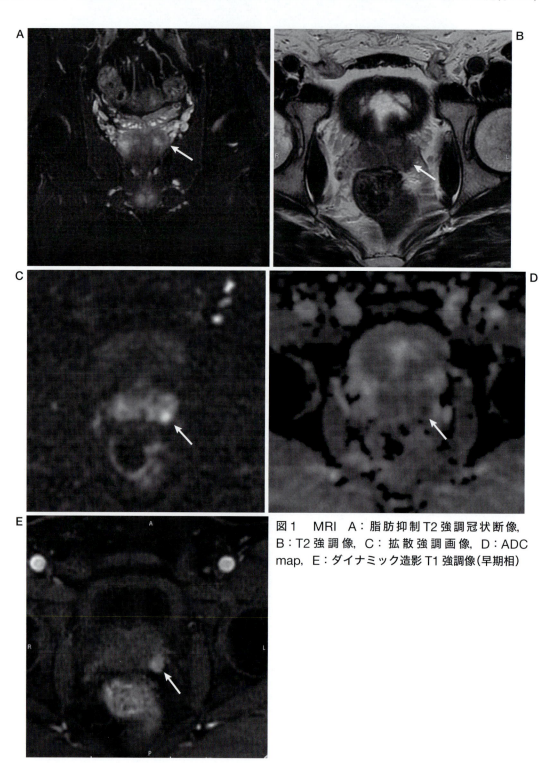

図1　MRI　A：脂肪抑制T2強調冠状断像，B：T2強調像，C：拡散強調画像，D：ADC map，E：ダイナミック造影T1強調像(早期相)

9章 男性内生殖器（前立腺，精嚢） 275

| **MRI 所見** | 前立腺底部左辺縁域に 8 mm の結節を認め，T2 強調像（**図 1 A**）で低信号を示す（→）．横断（水平断）像では中心域に接しているため，コントラストが不良で検出しにくい（**図 1 B**，→）．病変は拡散強調画像（**図 1 C**）で高信号を示し，ADC map（**図 1 D**）で低信号を示す（→）．ダイナミック造影 T1 強調像（**図 1 E**）で早期濃染を示す（→）．前立腺被膜外進展（extraprostatic extension：EPE）は指摘できない． |

| **診 断** | 前立腺癌 T2a |

| **経 過** | LH-RH アナログを投与後に手術予定である． |

問 題
Q1. 辺縁域前立腺癌を検出するうえで最も主要な MR シーケンスをあげよ．
Q2. Prostate Imaging and Reporting and Data System（PI-RADS）version 2 における臨床的意義のある癌とはどのような病変か？
Q3. EPE を診断するうえで最も主要な MR シーケンスをあげよ．

解 答
A1. 拡散強調画像．
A2. 「Gleason score 7 以上」，「0.5 mL 以上の病変」，「EPE を示す病変」．
A3. T2 強調像．

前立腺癌（辺縁域）の画像所見のポイント

- 病変は T2 強調像で低信号，拡散強調画像で高信号，ADC map で低信号を示し，典型的にはダイナミック造影像で早期濃染後に washout を示すとされるが，PI-RADS version 2 においては，そのなかでも拡散強調画像が dominant sequence とされ，PI-RADS カテゴリーを決定するうえで重視されている．
- 前立腺外進展（EPE）は T2 強調像で評価し，拡散強調画像やダイナミック造影像は補助的に用いる．

前立腺癌

　前立腺辺縁域は全前立腺の 70％を占め，前立腺癌（prostatic cancer）の 70％も辺縁域から発生する．国立がん研究センターの 2016 年統計によると，日本における死亡数が多い臓器は肺，胃，大腸，肝臓である一方，罹患数では胃，肺，大腸の次が前立腺であり，その罹患数も年々増加している．罹患率は 50 歳頃より上昇し，75〜80 歳がピークとなる．前立腺癌のリスク因子は肥満，アルコール，喫煙などが報告されている．

1）前立腺癌の検出

　MRI における T2 強調像は前立腺の解剖学的情報を明確に描出し，それに機能画像である拡散強調画像，ダイナミック造影像（dynamic contrast-enhanced MRI：DCE-MRI）の所見を加えた multiparametric MRI（mp MRI）の有用性が報告されるようになった．これら MRI の撮像と読影の標準化を目指し，2012 年に European Society of Urogenital

Radiology（ESUR）より Prostate Imaging and Reporting and Data System（PI-RADS）が提唱された．T2 強調像，拡散強調画像，DCE-MRI それぞれにおいて病変を5段階評価（良性1〜悪性5）し，総合判定を5段階評価（良性1〜悪性5）するというものであったが，一つの問題点としてそれぞれのシーケンスのスコアと総合判定スコアの詳細な関係性が示されていなかったため，各シーケンスのスコアが同じであっても，読影者によって総合判定が異なる可能性があった．

　その後，2015 年には American College of Radiology（ACR）と ESUR から PI-RADS version 2 が発表され，各シーケンスのスコアと総合判定のスコアの関連性が明記される形となっている．PI-RADS version 2 では患者予後と関連する臨床的意義のある癌（significant cancer）の検出と良性病変やラテント癌に対する偽陽性率の減少を目的としている．臨床的意義のある癌とは，① Gleason score 7 以上の病変，② 0.5mL 以上の病変　③ EPE を示す病変と定義している．

　MRI における移行域と辺縁域の信号は異なることから，同じ前立腺癌診断においても PI-RADS での評価法がそれぞれの領域に応じて異なっている．

2）辺縁域癌の検出

　辺縁域は T2 強調像で高信号であり，癌は類円形または境界不明瞭な低信号を示すことから検出が容易である一方，癌以外の炎症や生検後の出血，萎縮などでも低信号化するため，偽陽性も混在する．鑑別には拡散強調画像が有用であり，癌においては高信号，ADC map で低信号を示す一方，癌以外では信号変化は示さない．このことから PI-RADS version 2 では拡散強調画像は辺縁域癌の診断において dominant sequence とされている．拡散強調画像のスコアリングは移行域，辺縁域共通であり，以下の通りである．（b 値は 1400 s/mm^2 以上）

・スコア1：ADC map，拡散強調画像で異常信号がないもの（正常）．
・スコア2：ADC map で不明瞭な低信号域を示す．
・スコア3：病変が限局しており，ADC map で軽度〜中等度の低信号，かつ拡散強調画像で等〜軽度高信号を示す．
・スコア4：病変は 1.5 cm 未満で限局しており，ADC map で著明な低信号，かつ拡散強調画像で著明な高信号を示す．
・スコア5：4 と同じで最大径 1.5 cm 以上のもの．または，EPE や浸潤傾向を示すもの．

3）移行域癌の検出

　移行域は T2 強調像で低信号であり，その内部に発生した癌の特徴は被膜が欠如し，輪郭や境界が不明瞭，レンズ状の形態を示す中等度低信号の領域とされている．しかし，移行域においては背景と癌が類似した信号であるため検出しにくいだけでなく，癌の所見が良性前立腺過形成（BPH）とオーバーラップしている点が，辺縁域に比べてより癌の検出を困難にする要因となっている．BPH は時に拡散強調画像で高信号，ダイナミック造影像で早期濃染するため，これらの所見で癌との鑑別は困難であり，T2 強調像で病変の境界が多面的に明瞭であるかどうかが，癌との鑑別において重要となる．したがって，T2 強調像は移行域癌の診断において dominant sequence とされている．移行域における T2 強調像のスコアリングは以下の通りである．

・スコア1：均一な中等度信号（正常）．

・スコア2：輪郭のある低信号域，または被膜のある不均一な結節（BPH結節）．
・スコア3：境界不明瞭な不均一な信号域，またはスコア2, 4, 5以外．
・スコア4：レンズ状，あるいは輪郭不明瞭で均一な中等度低信号域で最大径1.5cm未満のもの．
・スコア5：4と同じで最大径1.5cm以上のもの，またはEPE，浸潤傾向を示すもの．

4）総合判定

PI-RADSカテゴリーは臨床的意義のある癌が存在する可能性によって，以下のように分類されている．

・PI-RADS 1：非常に低い（ほぼ確実に存在しない）．
・PI-RADS 2：低い（可能性は低い）．
・PI-RADS 3：中程度（どちらともいえない）．
・PI-RADS 4：高い（可能性は高い）．
・PI-RADS 5：非常に高い（ほぼ確実に存在）．

PI-RADS 4, 5の病変には生検を推奨．PI-RADS 1, 2に対しては生検を行うべきではないが，PI-RADS 2または3でPSAの推移などの臨床情報を加味して生検の適応を決定する．

上記病変の信号や形態だけでなく，病変が正常の構造（外科的被膜，前線維筋間質）を超えて進展している場合はより悪性を疑う根拠となる．

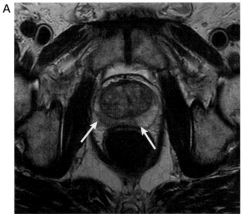
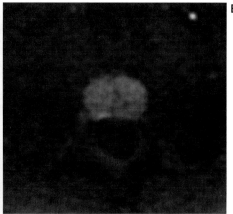
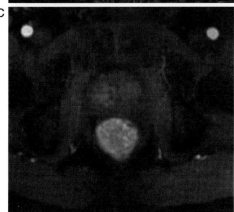

図2　60歳台　前立腺炎
A：T2強調像，B：拡散強調画像，C：ダイナミック造影T1強調像早期相　T2強調像（A）で辺縁域背側から右側優位に軽度低信号域を認め，境界は不明瞭である（→）．拡散強調画像（B）では信号変化を認めない．ダイナミック造影T1強調像早期相（C）で濃染は指摘できない．

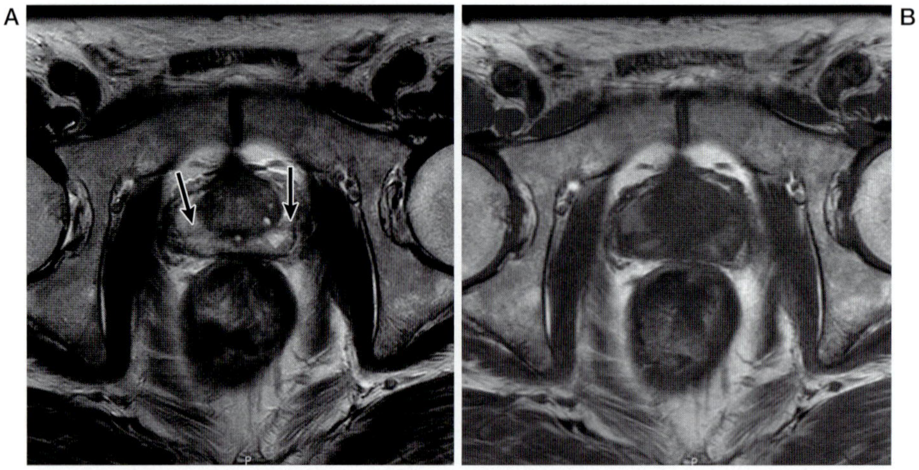

図3　60歳台　前立腺生検後
A：T2強調像，B：T1強調像　T2強調像（A）で両側辺縁域に帯状の低信号域が散見される（→）．T1強調像（B）で辺縁域はびまん性の高信号が認められ，出血が疑われる．

前立腺癌（辺縁域）の鑑別診断

1）前立腺炎（図2）

2）生検後出血

　T1強調像で高信号を示す（図3）．

3）萎縮（ホルモン治療や放射線治療による変化も含む）

4）前立腺中間部正中部背側の偽病変

　前立腺被膜が癒合し辺縁域に入り込んだもので，T2強調像とADC mapで低信号を示す．典型的な場所と早期濃染，washoutがない点が癌との鑑別点となる．

文　献

1) Weinreb JC, Barentsz JO, Choyke PL, et al：PI-RADS prostate imaging - reporting and data system：2015, version 2. Eur Urol 2016；69：16-40.

2) Purysko AS, Rosenkrantz AB, Barentsz JO, et al：PI-RADS version 2：a pictorial update. RadioGraphics 2016；36：1354-1372.

3) Yu J, Fulcher AS, Turner MA, et al：Prostate cancer and its mimics at multiparametric prostate MRI. Br J Radiol 2014；87：20130659.

症例 9-5 レベル2

70歳台男性．良性前立腺過形成(BPH)による夜間頻尿としてfollow中，PSA35→48ng/mLに上昇したためMRIが撮像された．

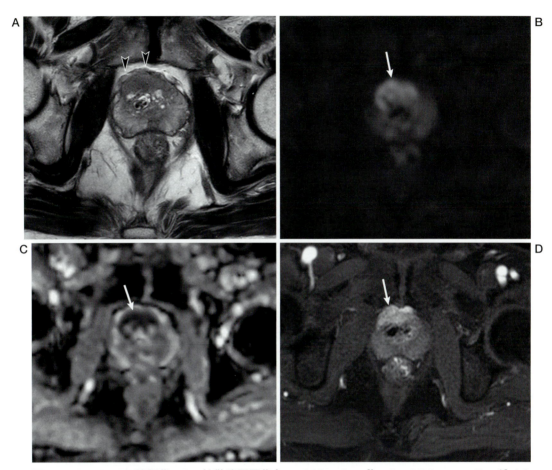

図1 MRI A：T2強調像，B：拡散強調画像(b = 2000 s/mm^2)，C：ADC map，D：ダイナミック造影T1強調像(早期相)

MRI所見 前立腺腹側にT2強調像(図1A)で境界不整な低信号域を認め，右優位に前線維筋間質に浸潤している(▶)．病変は拡散強調画像(図1B)で高信号，ADCmap(図1C)で低信号にみられ(→)，ダイナミック造影T1強調像(図1D)で早期濃染を示す(→)．

診 断 前立腺癌 T3a

経 過 現在ホルモン療法中である．

問 題 Q1. 移行域前立腺癌を検出するうえで最も主要なMRシーケンスをあげよ．

Q2. PI-RADS version 2 において T2 強調像で移行域前立腺癌よりも BPH 結節を疑う特徴は何か？

Q3. 移行域前立腺癌を検出するうえでダイナミック造影像の結果は PI-RADS 総合判定に影響するか？

解 答　**A1.** T2 強調像．

A2. 結節の輪郭が明瞭であることや被膜があること．

A3. 影響しない．

前立腺癌（移行域）の画像所見のポイント

- 病変は辺縁域の癌同様に T2 強調像で低信号，拡散強調画像で高信号，ADC map で低信号を示し，典型的にはダイナミック造影像で早期濃染後に washout を示すとされるが，移行域は背景の BPH が時に拡散強調画像，ダイナミック造影像で同様の信号を示し，T2 強調像で結節の辺縁が明瞭であるか，または被膜があるかどうかが BPH をより疑う根拠となる．
- したがって，PI-RADS version 2 においては，そのなかでも T2 強調像が dominant sequence とされ，PI-RADS カテゴリーを決定するうえで重視されている．

前立腺癌（移行域）

　移行域癌は前立腺の 25〜30％を占める．統一された移行域癌の定義はないものの，腫瘍容積の 50〜70％以上が移行域にある場合，移行域由来の癌とされている．辺縁域癌に比べると Gleason score が低く，T stage や再発率も低い．しかし，腹側の移行域癌などは通常の経直腸針生検での検出率が低いという問題がある．MRI の T2 強調像で低信号を示す BPH との鑑別が難しい．T2 強調像のみでも multiparametric MRI（mp MRI）でも移行域癌の検出には差はなく 66〜68％と報告され，PI-RADS version 2 でも T2 強調像が dominant sequence となっている．T2 強調像でのスコア 1〜5 が PI-RADS カテゴリー 1〜5 にそれぞれ相当しているが，T2 強調像のスコアが 3 の場合で拡散強調画像でのスコアが 5 の場合のみ PI-RADS カテゴリーが 4 に引き上げられ，拡散強調画像のスコアが補助的役割を果たしている．

前立腺癌（移行域）の鑑別診断

1）BPH

2）正常の中心域：前立腺底部の左右の射精管周囲に対称性に存在し，T2 強調像で低信号，時に拡散強調画像で高信号，ADC map で低信号を示す．

文 献

1) Hoeks CM, Hambrock T, Yakar D, et al：Transition zone prostate cancer：detection and localization with 3-T multiparametric MR imaging. Radiology 2013；266：207-217.

2) Weinreb JC, Barentsz JO, Choyke PL, et al：PI-RADS prostate imaging - reporting and data system：2015, version 2. Eur Urol 2016；69：16-40.

症例 9-6　レベル2

80歳台男性．1年前より頻尿が増悪．診察にて前立腺の腫大，PSA 272 ng/mL であり，MRI が撮像された．

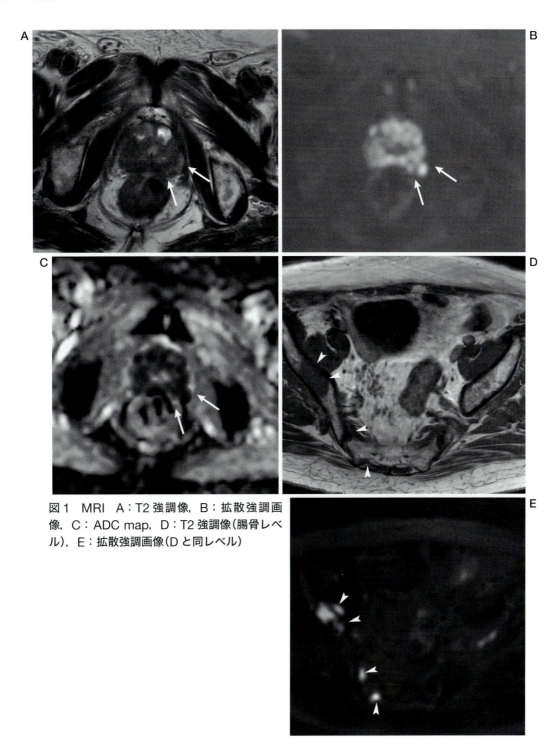

図1　MRI　A：T2強調像，B：拡散強調画像，C：ADC map，D：T2強調像（腸骨レベル），E：拡散強調画像（Dと同レベル）

MRI所見 前立腺全体がT2強調像（**図1A**）で不均一な低信号域を認め，左背側に隆起し，神経血管束（neurovascular bundle：NVB）に浸潤している（→）．病変は拡散強調画像（**図1B**）で高信号，ADC map（**図1C**）で低信号を示す（→）．腸骨レベルのT2強調像（**図1D**）では右腸骨，仙骨に低信号域を認め（▶），同レベルの拡散強調画像（**図1E**）で高信号を示し（▶），骨転移と考えられる．

診　断 前立腺癌 T3aM1b

経　過 経直腸生検ですべての生検組織から Gleason 4+5 または 5+4 が検出された．

問 題
Q1. 転移のない前立腺癌に対するリスク分類で用いられる3つの因子は何か？
Q2. 高リスクとされるT病期は何か？
Q3. 低リスク，中リスク症例において治療を選択するうえでまず考慮される患者因子は何か？

解 答
A1. T病期，Gleason score，PSA値．
A2. T3a．
A3. 患者の期待余命．

前立腺癌 staging の画像所見のポイント

- 前立腺限局癌（T2以下）と判断した場合は病変の範囲を確認する．
- T3（被膜外浸潤，NVB，精囊浸潤），T4（膀胱，直腸，骨盤壁）の所見がないか確認する．
- リンパ節腫大，遠隔転移の有無を確認する．

前立腺癌 staging

　前立腺癌の治療には手術，放射線治療，抗アンドロゲン剤や化学療法を含めた薬物療法が存在するほか，PSA（prostate-specific antigen）測定，直腸診，生検などで定期的に経過を観察する active surveillance がある．転移のない前立腺癌に対するリスク分類を**表1**に示す．中リスクまでの患者の治療においては，まず患者の期待余命が考慮され，10年未満であれば経過観察が望ましいとされる．active surveillance と経過観察はいずれも6か月ごと以上の間隔でモニタリングを行うが，前者では生検を行うことがあり，進行する所見が示唆される場合は根治治療が促されるのに対し，後者では症状の発生，またはPSA＞100 ng/mL になるまで経過を観察し，それ以降はアンドロゲン遮断療法による緩和的治療を行う．高リスク，超高リスク患者の治療には期待余命にかかわらず，初回治療を行っていく．

　リンパ節転移や遠隔転移がある患者には，放射線外照射＋アンドロゲン遮断療法やアンドロゲン遮断療法単独が標準治療とされている．

　前立腺癌のステージングには直腸診，経直腸前立腺超音波検査（transrectal ultrasonog-

表 1　転移のない前立腺癌に対するリスク分類（NCCN 2016）

	病期	Gleason score	PSA(ng/mL)
超低リスク	T1c かつ	6 以下かつ	10 未満かつ＊
低リスク	T2a 以下かつ	6 以下かつ	＜10
中リスク	T2b〜T2c または	7 または	10〜20
高リスク	T3a または	8〜10 または	＞20
超高リスク	T3b〜T4	優性パターンが 5 または 4 つを超える core で 8〜10	

＊：PSA density 0.15ng/mL/g かつ生検での陽性 core 3 未満かつ癌の占拠率が全 core で 50%未満.

表 2　簡略化した前立腺癌の病期分類（TNM 分類）

T1　触知不能癌
T2　限局性癌
　　T2a　片葉で 1/2 までにとどまる
　　T2b　片葉で 1/2 を超える
　　T2c　両葉
T3　局所浸潤癌
　　T3a　被膜外浸潤
　　T3b　精囊浸潤
T4　隣接臓器浸潤(精囊以外)

N0　所属リンパ節転移なし
N1　所属リンパ節転移あり
＊所属リンパ節：総腸骨動脈分岐部以下のリンパ節

M0　遠隔転移なし
M1　遠隔転移
　　M1a　所属リンパ節以外のリンパ節転移
　　M1b　骨転移
　　M1c　リンパ節，骨以外への転移

raphy：TRUS)，MRI，CT，骨シンチグラフィなどが用いられるが，癌の検出，ステージングにおいては MRI が最も信頼性が高い．MRI はリスク判定のなかでも病期(表2)を推定するうえで有用であり，前立腺限局癌(T2c 以下)と被膜外浸潤(T3a：高リスク以上)を鑑別することは治療方針を決定するうえで重要といえる．前立腺被膜外進展(EPE)については被膜外への浸潤，神経血管束(NVB)への浸潤，精囊への浸潤を評価する．

　被膜外浸潤の所見としては前立腺辺縁の不整または境界不明瞭化，rectoprostatic angle の消失，被膜に 1 cm 以上接する腫瘍，腫瘍の直接浸潤による被膜の破壊，膀胱壁への浸潤という所見が用いられる．

　NVB の所見としては NVB の左右非対称化，NVB への腫瘍の突出を認める．T1 強調像で神経血管束内部の脂肪に腫瘍が侵入し，神経血管束の方向が不明瞭となる．

　精囊浸潤は T2 強調像における限局性またはびまん性の低信号化や造影における異常濃染，拡散強調画像における高信号化を伴う病変として認められる(図2)．浸潤経路は，①射精管を介するもの，②前立腺底部を介するもの，③前立腺底部から被膜外に浸潤した病変を介するもの，④前立腺と連続のない孤立性結節がある．

リンパ節評価

　後腹膜リンパ節評価に関しては異常リンパ節をサイズ，形態，造影効果で評価するには限界がある．転移したリンパ節が必ずしも腫大するとは限らないが，短径 8mm 以上を転

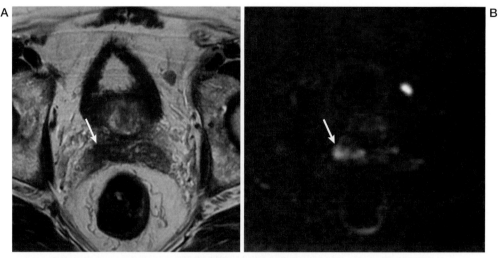

図2 60歳台男性 前立腺癌:精嚢浸潤疑い 前立腺底部右辺縁域に癌を疑う結節を認め(未提示),右精嚢病変と連続.病変部の針生検から前立腺癌 Gleason score 4+5 が検出された.
A:T2強調像,B:拡散強調画像 右精嚢にT2強調像(A)で低信号域を認め(→),拡散強調画像(B)では高信号を示し(→),精嚢浸潤を疑う.

移疑いとする.

骨転移評価

　前立腺癌の血行性転移はおもに骨転移で,肝や肺などの臓器への転移は比較的少ない.骨転移は脂肪髄によってT1強調像で高信号を示す正常骨髄内の低信号域として描出され検出しやすい.

文 献

1) Weinreb JC, Barentsz JO, Choyke PL, et al:PI-RADS prostate imaging - reporting and data system:2015, version 2. Eur Urol 2016;69:16-40.
2) National Comprehensive Cancer Network (NCCN) Guidelines:Prostate cancer. version 3, 2016.

症例 9-7

レベル 3

30歳台男性．会陰部痛を主訴に来院．PSAは5.8 ng/mL（基準値 <4.0）．直腸診にて前立腺の高度腫大を伴い，MRIを施行した．

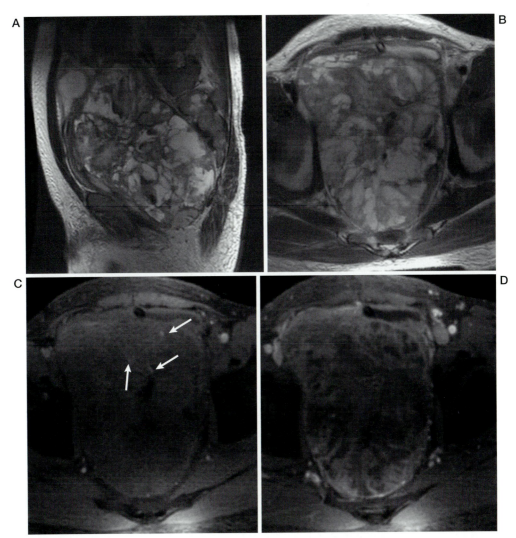

図1 MRI　A：T2強調矢状断像，B：T2強調像，C：脂肪抑制T1強調像，D：脂肪抑制造影T1強調像

MRI所見　骨盤内に128×149×183 mmの腫瘤性病変を認め，膀胱（膀胱留置カテーテルあり）を腹側に圧排している．膀胱下部付近から発育してみえるが，前立腺ははっきりしない（図1A）．腫瘤はT2強調像（図1A, B）で低信号，高信号が混在しており，脂肪抑制T1強調像（図1C）で一部高信号を示し，出血と考えられる（→）．造影T1強調像（図1D）で内部は不均一に濃染し，濃染不良域は壊死を疑う．

| 診　断 | 前立腺肉腫 |

| 経　過 | 初診時には多発肺転移が認められ，手術加療は不可能と判断され，transurethral resection of prostate（TUR-P）にて前立腺肉腫の診断となる．化学療法が施行され，転移性肺腫瘍の縮小は認めたが，原発巣の縮小なく腫瘍の増大認め，発見から約6か月後死亡． |

問　題
Q1. 前立腺肉腫で認められる一般的な症状は何か？
Q2. 前立腺横紋筋肉腫の好発年齢は？
Q3. 前立腺癌との鑑別点は何か？

解　答
A1. 排尿障害．
A2. 小児や思春期．
A3. 症状，年齢（横紋筋肉腫は若年），大きさ，PSA値，骨転移の質（造骨性 or 破骨性）など．

画像所見のポイント

- T1強調像では均一な低信号であるが，出血を伴う場合は中等度～高信号を示す．T2強調像では不均一：等～高信号を示し，壊死や囊胞変化は一般的である．
- 造影では不均一に濃染し，内部の腫瘍の不均一性や囊胞変性，壊死を反映しているものと考えられている．
- 拡散強調画像やFDG-PETの報告は少ないが，apparent diffusion coefficient（ADC）mapで低信号を示し，FDGの強い集積を伴うと報告される．

前立腺肉腫

　前立腺肉腫（prostatic stromal sarcoma）はすべての前立腺腫瘍の0.1～0.2％を占めるまれな間葉性腫瘍である．肉腫には横紋筋肉腫，平滑筋肉腫，間質肉腫など多くの種類があり，なかでも横紋筋肉腫が42％と多くを占め，小児や思春期に好発する．一方，平滑筋肉腫は25％を占め，高齢者に好発する．典型的には発育が早く，悪性度が高い．症状は排尿障害が最も多く，そのほかには膀胱尿管浸潤に伴う血尿，疼痛などで，ほとんどが無症状である前立腺癌と異なる点である．血清PSAは多くの例で正常で，特異的なマーカーは存在しないことから，肉腫と癌の鑑別において重要である．また，横紋筋肉腫は若年に多い点は高齢者に好発する癌と鑑別点のひとつといえる．

　腫瘤サイズの平均は7.9cmと大きく，多くは前立腺全体を置換し，被膜外浸潤し，精囊，膀胱などを巻き込んでいる．そのため多く腫瘤が前立腺由来であるのか膀胱底部であるのか同定困難である

　MRIは腫瘍の発生部位，局所進展，腫瘤の性状，リンパ節腫大の存在を決定するうえで重要であり，手術計画において有用である．

　46％にリンパ節転移がみられ，骨盤内に多い．横紋筋肉腫に一般的である一方，平滑筋肉腫には10％ほどと頻度が少ない．

69％の症例で遠隔転移がみられ，多くは初診時にすでに転移している．転移先は肺，骨，肝が多い．肉腫の骨転移は破骨性であり，造骨性転移が一般的な前立腺癌との鑑別点となる．

鑑別診断
1）前立腺癌
2）前立腺肥大
3）その他の腫瘍

文　献
1）Andreou A, Whitten C, MacVicar D, et al：Imaging appearance of sarcomas of the prostate. Cancer Imaging 2013；13：228-237.
2）瀬川　直，濱田　修，高原　健・他：Prostatic stromal sarcoma の1例．泌尿紀要 2008；54：29-34.

10章

男性外生殖器
（精巣，陰茎）

症例 10-1

レベル 1

症例 10-1-1　30 歳台男性．陰嚢と精巣．

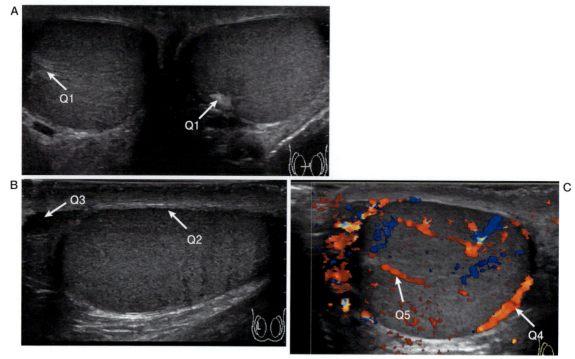

図1　A：超音波 B モード横断像，B：超音波 B モード縦断像，C：超音波カラードプラ横断像

問題　Q1. 図1Aで高エコーを示す構造は何か？
　　　　Q2. 図1Bで精巣表面の構造は何か？
　　　　Q3. 図1Bで精巣外の構造は何か？
　　　　Q4. 図1Cでカラー表示を示す血管名は何か？
　　　　Q5. 図1Cで別のカラー表示を示す血管名は何か？

解答　A1. 精巣縦隔．
　　　　A2. 精巣白膜．
　　　　A3. 精巣上体．
　　　　A4. 被膜動脈．
　　　　A5. 中隔動脈．

陰囊と精巣の解剖

陰囊と精巣の解剖を知るうえでは，まず精巣の発生と下降について知る必要がある．

元来，腹腔に位置していた精巣は，男性ホルモンなどの影響を受けて鼠径部を経て陰囊へと下降していく．通常，胎生 26 週頃より腹膜より憩室のように発達した腹膜鞘状突起とよばれる袋状の鞘膜腔の形成とともに精巣は陰囊へと下降する．腹膜鞘状突起は最終的に精巣を覆う精巣固有鞘膜(精巣鞘膜)となって精巣上体部で精巣と付着して固定され，精巣鞘膜の頭側は通常，閉鎖および消失する．ここで誤解してはならないのが，精巣が腹膜よりなる精巣鞘膜内腔に位置しているのではなく，あくまで精巣鞘膜に精巣の一部が覆われている点である．精巣表面や精巣上体・精索の下部は精巣鞘膜の臓側板で覆われ，反対側の精巣鞘膜の壁側板は内精筋膜に密着している．よって陰囊水腫にみられる液貯留は精巣鞘膜の臓側板と壁側板との間で貯留している．精巣鞘膜の臓側板に覆われた精巣部分には可動性があるため，精巣の大部分がこの臓側板で覆われてしまうと精巣の可動性が高まり，bell clapper deformity となり，精巣捻転の原因となりうる．

精巣は線維性の白膜で覆われている．精巣外傷の際，精巣白膜の断裂の有無は，保存的治療と外科的治療との鑑別点に重要となる．精巣には 250〜400 ほどの小葉からなり，薄い線維性の隔壁で分けられている．その中にはコイル状になった細く長い精細管が中心部に向かって直精細管となって精巣縦隔に入り，精細網とよばれるネットワークを形成する．精巣縦隔は超音波検査では高エコー，MRI では T2 強調像で線状低信号を呈し，精巣中心位置の確認に重要である．また，まれな精巣の adrenal rest tumor は精巣縦隔側に発生する．

精巣上体は頭部・体部・尾部からなる．内部は精巣上体管が密にとぐろを巻いて密集したものであり，精巣にある精巣網から連続する複数の精巣輸出管より精子を受け取り，この中で精子の成熟を助け，精管(輸精管)へと運ぶ．通常，精巣上体炎では精巣上体頭部が最も感染しやすく，頭部の腫大が多い．

精巣は腹部大動脈より分岐する精巣動脈，内腸骨動脈から分岐する精管動脈，下腹壁動脈より分岐する精巣挙筋動脈の計 3 本の動脈により支配され，さらにおのおのが吻合し精巣へ流入している．精巣動脈と精管動脈は末梢側で精巣上体動脈を形成して吻合する．精巣の上中極領域の血行を担う精巣上体動脈前枝は他の動脈との交通が少なく血流障害をきたしやすいために，精巣区域梗塞は精巣の上中極に頻発するとも考えられている．精巣内には，精巣表面に走行する被膜動脈を介して中隔動脈が精巣小葉に沿って精巣縦隔側へ向かうように走行している．

症例 10-1-2　70歳台男性．陰茎．

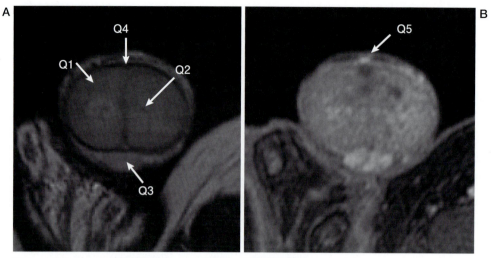

図2　MRI　A：T2強調横断像，B：造影T1強調横断像

問題
Q1. 図2Aで，この一対の構造は何か？
Q2. 図2Aで，中心部にある無信号な構造は何か？
Q3. 図2Aで，この構造は何か？
Q4. 図2Aで，海綿体を覆う低信号帯は何か？
Q5. 造影後（図2B）に造影されている血管名は何か？

解答
A1. 陰茎海綿体．
A2. 陰茎深動脈．
A3. 尿道海綿体．
A4. 白膜．
A5. 陰茎背動脈／静脈．

陰茎の解剖

　陰茎には，背側に1対の陰茎海綿体と，腹側に1つの尿道海綿体をもつ．陰茎における腹側・背側とは，陰茎の勃起状態を想定して考える．つまり，陰茎の解剖学的正位とは勃起状態の位置なのである．おのおのの海綿体は線維性被膜である白膜で覆われている．陰茎海綿体白膜に線維性の硬結が生じたのがPeyronie（ペイロニーまたはペロニー）病である．
　陰茎には内陰部動脈枝より分岐した陰茎背動脈と陰茎深動脈がある．陰茎深動脈は，陰茎の勃起に関わる血管であり，陰茎海綿体の勃起組織内の海綿体洞に流入する．

文献

1) Moore KL, Dalley AF, Agur AMR・著，佐藤達夫，坂井建雄・監訳：臨床のための解剖学．第2版，メディカル・サイエンス・インターナショナル，2016：202-204, 407-410．
2) Parker RA 3rd, Menias CO, Quazi R, et al：MR imaging of the penis and scrotum. RadioGraphics 2015；35：1033-1050．

症例 10-2　レベル1

50歳台男性．主訴は発熱と陰囊から殿部にかけての発赤腫脹．近医で抗菌薬の点滴を施行されるも改善せず，加療目的で当院皮膚科に受診となった．既往歴に特記事項はないが，数年前の職場検診で高血糖を指摘されるが無治療で放置されていた．来院時血液検査では，WBC：14800/μL，CRP：28 mg/dLと著高し，BS：337 mg/dLと異常高値を示し，糖尿病が背景に存在していた．

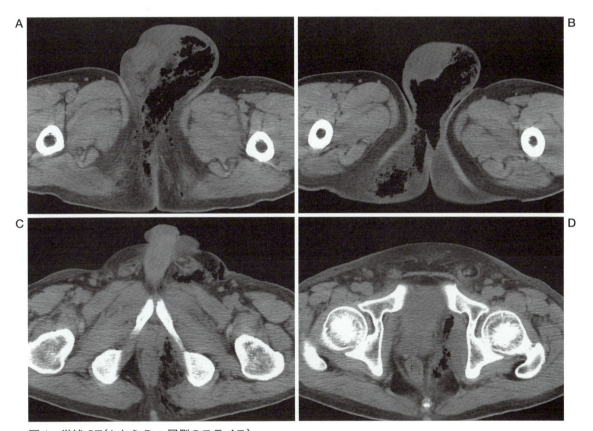

図1　単純CT（AからDへ尾側のスライス）

CT所見　単純CT横断像では，著明に腫大した陰囊内に液貯留を伴ったガス貯留を認める（図1A）．ガスは会陰から肛門周囲（図1A, B），殿部皮下から殿筋膜にまで及び（図1C），さらに左内閉鎖筋に沿って頭側の骨盤腔（図1D）にまでガス貯留を認める．

診断　Fournier（フルニエ）壊疽（壊死性筋膜炎）

経過　緊急デブリドマン，ドレナージ術を施行．壊死巣から嫌気性菌が確認された．術後，炎症は改善し，糖尿病コントロールも良好となり，退院となった．

問題 Q1. Fournier 壊疽の原因となる病態をあげよ．
Q2. Fournier 壊疽の治療法は何か？

解答 A1. まずは，感染が増悪しやすい易感染病態を背景とし，おもな感染経路である① 皮膚，② 尿路，③ 肛門直腸病変の疾患群が原因となりうる．大部分はさまざまな感染症を背景に Fournier 壊疽にまで進展するが，まれに悪性腫瘍(図2参照)や医原性行為が原因となる場合もあることに注意する必要がある．

易感染病態：糖尿病，慢性アルコール中毒，低栄養状態，免疫不全状態，肝硬変，腎不全，化学療法後，高齢者など．
① **皮膚疾患**：毛嚢炎，褥瘡など．
② **尿路疾患**：尿路感染，尿道周囲炎，精巣上体炎，陰茎異物，医原性として開放手術や前立腺生検，尿道カテーテル留置，前立腺マッサージ，尿道造影，尿道ブジーなど．
③ **肛門直腸病変**：肛門周囲炎，潰瘍，直腸肛門癌など．

A2. 速やかな抗菌薬投与と，緊急ドレナージとデブリドマン．好気性菌と嫌気性菌の混合感染であることが多いため，原因菌が特定されるまで多剤併用もしくは嫌気性菌までカバーした広域スペクトルの抗菌薬の投与が望ましい．初回のデブリドマン後もさらに壊死，感染が進行することもしばしばあり，複数回の切除が必要とされることも多い

画像所見のポイント

- おもに陰嚢や会陰部に及ぶ皮下のガス貯留に加え，筋膜肥厚，液貯留，脂肪組織混濁，膿瘍形成などもみられる．
- 早期の Fournier 壊疽ではガス貯留を伴わないことに留意する必要がある．
- 原因となる陰嚢皮膚疾患，尿路疾患，肛門直腸疾患の有無にも着目する．

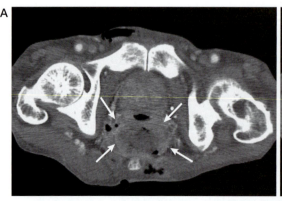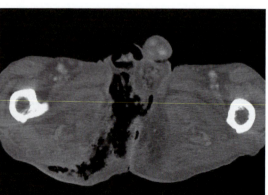

図2　90歳台男性　直腸癌を合併した Fournier 壊疽症例
A, B：造影 CT　直腸に潰瘍を伴った不整な壁肥厚を認める(A，→)．直腸周囲から会陰部および右殿筋膜に及ぶガス貯留を認める(B)．

Fournier(フルニエ)壊疽

Fournier 壊疽(Fournier's gangrene)は，フランスの性病学者 A．J．Fournier によって 1800 年代に提唱された疾患である．当初は健康な青年男子の陰囊から会陰にかけて急速に拡大する原因不明の感染症とされていたが，現在では，男女を問わず幅広い年齢層にみられ，その平均年齢は 50 歳台である．抗菌薬や外科的処置の発達した今日でも死亡率は高く，1726 例をまとめた Eke の報告では 16％が死に至っている．よって，泌尿器科領域において Fournier 壊疽は適切な診断と治療が行われなければ救命困難な救急疾患といえる．

Fournier 壊疽の病態は感染性壊疽性筋膜炎であり，多くの場合，以下の 3 つの感染経路が考えられている：① 皮膚からの常在菌の侵入，② 尿路感染，特に尿道周囲腺の感染からの進展，③ 肛門直腸周囲からの進展．

起因菌が皮下に進入し陰囊に達すると，皮膚を栄養している陰部動脈の末梢に閉塞性動脈炎を起こし，急速な皮膚の壊死をもたらす．すなわち壊疽性血管炎の組織像を呈する．起因菌としては好気性菌が好発菌として知られており，そのほか，ガスを産生するクロストリジウムやバクテロイデスなどの嫌気性菌の混合感染が起こりうる．好気性菌による感染の後に酸素濃度が下がった閉鎖空間に嫌気性菌による増殖が誘導される．嫌気性代謝によって発生する水素や窒素は水に溶けにくく皮下組織に集まるため，臨床的に CT や単純 X 線撮影で皮下気腫として確認できる．

また，Fournier 壊疽の背景疾患として，約 40〜60％に糖尿病を合併しており，Fournier 壊疽最大の危険因子と考えられている．そのほか，慢性アルコール中毒，低栄養状態，免疫不全状態などがあげられる．最近，2 型糖尿病に対して処方されている SGLT-2 阻害薬と Fournier 壊疽の関連について，FDA が注意喚起(警告)を報告した．まれではあるものの，SGLT-2 阻害薬使用中の不明熱検索には会陰部にも着目する必要がある．

初期症状として，皮膚に境界不明瞭な淡赤色病変が出現し，6〜72 時間で発熱，悪寒戦慄などの全身症状が現れ，進行に伴って皮膚は暗赤色となり疼痛や腫脹を認める．また嫌気性菌などの混合感染では筋肉の融解壊死に伴うガス壊疽を生じ，握雪感を触れることができる．最終的に，大部分は急激な進行を示し全身性の重篤感染症の病態を呈する．

一般的に，Fournier 壊疽は臨床的に診断がなされるものであり，画像の目的としては，臨床的に診断困難な症例の補助的診断手段，および局所皮膚病変の範囲や深さを評価することに重きが置かれている．CT では皮下のガス所見に目が向くが，早期の Fournier 壊疽ではガスは存在せず，筋膜の肥厚，液貯留，脂肪混濁のみがみられることもあることに注意が必要である．また，Fournier 壊疽では術後に追加治療を要することも多く，術前にデブリドマンに必要な病変の範囲を把握することも重要である．さらに，Fournier 壊疽の重症度指数に臨床検査所見に加え，病変の播種範囲が含まれており，治療方針に画像が活用されるようになっている．

治療としては，速やかな抗菌薬投与と，緊急ドレナージとデブリドマンが必要である．

鑑別診断

Fournier 壊疽の定義はあくまでも，会陰部に端を発する浅筋膜を病変の主座とする劇症壊死性筋膜炎である．Fournier 壊疽の約 90％以上に皮下のガスが認められ，ガスの進展は病変の広がりを把握する根拠ともなりうるが，残り 10％にはガスは伴わない．したがって，ガスが存在しないからといって壊死性筋膜炎を否定する根拠とはならないことに注意する必要がある．また，壊死性筋膜炎を伴わない程度の軽度な会陰部の炎症は臨床的にも多く存在し，注意が必要である．浅在性の皮膚，皮下の蜂窩織炎である丹毒，精巣上体炎の波及による蜂窩織炎，毛嚢炎，伝染性膿痂疹などがある．また，非細菌性の壊疽性膿皮症も鑑別としてあげられる．壊疽性膿皮症は，周囲に周堤を形成した進行性壊疽性皮膚潰瘍を主症状とした慢性炎症性疾患であり，細菌感染は直接関与しない．病変は真皮までにとどまることが多く，基本的には非細菌性であるため臨床的に鑑別は可能である．

陰嚢皮膚の発赤や腫脹をきたす精巣上体炎や精巣炎などの陰嚢内病変も鑑別にあがる．この場合は CT よりも超音波検査が優先される．

文　献

1) Levenson RB, Singh AK, Novelline RA：Fournier gangrene：role of imaging. RadioGraphics 2008；28：519-528.
2) Eke N：Fournier's gangrene：a review of 1726 cases. Br J Surg 2000；87：718-728.

症例 10-3 　レベル2

70歳台男性．包皮の腫脹を主訴に近医受診．陰茎癌が疑われ，当院泌尿器科受診となる．陰茎は真性包茎であった．

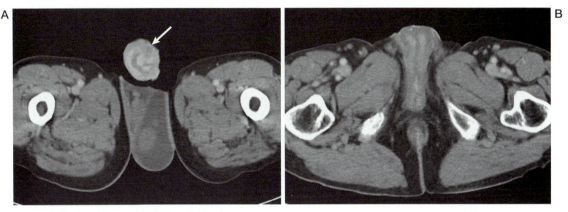

図1　造影CT（BはAの頭側のスライス）

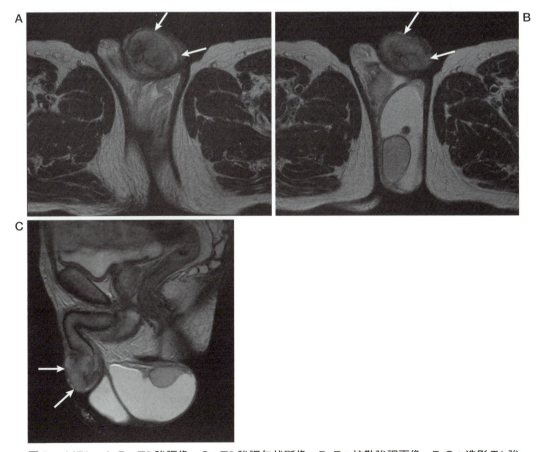

図2　MRI　A, B：T2強調像，C：T2強調矢状断像，D, E：拡散強調画像，F, G：造影T1強調像　（図D〜Gは次頁）

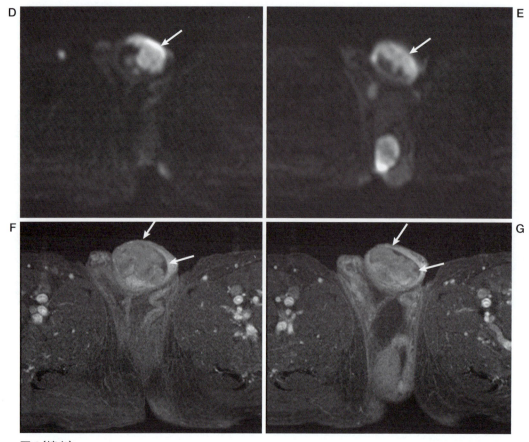

図2（続き）

CT所見	造影CTでは陰茎遠位左側に陰茎海綿体よりも造影効果の弱い腫瘤性病変を認める（図1A，→）．腫瘍は陰茎海綿体への浸潤が疑われる．鼠径リンパ節の腫大は明らかでない（図1B）．
MRI所見	T2強調の横断像（図2A，B）および矢状断像（図2C）で，陰茎遠位左側の亀頭部近傍に陰茎海綿体と等〜低信号を示す腫瘤性病変を認める（→）．腫瘍は陰茎海綿体にまで浸潤している．拡散強調画像（図2D，E）では腫瘍は著明な高信号を示し（→），尿道海綿体の一部にまで及んでいる．造影後，腫瘍は不均一な造影効果を示す（図2F，G，→）．
診　断	陰茎癌（cT3，N0）
経　過	真性包茎であったため，まずは包茎環状切開術を行い，当時に施行した腫瘍生検でSCC（squamous cell carcinoma）と診断された．後に陰茎摘出術および両鼠径リンパ節郭清を施行し，poorly differentiated squamous cell carcinoma（pT3：尿道浸潤，N0）と最終診断された．

問題 **Q1.** 陰茎癌発生の危険因子をあげよ.

Q2. 陰茎癌で最も多い組織型は何か？

Q3. 陰茎癌の予後予測を決定する因子は何か？

解答 **A1.** これまで包茎や亀頭包皮炎，生殖器の不衛生が最大の陰茎癌のリスク要因ではないかと考えられてきたが，近年ではヒトパピローマウイルス(HPV)が有力とされており，陰茎癌の約半数の症例でヒトパピローマウイルス感染が関与していることがわかってきた．特に，16型と18型の関連が強い．そのほかに包茎，性行為感染症，HIV感染症，喫煙などがある.

A2. 組織型は95％が扁平上皮癌であり，まれに悪性黒色腫や基底細胞癌がある.

A3. リンパ節転移の有無と，腫瘍grade(特に低分化癌の有無)があげられる.

画像所見のポイント

- 腫瘍はT1強調像・T2強調像で低信号を示す浸潤性の腫瘍像で，造影後は増強される.
- 拡散強調画像の報告は少ないが，拡散強調画像での高信号所見は病変の局在や浸潤範囲の把握に有用な場合がある．ただし，アーチファクトも多く評価に難渋する場合も少なくない.
- 海綿体への浸潤，尿道への浸潤の有無がおもにTステージに関与する.

陰茎癌

陰茎癌(penile cancer)は男性の悪性腫瘍のなかで0.5％未満とまれな癌である．その罹患率は，人口10万人当たり約0.4〜0.5人と報告され，発症年齢は60歳台に最も多いとされている.

初期症状としては亀頭部または包皮の腫瘤，発赤，潰瘍形成などあるが，カリフラワー様の腫瘤を形成して進行してから受診することも多く，その場合には腫瘍の自壊による疼痛や出血排膿などをしばしば伴う．また，進行期の患者が脱水や倦怠感で受診した場合は，腫瘍が産生するPTHrPによる高カルシウム血症によるものを疑う．ほとんどの陰茎癌は肉眼的に診断が可能であるとされ，通常は生検による病理検査で確定診断を得る．最も転移しやすい鼠径リンパ節の注意深い触診は重要である．ただし，触知可能なリンパ節を認めても，リンパ節転移は半数で，感染に伴う炎症性リンパ節腫大が半数を占める.

画像診断では，原発巣の評価に対してCTの有用性は低く，MRIが最も適した画像といえる．鼠径や骨盤内リンパ節，他臓器転移の評価をCTやPET/CTで行う．触知可能なリンパ節に関しては，超音波ガイド下にfine needle aspiration biopsy(FNAB)が推奨されている.

陰茎癌の発生にHPVとの高い関連性が考慮され，2016年のWHO分類では，扁平上皮癌(SCC)がnon-HPV-related SCCとHPV-related SCCの2グループに大別され，各グループ内でも形態学的特徴や臨床病理学的な特徴よりさらに15亜型に細分化されるよう

になった．non-HPV-related SCC では，高悪性度の usual type と sarcomatoid SCC を除き，一般的に予後は良好である．一方，HPV-related SCC では warty carcinoma を除き，一般的に予後不良とされる．

陰茎癌の根治治療として，原発病変と鼠径リンパ節の治療が重要である．原発病変には，手術(陰茎部分切除または陰茎全摘除)あるいは放射線治療(外照射および小線源治療)，鼠径リンパ節(転移)には鼠径リンパ節郭清が施行される．ちなみに現在のところ，本邦には陰茎癌の診療ガイドラインはなく，海外のガイドラインを参考に診療を行っている．

鑑別診断

良性疾患として，乾燥性閉塞性亀頭炎，梅毒，尖圭コンジローマ，悪性疾患として，乳房外 Paget 病，悪性黒色腫，Bowen 病，転移性陰茎癌などがあげられる．陰茎癌は他の性器感染症との鑑別が困難な場合も少なくなく，漫然と抗菌薬・抗真菌薬・抗ウイルス薬が投与され，治療開始が遅れることも多い．これらの薬剤投与で改善がみられないときは，早期に生検を考慮すべきである．

文　献

1) Kayes O, Minhas S, Allen C, et al：The role of magnetic resonance imaging in the local staging of penile cancer. Eur Urol 2007；51：1313-1318.
2) Singh AK, Saokar A, Hahn PF, et al：Imaging of penile neoplasms. RadioGraphics 2005；25：1629-1638, review.

症例 10-4

レベル2

30歳台男性．会陰部をコンクリートパネルで打撲，いわゆる「またがり外傷」を受傷．翌日より軽度の持続勃起症状が出現．2か月経っても症状が改善しないため，当院泌尿器科受診となった．

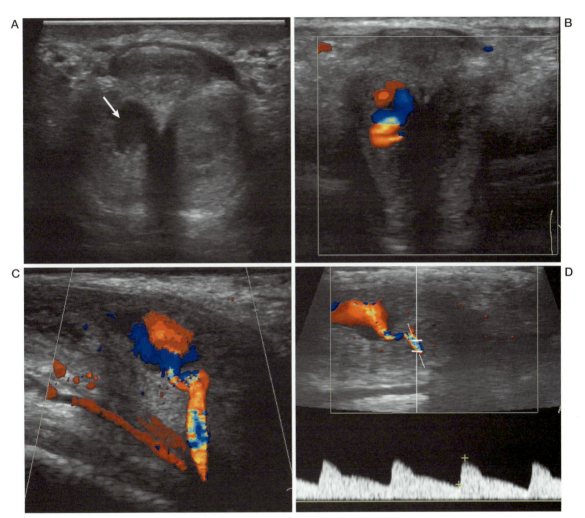

図1 超音波検査　A：Bモード横断像，B,C；カラードプラ像，D：パルスドプラ像

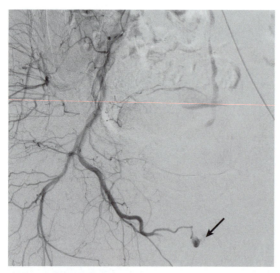

図2 右内腸骨動脈造影

| 超音波所見 | Bモード横断像(図1A)では，陰茎海綿体はやや腫大し，右陰茎海綿体に無エコー域を認める(→)．カラードプラ(図1B, C)では内部に乱流を伴う拍動性のカラー表示を認める．パルスドプラ(図1D)では，立ち上がりが急峻で拡張期血流の保たれた拍動性の血流表示を呈している． |

| 血管造影所見 | 右内腸骨動脈からの造影(図2)で，右陰茎海綿体には陰茎深動脈から海綿体への瘤を伴った瘻孔形成を認める(→)． |

| 診 断 | 非虚血性持続勃起症 |

| 経 過 | 経カテーテル治療により超選択的な仮性瘤塞栓術を施行．虚血に至ることなく，仮性瘤の消失と持続勃起の改善を認めた． |

問 題　Q1. 持続勃起症のおもな原因をあげよ．
　　　　Q2. 持続勃起症の診断に有用なモダリティは何か？

解 答　A1. 本邦では，会陰部の鈍的外傷による非虚血性持続勃起症が多い．
　　　　A2. 超音波検査．

画像所見のポイント

- 画像検査の前に，まずは臨床情報の取得が重要である．持続勃起症の原因としては「またがり損傷」による外傷性の非虚血性持続勃起が多い．血液ガス分析の代替または補助として，超音波検査を実施する．
- 外傷性の持続勃起の場合，会陰部の陰茎根部を超音波で観察し，Bモードで仮性瘤様の無エコー域の有無を評価し，カラードプラで内部に拍動性のあるカラー表示を確認する．さらに，パルスドプラで，血流波形を測定し，拡張期血流の保たれた立ち上がり急峻な波形が認められれば，診断は容易である．また後の経過観察の際，乱流を伴う拍動性のカラー表示の有無や血流波形の推移は病勢評価に有用となる．
- MRIまで撮像する必要性は乏しいが，尿道損傷の合併が疑われる場合や，裂傷が著しく超音波検査の施行が困難な場合には，施行するのもよい．
- 血管造影による治療介入を予定する場合には，造影CTで事前に血管解剖や損傷血管の確認をするのもよい．

持続勃起

　持続勃起症(priapism)とは，「性的刺激・性的興奮と無関係である勃起が4時間を超えて持続している状態」と定義されている．病態によって，① 虚血性(ischemic)，② 非虚血性(non-ischemic)，③ 断続性(stuttering)に3分類されている．虚血性持続勃起症の場合，4時間を超える場合は何らかの処置が必要とされ，非虚血性持続勃起症と虚血性持続勃起症では治療の緊急度も異なることから，両者を鑑別することが大切である．断続性持続勃起症とは，鎌状赤血球症の患者でみられる疼痛を伴う不随意の繰り返される持続勃起であるが，わが国では鎌状赤血球症の発生は極めて少ないため，前二者の鑑別が重要である．

　虚血性持続勃起とは，海綿体動脈の流入をコントロールできないことが原因となって，勃起が持続する状態である．多くは会陰部の打撲が先行して生じ，損傷部位は陰茎海綿体脚部および脚に近い体部である．外傷によって動脈と海綿体との間に瘻孔が生じ，多量の動脈血流が海綿体内に流入している状態で，海綿体内は酸素化されているため治療に緊急性はない．診断が確定したらまずは保存的に経過観察を行い，必要に応じて血管撮影・塞栓術を考慮する．

　一方，虚血性持続勃起症は，陰茎海綿体からの流出が障害され，そのため組織が低酸素，アシドーシスに陥った状態である．時間経過とともに組織障害が進行するので，すみやかな処置が必要である．原因としては，薬剤(抗精神病薬，α遮断薬，過量のPDE_5阻害薬，パパベリン塩酸塩，PGE1の海綿体注射)や，白血病や悪性リンパ腫，悪性腫瘍の海綿体転移などが報告されている．

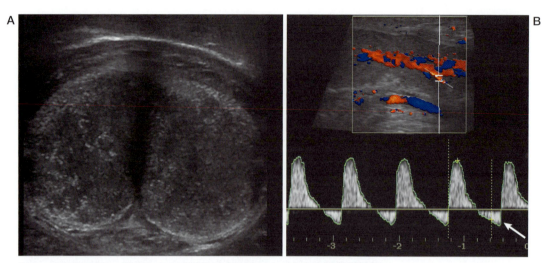

図3 60歳台男性 肺癌からの陰茎海綿体転移による虚血性持続勃起症
超音波像 A：Bモード像，B：パルスドプラ像 Bモード(A)では腫大した陰茎海綿体の内部エコーは不均一で，パルスドプラ(B)では，非虚血性持続勃起とは異なり，拡張期血流の低下した波形を示す(→)．

表 虚血性持続勃起症と非虚血性持続勃起症

	虚血性持続勃起症	非虚血性持続勃起症
勃起状態	完全勃起	不完全勃起
疼痛	あり	なし
虚血状態	あり	なし
緊急処置	必要	必ずしも必要ではない
穿孔する会陰部打撲	なし	あることが多い
海綿体内血液ガス分析	静脈血	動脈血
血液学的異常	あることが多い	ないことが多い
超音波カラードプラ	乱流なし	乱流あり
海綿体(自己)注射	時々あり	時々あり

(文献1)より許可を得て転載)

鑑別診断

　虚血性持続勃起症と非虚血性持続勃起症との鑑別が重要である．両者は治療方針が異なり，特に虚血性持続勃起症では緊急の処置が必要となる．通常，臨床所見や海綿体血液所見により鑑別ができるが，超音波は，血液ガス分析の代替または補助として，検査が実施される(表)．虚血性持続勃起症では，非虚血性持続勃起症とは異なり，拡張期血流は低下し，虚血が進行すると血流も低下する(図3)．

文　献

1) 日本性機能学会，日本泌尿器科学会・編：ED診療ガイドライン 第3版．Rich Medical 社
2) Bertolotto M, Quaia E, Mucelli FP, et al：Color Doppler imaging of posttraumatic priapism before and after selective embolization. RadioGraphics 2003；23：495-503.

症例 10-5　レベル 2

10 歳台男児．左陰嚢痛を主訴に近医受診．精巣捻転が疑われ，当院に紹介となる．発症から約 24 時間が経過している．

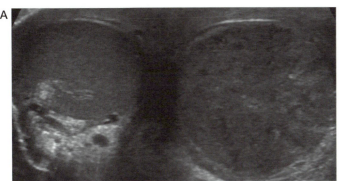

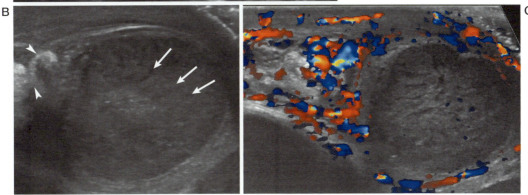

図 1　超音波検査　A, B：B モード像，C：カラードプラ像

超音波所見　B モードでは右健側の精巣に比べ左精巣は腫大し，内部エコーは不均一に低下している（図 1 A）．患側左精巣は中心部の精巣縦隔の高エコーが顕在化し，精巣縦隔に向かう線状低エコーが多数認められる（図 1 B，→）．さらに，腫大した精巣上体は高エコーを示している（図 1 B，▶）．カラードプラ（図 1 C）では，患側精巣内の血流表示は消失し，周囲皮膚に血流が亢進している．

診　断　精巣捻転

経　過　緊急で手術が施行．左精巣は精巣鞘膜内で 360° 捻転し，精巣は黒色にうっ血しており精巣摘出となった．精巣捻転と診断された．

問　題
Q1. 急性陰嚢症において，精巣内にカラー表示が認められれば，精巣捻転を完全に否定できるか？
Q2. 精巣捻転の非観血的治療法をあげよ．

解 答 **A1.** 完全に否定はできない.
A2. 用手的整復術.

画像所見のポイント

- 精巣捻転を含め，急性陰嚢症に対しては超音波検査が第一に選択されるモダリティである.
- 捻転初期ではBモードでは所見が現われない．時間が経つにつれて，精巣は腫大し，実質エコーが不均一となる．また，精巣上体にも腫大と高エコー化がみられる.
- カラードプラで，患側精巣内血流が体側と比較して消失または減弱している所見が診断的である．ただし，小児例では正常血流であっても血流を描出できない場合がある．さらに，間欠的精巣捻転では精巣内血流が保たれていることもあり，注意を要する.
- Bモードで精索が捻転している所見(whirlpool sign)を確認できればより診断的である.
- 造影MRIは，超音波検査が施行できない場合や，超音波で診断が不確実な場合に施行される．ただ，血流があったとしても，完全には精巣捻転の否定には至らない.

精巣捻転

　精巣捻転(testicular torsion)は，通常，精索を軸として精巣が捻転し，精巣の血流障害をきたすものである．突然に起こる陰嚢の疼痛と腫脹を主訴とする．新生児と思春期に多く，2峰性の年齢分布を示す．夜間や早朝に発症し，左側の精巣が患側となって内側に捻転することが多い.

　精巣温存に関しては，発症時間と捻転解除までに要した時間に加え，捻転の回転度の2つの条件が精巣温存には重要であり，360°以上の回転があれば発症から4時間以内に整復固定しても萎縮が起こり，また180〜360°の捻転であれば発症から12時間までであれば萎縮が起こらないこともあることも述べられている.

　精巣捻転の診断に重要な身体所見は，陰嚢の腫脹・疼痛とともに，精巣の挙上・横位と，挙睾筋反射の消失が典型的である.

　画像診断では，まずは速やかに超音波検査を行うことが必須であり，超音波における診断能は感度63.6%〜100%，特異度97〜100%とまとめられている．急性期でのBモードでは異常を認めない場合もあるが，時間が経てば精巣は腫大し，内部が不均一な低エコーを示し，通常，高エコーを示す精巣縦隔が明瞭化する．精索の捻転基部を横走査で追うことで得られる腫大した精索が，らせん状に捻転する"whirlpool sign"も重要な所見である．捻転方向も確認でき，後述する徒手整復の際にも必要な所見となる.

　さらに，カラードプラで健側と患側とを比較し，患側精巣の血流は低下あるいは欠損し，周囲の陰嚢壁では逆に血流は亢進する．ただし，不完全捻転や自然整復後では，血流が健側と同等もしくは増加していることもあり，注意が必要である．精巣捻転症例でも24%ではカラードプラで血流が確認でき，カラードプラでの血流の有無のみで精巣捻転の

診断を行うことの危険性も述べられており，注意を要する．しかし，高周波のプローブによる精索の観察を加えると，捻転症例の96％にwhirlpool signが確認でき，さらに非捻転症例ではwhirlpool signは陰性で特異度も99％と高い．よって精巣捻転に対しては，精巣内・外の所見を総合して評価する必要がある．

造影MRIにより精巣内血流を確認でき，精索捻転の診断に有用との報告もあり，緊急の超音波検査が施行できない施設では次の一手としてMRIは重要なモダリティとなる．ただ造影検査では精巣内の血流の有無をおもに評価するため，捻転であっても血流が残存する不完全捻転症例に関しては評価が困難となる場合があることを念頭に置くべきである．

治療は，早急に陰嚢切開を行い，精巣捻転症が確認できれば捻転を解除し，血流が回復すれば精巣固定術を施行し，血流が回復されなければ精巣摘除術を施行する．先に述べたように健側精巣にも鞘膜内捻転を起こす解剖学的変異を伴っていることも多いため，現状では両側の試験切開と健側も含めた固定が行われている施設が多い．また，用手的整復も試みる価値はある．通常，内側に捻転しているため，外側に回転させるよう勧められているが，あくまで内側への捻転は確率論であるため，予め超音波で捻転方向を確認することが望ましい．整復が確立しても両側の精巣固定術は必要である．

鑑別診断

急性陰嚢症における三大鑑別疾患として，精巣捻転以外に，精巣上体炎，付属小体捻転症があげられる．精巣上体炎の超音波像は，精巣上体の腫大とカラードプラでの血流増加が特徴的である(図2)．精巣内の血流は保たれており，むしろ精巣上体同様に精巣内の血流も増強している場合も多く，超音波での診断は比較的容易である．

付属小体捻転症の超音波像は，精巣と精巣上体との間の小腫瘤像で，さまざまなエコー輝度を示す(図3)．同部に限局的な圧痛があれば，診断は可能である．

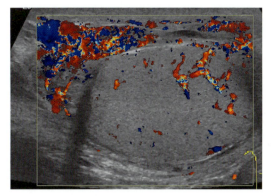

図2　10歳台男性　精巣上体炎
超音波カラードプラ像　腫大した精巣上体には豊富なカラー表示を認める．

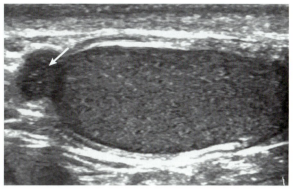

図3　10歳台男性　精巣垂捻転
超音波Bモード像　腫大した精巣垂を認め(→)，同部に限局した圧痛を伴う．

文献

1) 日本泌尿器科学会・編：急性陰嚢症診療ガイドライン2014年版．金原出版．
2) Prando D：Torsion of the spermatic cord：the main gray-scale and doppler sonographic signs. Abdom Imaging 2009；34：648-661.

症例 10-6

レベル3

3か月男児．両側非触知精巣の精査を目的に当院小児泌尿器科受診．

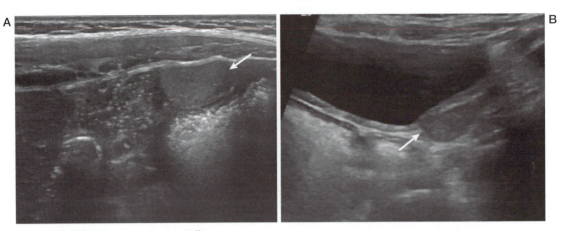

図1 超音波検査　A, B：Bモード像

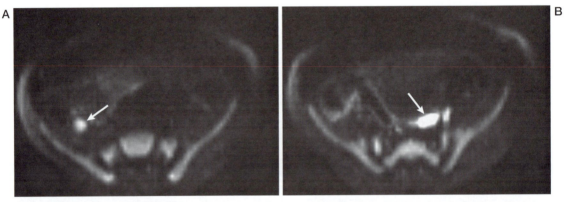

図2 MRI　A, B：拡散強調画像

超音波所見　両側陰囊内から鼠径部に精巣は確認できない（非提示）．肝下縁に右側腹腔内精巣と考えられる腫瘤様病変を認める（図1A, →）．また，膀胱左側下縁には左側腹腔内精巣と考えられる腫瘤様病変を認める（図1B, →）．

MRI所見　拡散強調画像（図2A, B）では，肝下縁および骨盤左側に腹腔内精巣と思われる高信号腫瘤を認める（→）．

診　断　両側腹腔内精巣

経　過　腹腔鏡での治療が選択され，両側精巣固定術が施行された．

10 章　男性外生殖器(精巣, 陰茎)　309

問題　**Q1.** 停留精巣が疑われた場合にまず選択すべきモダリティは何か？
　　　　Q2. 停留精巣により生じうる問題点は何か？

解答　**A1.** 超音波検査.
　　　　A2. 不妊や悪性腫瘍. ほかに鼠径ヘルニア, 精索軸捻転, 身体的トラウマなど.

画像所見のポイント

- 超音波検査では, 片側性の非触知精巣では鼠径部から鼠径管内にかけて検索する. 一方, 両側非触知精巣では腹腔内精巣の可能性が高い.
- 片側非触知精巣で, 反対側精巣の最大径が 1.8 cm 以上であれば, 単精巣の可能性が高い.
- 停留精巣とおぼしき腫瘍を鼠径部に確認した場合, 腫瘍内部の精巣縦隔や連続する精索の存在を確認することで, 腫大リンパ節との鑑別が可能である.
- MRI では, 停留精巣は拡散強調画像において高信号域を示すため, 鼠径部から腹腔内まで高信号を示す腫瘍様病変を検索する. 特に超音波検査でガスにより指摘困難となった腹腔内精巣の病変には有用であるが, 鼠径部ではリンパ節との鑑別は困難となる.

停留精巣

　停留精巣(cryptorchidism, undescended testis)とは精巣が本来の下降経路の途中で停留して陰嚢内に降りていない状況をいう. 存在部位により, ① 腹腔内精巣, ② 鼠径管内精巣, ③ 鼠径管外精巣に分けられる. 片側性の非触知精巣の場合, 腹腔内精巣である頻度は 29% であるのに対し, 両側性の非触知精巣の場合には腹腔内精巣の頻度は 56% と高くなる. また, 片側性の非触知精巣の場合, 健側精巣の代償性肥大が認められる場合には患側は消失精巣である可能性が高い.

　通常, 精巣が触知される場合には画像検査は不要であるが, 非触知精巣では術前の画像診断が施行される. 超音波検査は非侵襲的であり鎮静を要しない点から第一に選択されるモダリティである. ただし, 腹腔内精巣が疑われ, 消化管ガスなどの影響で停留精巣が確認できない場合には, 次のステップとして MRI が選択される. 特に拡散強調画像の有用性が報告されている. 停留精巣の位置を確認することは, 手術のアプローチの決定(腹腔鏡アプローチか, 鼠径部切開か)に寄与しうる.

　停留精巣には, 不妊や悪性化のほかに, 鼠径ヘルニア, 精索軸捻転, 身体的トラウマなどの問題を起こしうる可能性があり, 適切な時期に治療介入が必要となる. 片側停留精巣の無治療例では精巣の病理学的所見が精液所見の異常が高頻度にみられる. さらに両側停留精巣の無治療例ではほぼ全例に無精子症や乏精子症となった報告もあり, 手術により妊孕性の改善をはかる.

　停留精巣の既往歴のある場合, 精巣腫瘍発生の相対的リスクは 3〜5 倍と高くなる. ただ, 停留精巣における腫瘍発生の要因に関する詳細は不明なままである. というのも, 片

側停留精巣患者に発生した精巣腫瘍の約20％に"対側の下降精巣"に発生しているからである．よって，現時点で精巣固定術によって精巣の悪性化のリスクを軽減できるという明確なエビデンスはなく，経過観察では患側のみならず健側にも腫瘍発生の可能性に留意する必要がある．

鑑別診断

鑑別すべき疾患は特にないが，鼠径部での停留精巣では，反応性に腫大したリンパ節との鑑別を要する．腫瘍内部の精巣縦隔や連続する精索の存在を確認することが重要である．

文　献

1) 日本小児泌尿器科学会学術委員会・編：停留精巣診療ガイドライン．日小児泌会誌 2005；14：117-152.
2) Kantarci M, Doganay S, Yalcin A, et al：Diagnostic performance of diffusion-weighted MRI in the detection of nonpalpable undescended testes：comparison with conventional MRI and surgical findings. AJR Am J Roentgenol 2010；195：W268-273.

症例 10-7
レベル2

20歳台男性．左陰嚢腫大を主訴に泌尿器科受診．腫瘍マーカー（AFP, β-hCG, LDH）はいずれも正常範囲内．

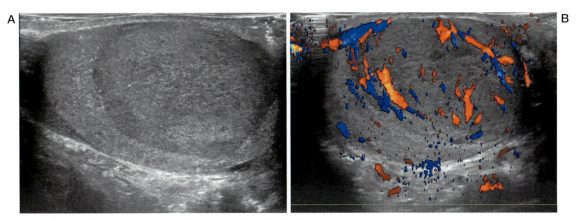

図1 超音波検査 A：Bモード像，B：カラードプラ像

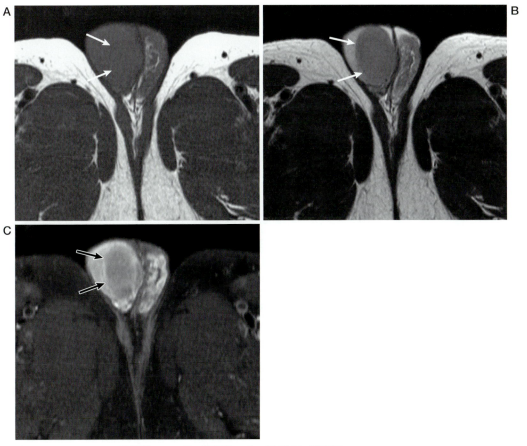

図2 MRI A：T1強調像，B：T2強調像，C：造影T1強調像

超音波所見 Bモード(図1A)では精巣内に境界明瞭で内部均一な低エコー腫瘤を認める．カラードプラ(図1B)では腫瘤内に豊富なカラー表示を認める．

MRI所見 T1強調像・T2強調像(図2A, B)では内部均一な低信号腫瘤を認める(→)．造影後(図2C)は均一な弱い造影効果を認める(→)．

診 断 セミノーマ

経 過 腫瘍によりセミノーマと診断される．術後経過は良好で再発は認めない．

問 題 Q1. 精巣腫瘍で最も多い組織型は何か？
Q2. 通常，セミノーマでは腫瘍マーカーは上昇するか？

解 答 A1. セミノーマ(35～50％と最も多い組織型である)．
A2. 通常，セミノーマでは腫瘍マーカーは上昇しない．上昇している場合には，セミノーマの亜型である合胞性栄養膜細胞(syncytiotrophoblastic cells：STC)合併セミノーマや他の組織型が混在している可能性を考慮する．

画像所見のポイント

- 内部均一で出血・壊死が少ない単結節～多結節 / 分葉状の腫瘍で，均一な造影効果を示す．
- 超音波検査では均一な低エコーを示す．
- MRIでは内部均一なT1強調像で低信号を示し，T2強調像でも低信号な隔壁構造を伴う．
- 拡散強調画像でのADC値は非セミノーマよりも低値を示す．

セミノーマ

2016年に精巣腫瘍のWHO分類が改訂され，2018年8月には精巣腫瘍取扱い規約も改定された．これまでの精巣腫瘍の病理組織分類は形態学的な類似性に基づくものであったが，新分類では形態学的な類似性よりも組織発生の類似性を優先させた分類となり，精巣胚細胞腫瘍はおもにGCNIS由来胚細胞腫瘍とGCNIS非関連胚細胞腫瘍に大別された(GCNIS：germ cell neoplasia in situ)．GCNIS由来胚細胞腫瘍とは，多分化能をもつ原始胚細胞からGCNISを経て多彩な組織像へと分化した腫瘍で，セミノーマ(seminoma)や非セミノーマ群がこれに属し悪性の経過をたどる．

臨床的には単一型のセミノーマのみをセミノーマとし，セミノーマ以外の成分を含む場合は単一型，混合型を問わず非セミノーマとして取り扱う．単一組織よりなるセミノーマでは，均一な淡明細胞の敷石状増殖からなる腫瘍で，著明な線維化を伴うことがある．画像では周囲に被膜を伴わない分葉状・多結節状の形態で，超音波検査では内部均一な低エ

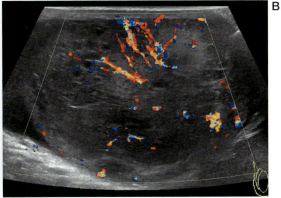

図3 30歳台男性 合胞性栄養膜細胞(STC)を合併したセミノーマ
超音波検査 A：Bモード像, B：カラードプラ像 Bモード(A)では腫瘍内には多数の囊胞を認め, 内部不均一を示す. カラードプラ(B)では腫瘍内部にカラー表示を伴う.

コー, MRIのT2強調像でも内部均一な低信号を示し, 造影後に造影効果を示す隔壁を有することが特徴である. セミノーマの亜型として, セミノーマ全体の約2割に合胞性栄養細胞(STC)を伴うセミノーマがある. STCは免疫組織化学的にhCG陽性を示すため, 術前の血中hCGの軽度上昇を伴う. さらにSTCが大型で多数存在する場合には出血を伴うため, 絨毛癌やその混合型との鑑別が問題となる.

鑑別診断

精巣腫瘍に生じる腫瘍全般が鑑別になりうる. 出血壊死を合併して内部不均一となることもまれではなく, その場合には後述する非セミノーマとの鑑別が困難となる. ただ, 合胞性栄養膜細胞を合併したセミノーマではβ-hCGが上昇し, 内部に出血壊死を伴うことが多くなる(図3).

文 献

1) 日本泌尿器学会・編：精巣腫瘍診療ガイドライン2015年版. 金原出版.
2) Marko J, Wolfman DJ, Aubin AL, Sesterhenn IA：Testicular seminoma and its mimics：from the radiologic pathology archives. RadioGraphics 2017；37：1085-1098.

症例 10-8

レベル3

30歳台男性．右側陰嚢腫大を主訴に泌尿器科受診．腫瘍マーカー(AFP，β-hCG，LDH)はいずれも高値を示す．

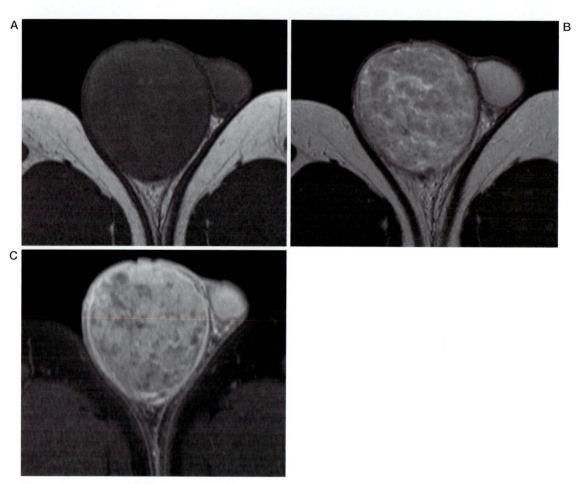

図1　MRI　A：T1強調像，B：T2強調像，C：造影T1強調像

超音波所見 右精巣にT1強調像(図1A)では一部に高信号を含む低信号，T2強調像(図1B)では不均一な信号を示す．造影後(図1C)も内部不均一な造影効果を示す．

診　断 非セミノーマ(胎児性癌＋奇形腫)

経　過 手術が施行され非セミノーマ(胎児性癌と奇形腫の合併)と診断された．

問　題 Q1．非セミノーマで多い組織型は何か？
　　　　　Q2．非セミノーマである奇形腫や胎児性癌に，予後が異なることがあるか？

解 答 **A1.** 胎児性癌＋奇形腫の組み合わせが多い.

A2. 思春期前型の奇形腫や卵黄嚢腫瘍は，思春期後型の奇形腫や卵黄嚢腫瘍と比較して予後はよい.

画像所見のポイント

- 通常，内部不均一な腫瘍を呈する.
- 超音波検査では低〜高エコーと内部不均一．嚢胞や点状高エコーを有する.
- MRI でも内部不均一で，出血・壊死，脂肪組織(奇形腫)を有し，腫瘍周囲に低信号を示す halo を伴う(**表**).

非セミノーマ

　セミノーマの項(症例 10-7)でも解説しているが，臨床的には単一型のセミノーマのみをセミノーマとし，セミノーマ以外の成分を含む場合は単一型，混合型を問わず，さらにはセミノーマを含む混合型であったとしても，非セミノーマ(nonseminoma)として取り扱う.

　今回の改定でも，いわゆる非セミノーマは「非セミノーマ性胚細胞性腫瘍」と，複数の組織型を有する非セミノーマ性腫瘍を「混合型非セミノーマ胚細胞性腫瘍」と臨床分類に沿った形で分類されている.

　ここで，問題となるのが，非セミノーマの組織型である奇形腫と卵黄嚢腫瘍の取り扱いである．今回の改訂では，組織発生の類似性を優先させた分類となり，精巣胚細胞腫瘍がGCNIS(germ cell neoplasia in situ)由来胚細胞腫瘍と GCNIS 非関連胚細胞腫瘍に大別されたことにより，奇形腫と卵黄嚢腫瘍が，GCNIS 由来の奇形腫・卵黄嚢腫瘍(思春期後型)と，GCNIS に関連しない奇形腫・卵黄嚢腫瘍(思春期前型)とに分けられた．思春期前型の方が思春期後型よりも予後がよいとされる．ただ，両者の組織学的差異は乏しく，年齢と染色体異常(i12p)の有無が決め手となっており，今後少々混乱が生じることが予想される.

鑑別診断

　精巣腫瘍に生じる腫瘍全般が鑑別になりうる．出血壊死を合併したセミノーマとの鑑別は困難な場合がある．ただ，非セミノーマでは 40〜70％において腫瘍マーカーが高値となる．よって，腫瘍マーカーが著しく高値を示す内部不均一な精巣腫瘍に遭遇した場合には，非セミノーマを強く疑うことができる.

表 MRI によるセミノーマと非セミノーマとの鑑別のポイント

セミノーマ	非セミノーマ
多結節 T1 強調像で大部分が低信号 T2 強調像で比較的均一で低信号 T2 強調像で低信号を示す帯状構造 （線維血管間質を反映） 造影後 T1 強調像で帯状構造の造影効果 非セミノーマと比較して低い ADC 値	まれに低信号ハローで被包化（線維性被膜を反映） T1 強調像で不均一 T2 強調像で著しく不均一 造影後 T1 強調像で不均一な造影効果

（文献 2）より改変）

文　献

1) 日本泌尿器学会・編：精巣腫瘍診療ガイドライン 2015 年版，金原出版．
2) Tsili AC, Bertolotto M, Turgut AT, et al：MRI of the scrotum：recommendations of the ESUR scrotal and penile imaging working group. Eur Radiol 2018；28：31-43.

症例 10-9　　レベル2

70歳台男性．陰嚢腫大を主訴に来院．腫瘍マーカーはLDHとIL-2Rが上昇．

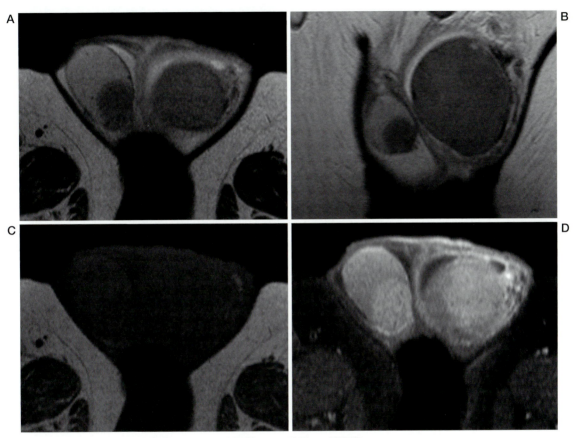

図1　MRI　A, B：T2強調像，C：T1強調像，D：造影T1強調像

MRI所見　T2強調像(図1 A, B)では，両側精巣に内部均一で境界明瞭な低信号結節を認める．T1強調像(図1 C)では低信号，造影後(図1 D)は均一な造影効果を示す．

診断　精巣悪性リンパ腫(diffuse large B cell lymphoma：DLBCL)

経過　組織学的に悪性リンパ腫(DLBCL)と診断され，化学療法を施行．以後，経過良好である．

問題　Q1. 精巣悪性リンパ腫で多い組織型は何か？
　　　　Q2. 悪性リンパ腫の好発年齢はどれくらいか？

解答　A1. diffuse large B cell lymphoma.
　　　　A2. 60歳台．

画像所見のポイント

- 60歳以上に好発する．
- 両側精巣に発生する内部均一な腫瘤像を示す．
- 超音波検査では均一な低エコーを示す．
- MRIのT2強調像でも低信号で，拡散強調画像では高信号を示す．ADC値も低値を示す．

精巣悪性リンパ腫

　精巣悪性リンパ腫（testicular malignant lymphoma）は，全節外性悪性リンパ腫の1%程度に発生するまれな腫瘍である．好発年齢は60歳台であり，高齢者の無痛性陰嚢腫大では一番に疑うべき疾患である．他の組織型の精巣腫瘍に比べて両側発生頻度が高い．病理学的にはほとんどがDLBCLである．精巣悪性リンパ腫の特徴として，対側精巣，皮膚，中枢神経系への節外臓器への浸潤・再発が高く，予後不良である点にある．同時性精巣悪性リンパ腫では，すでにリンパ節や他臓器に原発巣が存在しており，精巣以外の病変にも注目する必要がある．

鑑別診断

　鑑別疾患としては，精巣炎や精巣上体炎，白血病（図2），サルコイドーシスのほか，両側性に生じうる精巣胚細胞性腫瘍やまれなadrenal rest tumorがあがる．60歳を超えた高齢者の精巣に無痛性の内部均一両側性精巣腫瘍を認めた場合には，LDHやIL-2Rの測定値を参考に悪性リンパ腫をあげる．拡散強調画像での低いADC値も悪性リンパ腫をあげるのに一助となる．

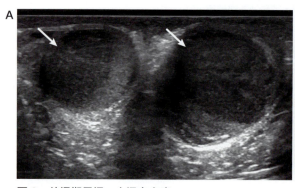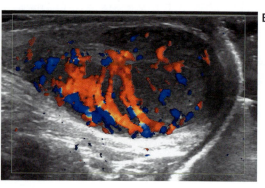

図2　幼児期男児　小児白血病
超音波検査　A：Bモード像，B：カラードプラ像　両側精巣に低エコー腫瘤を認める（A，→）．内部に豊富なカラー表示を伴う（B）．

文献

1) Emura A, Kudo S, Mihara M, et al：Testicular malignant lymphoma：imaging and diagnosis. Radiat Med 1996；14：121-126.
2) Mittal PK, Abdalla AS, Chatterjee A, et al：Spectrum of extratesticular and testicular pathologic conditions at scrotal MR imaging. RadioGraphics 2018；38：806-830.

症例 10-10 レベル1

10歳台男性．陰嚢腫大と疼痛，発熱を主訴に来院．

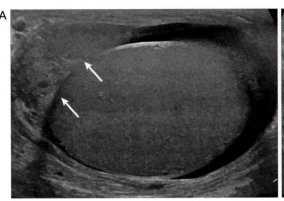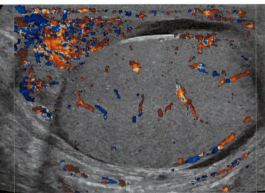

図1　超音波検査　A：Bモード像，B：カラードプラ像

超音波所見　Bモード像(図1A)では，精巣上体は腫大し(→)，陰嚢内に液貯留を認める．カラードプラ(図1B)で腫大した精巣上体に豊富なカラー表示を認める．

診断　急性精巣上体炎

経過　抗菌薬治療による保存治療で軽快した．

問題
Q1. 急性精巣上体炎の発症原因をあげよ．
Q2. 精巣上体のどの部位に炎症が強く生じうるか？

解答
A1. 細菌尿の起因菌である大腸菌(*Escherichia coli*)などが尿道から精管を通じて上行し，精巣上体に炎症をきたすことで発症する．
A2. 精巣上体頭部．

画像所見のポイント

- 精巣上体の特に頭部の腫大とカラードプラでの血流増加がみられる．
- 陰嚢水腫も合併しうる．

急性精巣上体炎

精巣上体炎(epididymitis)は，一般に尿道炎や前立腺炎からの逆行性感染により発症し，青年期以後に発症して，通常発熱や陰嚢内の腫脹を伴う．超音波検査では，精巣上体の腫大とカラードプラでの血流増加が特徴的であり，精巣内の血流は保たれており，むし

ろ精巣上体同様に増強している場合も多い．

鑑別診断

　急性陰嚢症により発症するため，急性陰嚢症における3大鑑別疾患として，精巣捻転以外に，精巣上体炎，付属小体捻転症があげられる．炎症疾患としては精巣炎（図2），精巣上体の腫大としては，慢性精巣上体炎（図3），精巣上体嚢胞などをあげる．

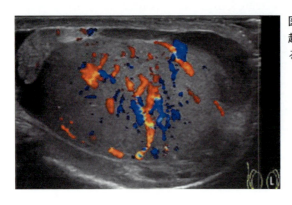

図2　30歳台男性　精巣炎
超音波カラードプラ像　精巣に豊富なカラー表示を認める．

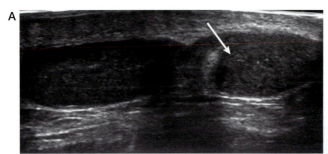
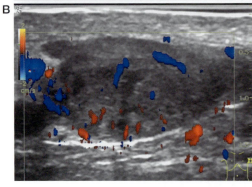
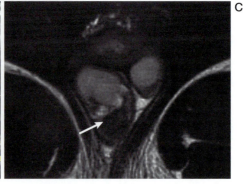

図3　10歳台男児　慢性精巣上体炎
A, B：超音波検査（A：Bモード像，B：カラードプラ像），C：MRI, T2強調像　Bモード（A）では精巣上体尾部に腫大を認め（→），カラードプラ（B）での血流表示は中等度である．MRIのT2強調像（C）では低信号を示す（→）．

文　献

1) Woodward PJ, Schwab CM, Sesterhenn IA：From the archives of the AFIP：extratesticular scrotal masses：radiologic-pathologic correlation. RadioGraphics 2003；23：215-240.
2) Avery LL, Scheinfeld MH：Imaging of penile and scrotal emergencies. RadioGraphics 2013；33：721-740.

症例 10-11　レベル 3

60 歳台男性．陰嚢内腫瘤を触知し，泌尿器科受診となった．

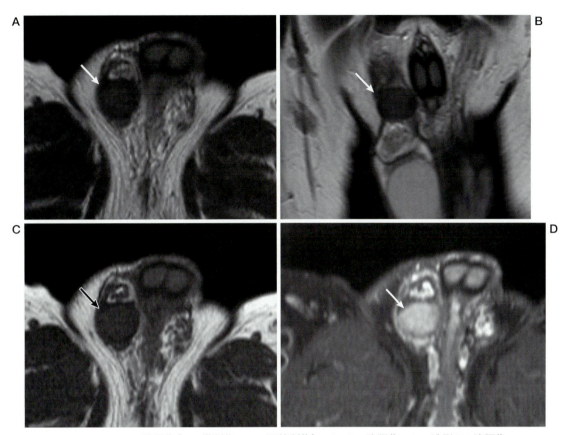

図 1　MRI　A, B：T2 強調像（A：横断像，B：冠状断像），C：T1 強調像，D：造影 T1 強調像

MRI 所見　T2 強調像と冠状断像（図 1 A, B）で右精索に接して低信号腫瘤を認める（→）．T1 強調像（図 1 C）でも低信号で，造影後（図 1 D）は均一な造影効果を示す（→）．

診　断　陰嚢内線維性偽腫瘍

経　過　手術が施行され線維性偽腫瘍と診断された．経過は良好で後の治療は行われていない．

問　題
Q1．陰嚢内精巣外病変で多い疾患を 3 つあげよ．
Q2．陰嚢内精巣外病変における悪性腫瘍をあげよ．

解　答
A1．脂肪腫，adenomatoid tumor，線維性偽腫瘍．
A2．肉腫や転移，悪性中皮腫など．

画像所見のポイント

- 精巣外病変は良性腫瘍が多い.
- T2強調像で低信号,緩徐な造影効果を示す.

陰嚢内線維性偽腫瘍

　線維性偽腫瘍(fibrous pseudotumor)は反応性肉芽腫性増殖によって形成された良性の腫瘍性病変であり,結核,サルコイドーシスなどの特異的な肉芽腫による腫瘍を除く腫瘍と定義されている.通常は消化器に好発し,陰嚢内の発生は比較的まれである.陰嚢内精巣外腫瘍という点では脂肪腫や類腺腫瘍に次いで3番目に多いとされる.陰嚢内での発生部位は,固有鞘膜,精索,精巣上体などより発生する.誘因としては,精巣上体炎や外傷など,陰嚢内の炎症の既往が考えられている.30歳台に多く,通常,無痛性で,陰嚢腫大や腫瘤触知により発見される.

　線維性偽腫瘍のMRI所見の特徴としては線維化を反映し,T1強調像とT2強調像ともに低信号で,特にT2強調像で著明な低信号を示す所見が特徴的である.造影では,ゆっくりと持続的に造影されるのが典型的である

鑑別診断

　精巣外病変全般が鑑別にあげられる.一般的に陰嚢内精巣外病変では良性腫瘍が多く,T2強調像で低信号を示す疾患として,平滑筋腫やadenomatoid tumorがあがる.

文　献

1) Mittal PK, Abdalla AS, Chatterjee A, et al：Spectrum of extratesticular and testicular pathologic conditions at scrotal MR imaging. RadioGraphics 2018；38：806-830.
2) Cassidy FH, Ishioka KM, McMahon CJ, et al：MR imaging of scrotal tumors and pseudotumors. RadioGraphics 2010；30：665-683.

11章

膀胱，尿道

症例 11-1

レベル1

50歳台男性．人間ドック受診．

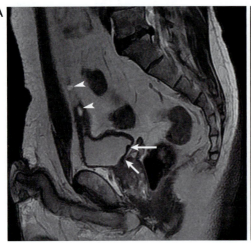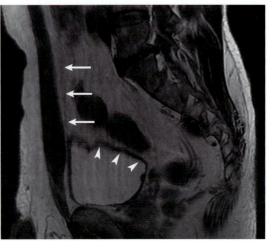

図1　MRI, T2強調矢状断像　A, B：恥骨結合レベル

MRI所見　T2強調像(図1A)で両側尿管の間の膀胱底部に筋層と同様に低信号の隆起を認める(大矢印)．同部から尿道にかけても軽度の隆起がある(小矢印)．虚脱した膀胱頂部の壁内とその頭側の線状構造に沿って囊胞を認める(▶)．

問題
Q1. 正常膀胱の骨盤内固定部の名称は何か？
Q2. 膀胱三角部の指標となる構造は何か？
Q3. 膀胱頂部から頭側に連続する線状構造は何か？

解答
A1. 膀胱三角部．
A2. 両側尿管，尿道，尿管間ヒダ(図1A，大矢印)．
A3. 尿膜管(図1B，→)．

膀胱の解剖

膀胱は強力な筋性の壁をもつ中空の臓器で，腹膜の下面に存在する．伸展部は前後壁，側壁，頂部のみで，両側尿管，尿道からなる三角部は骨盤底に固定され軽度に隆起する．膀胱は貯留する尿によりその形態は変化し，尿量の少ないときは上下に狭い扁平な構造をしており，尿量が増加するに従い，女性では子宮，男性ではS状結腸や骨盤内回腸の存在により，尿膜管(図1B，→)を内部に含む腹膜外腔のRetzwis腔に空間を求める．形態としては腹側から頭側にかけて長い構造になり，必ずしも球形とはならない．また，膀胱鏡で表現する頂部(直達膀胱鏡の先端部)は，放射線科医の考える矢状断面の頂部(上壁)とは若干の乖離があり，尿管間ヒダから尿膜管部膀胱付近までが膀胱鏡の後壁(図1B，▶)であることを認識する必要がある．

膀胱の各部位の名称は，泌尿器科，病理，放射線科の腎盂・尿管・膀胱癌取扱い規約の膀胱の展開図が，膀胱鏡に最も近く詳細で，泌尿器科医，病理診断医，放射線科診断医に共通の認識で理解しやすく，VI-RADS（症例11-3のNote，p.335参照）[1]にも用いられている（図2）．

男性尿道の解剖

男性尿道は尿道前立腺部，隔膜部，海綿体部（図3）に分かれ，前立腺部尿道の内尿道口部は膀胱充満時に狭く高い位置にあり，弛緩した尿道口は広く低く，排尿時の膀胱と同様の形態を示す．組織学的には膀胱の近くでは尿路上皮，前立腺内を通るときは前立腺の上皮と同様の多列円柱上皮となる．

女性尿道の解剖

女性尿道（長さ約4cm，直径6mm）は内尿道口から前下方より後方へ走行し，外尿道口に開く．尿道腺は尿道上部に多い．括約筋は外尿道括約筋と尿道圧迫筋，尿道腟括約筋からなる（図4）．組織学的には上部尿道口付近は尿路上皮，他は扁平上皮である．

動脈支配，リンパ節

膀胱の動脈支配は内腸骨動脈から分枝する上膀胱動脈と下膀胱動脈で，静脈還流は膀胱周囲の静脈叢を介する．リンパ流は膀胱底部ではおもに内腸骨リンパ節に還流するが，膀胱上部では外腸骨リンパ節に還流する．

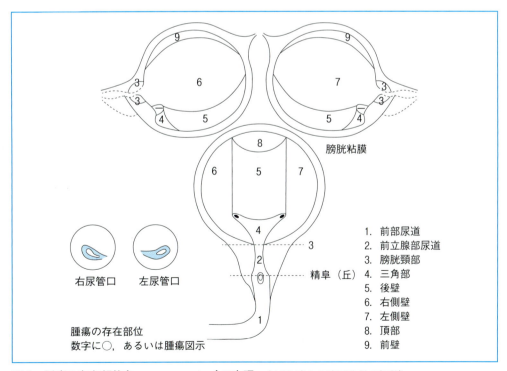

図2 腫瘍の存在部位（tumor mapping）の表現 （文献1）より許可を得て転載）

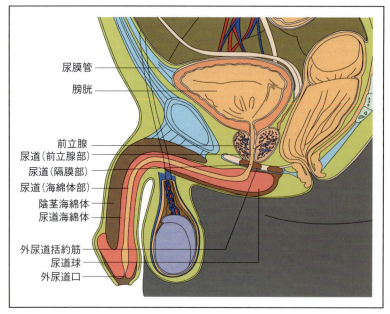

図3　男性尿道（矢状断面）
（Drake R, Vogl W, Mitchell AWM・著，塩田浩平，秋田恵一・監訳：Gray解剖学アトラス 原著第3版．エルゼビア・ジャパン，2016：222，より改変）

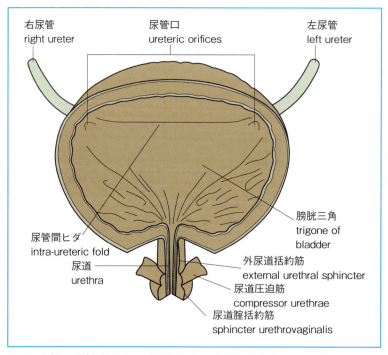

図4　女性尿道（女性尿道と膀胱括約筋：後壁を前方から見た図）
（Drake R, Vogl W, Mitchell AWM・著，塩田浩平，秋田恵一・監訳：Gray解剖学アトラス 原著第3版．エルゼビア・ジャパン，2016：233，より改変）

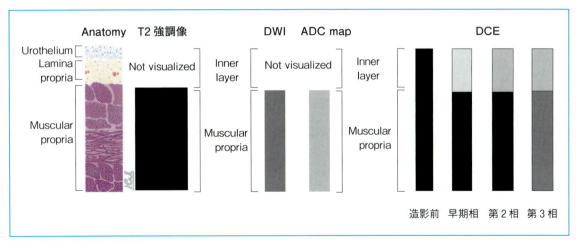

図5 膀胱壁のMRI解剖
DWI：拡散強調画像，ADC map：見かけの拡散係数分布図，DCE：dynamc contrast enhanced image（ダイナミック造影）．（文献2）より許可を得て転載）

図6 60歳台女性 膀胱炎
MRI，拡散強調矢状断像 膀胱頸部を中心に高信号を示す粘膜下層の肥厚がみられる．

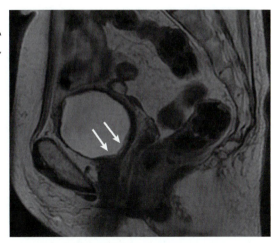

mp-MRIでの膀胱各層の描出

　膀胱壁の組織学的なmp（multiparametric）-MRIとの対応を**図5**に示す[2]．T2強調像で筋層は低信号を示し，粘膜上皮，粘膜下層は高信号の尿と区別できないことが多く，T2強調像では通常認められない．炎症などによる肥厚が存在したときにこの層は認識可能である（**図6**，→）．拡散強調画像，ADC mapでは筋層のみが描出され，ダイナミック造影では早期相で血流の多い粘膜下層（あるいは腫瘍）と筋層とのコントラストが最大となり，時間の経過とともに低下する．

文　献

1) 日本泌尿器科学会, 日本病理学会, 日本医学放射線学会・編：泌尿器科・病理・放射線科 腎盂・尿管・膀胱癌取扱い規約．金原出版，2011：16．
2) Panebianco V, Narumi Y, Altun E, et al：Multiparametric magnetic resonance imaging for bladder cancer：development of VI-RADS（Vesical Imaging-Reporting And Data System）. Eur Urol 2018；74：294-306.

症例 11-2

レベル2

症例 11-2-1　70歳台男性．無症候性血尿にて来院．

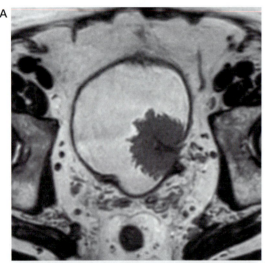

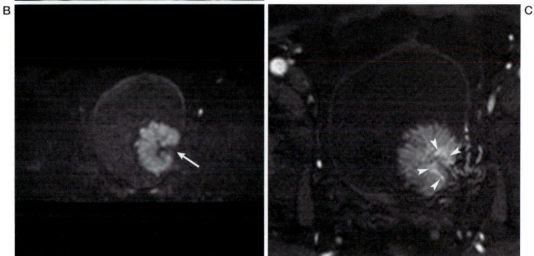

図1　MRI　A：T2強調像，B：拡散強調画像，C：ダイナミックMRI（早期相）

MRI所見
症例 11-2-1
T2強調像（図1A）で左後壁に表面乳頭状の腫瘍を認める．拡散強調画像（図1B）では粘膜下層を示す低信号部分が存在し（→），表在癌が考えられる．ダイナミック造影（dynamc contrast enhanced image：DCE，図1C）では，基底部の粘膜下層の存在を示すSLE（submucosal linear enhancement）が腫瘍基部の茎部で連続し（▶），非筋層浸潤癌と診断できる．

症例 11-2-2　60 歳台男性．主訴は無症候性血尿

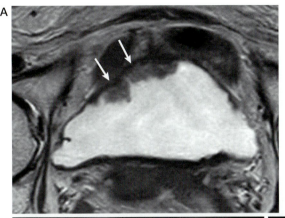
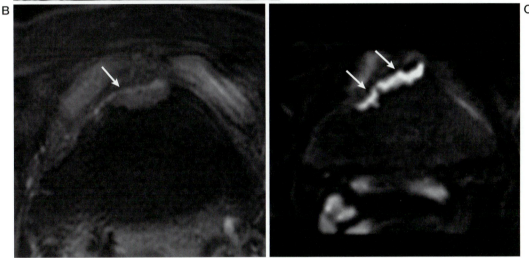

図2　MRI　A：T2 強調像，B：ダイナミック MRI 早期相，C：拡散強調画像

MRI 所見　症例 11-2-2

T2 強調像(図2A)で前壁に腫瘍を認める．腫瘍基底部の低信号の筋層は T2 強調像で一部不明瞭である．ダイナミック造影(DCE，図2B)で SLE の連続性が認められ(→)，拡散強調画像(図2C)で病変内部に浮腫状の粘膜下組織を示す低信号域を認め(→)，stage T1 と診断できる．

症例11-2-3　60歳台女性．主訴は無症候性血尿

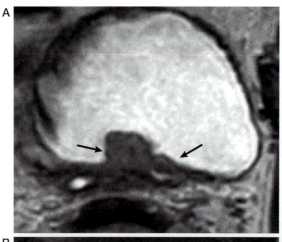
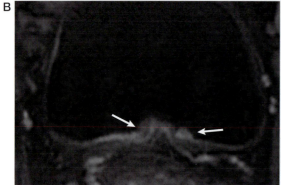
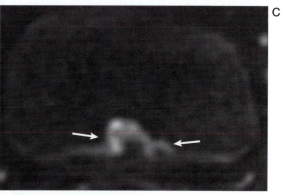

図3　MRI　A：T2強調像，B：ダイナミックMRI（早期相），C：拡散強調画像

MRI所見 症例11-2-3　膀胱後壁に左右に並ぶ2個の腫瘍を認める（図3A，→）．サイズの大きい方の腫瘍はT2強調像では筋層との明瞭な区別が不可能であるがダイナミック造影（DCE，図3B）でSLEの連続性，拡散強調画像（図3C）で粘膜下層の低信号（Inchworm sign）[1]が認められ（→），stage T1と診断された．TUR生検の結果pT1であった．

診断　症例11-2-1〜症例11-2-3：いずれも膀胱癌，stage pT1

問題
Q1. 膀胱癌の局所病期別の治療方法にはどのようなものがあるか？
Q2. "エジプトの膀胱癌は他国より扁平上皮癌が多い"この文章は正しいか？
Q3. 膀胱癌の危険因子を3つ述べよ．

解答　A1. stage T1以下でlow gradeは基本的に経尿道的膀胱腫瘍切除術（transurethral resection of the bladder tumor：TUR-BT），stage T1以下でhigh gradeはBCG注入など追加治療を行うこともある．stage T2以上は膀胱全摘術，あるいは化学療法（動注化学療法を含む）あるいは術前化学療法，CIS（carcinoma in situ）はBCG注入療法が行われる（TNM分

図4 膀胱癌の病理学的深達度診断
(重里 寛・他：膀胱，泌尿器の画像診断と放射線治療，画像診断．臨床放射線 2017；62：1419-1427，より許可を得て転載)

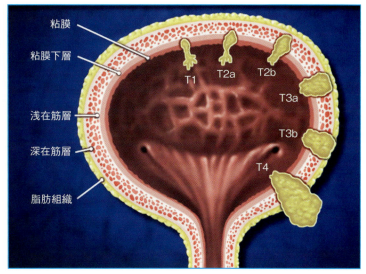

類図を図4に示す)．

A2. 正しい．ビルハルツ吸虫の寄生による扁平上皮癌が多いが，生活の近代化により減少傾向にあり，現在は半数程度になった．

A3. 喫煙，膀胱憩室，結石による慢性刺激，β-Naphthylamine による職業性発生，cyclophosphamide 投与など．

画像所見のポイント

- MRI，拡散強調画像の低信号の腫瘍茎とダイナミック造影(DCE)の SLE の連続性が表在性腫瘍を強く示唆する．
- T2 強調像では横断(水平断) / 冠状断 / 矢状断の 3 断面を撮像し，目的とする腫瘍基部と可能な限り直交する断面(腫瘍基底部の膀胱壁に垂直な断面)を設定する．3D-T2 強調像で撮像してあとで垂直断面を設定してもよい．それに追加して拡散強調画像，ダイナミック造影を施行する(mp-MRI，症例 11-3 の **Note**，p.335 参照)．
- 遠隔転移，リンパ節転移の評価には，肝臓から骨盤までの造影 CT を施行する．stage T2 以上と CIS は胸部 CT を追加する[2]．

膀胱癌の一般的知識

全悪性腫瘍の約 2% を占める．膀胱腫瘍の 95% は悪性の上皮性腫瘍である．
世界では年間 540,000 件発生，188,000 人が死亡している(日本では 8,800 人：2017 年)．日本人の膀胱癌(bladder carcinoma)の年齢調整罹患率は 7.2 (男性 12.8，女性 2.8)で，男性は女性に比べ 4 倍多い．女性の膀胱癌は男性よりも予後不良である．日本人よりも欧米人に多い傾向があり，泌尿器科の癌では前立腺癌に次ぐ．時間的，空間的に多発する．異所性の再発が多く，1 人の患者について最も医療コストのかかる癌とされている．

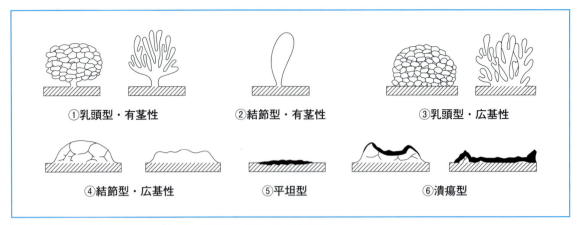

図5 膀胱癌の内視鏡的肉眼的形態（文献6）より許可を得て転載）

尿路上皮癌が90％以上を占め，尿路上皮癌以外の膀胱癌が5～10％を占める（扁平上皮癌，腺癌，小細胞癌，まれに肉腫）．

好発部位は三角部と頂部であるが，いずれの場所にも発生する．頂部の癌は尿膜管癌との鑑別が必要である（症例11-4, p.340参照）．

表在性膀胱癌

表在性膀胱癌は膀胱癌の70～80％を占め，多発することが多いが，転移を起こすことは少なく生命予後は良好である．膀胱鏡で1cm以下の腫瘍は99％が表在性腫瘍である[4]．1cm以上の腫瘍については表在性乳頭型，非乳頭型（結節型）と有茎性と広基性の4通りの組み合わせがあるが，乳頭状腫瘍の87％，有茎性腫瘍の95％が表在性腫瘍[4]であることを考えると，MRIの適応を非乳頭型または広基性に絞ることが可能である[5]．ほかに平坦型と潰瘍型，混合型を合わせると7種類の分類があり，これらも適応と考えてもMRIで浸潤癌の可能性のある腫瘍は非乳頭型か広基性の腫瘍に多く，有茎性かつ乳頭型の腫瘍には少ない．膀胱癌の内視鏡的肉眼的形態を図5に示す[6]．

文献

1) Takeuchi M, Sasaki S, Ito, M, et al：Urinary bladder cancer：diffusion-weighted MR imaging：accuracy for diagnosing T stage and estimating histologic grade. Radiology 2009；251：112-121.
2) Juri H, Koyama M, Azuma H, et al：Are there any metastases to the chest in non-muscle-invasive bladder cancer patients on follow-up computed tomography？ Int Urol Nephrol 2018；50：1771-1778.
3) Panebianco V, Narumi Y, Altun E, et al：Multiparametric magnetic resonance imaging for bladder cancer：development of VI-RADS (Vesical Imaging-Reporting And Data System). Eur Urol 2018；74：294-306.
4) Satoh E, Miyao N, Tachiki H, et al：Prediction of muscle invasion of bladder cancer by cystoscopy. Eur Urol 2002；41：178-181.
5) 日本医学放射線学会・編：画像診断ガイドライン（2016年版）．金原出版，2016．
6) 日本泌尿器科学会・日本病理学会・日本医学放射線学会・編：泌尿器科・病理・放射線科 腎盂・尿管・膀胱癌取扱い規約 2011：14．

症例 11-3
レベル2

症例11-3-1　60歳台男性．主訴：血尿．

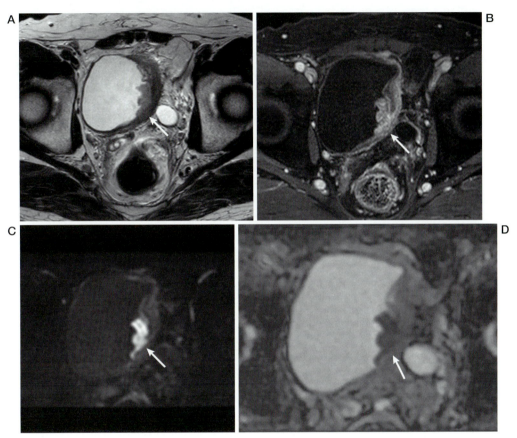

図1　MRI　A：T2強調像，B：ダイナミックMRI（早期相），C：拡散強調画像，D：ADC画像

症例11-3-2　70歳台女性．主訴：血尿．

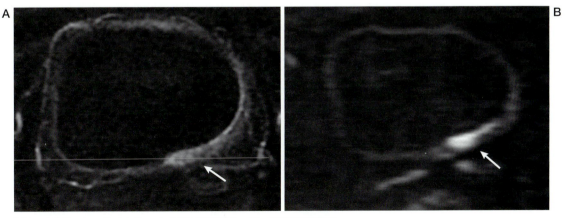

図2　MRI　A：ダイナミックMRI（早期相），B：拡散強調画像

症例 11-3-3　60歳台男性．主訴：血尿．

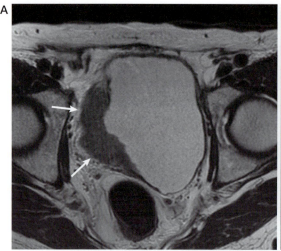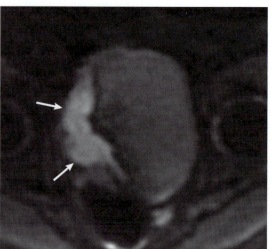

図3　MRI　A：T2強調像，B：拡散強調画像

MRI 所見 症例 11-3-1　T2強調像（図1A）で，膀胱左側壁に広基性腫瘍を認める．筋層の低信号が不鮮明であり（→），筋層への浸潤が疑われる．ダイナミックMRI（DCE）早期相（図1B）では筋層に及ぶ濃染が見られる．拡散強調画像（図1C）では筋層に相当する領域に拡散低下を認め，ADC低値を示す（図1D）．TUR-BTでは同部に筋層浸潤が認められた（VI-RADS score：4）．

MRI 所見 症例 11-3-2　DCE（図2A）で筋層内が強く造影され（→），壁の外側面は平滑である．拡散強調画像（図2B）で同部が高信号を示す（→）．筋層浸潤ありと診断した（VI-RADS score：4）．

MRI 所見 症例 11-3-3　T2強調像（図3A）および拡散強調画像（図3B）で壁外に突出する腫瘍を認める（→）（VI-RADS score：5）．

診　断　症例11-3-1，症例11-3-2は膀胱癌 stage pT2．症例11-3-3は膀胱癌 cT3b

問題　Q1．筋層浸潤の最も特異度の高い撮像法は何か？
　　　　Q2．拡散強調画像の次に信頼度の高い撮像法は何か？

解答　A1．拡散強調画像，ただし周囲の空気などによるアーチファクトがあるときはダイナミックMRIあるいはT2強調像で診断する．
　　　　A2．ダイナミック造影早期相．腫瘍基底部の濃染（SLE）が連続していれば，「筋層浸潤なし」と診断できる．

> **Note** VI-RADS(Vesical Imaging-Reporting And Data System)
>
> 　膀胱癌における筋層浸潤の有無の診断の標準化を目的につくられた，T2 強調像を first pass 画像として最初に筋層を含めた解剖の読影を行う．次に拡散強調画像，ダイナミック造影(DCE)を dominant 画像として T2 強調像での腫瘍と筋層の範囲を確かめ，粘膜下層の浮腫と腫瘍の区別を行い，筋層浸潤の正確な範囲を同定することを目指す multi-paramertic MRI(mp-MRI)を基本とする診断システム．T2 強調像で膀胱筋層の連続性，DCE で粘膜下層の連続性の有無，拡散強調画像で有茎性の有無を診断し，総合的に判断する[5](図 4～6)．
>
> - 拡散強調画像で低信号の茎が確認できるか，あるいはダイナミック MRI(DCE)にて腫瘍基底部に造影される粘膜下層(SLE)が確認できれば，表在性腫瘍(VI-RADS score:1～2)，腫瘍茎が確認できず SLE の連続性が確認できなければ equivocal (VI-RADS score:3)，腫瘍濃染が筋層に及んでいるか拡散強調画像で拡散異常が筋層に及んでいれば T2 以上と診断する(VI-RADS score:4)．
> - 膀胱周囲の脂肪組織に索状の濃度上昇を認めれば，T3b 以上(VI-RADS score:5)と診断する．score 間で矛盾があれば，拡散強調画像，DCE，T2 強調像の優先順位で診断する．炎症性変化でも脂肪組織内に濃度上昇がみられるので，拡散強調画像による腫瘍の範囲の正確な診断が必要である．
> - 壁深達度診断の特異度は，T2 強調像よりも拡散強調画像やダイナミック MRI を含めた mp-MRI が優れている[2～4]．

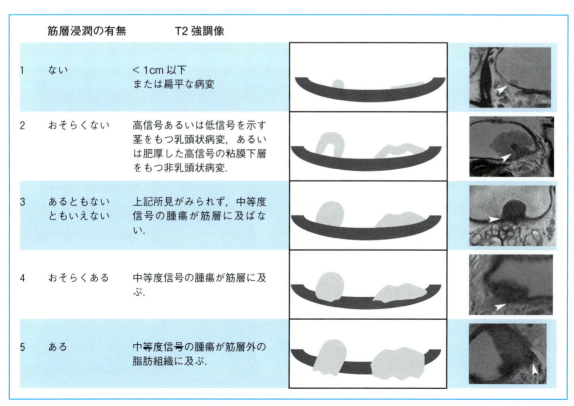

図 4　VI-RADS：T2 強調像による筋層浸潤の評価基準(図中のシェーマは，ラジオロネット東海　竹内　充先生の作図による．図 5, 6 も同じ)

	筋層浸潤の有無	DCE（ダイナミック造影）
1	ない	＜1cm 以下 または扁平な病変
2	おそらくない	茎をもった乳頭性病変 または粘膜下に連続する濃染あり．
3	あるともない ともいえない	上記所見がなく，造影される病変が筋層に及ばない．
4	おそらくある	筋層に造影される病変が筋層に及ぶ．
5	ある	筋層に造影される病変が筋層外に及ぶ．

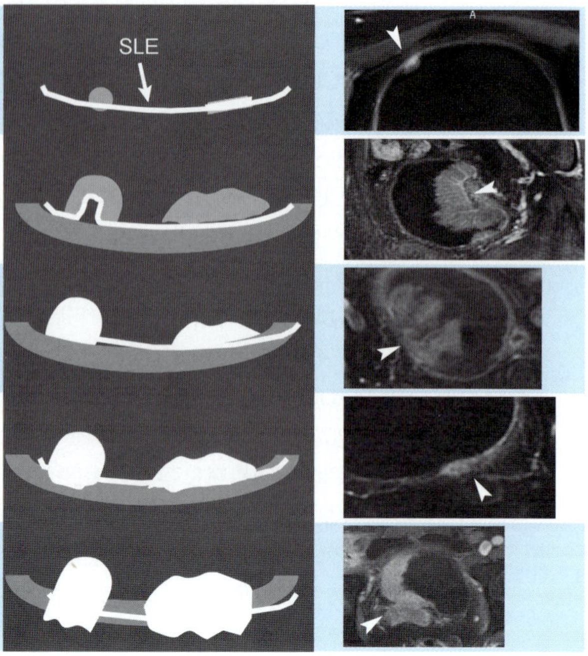

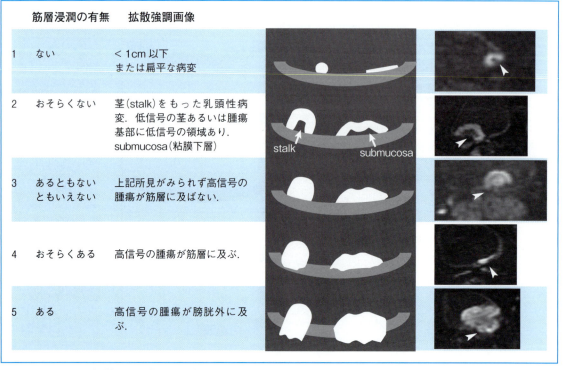

図 5　VI-RADS：ダイナミック造影（DCE）による筋層浸潤の評価基準

	筋層浸潤の有無	拡散強調画像
1	ない	＜1cm 以下 または扁平な病変
2	おそらくない	茎（stalk）をもった乳頭性病変．低信号の茎あるいは腫瘍基部に低信号の領域あり． submucosa（粘膜下層）
3	あるともない ともいえない	上記所見がみられず高信号の腫瘍が筋層に及ばない．
4	おそらくある	高信号の腫瘍が筋層に及ぶ．
5	ある	高信号の腫瘍が膀胱外に及ぶ．

図 6　VI-RADS：拡散強調画像による筋層浸潤の評価基準

文　献

1) 日本泌尿器科学会・日本病理学会・日本医学放射線学会・編：泌尿器科・病理・放射線科 腎盂・尿管・膀胱癌取扱い規約 2011：14.

2) Woo S, Suh CH, Kim SY, et al：Diagnostic performance of MRI for prediction of muscle-invasiveness of bladder cancer：a systematic review and meta-analysis. Eur J Radiol 2017；95：46-55.

3) Huang, Kong Q, Liu Z, et al：The Diagnostic value of mr imaging in differentiating T staging of bladder cancer：a meta-analysis. Eur J Radiol 2018；286：502-511.

4) Gandhi N, Krishna S, Booth CM, et al：Diagnostic accuracy of magnetic resonance imaging for tumour staging of bladder cancer：systematic review and meta-analysis. BJU Int 2018；122：744-753.

5) Panebianco V, Narumi Y, Altun E, et al：Multiparametric magnetic resonance imaging for bladder cancer：development of VI-RADS (Vesical Imaging-Reporting And Data System). Eur Urol 2018；74：294-306.

症例 11-4

レベル2

40歳台男性．主訴：血尿．近医にて，非典型的な膀胱腫瘍を認め，膀胱鏡にて広範囲な広基性腫瘤を認めTUR-BTを施行した．病理検査にて粘液腺癌が認められ，尿膜管由来が疑われた．TUR-BTでは切除不可と判断．尿膜管摘出および膀胱部分切除術の目的で当院を来院．血液尿所見は軽度炎症反応高値，潜血（＋）．

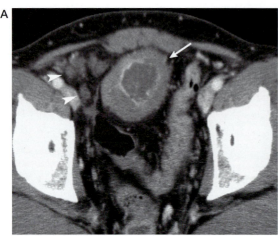
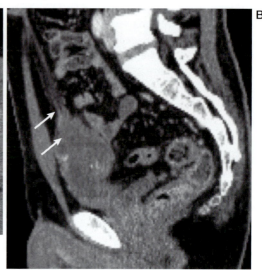

図1　A：造影CT，B：造影CT矢状断像

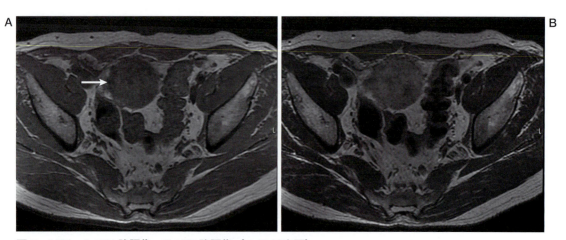

図2　MRI　A：T1強調像，B：T2強調像（C, Dは次頁）

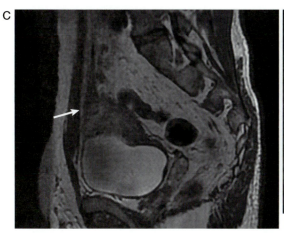 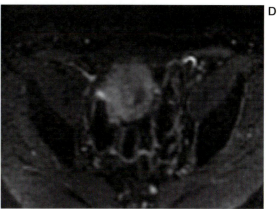

図2(続き) C：T2強調矢状断像，D：拡散強調画像

CT所見 造影CTの横断像(図1A)では，膀胱頂部に淡い石灰化を伴う腫瘤を認める(→)．腫瘤の中心部の造影効果は乏しく，辺縁部に増強効果を認める．腹膜脂肪組織内に多数の軟部影を認める(▶)．矢状断像(図1B)では，膀胱から尿膜管にかけて連続して腫瘤が認められる(→)．

MRI所見 T1強調像(図2A)では，膀胱頂部に低信号域を中央にもつ腫瘤影がみられる(→)．T2強調像(図2B)では，腫瘤の内部は骨格筋と比べ軽度高信号域を示している．T2強調矢状断像(図2C)では，尿膜管は肥厚し腫瘤の進展を認める(→)．拡散強調画像(図2D)では，腫瘤は拡散低下を示す(→)．

診　断 尿膜管癌：粘液性腺癌

経　過 動注化学療法＋開腹膀胱部分切除＋腹膜合併切除術を施行．術中迅速断端陽性のために尿膜管および膀胱全摘術を行った．術後骨盤内放射線治療＋全身化学療法を施行し，その後3年経過している．

問題
Q1. 膀胱頂部腫瘍の鑑別診断を3つあげよ．
Q2. 尿膜管腫瘍で最も多い組織型は何か？
Q3. 尿膜管腫瘍の通常の治療方法は何か？

解答
A1. 膀胱頂部発生の膀胱癌．膀胱粘膜下腫瘍(傍神経細胞腫，平滑筋腫)．感染性尿膜管嚢胞．
A2. 腺癌(ムチン産生性が多い)．
A3. 尿膜管全摘術＋膀胱部分切除術．

画像所見のポイント

- 正中部発生の膀胱直上の腫瘍で，かつ尿膜管との連続性を認める．充実性，粘液性いずれもありうる．
- 粘液産生を反映して，腫瘍内にCTで粘液を示す低吸収域や石灰化を示す高吸収域がみられる．
- MRIでは腫瘍内部はT1強調像で低信号，T2強調像で不均一な高信号がみられる．

尿膜管腫瘍

尿膜管は，胎生期に膀胱頂部と臍を結んでおり，出生時には退縮して正中臍索となる．男女比は3：2であり，40〜70歳台に多い．尿膜管癌（urachal carcinoma）は，全膀胱癌の0.5％以下とまれな腫瘍である．尿膜管癌の90％は腺癌であり，膀胱由来の腺癌の34％程度を占める．このほかに移行上皮癌，扁平上皮癌などが報告されている．ムチン産生性腺癌は，ムチン産生を反映して50〜70％の症例に石灰化が認められる．

90％は膀胱頂部近傍（尿膜管膀胱移行部）に発生し，膀胱壁外腫瘍として認められ，ほかに尿膜管中央部に6％，尿膜管臍側に4％発生する．大部分は正中部に発生するが，尿膜管が一側の臍動脈の閉塞により偏位したり，尿膜管癌による局所浸潤があると，傍正中部に認めることがある．また，頭側方向には尿膜管に沿って発育するが，膀胱内には腫瘍を形成するため，臨床症状は膀胱腫瘍と類似することが多い．

腹膜外に発生するため無症状のことが多く，予後は通常の膀胱癌より不良である．局所浸潤と遠隔転移を伴う症例の5年生存率は6.5〜15％である．症状は，肉眼的血尿，膀胱刺激症状，粘液排泄，尿混濁．多くは膀胱粘膜下から膀胱外に進展するため，無症状のことも多い．

膀胱頂部腫瘍の鑑別診断

1）膀胱癌の尿膜管浸潤（図3）

2）多房性尿膜管囊胞

尿膜管囊胞はしばしば膀胱尿管移行部にみられ，多房性の場合は尿膜管腫瘍と鑑別を要する（図4）．

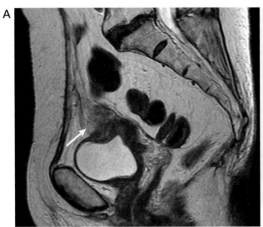 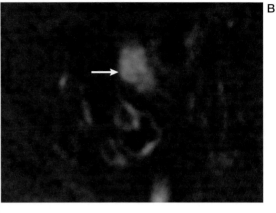

図3 70歳台女性 膀胱癌（urothelial carcinoma：high grade）の尿膜管浸潤
MRI A：T2強調矢状断像，B：拡散強調画像 T2強調像（A）では，膀胱頂部に周囲脂肪組織に浸潤する腫瘍を認める．頭側に尿膜管に沿った進展を伴う（→）．拡散強調画像（B）では尿膜管の浸潤部に拡散低下を認める（→）．

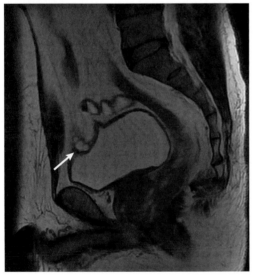

図4 60歳台男性 尿膜管嚢胞
MRI, T2強調矢状断像 膀胱頂部の尿膜管に沿って多房性の嚢胞を認める（→）．

文 献

1) Narumi Y, Sato T, Kuriyama K, et al：Vesical dome tumors：significance of extravesical extension on CT. Radiology 1988；169：383-385.
2) Koster IM, Cleyndert P, Giard RW：Best cases from the AFIP：urachal carcinoma. RadioGraphics 2009；29：939-942.
3) Gopalan A, Sharp D, Fine SW, et al：Urachal carcinoma：a clinicopathologic analysis of 24 cases with outcome correlation. Am J Surg Pathol 2009；33：659-668.

症例 11-5　　レベル1

60歳台女性．下腹部痛にて婦人科受診．超音波検査にて右側壁に8cm径の腫瘤が発見された．

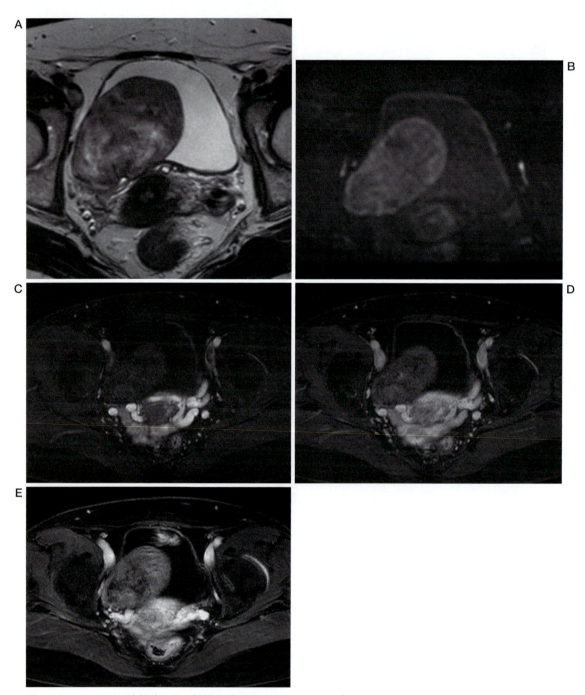

図1　MRI　A：T2強調像，B：拡散強調画像，C〜E：造影ダイナミックMRI（C：早期相，D：中期相，E：後期相）

11章 膀胱，尿道　343

MRI 所見　T2強調像(**図1A**)では膀胱粘膜下から膀胱内外に突出する8cm径の腫瘤を認め，内部は低信号域を主体に辺縁の不明瞭なさまざまな程度の高信号域を広範囲に認める．拡散強調画像(b = 1000，**図1B**)では，軽度の拡散低下部が混在し，網目状を呈する．造影ダイナミックMRIでは，早期相(**図1C**)から後期相(**図1E**)にかけて徐々に造影効果が高まる漸増性の造影パターンを示す．

診　断　膀胱粘膜下平滑筋腫
　　　膀胱鏡生検が行われ，病理学的に診断された．

経　過　摘除は見合わせ，現在，経過観察中．

問　題　**Q1.** 膀胱粘膜下良性腫瘍にはどのような組織型があるか？
　　　Q2. 膀胱平滑筋肉腫を示唆する所見は何か？

解　答　**A1.** 平滑筋腫，傍神経節腫，神経線維腫，神経鞘腫，血管腫，孤立性線維性腫瘍．
　　　A2. T1強調像の高信号域(出血，壊死)，サイズが大きい(平均7cm)，辺縁不整．

画像所見のポイント

- 膀胱粘膜下に発育し，辺縁明瞭で拡散制限の程度は比較的弱い．
- 造影ダイナミックで緩徐な漸増性のパターンを示す．

膀胱平滑筋腫

　膀胱平滑筋腫は全膀胱腫瘍の0.3%であるが，膀胱の非上皮性腫瘍では最多の腫瘍で，女性に多く30〜40歳台に好発する傾向がある．膀胱三角部に多く，尿管や尿道の通過障害をきたすこともある．膀胱内腔へ突出するものが多く，粘膜下腫瘍で表面は平滑で正常粘膜に覆われることが多い．本例のような粘膜下型が62%と最多を占め，壁内型，外方発育型もある[3]．

　MRIでは子宮における筋腫と類似しており，T1強調像では骨格筋と同程度の低信号，T2強調像で低〜中等度信号で骨格筋組織と比べて軽度高信号を示す．拡散強調画像では軽度高信号を示す．

鑑別診断

平滑筋肉腫，傍神経節腫，孤立性線維性腫瘍[1]．

　粘膜下腫瘍の鑑別診断として，傍神経節腫は造影効果が高いこととT2強調で高信号であることから鑑別は比較的容易である[2]．孤立性線維性腫瘍は稀少腫瘍であるが，細胞密度の高さを反映して拡散強調画像で高信号を示す(**図2**)．

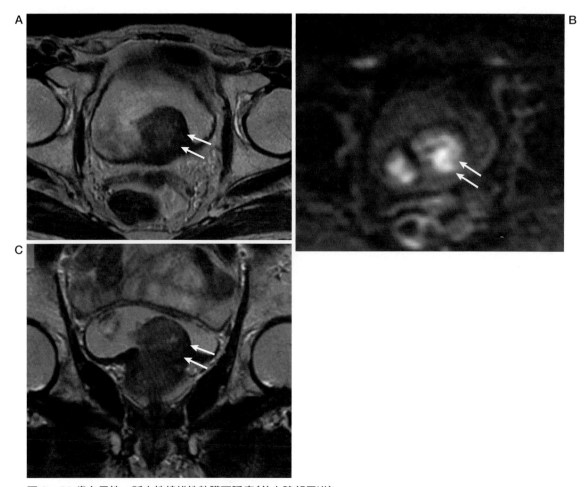

図2　60歳台男性　孤立性線維性粘膜下腫瘍（前立腺部尿道）
主訴；血尿．A：T2強調像，B：拡散強調画像，C：T2強調冠状断像　膀胱粘膜下腫瘍の診断で腫瘍摘出術が行われたが，前立腺部尿道の粘膜下の筋層から発生した腫瘍であった．T2強調像（A, C）で骨格筋より高信号，拡散強調画像（B）で強い高信号を示し，通常の平滑筋種と異なる画像を示した[4]．

文献

1) Lopez-Beltra A, Montironi R, Cheng L：1.11 Soft tissue tumors. In：Pathology of the urinary bladder：an algorithmic approch. Cambridge University press, UK, 2016：140-153.
2) 鳴海善文，松木　充，伊藤康志：膀胱粘膜下腫瘍．画像診断臨時増刊号 2011; 31：s206-s209.
3) Ishida K, Yuhara K, Kanimoto Y：Leiomyoma of the urinary bladder：report of three cases. Hinyokika Kiyo 2003；49：671-674.
4) Tanaka Y, Nakamoto A, Inada Y, et al：A case of malignant solitary fibrous tumor of the prostatic urethra. BJR case reports, Published online：June 05, 2018.

症例 11-6

レベル1

70歳台女性．発作性高血圧，頭痛にて受診し，尿中VMA，血中NA高値．

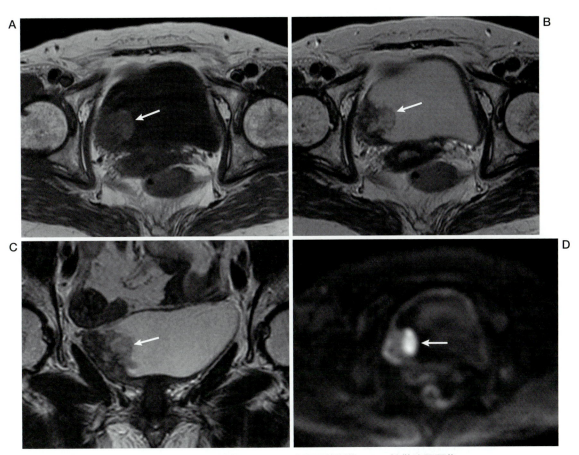

図1　MRI　A：T1強調像，B：T2強調像，C：T2強調冠状断像，D：拡散強調画像

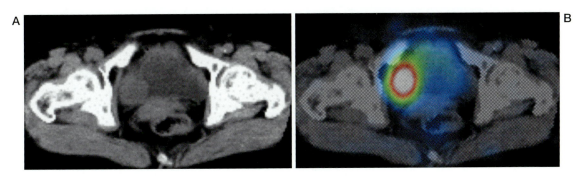

図2　^{123}I-MIBGシンチグラフィ　A：単純CT，B：SPECT/CT

| **MRI所見** | CT，MRIで膀胱に腫瘍を認めた．膀胱右側壁にT1強調像（**図1A**）で骨格筋とほぼ等信号，T2強調像および冠状断像（**図1B, C**）で高信号を示す腫瘍を認める（→）．同部は拡散強調画像（**図1D**）で表面が高信号を示す（→）． |

| **MIBGシンチグラフィ所見** | 同部に^{123}I-MIBGシンチグラフィにて高度の集積を認める（**図2**）． |

| **診　断** | 褐色細胞腫（膀胱傍神経筋腫） |

膀胱部分切除術にて病理組織学的に診断された．

| **経　過** | 初診5年後，膀胱粘膜下再発，リンパ節転移に対し化学放射線療法を施行．その後，胸椎転移を認め，初診から10年経過している． |

問　題　**Q1.** 副腎褐色細胞腫との違い何か？
Q2. 頭頸部領域の傍神経節腫で頻度が高い部位はどこか？
Q3. 膀胱傍神経節腫に特有な症状を何というか？

解　答　**A1.** 副腎外褐色細胞腫の総称であり，組織学的には同じであるが，傍神経節腫は臨床的に悪性の頻度が高い．5〜18％に転移がみられる．
A2. 頸動脈小体に発生し，ケモデクトーマともよばれる．
A3. micturition attack：排尿時にカテコールアミンが分泌され，頭痛，発汗，失神，動悸などが約半分の患者でみられる．

画像所見のポイント

- CTでは均一に濃染する分葉状の腫瘍であるが，壊死や出血を伴うと不均一に濃染される．
- リング状石灰化は，まれであるが傍神経節腫に特徴的な所見である．
- MRIではT1強調像で低信号，T2強調像で高信号を示す．
- ^{123}I-MIBGシンチグラフィが確実な診断に有効である[1]．

褐色細胞腫

　褐色細胞腫（pheochromocytoma）はクロム親和細胞から発生する腫瘍で，カテコールアミンを産生する．胎生期中，クロム親和細胞は体内に広く分布しているが，生後，大部分のクロム親和細胞は退化し，成人では残存細胞が副腎髄質にわずかに認められるのみである．このため，褐色細胞腫の90％程度は副腎髄質より発生する．
　傍神経細胞腫（paraganglioma）は，副腎外褐色細胞腫の総称である．膀胱発生の傍神経細胞腫は，膀胱腫瘍の0.1％であり，まれであるが，傍神経細胞腫の10％は膀胱壁内の粘

膜下，筋層内のクロム親和細胞より発生する．血中ノルアドレナリンと尿中 VMA の上昇は，褐色細胞腫が強く疑われる（感度はそれぞれ 99％，97％）．5〜18％の膀胱傍神経細胞腫に転移がみられるが，病理組織診断では良悪性の判定はできないため，厳重な経過観察が必要である[2]．

▶Note　^{123}I-MIBG シンチグラフィ

MIBG（メタヨードベンジルグアニジン）はノルアドレナリンの類似物質であり，交感神経終末から放出される神経伝達物質で副腎髄質からも血中にホルモンとして分泌される．^{123}I-MIBG シンチグラフィは，褐色細胞腫，傍神経節腫のほかに小児の神経芽腫でも集積する．逆に交感神経機能低下による心臓への集積低下が所見として意味がある病態として心不全，心筋症が知られている．そのほかに，Parkinson 病，Lewy 小体型認知症でも低下し，心臓の交感神経機能に変化のない Alzheimer 病との鑑別に役立つことがある．

文　献

1) Wong You Cheong JJ, Woodwand PJ, Manning MA, et al：From the archives of the AFIP：inflammatory and nonneoplastic bladder masses：radiologic-pathologic correlation. RadioGraphics 2006；26：1847-1868.

2) Jalil ND, Pattou FN, Combemale F, et al：Effectiveness and limits of preoperative imaging studies for the localisation of pheochromocytomas and paragangliomas：a review of 282 cases. French Association of Surgery（AFC），and The French Association of Endocrine Surgeons（AFCE）. Eur J Surg 1998；164：23-28.

症例 11-7

レベル2

80歳台男性．肉眼的血尿を主訴に来院．

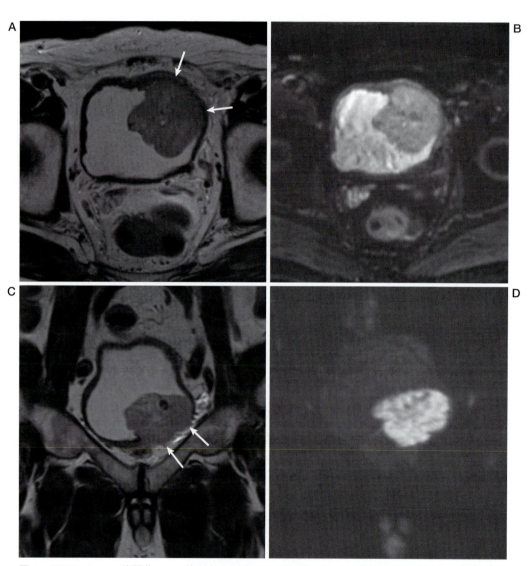

図1　MRI　A：T2強調像，B：脂肪抑制造影T1強調像，C：T2強調冠状断像，D：拡散強調冠状断像（次頁に続く）

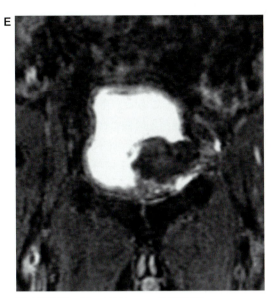

図1（続き）　E：ADC map 冠状断像

MRI 所見　MRI の T2 強調像（図1A）で膀胱壁に幅広く接する腫瘤を認める（→）．脂肪抑制造影 T1 強調像（図1B）で膀胱筋層と同等の造影効果を認める．T2 強調冠状断像（図1C），拡散強調冠状断像（b＝1000，図1D）で腫瘤は筋層を越え膀胱壁外に浸潤を示す（→）．ADC map 冠状断像（図1E）では腫瘤部は強い拡散制限が認められた．

診　断　膀胱小細胞癌

免疫染色の結果，CD56（＋），NSE（＋）で小細胞癌と診断された．

問 題　Q1．尿路系に発生しうる神経内分泌腫瘍を3つ述べよ（Note 参照）．
Q2．予後が最も悪い膀胱の神経内分泌腫瘍は何か？
Q3．傍神経節腫と小細胞癌の画像上の鑑別点は何か？

解 答　A1．傍神経節腫（paraganglioma），カルチノイド腫瘍（carcinoid tumor），神経内分泌癌（小細胞癌および大細胞癌）．
A2．小細胞癌．
A3．T2 強調像の高信号（傍神経節腫），拡散強調画像の強い拡散制限（小細胞癌）．

膀胱小細胞癌

　膀胱原発小細胞癌は，傍神経節腫，カルチノイド腫瘍，大細胞癌とともに神経内分泌系のグループに入る腫瘍で，膀胱腫瘍の 0.35〜0.7％ と発生頻度が低く，比較的まれな疾患である．腫瘍の発生母地として，多分化能を獲得した尿路上皮の腫瘍細胞がさらに神経内分泌系に分化し，小細胞癌に至るという説が有力である．発見時に進行例が多く，5 年生存率は 16％ と予後不良である．症例報告も本症例と同様に初診時にすでに進行例が多い．腫瘍は壁外進展が多く，高い悪性度を反映して拡散強調画像で強い拡散制限を示す．ダイナミック造影では漸増性に造影効果が増強する．膀胱全摘を施行される症例もあるが，TUR-Bt 後に化学放射線療法で長期生存を得た症例もある．

鑑別診断

　高悪性度の浸潤性尿路上皮癌，扁平上皮癌，腺癌があるが，画像上の鑑別は困難である．

▌Note　膀胱の神経内分泌腫瘍

　傍神経節腫，カルチノイド腫瘍，悪性腫瘍として小細胞癌，大細胞癌がある．膀胱のカルチノイド腫瘍や大細胞癌は極めて少なく，神経内分泌腫瘍のなかでは傍神経腫と小細胞癌がほとんどである．前者は尿中 VMA や nicturition attack（排尿時の突発的な頭痛）がみられ，後者は腫瘍マーカー TTF（throid transcription factor）-1 が膀胱原発例の約 30％ で陽性になるといわれている．

文　献

1）遠藤希之：腎盂・尿管・膀胱，Ⅴ 神経内分泌腫瘍．都築豊徳，森永正二郎・編：腫瘍病理画像診断アトラス，2012：101-105．

症例 11-8

レベル3

10歳男児．主訴は排尿時痛．肉眼的血尿1回．他は潜血（＋）．尿路感染といわれ，治療するが改善なし．

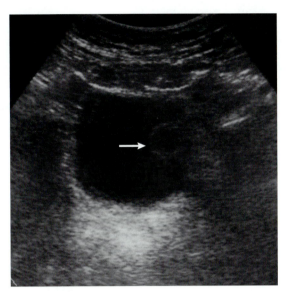

図1　超音波横断像

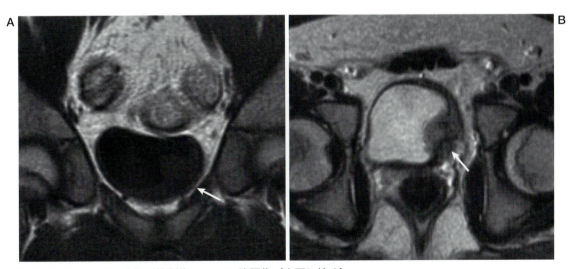

図2　MRI　A：T1強調冠状断像，B：T2強調像（次頁に続く）
（大阪府立母子保健センター放射線科 西川正則先生のご厚意による．C, Dも同じ）

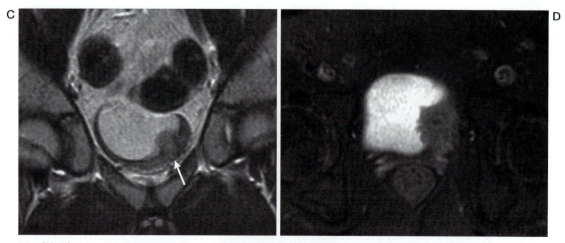

図2(続き)　C：T2強調冠状断像，D：脂肪抑制造影T1強調像

超音波所見　超音波横断像で膀胱左壁に内部低エコーの腫瘤を認める(図1,→).

MRI所見　T1強調像(図2A)で筋層と同程度の信号を示し(→)，T2強調像(図2B,C)では筋層より高信号の腫瘤(→)が筋層を置換して周囲の壁肥厚を示している．造影効果は周囲筋層より若干高く認められる(図2D).

診　断　炎症性筋線維芽細胞腫瘍

経尿道的生検(TUR生検)が施行され，病理組織学的には inflammatory pseudotumor (1996年当時：現在の inflammatory myoblastic tumor 炎症性筋線維芽細胞腫瘍)の診断であった．

問　題
Q1. 炎症性筋線維芽細胞腫瘍は，取扱い規約ではどの分類に入っているか？
Q2. 外科的処置との因果関係が存在するときの名称は何か？
Q3. この疾患の治療法は何か？

解　答
A1. 腫瘍様病変(tumor-like lesions).
A2. postoperative spindle cell nodule.
A3. TURによる腫瘍切除．不完全切除に終わっても退縮することもある．

炎症性筋線維芽細胞腫瘍

筋線維芽細胞が束状に配列して増殖する病変で，炎症細胞と浮腫を伴う．この浮腫がT2強調像の高信号に寄与していると考えられる．良性病変であるが，壊死所見や本症例のように固有筋層への波及所見を認めることもある．腫瘍性病変と反応性病変の鑑別は病理学的にも容易ではなく，pseudosarcomatous myofibroblastic proliferations という名称も提唱されている．外科的処置との因果関係が明らかな症例では postoperative spindle cell nodule という名称が用いられることが一般的である[1]．

　画像診断では，MRIで周囲の壁肥厚が目立つ以外は，通常の膀胱腫瘍との鑑別は困難である[2]．ただ本例は小児症例であり，通常の膀胱癌の発生年齢ではなく，このような膀胱内腫瘤を小児に見たら，この疾患を鑑別に入れ，膀胱温存を含め慎重に取り扱う必要がある．

参考症例：増殖性膀胱炎

　膀胱鏡では頸部に膀胱腫瘍様病変に認められたが，同部にT2強調像で高信号を示す腫瘤を膀胱鏡で認め，病理組織学的には尿路上皮からなる腺様構造が囊胞状に拡張したcystitis cysticaであった(図3)．尿路に出現する反応性の病変には，Brunn細胞巣，腺性膀胱炎，囊胞性膀胱炎，腺性囊胞性膀胱炎，ポリープ状または乳頭状膀胱炎，水泡状膀胱炎，濾胞性膀胱炎などさまざまな病態とさまざまな名称が存在し[3]，これらを総称して『腎盂・尿管・膀胱取扱い規約』では増殖性膀胱炎(proliferative cystitis)とし，「異常上皮および腫瘍様病変」のカテゴリーに入れる[1]．

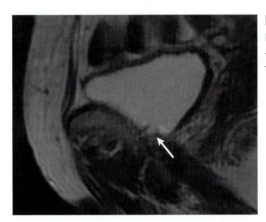

図3　50歳台男性　増殖性膀胱炎
MRI, T2強調矢状断像　膀胱頸部にT2強調像で高信号を示す結節状の腫瘤を認める(→)．TURの結果，増殖性膀胱炎と診断された．

文献

1) 日本泌尿器科学会・日本病理学会・日本医学放射線学会・編：泌尿器科・病理・放射線科 腎盂・尿管・膀胱癌取扱い規約．金原出版，2011：98-99．
2) Liang W, Zhou X, Xu S, et al：CT manifestations of inflammatory myofibroblastic tumors (inflammatory pseudotumors) of the urinary system. AJR Am J Roentgenol 2016；206：1149-1155.
3) 鷹橋浩幸，古里文吾：腎盂・尿管・膀胱，VI 異常上皮ないし腫瘍様病変．都築豊徳，森永正二郎・編：腫瘍病理画像診断アトラス，文光堂，2012；106-118．

症例 11-9
レベル2

80歳台女性．便潜血陽性．左下腹部痛と37℃の発熱．その後，軽快と悪化を繰り返し，CTにてS状結腸憩室炎が疑われた．

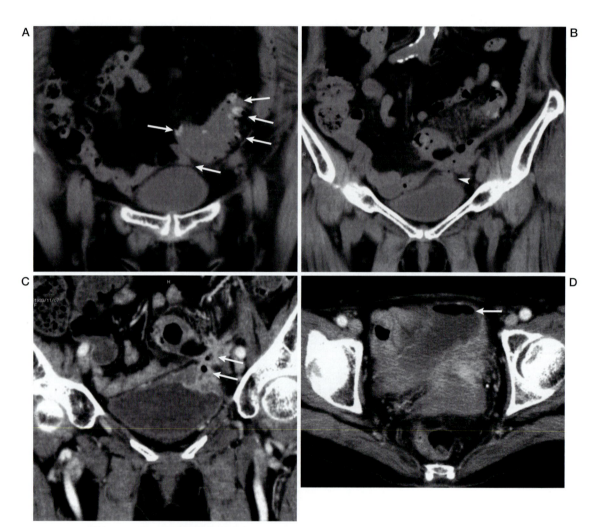

図1 A：単純CT MPR冠状断像（受診時），B：単純CT MPR冠状断像（6か月後），C：造影CT冠状断像（6か月後），D：造影CT（6か月後）

CT所見 受診時の単純CT冠状断像（図1A）では，S状結腸に多発する憩室が認められ（→），膀胱との癒着が認められる．6か月後のCT（図1B〜D）では，冠状断像（図1B）では癒着部位の膀胱壁は肥厚し，S状結腸側に牽引されている（▶）．造影CT冠状断像（図1C）では，壁肥厚部にair像を認める（→）．横断像（図1D）では膀胱内にair像を認める（→）．

診 断 S状結腸膀胱瘻

経　過　S状結腸切除術，瘻孔部を含む膀胱部分切除術が施行された．

問　題
Q1. 膀胱内にair像がみられた場合，考えられる原因を3つあげよ．
Q2. 瘻孔が存在することの証明方法は何か？

解　答
A1. 医原性(膀胱内カテーテル挿入後)，消化管膀胱瘻(S状結腸膀胱瘻，小腸膀胱瘻)，気腫性膀胱炎．
A2 気尿の訴え．膀胱内airの存在．注腸造影での瘻孔内の低濃度バリウムの存在．

S状結腸膀胱瘻

　S状結腸膀胱瘻(sigmoid vesical fistula)は結腸に病変があっても初発症状は気尿，糞尿など膀胱から発見されることが多い．特に食生活の変化によるS状結腸憩室の増加とそれに伴う炎症の増加は，膀胱と近接した関係にある膀胱瘻の頻度を増加させている．S状結腸膀胱瘻孔は炎症性が51％，次いで腫瘍性が約25％(**図2**)，外傷性16.3％，医原性(放射線治療後など)6.8％となっている[1]．S状結腸憩室炎が病因の場合，膀胱側からの瘻孔の存在診断は容易ではないが，結腸側からの診断は可能である[2]．膀胱内airの存在も間接的な証明になる(**図1**)．**図1D**のように瘻孔内のairが直接証明されることはまれである．

　瘻孔の自然閉鎖はまれなために外科的な治療が一般的である．S状結腸部分切除術および膀胱部分切除術が最も多い．

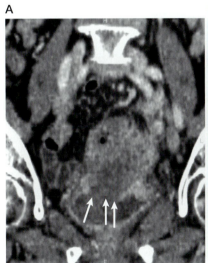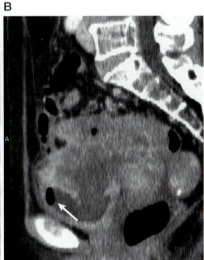

図2　70歳台女性　S状結腸癌による膀胱瘻
造影CT　A：MPR冠状断像，B：MPR矢状断像　冠状断像(A)では，既知のS状結腸癌が膀胱内に浸潤を示し膀胱壁の断裂が認められる(→)．矢状断像(B)では膀胱内にair像を認め(→)，S状結腸と膀胱に交通があることを示す．

文　献
1) 森川俊宏，珠田明男，藤崎伸太・他：膀胱腸瘻―教室の症例と統計的観察．皮膚と泌尿 1964；26：726-730.
2) 鳴海善文，三谷　尚，栗山啓子・他：結腸憩室炎のCT診断．日本医放会誌 1987；47：1424-1431.

症例 11-10　レベル2

80歳台女性．血尿，排尿障害にて来院．初診時CT MIP像では，尿道部に腫瘤病変を認め，膀胱頸部を圧排していた．

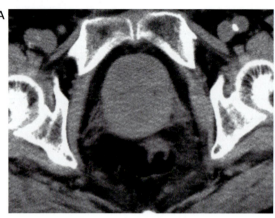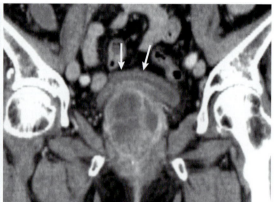

図1　A：単純CT，B：造影CT冠状断像

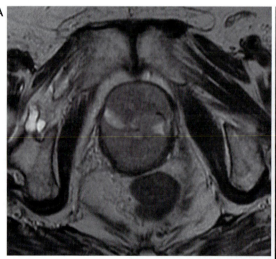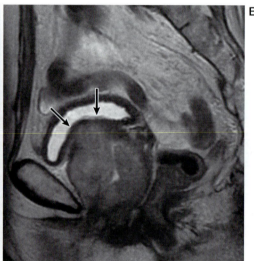

図2　MRI　A：T2強調像，B：T2強調矢状断像（次頁に続く）

CT所見　単純CT（図1A）では恥骨背側に腫瘤を認める．造影CT冠状断再構成像（図1B）では，腫瘤は不均一に造影効果を受け，膀胱（→）を頭側に圧排する．

MRI所見　T2強調像（図2A）では，腫瘤は尿道内腔を占拠し，尿道筋層は全周性に保たれている．T2強調矢状断像（図2B）では，尿道に沿った腫瘤の発育を認め，膀胱頸部の圧排を伴う（→）．造影T1強調像（図2C）では，腫瘤は不規則な造影効果を示す．拡散強調画像（b＝1000，図2D）では中程度の拡散制限を認める．内部に一部高信号域を認める（→）．

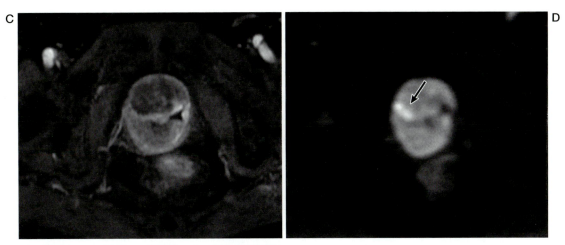

図2(続き)　C：造影T1強調像，D：拡散強調画像

診断　尿路上皮癌（G3）
生検にて扁平上皮癌との区別が困難な尿路上皮癌（G3）と診断された．

経過
その後，膀胱動脈抗癌剤注入療法にて縮小後6年経過し，現在，外来通院中．

問題
Q1．女性尿道癌の発生母地として考えうる尿道異常は何か？
Q2．女性尿道の組織学的な上皮は何か？

解答
A1．尿道憩室．
A2．膀胱近傍の近位部は尿路上皮，遠位部は扁平上皮．

女性尿道腫瘍

　女性尿道癌の診断には外陰部視診，腟内診，内視鏡検査が重要である．症状としては，排尿障害，血尿，膀胱炎様症状，陰部腫瘤などがある．皮膚や外陰部に潰瘍を形成することもある．外尿道口付近に発生した症例では視診により発見される場合が多いが，後部尿道に発生した症例では内視鏡検査と腟内診が必要である．画像検査としてはCTやMRIが有用であり（図1, 2），MRIで原発巣の局所浸潤の程度を，CTにてリンパ節転移や遠隔転移を確認する[1]．腫瘍内部はCTで軟部濃度（図1），MRIのT1強調像で低信号，T2強調像でやや高信号（図2 A, B），大きな腫瘍の場合は不均一な造影効果を示し，組織学的悪性度の程度による拡散制限を示す（図2 D）．

参考症例

　時に尿道憩室に癌が発生することもあり（図3），尿道造影やCT・MRIでの憩室の確認が有効である．尿道憩室発生の癌の場合，尿道を取り囲むようなU字型や馬蹄形の尿道

憩室の囊胞構造に出現する．MRI，T2強調像で中等度信号を呈する隆起性病変が多い[2,3]．

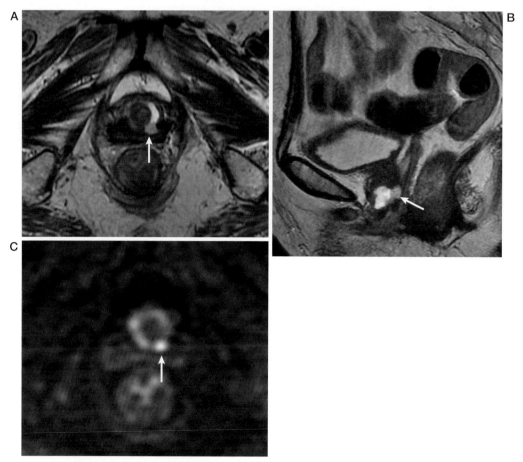

図3　80歳台女性　尿道憩室癌（腺癌）
MRI　A：T2強調像，B：T2強調矢状断像，C：拡散強調画像　近位で尿道カルンケル指摘．切除した病理組織診断で腺癌が指摘された．T2強調像（A，B）で尿道憩室壁に肥厚を認め（→），憩室由来の腫瘍が考えられる．左壁で憩室が腟内腔直下に達し，拡散強調画像（C）で同部は拡散異常を示す（→）．尿道憩室は外傷や感染による尿道周囲腺の閉塞で生じ，女性の6％にみられる．中部尿道の背外側に生じることが多く，馬蹄状を呈する．女性尿道腫瘍が扁平上皮癌が多いのに対し，尿道憩室に発生する癌は腺癌が多い．

文献
1) Dell'Atti L, Galosi AB：Female urethra adenocarcinoma. Clin Genitourin Cancer 2018；16：e263-267.
2) 湊　晶規，藤本直浩，上領頼元・他：女性尿道憩室に発生した明細胞腺癌の1例．西日泌尿　80：62-67, 2018.
3) Hahn WY, Israel GM, Lee VS：MRI of female urethral and periurethral disorders. AJR 2004；182：677-682.

12章

小児・先天異常

泌尿器の発生

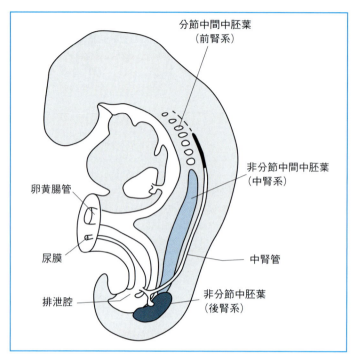

図1　胎児の排泄器官の発生(文献1)より作図)

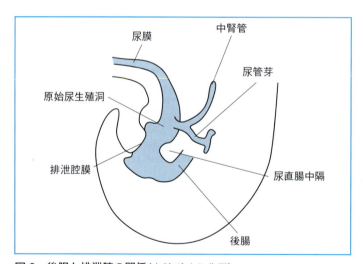

図2　後腸と排泄腔の関係(文献1)より作図)

問題　Q1. 胎児期，腎臓の形成はどこでなされ，どう移動するか？
　　　　Q2. 腎臓の移動に伴い，腎門はどう回転するか，動脈血流はどう変化するか？
　　　　Q3. 直腸と膀胱はどのように発生するか？

解 答 **A1.** 腎臓は骨盤内仙骨腹側で形成され，徐々に頭側に移動する．

A2. 腎門は最初は腹側を向いているが，上昇するにつれ内側を向き，前内方を向くようになる．動脈は最初，総腸骨動脈から受けるが，上昇するにつれ大動脈近位からの血流を受けるようになり，尾側の血流は退縮する．

A3. 後腸の終末部が総排泄腔(cloaca)で，その総排泄腔は尿直腸中隔により尿生殖洞(urogenital sinus)と直腸に分けられ，尿生殖洞の頭側部分から膀胱が発生する．

1）胎児の排泄器官の発生

胎児の排泄器官は前腎・中腎・後腎から発生する(**図1**)．

前腎は胎生4週早期に出現するがすぐに消失する．排泄腔に開口する前腎管が存続し，中腎に利用される．

中腎は糸球体と中腎細管からなり，中腎細管は前腎由来の中腎管に開口する．

後腎は胎生5週早期に発生し，その約4週間後，中腎由来の排泄器官が退縮した後，機能し始める．

中腎管の総排泄腔への開口部付近から尿管芽が膨隆し，後腎組織塊に侵入し，腎臓が形成される．最初は骨盤内仙骨腹側に位置しているが，徐々に頭側に移動し，9週までに成人の位置に移動する．

腎門は最初は腹側を向いているが，上昇するにつれ内側にほぼ90°回転し前内方を向くようになる．

腎動脈は腎が移動するにつれ近い部位からの動脈を受ける．最初は総腸骨動脈からだったものが徐々に大動脈の近位側からの腎動脈を受けるようになり，尾側の腎動脈は退縮する．

2）後腸と排泄腔の関係

後腸の終末部の拡張した部分が総排泄腔(cloaca)で，その腹側頭側に尿膜が合流する(**図2**)．

総排泄腔は尿膜と後腸の間から発生してくる尿直腸中隔により尿生殖洞(urogenital sinus)と直腸に分けられる．

尿生殖洞の頭側部分から膀胱が発生する．膀胱の頭側は初めは尿膜と連続しているが，尿膜は尿膜管(urachus)とよばれる臍に連続する線維性索状物となる．膀胱三角部は中腎管の尾側部から発生する．

総排泄腔の尾側は羊膜腔と総排泄腔膜によって分けられる．この総排泄腔膜から尿道堤が形成され，そこに裂け目が生じ，裂け目の襞が癒合することで尿道が形成される．

文 献

1) 沢野十蔵・訳：尿生殖器系，ラングマン人体発生学．第3版，医歯薬出版，1976：137-169.
2) 沢野十蔵・訳：尿生殖器系，ラングマン人体発生学 第6版，医歯薬出版，1991：235-267.
3) 瀬口晴道，他・訳：泌尿生殖器系，ムーア人体発生学．第7版，医歯薬出版，2007：313-357.

症例 12-1
レベル 1

生後3日男児．胎児期に右腎の低形成が疑われていた．出生後は特に問題なかったが，低形成腎の確認のため超音波検査が施行された．

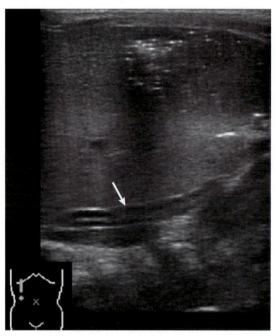

図1 超音波像（右側腹部縦断像）

超音波所見 右側腹部の縦断像で，肝臓の背側に縦に細長い，中央部が高輝度で辺縁が低輝度を示す構造が認められる（→）．一見，小さく薄い腎臓があるかのようにみえるが，実際は副腎を見ている像．左腎床部にはやや大きめの正常の左腎構造が認められたが（非提示），そのほかには腹部に明らかな腎構造は認められなかった．

診 断 右腎無形成

問題
- Q1. 新生児期に腎の無形成を超音波診断する際，注意すべき点は何か？
- Q2. 正常腎はどの高さに存在するか？
- Q3. 両側性の腎無形成の場合，起こりうる特異的な病態を何とよぶか？

解答
- A1. 正常副腎を低形成腎と間違えないこと，異所性腎の可能性を否定する（骨盤腔から胸部まで走査する）こと．
- A2. 正常腎は第12胸椎から第4腰椎（多くは第1から第3腰椎）レベルに存在する．上昇障害により位置異常が生ずる．
- A3. Potter sequence.

画像所見のポイント

- 新生児期は正常の副腎が超音波検査(US)では明瞭に描出できる．腎無形成のときには，副腎がやや大きく，超音波上，低形成の腎臓のようにみえることがあり注意を要する．
- 正所性に腎構造がみられないときは無形成のほかに，位置異常を考えて腹部全体を確認する．尾側は骨盤腔内から頭側は胸部腎まである．また，左右の腎が癒合した癒合腎や交差性腎偏位などもある．

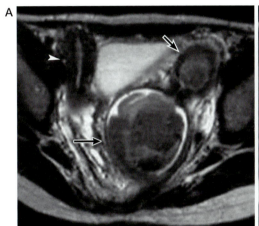
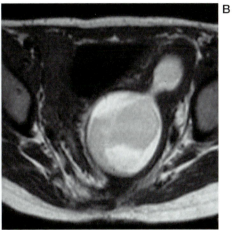
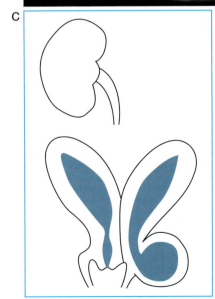

図2 11歳女児 Herlyn-Werner-Wunderlich (H-W-W)症候群

MRI A：T1強調像，B：T2強調像，C：模式図 左腎無形成を認めていた．重度の生理痛を訴えるようになり，超音波検査によるスクリーニングで膀胱背側に腫瘤構造を認めた．MRIでは，T1・T2強調像(A, B)で膀胱の右に子宮構造を認め(▶)，膀胱背側にはだるま様の腫瘤が認められる．内部の信号はT1，T2値の短縮を示し，内部に血液を貯留している腔であることが疑われた．その形態から腹側の腔が子宮(小矢印)，背側の腔が腟(大矢印)と考えられ，左側の重複腔・子宮の留血腫の状態と考えられた．この症例はH-W-W症候群とよばれる．一側の腎無形成に伴ってMüller管の癒合不全(重複子宮，重複腔)がある場合，腎無形成と同側の腔が閉鎖し留血腫や留水腫となることが多い．obstructed hemivagina and ipsilateral renal anomaly (OHVIRA)ともよばれる(C)．一側の腎無形成を見た場合，異所性の腎がないかどうかを検索するとともに，女児においては膀胱背側に液体を貯留する腫瘤構造がないかどうかを確認する必要がある．

腎無形成

腎無形成(renal agenesis)は，胎生4〜6週における後腎組織と尿管芽の発生異常により生じる．

片側性の場合，多くは無症状で経過し，同側の尿管の欠損，対側腎の代償性腫大を伴うことが多い．生殖器系の奇形を高率に合併する(図2)．

両側性であることは非常にまれで，尿が排泄されないため，羊水過少となり，肺が低形成となる．四肢の変形や特異な顔貌を伴いPotter sequenceとよばれる．

文　献

1) Yilmaz S, Yildiz AE, Fitoz S：Herlyn-Werner-Wunderlich syndrome：sonographic and magnetic resonance (MR) imaging findings of this rare urogenital anomaly. Pol J Radiol 2017；82：216-219.
2) Orazi C, Lucchetti MC, Schingo PM, et al：Herlyn-Werner-Wunderlich syndrome：uterus didelphys, blind hemivagina and ipsilateral renal agenesis. Sonographic and MR findings in 11 cases. Pediatr Radiol 2007；37：657-665.
3) Gungor Ugurlucan F, Bastu E, Gulsen G：OHVIRA syndrome presenting with acute abdomen：a case report and review of the literature. Clin Imaging 2014；38：357-359.

症例 12-2
レベル1

8か月男児．腰仙部に小陥凹（dimple）があり，潜在性の二分脊椎のスクリーニングに脊髄のMRIが施行された．

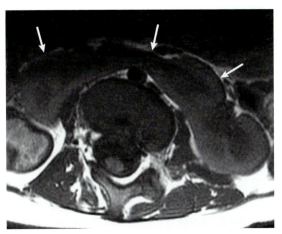

図1　腰仙部MRI　T1強調像（ほぼ臍高レベルの断面）

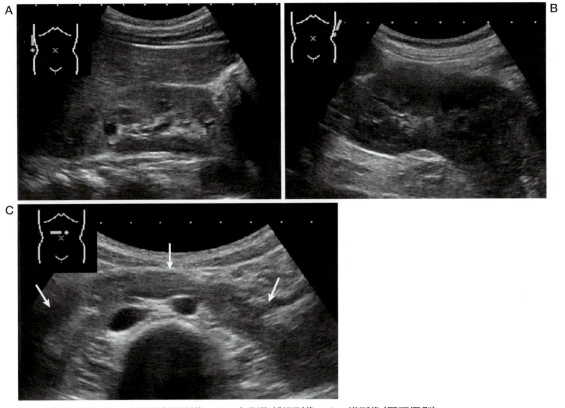

図2　超音波像　A：右側腹部縦断像，B：左側腹部縦断像，C：横断像（腎下極側）

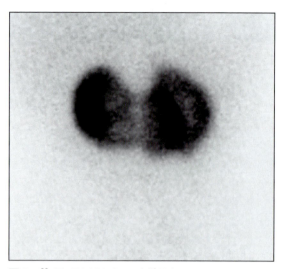

図3　^{99m}Tc-DMSA シンチグラム

MRI所見　椎体の腹側にやや厚みのある実質構造が連続して横たわってみられる（図1，→）．腎臓の下極側が連続している像で馬蹄腎によるものである．この画像はほぼ臍高レベルでL4椎体レベルの横断像になるが，脊柱管内には馬尾ではなく脊髄が認められている．本例では尾側に脂肪腫があり，これに伴って脊髄が係留（tethering）されているため，このレベルでも太い脊髄が認められていることになる．

超音波所見　右側腹部，左側腹部での縦断像（図2 A, B）では，正常の腎臓があるかのようにみえる．腎下極側をしっかり追跡すると，椎体の腹側に実質が伸びていき，対側の腎臓と連続することがわかる（図2 C，→）．

シンチグラフィ所見　3歳時に施行された^{99m}Tc-DMSAシンチグラフィ．左右の腎実質が連続しているのがわかる．

診断　馬蹄腎

問題　Q1．腎の位置異常では，合併する病態としてどのようなものに注意すべきか？

解答　A1．馬蹄腎では水腎症，結石，腎芽腫などの頻度が高くなる．異所性腎の場合は腎性高血圧の頻度が高くなる．また他臓器の奇形として，VATER（VACTERL）連合（Note），潜在性二分脊椎にも注意すべきである．

画像所見のポイント

- 腎臓は正常で第12胸椎から第4腰椎レベルあたりに左右に一対存在するが，発生段階での上昇が障害されると腎の位置異常が生じる．
- 高さの異常だけでなく，左右の腎臓が対称性あるいは非対称に癒合する場合もある．
- 癒合腎の診断において超音波で腎臓を観察するときは，上下極が確実に追えなくなるまで，縦断像だけでなく横断像でも確認する必要がある．

腎臓の位置異常，融合

正常では腎臓は左右に一対存在するが，形成異常から種々の位置異常，融合などの異常をきたすことがある．

腎が正常の位置から上下または対側に偏位したものを腎偏位(ectopic kidney)という．上方への偏位では横隔膜から部分的なヘルニアを伴っていることが多く，胸部腎(thoracic kidney)とよばれる．骨盤内に偏位したものは骨盤腎(pelvic kidney，図4)，脊椎を越えて対側に偏位したものを交叉性腎偏位(crossed renal ectopia)とよぶ．

左右の腎が融合したものを融合腎といい，対称型と非対称型に分けられる．対称型は馬蹄腎(horseshoe kidney)とよばれ，典型的には腎下極で左右の腎が実質性あるいは線維性に融合する．非対称型ではアルファベットのLの字に似た型など種々の形態をとる．一側または両側の尿管が正中を越えるものを交叉性融合腎(crossed fused kidney)とよぶ．これらの奇形では腫瘤と間違われたり，水腎症，腫瘍，結石などが合併する頻度が高い．

したがって，腎臓が正常の位置にないときは対側腎の形態や大きさを確認し，胸郭側から骨盤腔まで広い範囲を検索する必要がある．

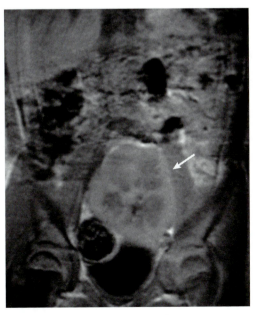

図4 MRI，T1強調冠状断像 骨盤腎 腎臓が骨盤腔内に認められている(→)．本例は脊髄の異常の検索のために撮像されたMRIの位置決め画像である．脊髄の異常には腎臓の位置異常，形態異常などを伴っていることも多い．

▶Note VATER /VACTERL 連合

腎の位置異常や融合腎などでは，他臓器の奇形を合併することも多い．
　脊椎，心血管系，直腸肛門，気管食道，橈骨，腎の奇形（Vertebral defect, Vascular anomalies, Anal atresia, Cardiac malformations, Tracheoesophageal fistula with Esophageal atresia, Renal and Radial dysplasia, Limb anomalies）は同時に起こる傾向があり，これらの頭文字をとって VATER あるいは VACTERL 連合とよばれる．仙骨奇形などとともに脊髄の奇形や，本例のように潜在性二分脊椎が合併することもあり，これらに対する検索も必要である．

文　献

1) Huang EY, Mascarenhas L, Mahour GH：Wilms'tumor and horseshoe kidneys：a case report and review of the literature. J Pediatr Surg 2004；39：207-212.
2) Ramanathan S, Kumar D, Khanna M, et al：Multi-modality imaging review of congenital abnormalities of kidney and upper urinary tract. World J Radiol 2016；8：132-141.

症例 12-3　レベル1

3歳男児．嘔吐を主訴に受診．超音波検査で囊胞性腫瘤が認められ，造影CTが施行された．

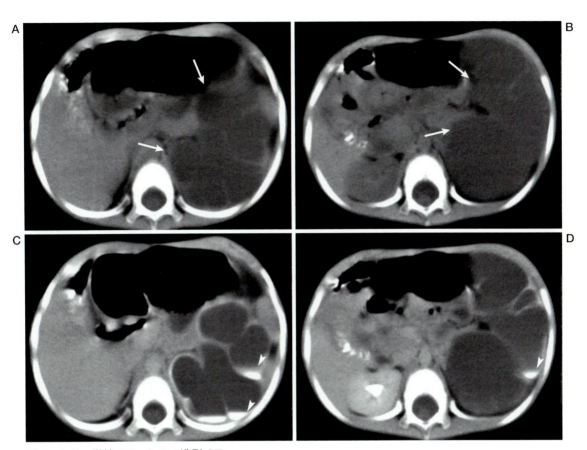

図1　A, B：単純CT，C, D：造影CT

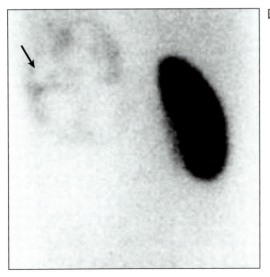

図2　99mTc-DMSAシンチグラム

CT所見　左側腹部に多房性様の嚢胞性病変がみられる（**図1A, B，→**）．右腎は正常像で，腎盂に造影剤が排泄されている．左側の嚢胞性病変は辺縁部にやや厚い壁が疑われ，いくつかの腔に造影剤が貯留しているのがわかる（**図1C, D，▶**）．正常左腎が認められず，同部に大きな嚢胞性病変がみられていること，この嚢胞腔内に造影剤が排泄されていること，などと，嚢胞の形態から，これらは拡張した腎杯に相当する構造であると考えると，上記の所見が矛盾なく説明できる．尿管の拡張はみられず，腎盂尿管移行部狭窄（UPJS）による水腎症と考えられた．

シンチグラフィ所見　左腎は腫大し，辺縁部の集積が淡く認められ，内部は欠損（→）．右腎のupatakeは正常．

診　断　先天性水腎症（腎盂尿管移行部狭窄）

経　過　手術により狭窄部が切除され，腎盂形成術が施行された．

問　題　**Q1.** 新生児の腹部腫瘤の原因として最も多いものは何か？
Q2. 水腎症の原因には閉塞機転以外に何が考えられるか？

解　答　**A1.** 水腎症．
A2. 膀胱尿管逆流（VUR）も水腎症の原因として比較的多くを占める．ほかに敗血症や多尿，prune-belly症候群などがあげられる．

画像所見のポイント

- 一見大きな嚢胞性腫瘤があるようにみえるが，辺縁部に注意をする．辺縁にこの大きな嚢胞と連続する小さな嚢胞が複数存在すること，それが腎盂と腎杯の構造に一致することが鑑別ポイントになる．
- 腎盂腎杯の拡張がみられ，尿管の拡張がみられない場合，腎盂尿管移行部狭窄によるものが多いが，腎盂から尿管移行部に結石や腫瘤性病変がないか，外部から圧迫狭窄をきたすような腫瘍，血管，fibrous bandなどの異常構造がないかなどについても検索する．

先天性水腎症

　先天性水腎症（congenital hydronephrosis）とは腎盂，腎杯および尿管を含む尿路が先天的に拡張した状態をさす．狭義には尿管が拡張したものは水尿管症あるいは巨大尿管として区別することもある．

　原因には種々のものがあげられるが，腎盂尿管移行部狭窄（ureteropelvic junction stenosis：UPJS）が最も多く，膀胱尿管逆流（vesicoureteral reflux：VUR），尿管膀胱移行部狭窄（ureterovesical junction stenosis：UVJS），尿管瘤，後部尿道弁，prune-belly症候

群(Note), 神経因性膀胱などがあげられる.

　水腎症は尿の通過障害の程度でさまざまな病態を示す. 完全閉塞であれば, 腎機能は廃絶し, 部分閉塞の場合はその程度により水腎症の拡張の程度が異なり, 機能的にも正常から高度障害までさまざまである. 閉塞の程度や機能障害の程度により手術など外科的介入が必要になることもあるが, 自然軽快する場合もある.

　画像診断としてはまず超音波検査が適応となるが, その程度や原因検索の精査のためにはCT, MRIが施行される. MR urography(MRU)では, 造影剤を用いずに尿路系の描出ができるため, 水腎症の評価にもよく施行される. レノグラムでは尿路系の拡張がみられたときに単に容量が拡大しているだけなのか, 通過障害があるために拡張しているのかの判断に利尿剤を併用することがある. VURが疑われるものについては次項で述べるようにVCUG(voiding cystourethrography 排尿時膀胱尿道造影)が必須となる.

参考症例：UPJS による水腎症のバリエーション

　図3〜5はUPJS(腎盂尿管移行部狭窄)による水腎症例である(それぞれ別症例). 図3では腎盂腎杯の拡張が認められ, 腎瘻造影では尿管の造影がみられていない.

　図4,5では左腹部から右腹部にかけて大きな嚢胞性病変が認められ, 腎実質に相当する部分がほとんど認められていない. 外側, 腹側にみられるやや小さめの嚢胞性の部分が腎杯(1 →), 内側から対側に及んでいる嚢胞性部分(2 →)が腎盂の拡張像とそれぞれを解釈すれば, 腎盂尿管移行部狭窄による水腎症の像として矛盾しない.

　これらのように水腎症が高度になると, 腸間膜嚢腫や奇形腫などの嚢胞性腫瘤との鑑別が困難となるような像を呈することもある. 正常腎構造がないこと, 嚢胞が腎盂腎杯に相当する形態をとっていることなどから疑う. UPJSは腎盂腎杯が軽度拡張するもの(図3), 腎杯側の拡張が目立つもの(図1), 腎杯の拡張があまりみられず腎盂側の拡張が目立つもの(図4), 腎盂腎杯がともに高度に拡張するもの(図5)などさまざまな形態を示す. 拡大が高度であっても腎機能は比較的保たれるものも多い.

▌Note　prune belly 症候群

　腹壁筋の欠損あるいは低形成, 尿路系異常, 停留精巣を三主徴とする. 新生児期に特徴的な外観(拡張し弛緩したしわのある腹壁)で診断される. 巨大膀胱, 尿管拡張, 水腎症などのほか種々の尿路奇形を伴う.

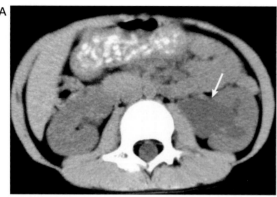
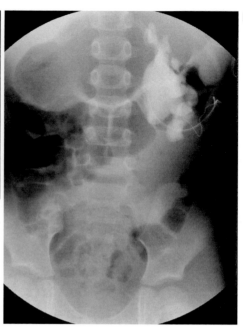

図3 1歳男児 UPJSによる水腎症(1)
A：単純CT，B：腎瘻造影 腎盂腎杯が軽度拡張している(→)．

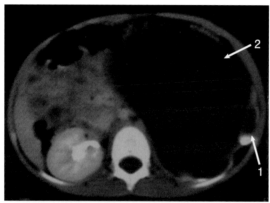
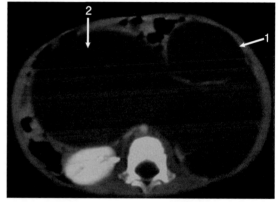

図4 3歳男児 UPJSによる水腎症(2)
造影CT 腎杯の拡張(1)があまりみられず腎盂側の拡張(2)が目立つ．

図5 2歳男児 UPJSによる水腎症(3)
造影CT 腎盂腎杯がともに高度に拡張している．
1：腎杯の拡張像，2：腎盂の拡張像

文献

1) Morin CE, McBee MP, Trout AT, et al：Use of MR urography in pediatric patients. Curr Urol Rep 2018；19：93.
2) Eskild-Jensen A, Gordon I, Piepsz A, et al：Interpretation of the renogram：problems and pitfalls in hydronephrosis in children. BJU Int 2004；94：887-892.
3) de Bessa J Jr, Rodrigues CM, Chammas MC, et al：Diagnostic accuracy of Onen's alternative grading system combined with Doppler evaluation of ureteral jets as an alternative in the diagnosis of obstructive hydronephrosis in children. Peer J 2018；6：e4791.

症例 12-4　レベル1

1歳男児．発熱，腹痛を主訴．尿中白血球の増加から尿路感染が疑われた．腎臓の超音波検査では軽度の腎盂拡張がみられたが，瘢痕形成は認めなかった．

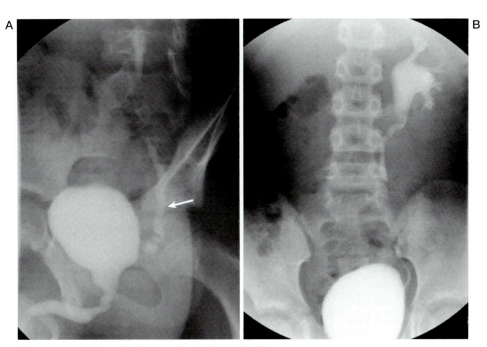

図1　A：VCUG 左前斜位像，B：VCUG 正面像

VCUG所見　排尿時膀胱尿道造影（voiding cystourethrography：VCUG）では，排尿時の左前斜位の撮影（図1A）で，尿道に著変を認めない．左尿管に造影剤の逆流が認められる（→）．正面に戻し，腎臓まで含んだ撮影（図1B）では造影剤は腎盂腎杯まで達し，腎盂腎杯の軽度拡張が認められる（VURの国際分類 grade III，Note1 参照）．

診断　左側の膀胱尿管逆流（Grade III）

経過　予防的抗菌薬の投与（continuous antibiotics prophylaxis：CAP）が行われ，経過観察中．

問題
Q1. 小児の感染症で呼吸器感染に次いで頻度が高い感染症は何か？
Q2. 膀胱尿管逆流（VUR）の診断に不可欠な検査は何か？
Q3. VCUG（排尿時膀胱尿道造影）を施行する際，注意すべき点は何か？

解答
A1. 尿路感染症．
A2. VCUG．
A3. 炎症所見が収まってから施行すること．尿道全体を観察するため，強い斜位で排尿時の観察を欠かさないこと．

画像所見のポイント

- 排尿時の撮影では必ず尿道を観察すること(後部尿道弁などの異常を見逃さないため,男児では斜位にして観察・撮影する).
- 尿管への逆流がみられた場合,それがどこまで達し,どの程度拡張を伴っているかを確認する.
- 透視下に尿管への逆流がみられなかったときも最後に腎臓部の撮影は行っておく(逆流の有無の確認のため).

膀胱尿管逆流

　小児感染症のうち,尿路感染症は呼吸器感染症に次いで頻度が高い.尿路感染症はほとんどが逆行性に起こり,解剖学的あるいは機能的な排尿障害の合併が多いことが知られている.特に膀胱尿管逆流(vesicoureteral reflux：VUR)と尿路感染症には密接な関係がある.

　VUR は膀胱内の尿が,尿管,腎盂,腎杯さらに腎実質内まで逆流する現象をいう.尿管膀胱接合部の形成不全や機能異常のため,尿の逆流防止機構がうまく機能せず,尿の充満時や排尿時に逆流が起こるものや,後部尿道弁や神経因性膀胱があるため,膀胱内圧の上昇をきたし,逆流を起こすものなどがある.

　VUR を起こすと逆行性感染により,急性腎盂腎炎をきたし,進行すると,急性巣状細菌性腎炎から腎膿瘍へ移行することもある.感染を繰り返すと髄質の壊死から瘢痕形成を示すようになり,腎機能に異常をきたす.

　VUR は,有熱性の尿路感染を契機に診断されることが多いが,ほかに胎児や乳児健診で超音波検査によって水腎症などの尿路拡張所見がみられた場合,VUR と関連が深いといわれている下部尿路や腸管の異常症状(尿失禁,遺尿,頻尿,排尿痛,便秘,遺糞など)がみられる場合などで精査され,診断されることになる.

　画像検査としては,超音波検査,VCUG,^{99m}Tc-DMSA 腎シンチグラフィが行われる.

　超音波検査では,腎盂拡大,腎実質輝度の異常,腎の大きさの左右差,瘢痕形成,尿管拡張などがみられた場合,尿路感染がある可能性が高くなる.VCUG は VUR の標準的な画像診断法で,VUR の有無と程度,解剖学的情報(特に後部尿道弁の有無)が診断できる.DMSA は VUR 症例に対して,分腎機能や腎瘢痕の有無など腎実質障害の程度を評価する画像診断法となる.

　保存的治療として,CAP(continuous antibiotic prophylaxis：予防的抗菌薬投与)が腎瘢痕の新生や腎機能障害の進行を回避する方法として施行されることが多い.VUR の自然消失も知られており,年齢,VUR の程度や症状(有熱性尿路感染),腎機能の程度(低下の有無)などを考慮し,経過をみたうえで,手術療法(Note 2 参照)が適応となることもある.

Note 1　膀胱尿管逆流(VUR)の国際分類

International Reflux Study Group が VUR の程度を 5 段階に分類している(下図). GradeⅠ～Ⅱは自然消失する可能性が高い.
- GradeⅠ：逆流は尿管内に限局する.
- GradeⅡ：腎盂腎杯まで逆流するが拡張なし.
- GradeⅢ：尿管，腎盂腎杯が軽度～中等度拡張し，腎杯は軽度鈍化を認める.
- GradeⅣ：尿管，腎盂腎杯が中等度拡張し，尿管は中等度蛇行を認める.
- GradeⅤ：尿管，腎盂腎杯が高度拡張し，尿管は高度蛇行，屈曲を認める.

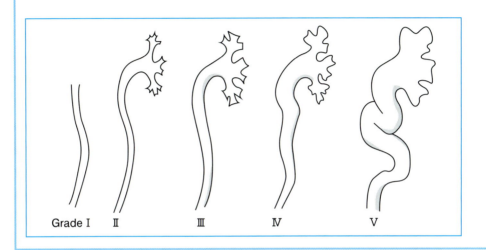

Note 2　VUR の手術

VUR に対する手術適応に関しては議論が多いが，尿路感染コントロール不良例，高度 VUR 症例，腎機能低下例，年長児の繰り返す尿路感染例，下部尿路機能障害を伴う高度 VUR 症例などが手術適応になると考えられる.

手術の基本的な原理は，膀胱粘膜下に長い(尿管径の 5 倍以上)トンネルをつくり，そこに尿管の尾側端を通すことで逆流を防止する方法である．膀胱の内側から尿管口をはずして膀胱の壁の中に尿管を埋め込む方法(Cohen 法，Politano-Leadbetter 法など)と，膀胱の外側から尿管を膀胱の壁の中に埋め込む方法(膀胱外再建法，Lich-Gregoir 法)がある.

文献
1) Peters CA, Skoog SJ, Arant BS Jr, et al：Summary of the AUA guideline on management of primary vesicoureteral reflux in children. J Urol 2010；184：1134-1144.
2) Montini G, Toffolo A, Zucchetta P, et al：Antibiotic treatment for pyelonephritis in children：multicenter randomised controlled non-inferiority trial. BMJ 2007；25：335-386.

症例 12-5

レベル 2

生後6日男児．有熱性の尿路感染症があり，尿路感染がいったん治まった時点で，膀胱尿管逆流（VUR）の検索のため，VCUG が施行された．

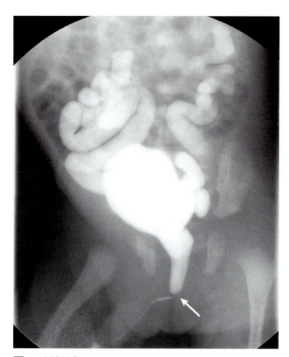

図1 VCUG

VCUG所見 排尿時の左前斜位での撮影．尿道球部で尿道が狭窄してみられ，同部で弁状の構造の存在が疑われる（→）．尿道近位の拡張が認められ，両側尿管には造影剤の逆流がみられている．

診 断 後部尿道弁による二次性の VUR

経 過 内視鏡的に弁の切除が行われた．

問 題 Q1. 後部尿道弁の診断の手段は何か？

解 答 A1. 排尿時尿道造影（VCUG）が唯一の診断方法．逆行性尿道造影では診断が困難．

画像所見のポイント

- VCUGで排尿時の像が診断的．後部尿道の拡張と延長が特徴的な像を示す．
- 尿道全体を観察するため，排尿時，強い斜位で観察する．

後部尿道弁

後部尿道弁(posterior urethral valve)は，胎生期の中腎管壁が尿道に取り込まれる過程における異常で，精丘襞の退化不全によるとされる．尿道前立腺部の精丘の下方に弁構造ができ，これにより尿の流出が妨げられ，上部の尿路に拡張，逆流が生じる．排尿困難，尿勢が弱い，腹部腫瘤(拡張した膀胱)，尿路感染症，水腎症などでみつかる．

逆行性に挿入したカテーテルの前進は妨げられず，画像的には排尿時の尿道造影を行わないと証明できない．VCUGでは排尿時に強い斜位にしないと尿道の全長が観察できないため，注意が必要である．超音波検査でも後部尿道弁による後部尿道の拡張像を見ることができる(図2)．

尿路通過障害は高度なことが多い．前立腺部尿道の拡張，膀胱の壁肥厚を伴った拡張，水腎症，水尿管などがみられる．腎実質は菲薄化したり，腎機能低下を反映した画像所見を呈する．

治療は内視鏡的弁切除が基本となる．

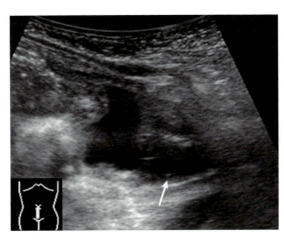

図2 生後10日男児 後部尿道弁
骨盤部超音波縦断像 膀胱の尾側にこれに連続する拡張した後部尿道が認められている(→)．後部尿道弁の特徴的な超音波像となる．

文献

1) Nakai H, Hyuga T, Kawai S, et al：Aggressive diagnosis and treatment for posterior urethral valve as an etiology for vesicoureteral reflux or urge incontinence in children. Investig Clin Urol 2017；58：S46-S53.

症例 12-6

レベル2

生後3日女児．胎児期から囊胞性腫瘤を指摘されていた．

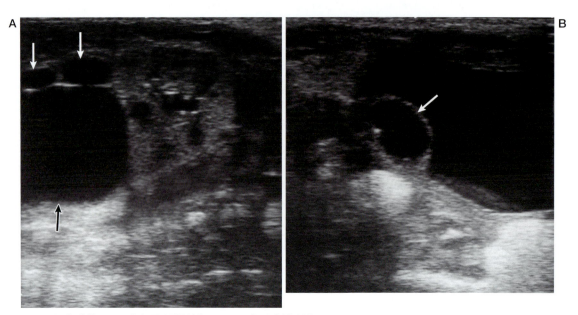

図1 超音波像　A：右側腹部縦断像　B：骨盤腔内横断像

超音波所見　右側腹部縦断像(図1A)では，右腎の上極側での腎盂腎杯の拡張が認められる(→)．下半部の腎盂腎杯には拡張はみられていない．骨盤腔内横断像(図1B)では，膀胱では右側壁から膀胱内に突出する壁の薄い囊胞様構造が認められる(→)．

診断　完全重複腎盂尿管

図1Aでみられていた上極側の拡張腎盂に所属する尿管が異所性に開口し，同部で尿管瘤(図1Bでみられた膀胱内の囊胞様構造)を形成している．

経過　尿管瘤の経尿道的開窓術が行われた．

問題
- Q1. 上部尿路の奇形で最も頻度の高いものは何か？
- Q2. 重複腎盂尿管の場合，尿管の開口は正所性か異所性か？
- Q3. 完全重複腎盂尿管の場合，尿管の開口の法則をなんというか？

解答
- A1. 重複症．腎盂が二分しているだけのものから，尿管が部分的に二分しているもの，完全に重複しているものまでさまざまな程度のものが起こりうる．
- A2. ひとつは正常に膀胱三角部に開口し，もう一つは異所性に開口する．
- A3. Weigert-Meyerの法則．上腎所属尿管は正常の尿管開口部より内側尾側に開口する．

画像所見のポイント

- 腎盂が上極側と下極側に分かれて認められること．
- 上極側に拡張した腎盂腎杯が認められることが多い．
- 拡張が強いと腎盂腎杯の形態を呈さず，実質も菲薄化し囊胞様にみえることもある．
- 腎上極の囊胞様構造と，膀胱内に同側の尿管瘤がみられた場合，この奇形を強く疑う．

重複腎盂尿管

　重複は尿管芽の早期分岐により生じる．尿管の途中で分岐する不完全重複のほうが完全重複よりは多い．

　完全重複腎盂尿管の場合，上極側の尿管は下極側の尿管より尾側・内側に開口し（Weigert-Meyerの法則），尿管瘤を合併することが多い．異所性に開口する上腎所属尿管はしばしば閉塞をきたし拡張する．模式図を図2に，別症例のMRIを図3に示す．

　尿管瘤は膀胱粘膜下尿管の拡張をさし，単純性と図3の症例のような異所性の場合に分けられる．異所性の場合，大きさによっては，同側の下腎所属尿管へのVURの原因となることもある．尿路感染や血尿，女児では尿失禁などで発症することが多い．男児では精巣上体，輸精管，精管などに開口することがあり，精巣上体炎の原因となることがある．

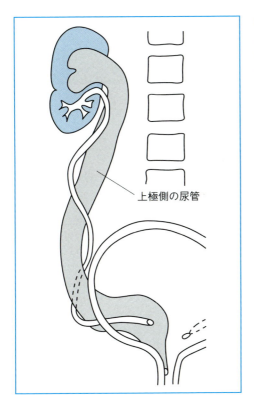

図2　完全重複腎盂尿管の模式図
上極側の尿管は下極側の尿管より尾側・内側に開口する（Weigert-Meyerの法則）．尿管瘤の合併や，上腎所属尿管の拡張をきたすことが多い．

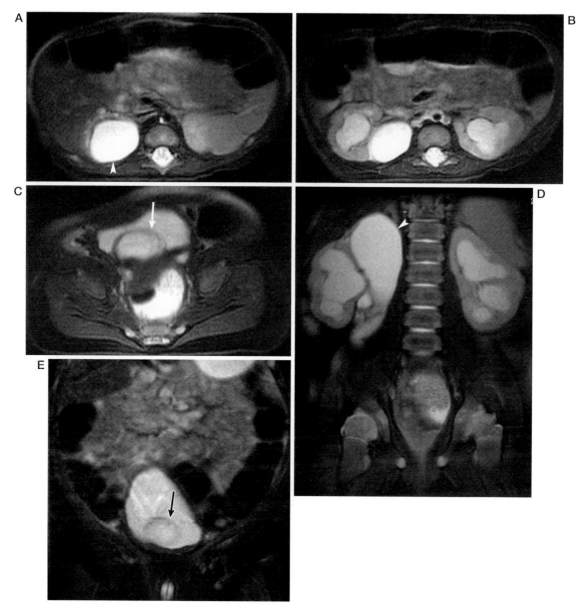

図3 2か月男児 重複腎盂尿管
MRI A〜C：T2強調像，D, E：T2強調冠状断像　右腎は重複腎盂尿管で，特に上腎の腎盂の拡張が強く認められ(A, D, ▶)，これに所属する尿管が尿管瘤を形成している像が認められている(C, E, →).

文　献

1) Surabhi VR, Menias CO, George V, et al：MDCT and MR urogram spectrum of congenital anomalies of the kidney and urinary tract diagnosed in adulthood. AJR Am J Roentgenol 2015；205：W294-304.

症例 12-7 レベル1

生後7日，男児．臍部が濡れていることを主訴に受診．

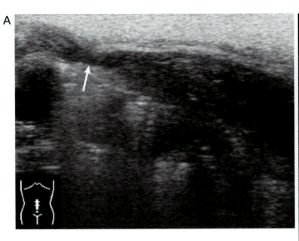
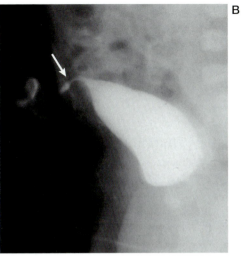

図1　A：超音波縦断像，B：膀胱造影

超音波所見　超音波縦断像（図1A）で，膀胱尖部から臍部に連続する索状構造が認められる（→）．

膀胱造影所見　膀胱に注入された造影剤が臍部から流出している像が認められる（図1B，→）．

診断　尿膜管開存

経過　手術が行われ，尿膜管遺残部の摘出が施行された．

問題　Q1．尿膜管とは，どのような構造をさすか？
　　　　Q2．尿膜管遺残には，どのようなものがあるか？

解答　A1．胎児期にみられる臍と膀胱の間に連続してみられる尿膜が，線維性索状物になったものをさす．
　　　　A2．① 全体が開存しているものを尿膜管開存，② 臍側に内腔が認められる構造が残っているものを尿膜管洞，③ 膀胱側に内腔が残っているものを尿膜管性膀胱憩室，④ 尿膜管の臍側および膀胱側が閉鎖し，途中で内腔が開いて液体を貯留しているものを尿膜管囊胞，とする分類が知られている（図2）．

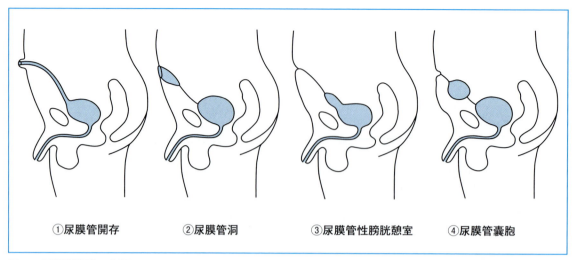

図2　尿膜管遺残の分類

①尿膜管開存　②尿膜管洞　③尿膜管性膀胱憩室　④尿膜管嚢胞

画像所見のポイント

- 臨床症状に留意する．
- 膀胱と臍との連続性に注意する．
- 膀胱と臍を結ぶ正中臍索に相当する部分にみられる嚢胞状構造は，尿膜管嚢胞の可能性がある．
- その外側には内側臍ヒダ(臍動脈の遺残)に相当する構造もあり，両者の鑑別は必要(走行が異なるので通常は容易)．

尿膜管開存

　胎生期に尿生殖洞と臍を結んでいた尿膜管の閉鎖不全をさす．全長が開存していれば臍から尿の漏出がみられ，中間部が開存して残存すれば尿膜管嚢胞，臍側が遺残していれば尿膜管洞とよばれる．尿膜管遺残は無症状のことも多いが，感染の原因となったり(図3〜5)，悪性腫瘍の発生母地ともなる．膀胱直上に残存している尿膜管嚢胞は比較的高頻度にみられる(図6)が，病的意義は少ないといわれている．

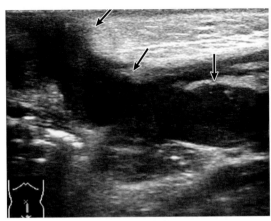

図3　2か月女児　尿膜管遺残感染合併(1)
超音波縦断像　尿膜管の不整な肥厚が認められている(→)．臍からは膿がみられた．尿膜管遺残への感染と考えられた．

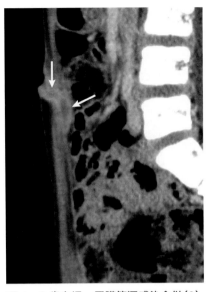

図4　9歳女児　尿膜管洞感染合併(2)
CT矢状断再構成像　臍から尾側にかけ，壁がやや肥厚した液体貯留腔が疑われる(→)．周囲発赤と臍から膿の排泄がみられ，尿膜管洞への感染によるものと考えられた．

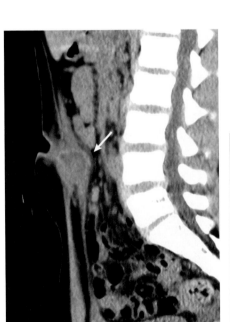

図5　12歳男児　尿膜管嚢胞膿瘍化
CT矢状断再構成像　臍部直下にやや壁の厚い嚢胞様構造がある(→)．発赤，疼痛，血液所見で白血球，CRP上昇がみられた．尿膜管嚢胞の膿瘍化と考えられた．

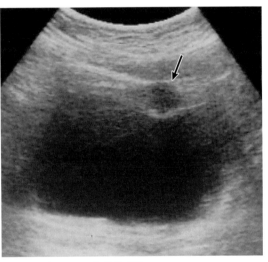

図6　5歳男児　尿膜管嚢胞
超音波横断像　膀胱の頭側寄りの断面で，腹側正中に小さな嚢胞様構造が認められる(→)．尿膜管嚢胞による像と考えられる．無症状で偶発的に見つかることが多い．

文　献

1) Parada Villavicencio C, Adam SZ, Nikolaidis P, et al：Imaging of the urachus：anomalies, complications, and mimics. RadioGraphics 2016；36：2049-2063.

症例 12-8

レベル3

胎児期から異常を指摘されていた．出生後，鎖肛があり，総排泄腔が疑われ，MRI，造影検査が行われた．

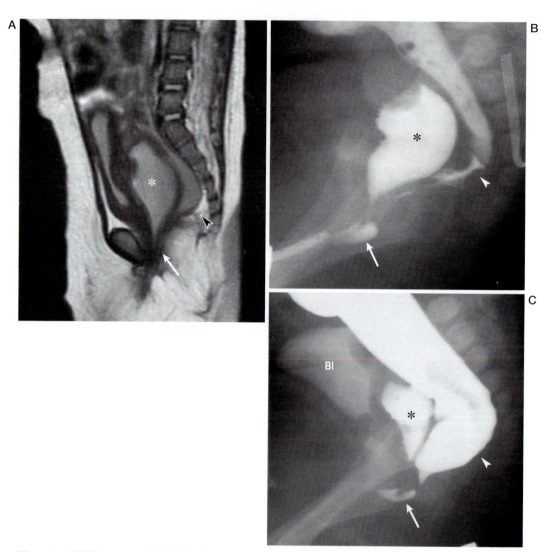

図1　A：骨盤部MRI, T2強調矢状断像，B：総排泄腔造影，C：総排泄腔造影（Bよりも後の相）

MRI所見　T2強調矢状断像（図1A）で，直腸は肛門側に向かわず，恥骨の尾側に向かっている（鎖肛，▶）．膀胱と直腸の間には液体貯留腔があり，これは腟に液体を貯留した腔（腟留水腫）と考えられる（*）．膀胱，腟，直腸の尾側端はいずれも恥骨の尾側に集束しており，同部に総排泄腔があると考えられる（→）．

造影所見　会陰部にある孔からの総排泄腔造影(**図1B**)で，総排泄腔(→)から腟(＊)と直腸(▶)が造影されている．腟の頭側にみられる円弧状の欠損は子宮頸部による．より後の相(**図1C**)ではその後，腹側に膀胱(Bl)が淡く造影されているのがみられる．

診　断　総排泄腔

経　過　腸瘻(人工肛門)が置かれた後，腟，肛門の形成術が施行された．

問　題　**Q1.** 総排泄腔は男女どちらに多いか？
　　　　Q2. 総排泄腔の確実な診断方法は何か？

解　答　**A1.** 総排泄腔は女児にみられることが多い．約60％にMüller管の重複があり，重複子宮／腟が認められる．水腎症の合併も多い．
　　　　A2. 総排泄腔造影．

画像所見のポイント

- 膀胱と腟が交通しているものはurogenital sinusとよび，これに直腸も交通している場合を総排泄腔というが，総排泄腔そのものは小さく短い場合も多く，造影しないと確実な診断はできない．
- 断層画像上，総排泄腔そのものが描出できなくても，膀胱，腟，直腸の特徴的な像から疑うことは可能である．

総排泄腔

　胎生早期の尿直腸中隔，総排泄腔膜の形成異常により，総排泄腔(cloaca)が残存する奇形をさす．正常では，尿直腸中隔が尾側に伸び，排泄腔膜に接すると排泄腔膜はその尿直腸中隔の接触部の前後が開口し，尿道と肛門になるが，尿直腸中隔が排泄腔膜に接触しないと肛門と尿道が分離せず，総排泄腔となる(**Note**参照)．

　直腸，腟，尿道が共通の排泄口に開口しているもので，女児の鎖肛の特殊型にあたる．外観上，肛門部に正常肛門を認めず，外陰部に一つの孔しか認められない．多くの場合，腟，子宮は重複しており，水子宮腟症となっている．尿路拡張を伴っていることも多い．(**図2**)

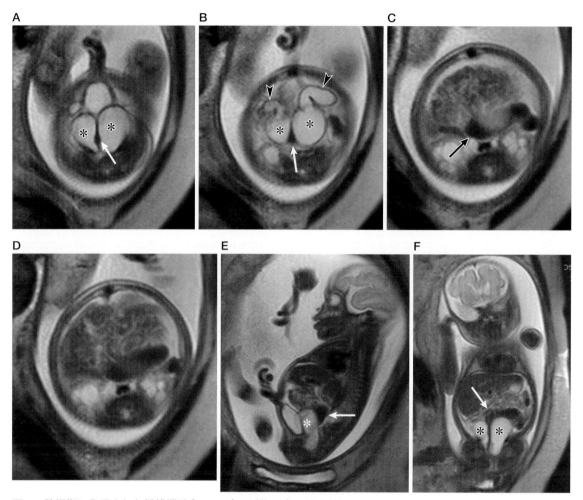

図2 胎児期に発見された総排泄腔（cloaca）：重複子宮・腟合併例
MRI, A〜D: 横断像. E: 矢状断像, F: 冠状断像 骨盤腔内に3つの液体貯留腔がみられている. 腹側のものは膀胱, その背側の左右に並ぶ2つの腔は腟（＊）と考えられる. さらにこの腟の頭側腹側に液体を容れる子宮（▶）が左右それぞれに認められる. この腟の間に入り込むように直腸（内腔が低信号を示す腸管, →）が認められている. 水腎症も認められている.

Note 総排泄腔外反

尿直腸中隔と排泄腔膜が接触しない状態で，排泄腔膜が退縮しないと，正常の前腹壁の癒合が妨げられ，総排泄腔外反として知られる病態となる．

膀胱外反は膀胱の前壁が癒合しておらず，膀胱三角部と尿管開口部が露出している状態だが，総排泄腔外反は膀胱外反に加え，膀胱の中央に腸粘膜の外反を伴う．

通常，臍帯ヘルニアを伴い，その尾側正中に外反した回盲部腸管があり，外反腸管の両側に外反した膀胱を認める．陰茎，陰核は二分し，子宮，腟は重複している場合が多い．結腸は外反した回盲部から骨盤底に至るいずれかの部位で盲端に終わっていることが多い．

外表奇形の診断そのものは容易だが，画像診断としては，内臓奇形の有無（腸閉鎖の有無，内性器の状態など）のほか，脊髄髄膜瘤や脊髄係留の頻度も高いため，それらに対する検索も行っておく．

文　献

1) Winkler NS, Kennedy AM, Woodward PJ：Cloacal malformation：embryology, anatomy, and prenatal imaging features. J Ultrasound Med 2012；31：1843-1855.

13章

腎尿路外傷，後腹膜血腫

腎外傷総論

わが国では，腎外傷のほとんどは打撲による鈍的外傷である．受傷機転は交通外傷が最も多く，転倒や転落，スポーツ外傷が続く．刺創・切創・銃創などの穿通性外傷は全体の数％と少ない[1]．

腎外傷の半数以上に他臓器の合併損傷が存在するとされており，腎外傷がみられたときには，副腎や尿路外傷，肝・脾外傷，頭部外傷，胸部外傷，骨盤骨折や四肢の骨折の評価も重要である[1,3]．

分類

腎外傷の損傷分類として，わが国では日本外傷学会分類(JAST分類2008)がおもに用いられる(表1，図1)．I型は腎被膜の連続性が保たれている形態で，画像診断で捉えにくい場合もある．II型は裂傷がcollecting systemに達しない表在性の損傷で，腎被膜の連続性が保たれていない場合(血腫が腎外にみられる場合)である．III型は裂傷がcollecting systemに及ぶ深在性の損傷で，多くは尿漏を伴う．離断や粉砕がなければIIIa(単純深在性損傷)，あればIIIb(複雑深在性損傷)とされる．腎茎部血管損傷はAppendixのPVと表記され，血腫(H1, H2)や尿漏(U1, U2)の有無とその程度もAppendixとして分類される[2]．

欧米では米国外傷外科学会(AAST)のKidney Injury Scaleがおもに使用されている(表2)．Grade Iは挫傷または被膜下血腫，Grade IIは尿漏を伴わない深さ1cm未満の裂傷，Grade IIIは尿漏を伴わない深さ1cm以上の裂傷，Grade IVは腎盂腎杯に達する裂傷と尿漏または腎動静脈の主要分枝の障害，Grade Vは腎粉砕，腎茎部の断裂と分類されている．

AAST分類には，腎損傷以外に，尿管や膀胱，尿道の損傷に対してもinjury scaleがある(表3〜5)．

症状

成人の鈍的腎外傷では血尿がみられることが多い．肉眼的血尿，あるいは収縮期血圧90 mmHg以下を伴う顕微鏡的血尿がみられる場合は，JAST分類II以上(AAST分類grade II以上)の腎外傷を考慮すべき臨床所見とされる[1,3]．

画像検査

腎外傷の画像検査の主体は造影CTであり，動脈優位相(皮質相)と腎実質相の2相撮像を行うことで，活動性出血の有無，腎実質損傷と腎周囲血腫の程度，腎茎部血管損傷の有無が評価できる．

尿漏があれば造影剤の残存がみられるため，可能であれば，遅延相(排泄相)の撮像を追加するか，造影CT 4〜5時間後に腹部単純CTを撮像する．

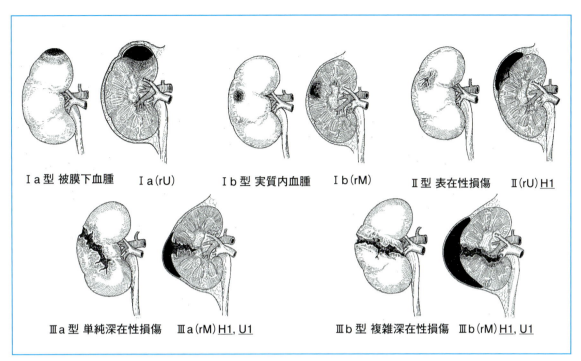

図1 日本外傷学会腎損傷分類2008 (文献2)より許可を得て転載)

表1 日本外傷学会腎損傷分類2008 (JAST分類2008)

I 型	被膜下損傷	subcapsular injury
a.	被膜下血腫	subcapsular hematoma
b.	実質内血腫	intraparenchymal hematoma
II 型	表在性損傷	superficial injury
III 型	深在性損傷	deep injury
a.	単純深在性損傷	simple deep injury
b.	複雑深在性損傷	complex deep injury

[Appendix]

PV	腎茎部血管損傷
H1	血腫の広がりがGerota筋膜内に留まる
H2	血腫の広がりがGerota筋膜を越える
U1	尿漏がGerota筋膜内に留まる
U2	尿漏がGerota筋膜を越える

(文献2)より許可を得て転載)

治療

治療には，保存的治療，経カテーテル治療(IVR)，手術治療がある．腎外傷診療ガイドライン2016によると，JAST分類I型(AAST grade I)は保存的治療の適応である．JAST II型(AAST grade II〜III相当)も大部分の症例で，保存的治療が勧められている．III型(AAST grade IV相当)の深在性損傷でも，血行動態が安定しており尿漏が持続進行していない症例では，保存的治療も選択可能であるとされている．

来院時に循環動態が不安定であっても，輸液に反応するresponderの症例で，造影CTにてextravasationが認められた場合には経カテーテル動脈塞栓術(transcatheter arterial embolization：TAE)を行う．non-responderの症例では，TAEよりも緊急手術が推奨される[1]．

受傷数日後に仮性動脈瘤や動静脈瘻による後出血を認めた場合にもTAEが適応となる．腎動脈の解離や狭窄が生じた場合には，IVRによる血管形成術が適応となる場合もある．

表2 米国外傷外科学会分類（AAST分類）
Kidney Injury Scale（腎損傷分類）

Grade*	Type of injury	Description of injury
I	Contusion（挫傷）	Microscopic or gross hematuria, urologic studies normal
	Hematoma（血腫）	Subcapsular, nonexpanding without parenchymal laceration
II	Hematoma	Nonexpanding perirenal hematma confirmed to renal retroperitoneum
	Laceration（裂傷）	<1.0 cm parenchymal depth of renal cortex without urinary extravasation
III	Laceration	>1.0 cm parenchymal depth of renal cortex without collecting system rupture or urinary extravagation
IV	Laceration	Parenchymal laceration extending through renal cortex, medulla, and collecting system
	Vascular	Main renal artery or vein injury with contained hemorrhage
V	Laceration	Completely shattered kidney
	Vascular	Avulsion of renal hilum which devascularizes kidney

＊ Advance one grade for bilateral injuries up to grade III (Injury scoring scales—The American Association for the Surgery of Trauma, より許可を得て転載．表3〜5も同じ)

表3 AAST ureter injury scale（尿管損傷分類）

Grade*	Type of injury	Description of injury
I	Hematoma	Contusion or hematoma without devascularization
II	Laceration	< 50% transection
III	Laceration	≥50% transection
IV	Laceration	Complete transection with < 2cm devascularization
V	Laceration	Avulsion with > 2cm of devascularization

＊ Advance one grade for bilateral injuries up to grade III

表4 AAST bladder injury scale（膀胱損傷分類）

Grade*	Injury type	Description of injury
I	Hematoma Laceration	Contusion, intramural hematoma Partial thickness
II	Laceration	Extraperitoneal bladder wall laceration <2 cm
III	Laceration	Extraperitoneal (≥2 cm) or intraperitoneal (<2 cm) bladder wall laceration
IV	Laceration	Intraperitoneal bladder wall laceration ; ≥2 cm
V	Laceration	Intraperitoneal or extraperitoneal bladder wall laceration extending into the bladder neck or ureteral orifice (trigone)

＊Advance one grade for multiple lesions up to grade III

表5 AAST urethra injury scale（尿道損傷分類）

Grade*	Injury type	Description of injury
I	Contusion	Blood at urethral meatus; retrography normal
II	Stretch injury	Elongation of urethra without extravasation on urethrography
III	Partial disruption	Extravasation of urethrography contrast at injury site with visualization in the bladder
IV	Complete disruption	Extravasation of urethrography contrast at injury site without visualization in the bladder ; <2 cm of urethra seperation
V	Complete disruption	Complete transaction with ≥2 cm urethral separation, or extension into the prostate or vagina

＊Advance one grade for bilateral injuries up to grade III

文　献

1) 日本泌尿器科学会・編：腎外傷診療ガイドライン 2016 年版．金原出版，2016.
2) 日本外傷学会臓器損傷分類委員会：腎損傷分類 2008. 日外傷会誌 2008；22：265.
3) Ramchandari P, Buckler PM：Imaging of genitourinary trauma. AJR Am J Roentgenol 2009；192：1514-1523.
4) Kawashima A, Sandler CM, Corl FM, et al：Imaging of renal trauma：a comprehensive review. RadioGraphics 2001；21：557-574.
5) Bonatti M, Lombardo F, Vezzali N, et al：MDCT of blunt renal trauma：imaging findings and therapeutic implications. Insights Imaging 2015；6：261-272.

症例 13-1　レベル1

20歳台男性．バイクで走行中に乗用車と衝突し受傷．

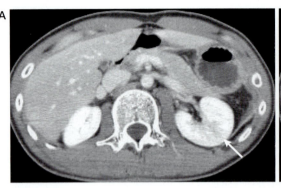
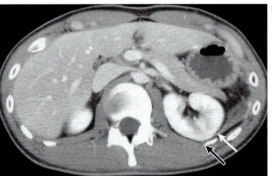

図1　造影CT　A：腎実質相，B：腎実質相

CT所見　造影CT（図1A, B）で左腎実質に造影不良域を複数認める（→）．右腎実質は均一に造影されている．

診断　左腎挫傷：AAST GradeⅠ/JAST分類Ⅰb

経過　脾損傷に対してTAEが施行された．腎損傷は保存的加療で軽快．

問題
Q1. 腎損傷を疑う症状は何か？
Q2. 腎損傷AAST GradeⅠの画像所見の特徴は何か？
Q3. 腎損傷AAST GradeⅠの治療方針は何か？

解答
A1. 顕微鏡的血尿や肉眼的血尿，片側の背部痛．
A2. 単純CTで腎実質内や腎被膜下の高吸収域，腎実質相での同部位の造影不良．
A3. 基本的には保存的治療が選択される．

腎損傷 AAST GradeⅠの画像所見のポイント

- 被膜の連続性が保たれている．
- 被膜下あるいは実質内の血腫が造影CT腎実質相で低吸収域として描出される．
- 受傷直後であれば血腫は単純CTで腎実質より高吸収域．時間が経過すると低吸収となる．

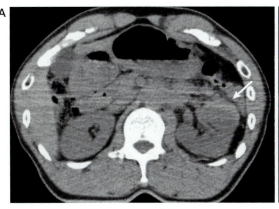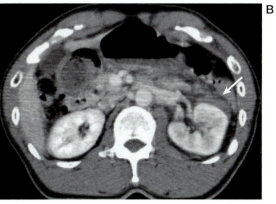

図2 70歳台女性 被膜下血腫
A：単純CT，B：造影CT（腎実質相） 単純CT（A）で左腎被膜下に淡い高吸収域を認める（→）．造影CT（B）で明らかな造影効果を認めず，血腫と考えられる（→）．

腎損傷 AAST Grade I

　腎挫傷（renal contusion 腎実質内血腫）あるいは腎裂傷（renal lacerarion）を伴わない被膜下血腫が，AAST Grade I に分類される．腎被膜の連続性が保たれていて，血液の被膜外への漏出がない損傷形態であり，CT検査や尿路造影などの画像検査では異常を示さない肉眼的血尿や顕微鏡的血尿も含まれるため，腎損傷（renal injury）のなかでは最も多い損傷形態とされる[1,2]．

　腎挫傷は，造影CT腎実質相では，濃染された実質内に境界不明瞭な低吸収域として描出される[1]．損傷部位に凝血した血腫が充満していれば，単純CTで腎実質より淡い高吸収を示すことが多い[2]．

　被膜下血腫は，少量の場合は腎辺縁に沿って三日月状の形態となる（図2）が，中等量以上では，腎実質の輪郭を平坦にするか圧排する形で存在するレンズ状となる．受傷直後であれば単純CTで高吸収を示すことが多い（CT値40〜60 HU程度）．時間が経過すると血腫のdensityが低下するため，腎実質との判別が困難な場合がある[2]．

　挫傷と局所的な腎梗塞の鑑別に苦慮する場合があるが，腎梗塞の場合は辺縁が比較的明瞭な造影不良域として描出される[2]．

　腎外傷診療ガイドラインによると，基本的には保存的治療が推奨される．

文　献

1) Harris AC, Zwirewich CV, Lybum ID, et al：CT findings in blunt renal trauma. RadioGraphics 2001；21：201-214.
2) Ramchandani P, Buckler PM：Imaging of genitourinary trauma. AJR 2009；192：1514-1523.
3) Alonso RC, Nacenta SB, Martinez PD, et al：Kidney in danger：CT findings of blunt and penetrating renal trauma. RadioGraphics 2009；29：2033-2053.

症例 13-2

レベル2

40歳台女性．建物の4階からの転落により受傷．

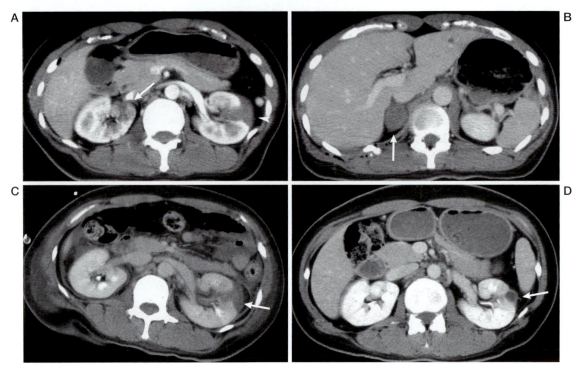

図1　造影CT　A：動脈優位相，B：腎実質相，C：排泄相（受傷4日後），D：腎実質相（受傷40日後）

CT所見　造影CT（図1A）で，右腎実質に境界不明瞭な造影不良域を認める（→）．実質内血腫を疑う．左腎には腎髄質に及ぶ裂傷と被膜下血腫を認める（▶）．明らかなextravasationは指摘できない．右副腎は腫大し，内部は造影されない（図1B，→）．副腎血腫を疑う．受傷4日後〜40日後（図1C, D）では，右腎の血腫は吸収され，不明瞭となっている．左腎の裂傷や被膜下血腫も縮小している（→）．明らかな尿漏はみられない．

診断　右腎損傷 AAST Grade I／JAST分類 I，左腎損傷 AAST Grade III／JAST分類 IIIa，右副腎血腫

経過　両側腎損傷，副腎血腫に対しては保存的治療にて軽快した．合併した骨盤骨折に対しては手術加療された．

問題
Q1. 腎損傷 AAST Grade II の画像所見の特徴は何か？
Q2. 腎損傷 AAST Grade III の画像所見の特徴は何か？
Q3. 腎損傷 AAST Grade II・III の治療方針は何か？

解 答 **A1.** 1 cm 未満の裂傷と増大傾向のない腎周囲から後腹膜の血腫.

A2. 1 cm を越える裂傷. 髄質に及ぶ場合もあるが collecting system の損傷は伴わない.

A3. 循環動態が安定していれば保存的治療も可能.

腎損傷 AAST Grade Ⅱ & Ⅲの画像所見のポイント

- 裂傷の深さで分けられる.
- 損傷が collecting system に及ばないので尿漏はみられない.

腎損傷 AAST Grade Ⅱ & Ⅲ

　腎裂傷を伴う損傷形態で, 損傷の深さが 1 cm を境に分けられ, Grade Ⅱ は深さ 1cm 未満, Grade Ⅲ は深さ 1 cm 以上の裂傷がみられる場合とされる[1]. Grade Ⅲ では髄質に損傷が及ぶ場合もあるが, いずれも collecting system の損傷は伴わない[1,2]. 腎被膜の連続性が保たれていないため, 腎外への出血がみられるが, 大きくは広がらずに腎周囲に血腫がとどまることが多い[1]. JAST 分類では腎皮質にとどまる損傷が表在性損傷(Ⅱ型)に分類され, 損傷が腎実質の 1/2 以上の深さに及ぶ場合は深在性損傷(Ⅲ型)に分類される.

　単純 CT では, 腎裂傷部は辺縁不整な楔形あるいは線状の高吸収域として描出され, 腎実質相では造影されない低吸収域として認められる[2]. 腎の輪郭は損傷部を除いてほぼ全周にわたり描出される. 腎周囲血腫は, サイズにもよるが, 通常は腎辺縁を圧排せず(no mass effect), 被膜下血腫と区別できるとされる[2]. AAST Grade Ⅱ & Ⅲ は collecting system の損傷を伴わないことから, 尿漏は認められない[1,2]. ただし, JAST 分類のⅢ型損傷は collecting system の損傷を伴うものも含まれるため, 尿漏がみられる場合がある.

　治療は, 循環動態が安定していれば, 基本的には保存的治療が選択される[1,3]. 仮性動脈瘤形成などによる遅発性出血がみられる場合があり, follow-up CT が推奨される[1,3].

文 献

1) Ramchandari P, Buckler PM：Imaging of genitourinary trauma. AJR 2009；192：1514-1523
2) Alonso RC, Nacenta SB, Martinez PD, et al：Kidney in danger：CT findings of blunt and penetrating renal trauma. RadioGraphics 2009；29：2033-2053.
3) 日本泌尿器科学会・編：腎外傷診療ガイドライン 2016 年版. 金原出版, 2016.

症例 13-3

レベル3

20歳台男性．高所での労働作業中に転落し，左背部を強打．痛みが強く，顔面蒼白となったため，救急搬送された．

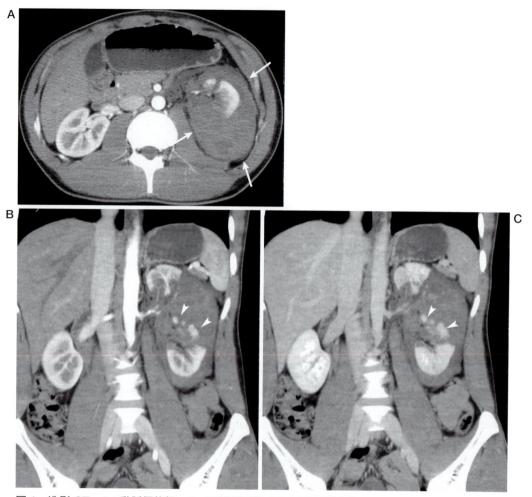

図1 造影CT A：動脈優位相，B：冠状断再構成像（動脈優位相），C：冠状断再構成像（腎実質相）

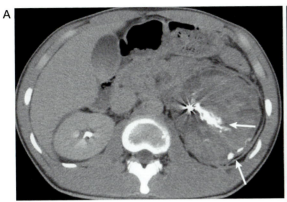
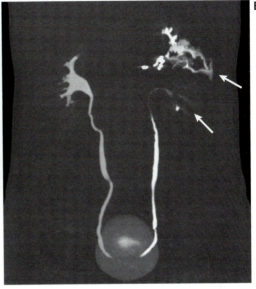

図2　A：造影CT(排泄相，受傷5日後)，B：CTU(受傷5日後)

| CT所見 | 造影CT動脈優位相(図1A)で，左腎に楔状の複数の低吸収域がみられ，腎周囲から後腹膜に広がる血腫を認める(→)．冠状断再構成像(図1B, C)では，血腫内にextravasationを認める(▶)．動脈優位相から実質相にかけて造影効果が広がっており，活動性出血と考えられる． |

| 診　断 | 腎損傷 AAST Grade V / JAST 分類Ⅲb |

| 経　過 | 腎損傷に対してTAEが施行された．受傷5日目のCT排泄相で尿漏が認められた(図2，→)が，DJステント留置が行われ，保存的加療にて治癒した． |

| 問題 | Q1. 腎損傷 AAST Grade Ⅳ&Ⅴのうち，深在性裂傷の画像所見の特徴は何か？
Q2. 腎挫傷と腎梗塞の画像所見の違いは何か？
Q3. 腎損傷 AAST Grade Ⅳ&Ⅴの治療方針は何か？ |

| 解答 | A1. collecting system に及ぶ裂傷がみられる．尿漏を伴うことが多い．
A2. 挫傷は境界不明瞭な場合が多い．梗塞は比較的境界明瞭で，損傷動脈の支配領域の腎実質が造影不良となる．
A3. 循環動態が安定しており，活動性出血を伴う症例は TAE の適応．循環動態不安定例は開腹止血術が推奨される． |

腎損傷 AAST Grade Ⅳ＆Ⅴの画像所見のポイント

- shattered kidney（AAST GradeⅤ）とは深在性裂傷が複数みられる場合である．
- 尿漏がみられることが多く，造影剤投与後5〜20分後のCTが有用である．

腎損傷 AAST Grade Ⅳ＆Ⅴ

collecting systemに及ぶ裂傷で，多くは尿漏を合併する[1]．AAST Grade ⅣとⅤのlaceration（裂傷）は，JAST分類ではⅢa型（単純深在性損傷）とⅢb型（複雑深在性損傷）に相当すると考えられる．

造影CTでは，collecting systemに達する裂傷がみられる．複数の裂傷により粉砕されている場合，shattered kidney（AAST GradeⅤ）とよばれる．損傷部周辺に梗塞が生じることで腎実質の造影効果が認められず（図3），血腫との判別が困難となる場合がある[1]．血腫はGerota筋膜内にとどまる腎周囲血腫から，Gerota筋膜の損傷・破綻によってその外側に広がる傍腎腔内血腫まで，症例によりさまざまである．尿漏を認めることも多いが，受傷早期では血腫による圧排や損傷腎の機能停止などのために尿漏を指摘できず，受傷後数日経ってから顕在化する場合もある[2]．

腎動脈分枝閉塞では，腎実質が造影不良となるため，腎実質相で比較的境界明瞭な低吸収域として描出される．損傷された動脈周囲に血腫を認める場合もある．

血腫や尿漏がGerota筋膜を超えて広がっている場合には治療介入を必要とすることが多く，Appendixとして記載するJAST分類の方が治療方針の検討に有用であるとする報告もある[3]．

腎周囲の出血はGerota筋膜の破綻がなければタンポナーデ効果によって自然止血することが多いとされる[4]．そのため，血行動態が安定しており，尿漏が持続していなければ，保存的治療も選択可能である[3]．その場合には，病変悪化の有無を確認する目的で，受傷48時間以内のrepeat CTが推奨されている[3]．

造影CTでextravasationが認められたり，血腫が広がっている場合，仮性動脈瘤が認められた場合はTAEの適応となる（Note参照）．生命を脅かす循環動態不安定例では開腹止血術が推奨される[3]．

保存的治療の経過中に持続する血尿を認めた場合には，外傷性の腎動静脈瘻が生じている場合があり，CTなどによる精査やTAEによる治療が必要となる．

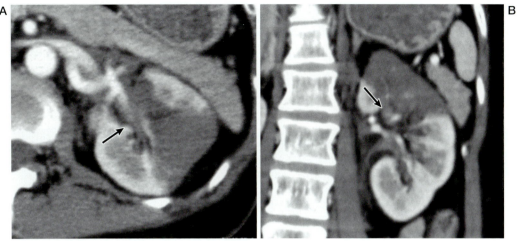

図3 30歳台女性 腎損傷 AAST Grade IV
自転車走行中に軽自動車と接触し受傷．造影CT　A：動脈優位相，B：冠状断再構成像（動脈優位相）　腎動脈上行枝に造影欠損がみられる（→），腎動脈損傷による局所的な梗塞と考えられる．腎損傷 AAST Grade IV（腎動脈分枝損傷）にされる．保存的加療され，軽快退院した．

> **Note　腎動脈の本数と分岐**
>
> 腎動脈は複数本存在することがあり，IVR 前に本数や分岐位置を確認する．腎表面に extravasation がみられる場合，腎被膜動脈が責任血管となっていることがある．

文献

1) Alonso RC, Nacenta SB, Martinez PD, et al：Kidney in danger：CT findings of blunt and penetrating renal trauma. RadioGraphics 2009；29：2033-2053.
2) Harris AC, Zwirewich CV, Lybum ID, et al：CT findings in blunt renal trauma. RadioGraphics 2001；21：201-214.
3) Nishizawa S, Mori P, Shintani Y, et al：Applicability of blunt renal trauma classification of Japanese Association for the Surgery of Trauma（JAST）. Int J Urol 2009；16：862-867.
4) 日本泌尿器科学会・編：腎外傷診療ガイドライン 2016 年版. 金原出版，2016.

症例 13-4

レベル2

10歳台男性．嘔吐，下腹部痛，尿潜血(3+)．バイク走行中に車と接触し転倒受傷．嘔吐，下腹部痛が増強し，尿潜血陽性を認めたため，腹部CTが施行された．

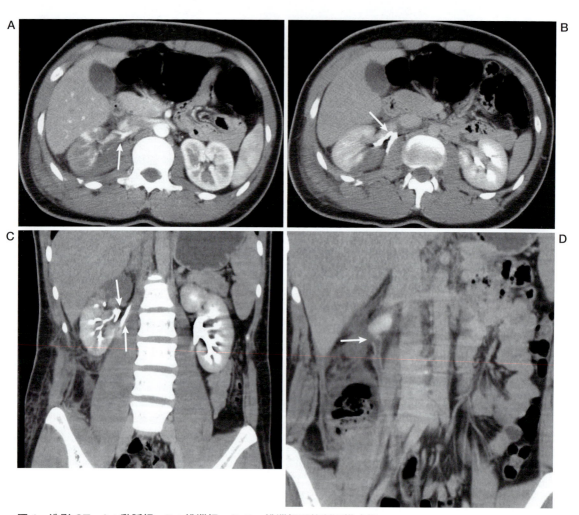

図1 造影CT　A：動脈相，B：排泄相，C,D：排泄相冠状断再構成像

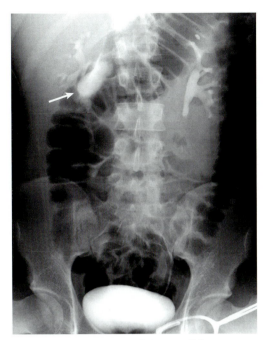

図2 腹部単純X線写真（造影CT後）

CT所見 造影動脈相（図1A）で，右腎動脈上枝の途絶（→）と腎実質の造影不良を認める．腎動脈損傷が疑われる．右腎門部と右腎周囲に血腫を認める．排泄相（図1B, C）で，右腎盂尿管移行部周囲に造影剤漏出を認める（→）．尿管損傷による尿漏を疑う．尿管壁に損傷部位を疑う壁欠損がみられ（図1D，→），それより下位の尿管には造影剤排泄がみられない．尿管断裂を疑う．

腹部単純X線所見 造影CT後に撮影された腹部単純X線写真で，腎盂尿管移行部レベルに造影剤の漏出がみられる（図2，→）．

診断 腎盂尿管損傷

経過 造影CT後にDJカテーテル留置が試みられたが，尿管は完全に断裂しておりカテーテル留置できず．受傷5日後に右尿管断裂に対して腎盂尿管吻合術が施行された．

問題 Q1. 腎盂尿管損傷の好発部位はどこか？
Q2. 腎盂尿管損傷の診断に有用な検査は何か？
Q3. 腎盂尿管損傷を疑うCT所見は何か？

解答 A1. 腎盂尿管移行部．
A2. 造影剤投与後5〜20分後のCT撮像や腹部単純X線撮影．
A3. 尿管周囲の液貯留・造影剤漏出．

画像所見のポイント

- 尿管の走行に沿った部位での液貯留・造影剤漏出を認める.
- 外傷では腎盂尿管移行部が多い.
- 医原性では術式により損傷部位が異なる.

腎盂尿管損傷

尿管は可動性に富んでいるため,外傷による損傷は泌尿器外傷全体の1%以下とまれであり,腎盂尿管損傷の多くは手術中など医原性に発生するとされる(**Note**)[1].

鈍的外傷による尿管損傷は腎盂尿管移行部に発生することが多い.この原因として,腎盂尿管移行部は腸腰筋と腹膜とに比較的固定されており,腎が上方に偏位するとき尿管の弾性の限界を容易に超えやすいこと,第12肋骨と腰椎横突起で圧迫されやすいことが報告されている[2].鈍的損傷は骨盤骨折を伴うことが多く,鋭的損傷は小腸や大腸の損傷を合併することが多いとされる[3].

症状は血尿や側腹部痛,出血斑,血圧低下などであるが,肉眼的血尿は尿管損傷例の30%以上で認められないため,指標にならないとされる[1].

CTで尿管損傷を疑う所見は,腸腰筋腹側など尿管の走行に沿った部位での液貯留や造影剤漏出(**図3**),水腎症,遠位側の尿管への造影剤排泄の欠損などである[3].尿管損傷が疑われる場合は造影剤投与後5〜20分後にCTを撮像するのが,尿漏の診断に有用とされる.循環動態などにより,排泄相CTの撮像が困難な場合は,造影CT後の腹部単純X線写真による造影剤溢流の所見も有用である.詳細な診断がつかないときは静脈性尿路造影,逆行性腎盂造影が有用なこともある.尿管損傷部位の同定が困難な場合に,試験開腹や術中のインジゴカルミン静注,ラシックス負荷による尿漏出部位の同定なども選択される.

治療は,軽傷例では経皮的腎瘻術または尿管ステント留置術による保存的加療も可能である.尿漏が持続する場合には,尿瘤が形成され,膿瘍化する場合があるため,ドレナージが必要となる.尿管の完全断裂や引抜き損傷では手術による再建が必要であり,尿管吻合術や膀胱尿管新吻合術などが考慮される[1,2].

▶Note 医原性の尿管損傷

尿管損傷のほとんどは医原性に発生する.血尿を認めないことも多いため,臨床所見などから尿管損傷を疑い検査することが重要である.

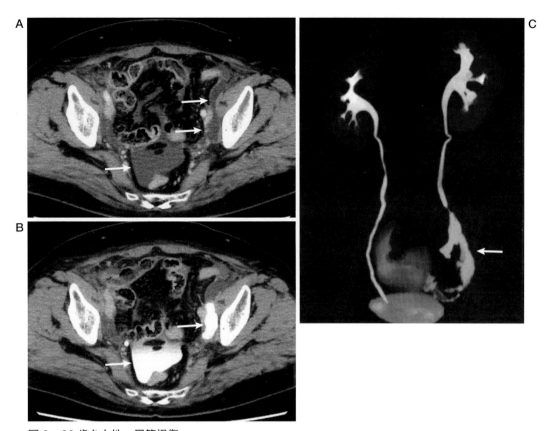

図3 60歳台女性 尿管損傷
子宮体癌に対する手術時に左尿管を損傷．CT検査後，膀胱尿管新吻合術が施行された．A：造影CT（腎実質相），B：造影CT（排泄相），C：CTU 腎実質相（A）で骨盤内に液貯留を疑う低吸収域がみられる（→）．排泄相（B）で液貯留内に造影剤漏出を認める（→）．CTU（C）では，左側中下部尿管より造影剤漏出がみられ（→），それより遠位の尿管は描出されていない．

文献

1) Phillips B, Holzmer S, Turco L, et al：Trauma to the bladder and ureter：a review of diagnosis, management, and prognosis. Eur J Trauma Emerg Surg 2017；43：763-773.
2) 竹沢　豊，岡村桂吾，柴田康博，他：尿管損傷の臨床的検討．泌尿器科紀要 1995；41：355-358.
3) Siram SM, Gerald SZ, Greene WR, et al：Ureteral trauma：patterns and mechanisms of injury of an uncommon condition. Am J Surg 2010；199：566-570.

症例 13-5 レベル2

90歳台女性．血尿．自宅の階段から転落し，救急搬送された．

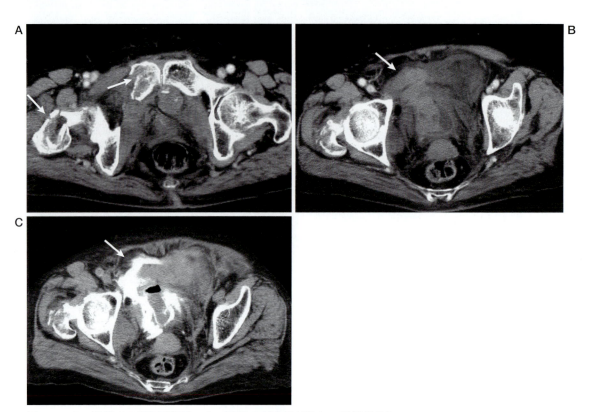

図1　A，B：造影CT（腎実質相），C：単純CT（造影剤投与1時間半後）

CT所見　造影CTの腎実質相で右恥骨骨折，右大腿骨頸部骨折を認める（図1A，→）．提示していないが右坐骨骨折も合併している．膀胱内から右腹側に連続する血腫を認め（図1B，→），膀胱壁は断裂．膀胱の腹側（腹膜外腔）に液貯留を疑う低吸収域が広がる．初回造影CT撮像の1時間半後に撮像した単純CT（図1C）では，膀胱内から腹膜外に連続する造影剤の漏出がみられる（→）．

診断　膀胱破裂

経過　尿道バルーンが留置され，保存的に加療された．1か月後の膀胱造影で造影剤漏出は消失した．

問題　Q1．膀胱破裂の腹膜内外による3つの分類は何か？
　　　　Q2．膀胱破裂の原因で最も多いものは何か？
　　　　Q3．膀胱破裂の分類に対応した治療は何か？

解 答 **A1.** 腹膜内破裂・腹膜外破裂・腹膜内外同時破裂.

A2. 鈍的外傷，骨盤骨折（恥骨骨折による損傷が多い）.

A3. 腹膜内破裂は原則手術．腹膜外破裂は尿道バルーン留置による保存的加療も可能.

画像所見のポイント

- 外傷性骨盤骨折に，腹部内臓器損傷を伴わない腹水がみられた場合，腹腔内膀胱破裂の可能性を考える.
- 造影 CT の排泄相で造影剤が膀胱外に漏出していることを確認できれば診断可能である.
- 膀胱が虚脱している状態では，膀胱破裂の診断が困難な場合がある.

膀胱破裂

　外傷性膀胱破裂のほとんどが交通事故など鈍的外傷によるものであり，多くは骨盤骨折，恥骨骨折端による損傷である．膀胱充満時に下腹部に外力が加わることで，膀胱内圧が上昇し，脆弱な膀胱頂部が破裂して腹腔内に尿が漏出する場合もある.

　膀胱破裂（bladder rupture）は，腹膜外破裂（約 60％）と腹膜内破裂（約 30％），腹膜内外同時破裂（約 10％）に分類される．腹膜外破裂では尿道損傷を合併することがあり，尿道も併せて検査する必要がある.

　おもな症状は血尿であり，そのほか，下腹部痛，排尿困難，腹膜刺激症状などがある．腹腔内破裂では，腹膜から尿が再吸収されることにより，血清 BUN・Cr 値の上昇がみられることが多い．腹腔内破裂では高浸透圧尿による腹膜炎が起こる.

　診断には，逆行性膀胱造影や CT 膀胱造影（**図 2**）が有用である．希釈した水溶性造影剤 300〜400 mL を尿道カテーテルからゆっくりと注入し，CT や単純 X 線検査を行う．CT 膀胱造影は透視下逆行性膀胱造影より感度・特異度が高いとされ[2]，合併する骨盤骨折や腹腔内損傷も評価できる利点がある．造影 CT 排泄相で膀胱損傷を診断できる場合もあるが，膀胱周囲の血腫などによるタンポナーデ効果のために造影剤漏出がみられない場合もあり，疑わしい場合は時間をおいてから再撮像を行う.

　治療は，腹膜外破裂の場合，尿道留置カテーテルのみで治療可能な場合が多い．感染リスクのある場合や膀胱頸部に損傷が及ぶ場合などは外科的治療が選択される．腹腔内破裂症例では，腹膜炎を合併するため，外科的修復が必要となる[3].

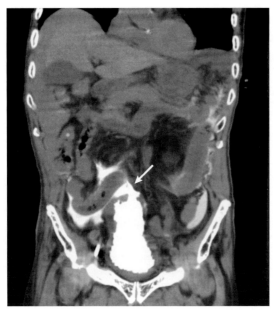

図2 70歳台男性 膀胱腹腔内破裂
CT膀胱造影（冠状断再構成像） 前立腺肥大症による排尿障害あり．腹痛と血圧低下あり．超音波検査で腹水貯留と膀胱の虚脱がみられた．逆行性膀胱造影後にCT撮像．膀胱頂部から腹腔内への造影剤漏出がみられる（→）．

文献

1) Ramchandari P, Buckler PM：Imaging of genitourinary trauma. AJR 2009；192：1514-1523.
2) Vaccaro JP, Brody JM：CT cystography in the evaluation of major bladder trauma. RadioGraphic 2000；20：1373-1381.
3) Kong JP, Butitude MF, Royce P, et al：Lower urinary tract injuries following blunt trauma：a review of contemporary management. Rev Urol 2011；13：119-130.

症例 13-6

レベル3

20歳台男性．労働作業中に重機に挟まれ受傷．救急搬送された．

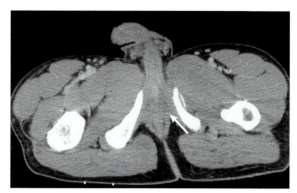

図1　初回造影CT（実質相）

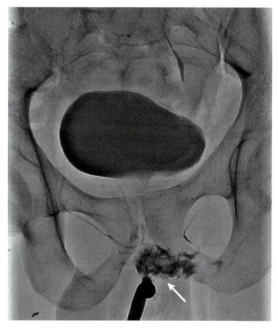

図2　逆行性尿道造影（造影CT後）

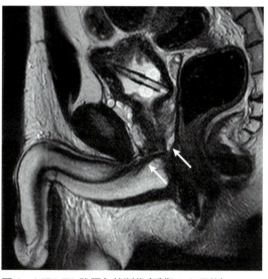

図3　MRI, T2強調矢状断像（受傷3か月後）

CT所見　左坐骨骨折あり．尿道内に血腫を疑う高吸収を認め，尿道損傷を疑う．その周囲に低吸収域がみられ，尿生殖隔膜の脂肪層が不明瞭となっている（図1，→）．血腫あるいは尿溢流による変化が疑われる．

逆行性尿道造影所見　造影剤の尿道外への漏出を認める（図2，→）．膀胱への造影剤の連続はみられず，尿道断裂が疑われる（造影CT後のため，膀胱内に造影剤の貯留がみられる）．

MRI所見
（受傷3か月後） 前立腺部までは尿道が認められる．膜様部尿道から近位球部の尿道の連続性ははっきりしない（図3, →）.

診　断 尿道完全断裂（膜様部尿道損傷）

経　過 経皮的膀胱瘻を留置し，受傷1週間後に膀胱鏡下に尿道カテーテル留置．受傷8か月後，尿道狭窄に対して待機的尿道形成術が施行された．

問　題 **Q1.** 尿道損傷の原因で多いものは何か？
Q2. 尿道損傷の好発部位はどこか？
Q3. 尿道損傷の治療は何か？

解　答 **A1.** 骨盤骨折，サドル外傷，カテーテル操作など．
A2. 骨盤骨折では膜様部尿道，騎乗型損傷では球部尿道が多い．
A3. 完全断裂例では膀胱瘻造設，尿道形成術．不完全断裂では尿道カテーテル留置．自排尿可能であれば経過観察も可能．

画像所見のポイント

- 骨盤外傷CTで尿道周囲に低吸収域や血腫がみられた場合，尿道損傷を疑う．
- 尿道球部損傷では，尿道周囲に造影剤漏出がみられる．
- 後部尿道の損傷では，逆行性尿道造影で漏出した造影剤は，膀胱周囲に広がる．

尿道損傷

　尿道損傷（urethral injury）は，ほとんどが男性に生じ，骨盤骨折症例の約10%にみられる[1]．膀胱損傷を合併することも多い．損傷部位により，尿生殖隔膜を境として，前部尿道損傷（球部尿道と振子部尿道）と後部尿道損傷（前立腺部尿道と膜様部尿道）に分類される．損傷の程度による分類では，挫傷（contusion），伸展（stretch injury），部分断裂（partial disruption），完全断裂（complete disruption）に分類される．

　受傷機序は，後部尿道損傷は，交通外傷や労働作業中の事故，高所からの転落などによるものが多く，骨盤骨折を合併することが多い．カテーテル操作による損傷も後部尿道（膜様部尿道）に多いとされる．前部尿道損傷の原因は騎乗型損傷（saddle injury）が多い[2]．

　症状は，肉眼的血尿や外尿道口への血液付着がみられることが多く，会陰部の挫傷，血腫を伴うこともある．症状や受傷機転，CT所見などで尿道損傷が疑われた場合には，尿道カテーテル挿入の前に逆行性尿道造影を行い，尿道損傷の有無を確認することが推奨されている[2]．尿道カテーテル挿入により，尿道不完全断裂が完全断裂に至る場合があり，注意を要する．

　CTで尿道損傷を疑う所見は，恥骨裏面の血腫や尿道・膀胱周囲の血腫，前立腺辺縁の不明瞭化，坐骨海綿体筋血腫，内閉鎖筋血腫，尿生殖隔膜の脂肪濃度上昇や脂肪層消失な

どである[1,2].

　逆行性尿道造影は，外尿道口よりカテーテルを数 cm 挿入し，希釈した水溶性造影剤を20〜30 mL 程度ゆっくり注入する．造影剤の溢流があれば尿道損傷と診断できる．膀胱が描出されれば不完全断裂，描出されなければ完全断裂である[2].

　鈍的損傷に対する初期治療としては膀胱瘻留置が推奨される．挫傷で自排尿も可能であれば，経過観察のみで治癒することも多い．鋭的外傷や陰茎折症を合併する前部尿道損傷は早期に手術を要する．不完全断裂例では，透視下もしくは内視鏡下の尿道カテーテル留置により治癒する場合もある．完全断裂例や尿道狭窄が生じた例では，受傷数か月後に尿道形成術が施行される[3,4].尿道形成術の surgical approach の決定に MRI 矢状断像が有用である[5] **(図 3)**

文　献

1) Ali M, Safriel Y, Sclafani SJ, et al：CT signs of urethral injury．RadioGraphics 2003；23：951-966.
2) Ramchandari P, Buckler PM：Imaging of genitourinary trauma. AJR 2009；192：1514-1523
3) Chapple C, Barbagli G, Jordan G, et al：Consensus statement on urethral trauma. BJU Int 2004；93：1195-1202.
4) Morey AF, Brandes S, Dugi DD 3rd, et al：Urotrauma：AUA guideline. J Urol 2014；192：327-335.
5) Narumi Y, Hricak H, Armenokes NA, et al：MR imaging of traumatic posterior urethral injury. Radiology 1993；188：439-443.

症例 13-7

レベル2

50歳台男性．バイク走行中に乗用車と接触し受傷．救急搬送された．

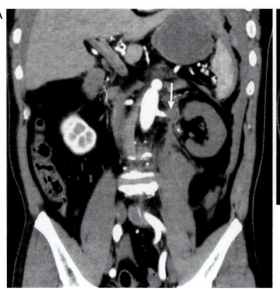
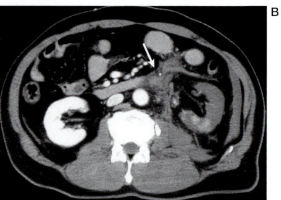

図1　造影CT　A：冠状断再構成像（動脈優位相），B：腎実質相

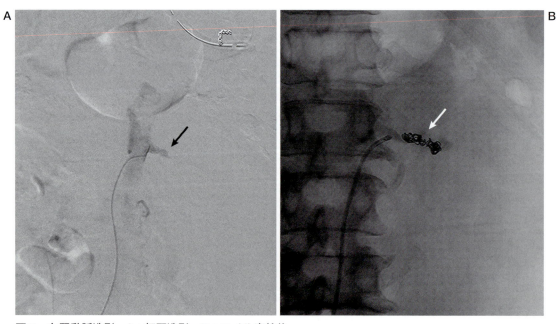

図2　左腎動脈造影　A：初回造影，B：コイル塞栓後

13章　腎尿路外傷，後腹膜血腫　413

CT所見　造影CT動脈優位相（**図1A**）で左腎動脈は途絶し（→），腎動脈損傷が疑われる．腎実質相（**図1B**）では左腎門部に血腫を認める（→）．左腎実質はほとんど造影効果を認めない（左後腹膜の血腫は脾損傷による）．

血管造影所見　左腎動脈造影では，腎動脈は分岐直後から造影されない（**図2A**，→）．再開通を試みるが困難であり，コイル塞栓が施行された（**図2B**，→）．

診　断　左腎動脈損傷（AAST Grade V）

経　過　左腎動脈損傷はコイル塞栓後に保存的加療された．合併する脾損傷に対してTAEが施行され，左第3～6肋骨骨折＋左肺挫傷＋左気胸に対しては胸腔ドレーンが留置された．

問　題　**Q1.** 外傷CTで腎実質の造影効果がみられない場合に考えられることは何か？
Q2. 腎動脈断裂を疑う所見は何か？
Q3. 治療方針は何か？

解　答　**A1.** 腎動脈損傷（断裂や解離，閉塞）．
A2. 腎門部優位に広がる血腫，多量のextravasation，対側後腹膜に及ぶ多量の血腫，多量の初期輸液への反応不良（non-responder）など．
A3. 出血コントロールを第一に考える．腎動脈解離や狭窄病変に対してはIVRも考慮される．

腎茎部損傷

　腎動静脈起始部から腎実質に入るまでの血管損傷であり，腎動脈閉塞による腎梗塞と，茎部動静脈による大量出血がおもな病態である．AAST分類ではいずれもGrade Vに分類され，JAST 2008ではAppendixの PV として表記される．

　腎動脈分枝レベルで閉塞や裂傷が生じると，造影CTでは動脈優位相，腎実質相，排泄相のいずれの相においても，腎実質の楔状の造影不良域として認められる．一方，腎動脈本幹の損傷では，腎実質全体が造影不良となる．腎動脈閉塞例では，腎周囲には血腫がみられず，腎動脈周囲に血腫を認める場合がある[2]（**図3**）．被膜の濃染（rim nephrogram sign）は，受傷後数日が経過してからみられることが多い[1,2]．腎動脈閉塞例に対しては，片腎摘後などの片腎例や両側腎動脈損傷例では，血行再建術が考慮される[3]．近年は腎動脈ステント留置による血行再建という選択肢もある（**Note**）．

　腎茎部の多量のextravasationや対側後腹膜に及ぶ多量の血腫を認める場合は，腎茎部動静脈損傷を疑う．腎動脈本幹での損傷でも，重複腎動脈のために腎実質の一部が造影される場合や，血腫による圧排で損傷された腎動脈からの出血が止められている場合は，診断が遅れる場合があり注意を要する．腎茎部動静脈損傷では，大量出血が生じるため，初期輸液に対して反応不良（non-responder）なことが多く，腎外傷診療ガイドラインでは，AAST分類Grade Vの腎茎部引き抜き損傷は開腹手術の適応であるとされる[3]．

　腎静脈損傷による静脈閉塞が生じた場合には，造影CTで腎実質の造影効果遅延や，腎静脈の造影不良・造影欠損が認められる[1]．

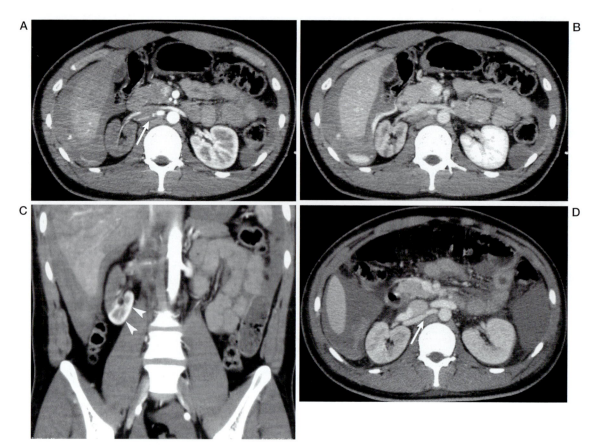

図3 20歳台男性　右腎動脈損傷
バイクで走行中に乗用車と接触し転倒．造影CT　A：動脈優位相，B：腎実質相，C：冠状断像（動脈優位相），D：5日後　造影CTで右腎動脈に狭窄あり(A，→)．狭窄部周囲に血腫を疑う低吸収域を認め，腎動脈損傷が疑われる．右腎実質は左腎に比べて造影効果不良(B)．右腎動脈は2本あり，右腎下極は造影されている(C，▶)．肝損傷に対してTAEが施行され，右腎動脈損傷に対しては経過観察の方針となった．5日後の造影CT(D)では右腎動脈の狭窄は改善し(→)，腎実質の造影効果も改善している．

> **Note**　腎動脈閉塞例に対するステントグラフトの適応
>
> 2016（平成28）年2月に外傷性および医原性血管損傷治療のためのステントグラフトが薬事承認された．適正使用指針における適応は「参照血管径4.0～12.0 mmの胸部・腹部・骨盤内の動脈に外傷性または医原性血管損傷が生じ，止血困難な血液漏出のある患者の緊急処置に用いる」である（日本IVR学会HPより抜粋）．

文　献

1) Harris AC, Zwirewich CV, Lybum ID, et al：CT findings in blunt renal trauma. RadioGraphics 2001；21：201-204.
2) Kawashima A, Sandler CM, Corl FM, et al：Imaging of renal trauma：a comprehensive review. RadioGraphics 2001；21：557-574.
3) 日本泌尿器科学会・編：腎外傷診療ガイドライン2016年版．金原出版，2016.

症例 13-8　レベル1

30歳台男性．労働作業中にフォークリフトに挟まれて受傷，救急搬送された．

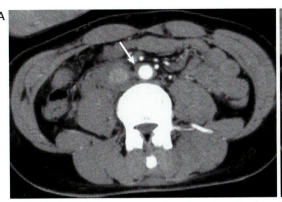
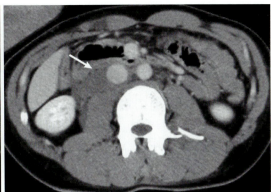

図1　初回造影CT　A：動脈優位相，B：実質相

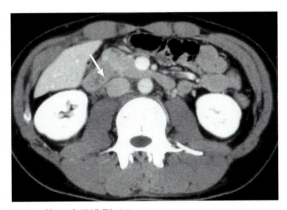

図2　第5病日造影CT

CT所見　初回の造影CT動脈優位相（図1A）で，大動脈周囲に軟部濃度影がみられる（→）．実質相（図1B）で造影されず，血腫を疑う．下大静脈（IVC）周囲にも血腫を疑う軟部影がみられる（→）．大動脈，IVCともに明らかなextravasationは指摘できない．第5病日の造影CT（図2）では，大動脈，IVCの周囲にみられた血腫は減少している（→）．

経過　安静および疼痛コントロールによる保存的加療が行われた．第5病日のfollow-up CTで血腫の縮小を認め，軽快退院となった．

診断　大動脈損傷（Ⅰb型）＋IVC損傷（後腹膜血腫）

問 題　**Q1.** 後腹膜血腫の原因は何か？

　　　　Q2. 後腹膜血腫に気腫を伴う場合に疑われる損傷部位は何か？

　　　　Q3. 後腹膜血腫の治療は何か？

解 答　**A1.** 外傷による臓器損傷が最多．そのほか，腎・後腹膜の腫瘍や腹部大動脈瘤破裂など．

　　　　A2. 十二指腸損傷（下行部・水平部）や直腸損傷．

　　　　A3. 出血部位の同定と出血コントロールが重要．十二指腸損傷や膵断裂は手術適応である．

画像所見のポイント

- 血腫の広がりや気腫の有無から損傷部位を推定する．
- ダイナミック造影で，extravasation や pseudoaneurysm の有無を評価する（図3）．

後腹膜血腫

外傷性の後腹膜血腫（retroperitoneal hematoma）は，骨盤骨折や腹部鈍的外傷，あるいは刺創や銃創などの穿通外傷により，後腹膜臓器に分布する血管が破綻することによって生じる．十二指腸損傷や膵損傷，腎・副腎損傷，血管損傷，軟部組織損傷，骨盤骨折などが血腫の原因となる[1]．

CTで，後腹膜腔に血腫や液貯留，気腫像がみられた場合は，後腹膜臓器の損傷が示唆される．初回CTで上記所見がみられるものの，損傷部位が同定できない場合，特に十二指腸損傷や膵損傷が疑われる場合には，短期間での画像follow-upを検討する[1]．骨盤骨折などによる大きな後腹膜血腫を認める例などでは，腹膜刺激症状を確認することが困難な場合がある．また高齢者や抗凝固薬内服中などで，外傷後に遅発性の後腹膜血腫が生じる例もあり，注意を要する．

後腹膜血腫は，疎な組織への出血であり，保存的加療が可能な場合が多い．高齢者や抗凝固療法中，あるいは太い動脈損傷などによって出血コントロールができない場合には，IVRや手術を考慮する．十二指腸損傷や膵断裂を伴う症例は手術適応である[2]．

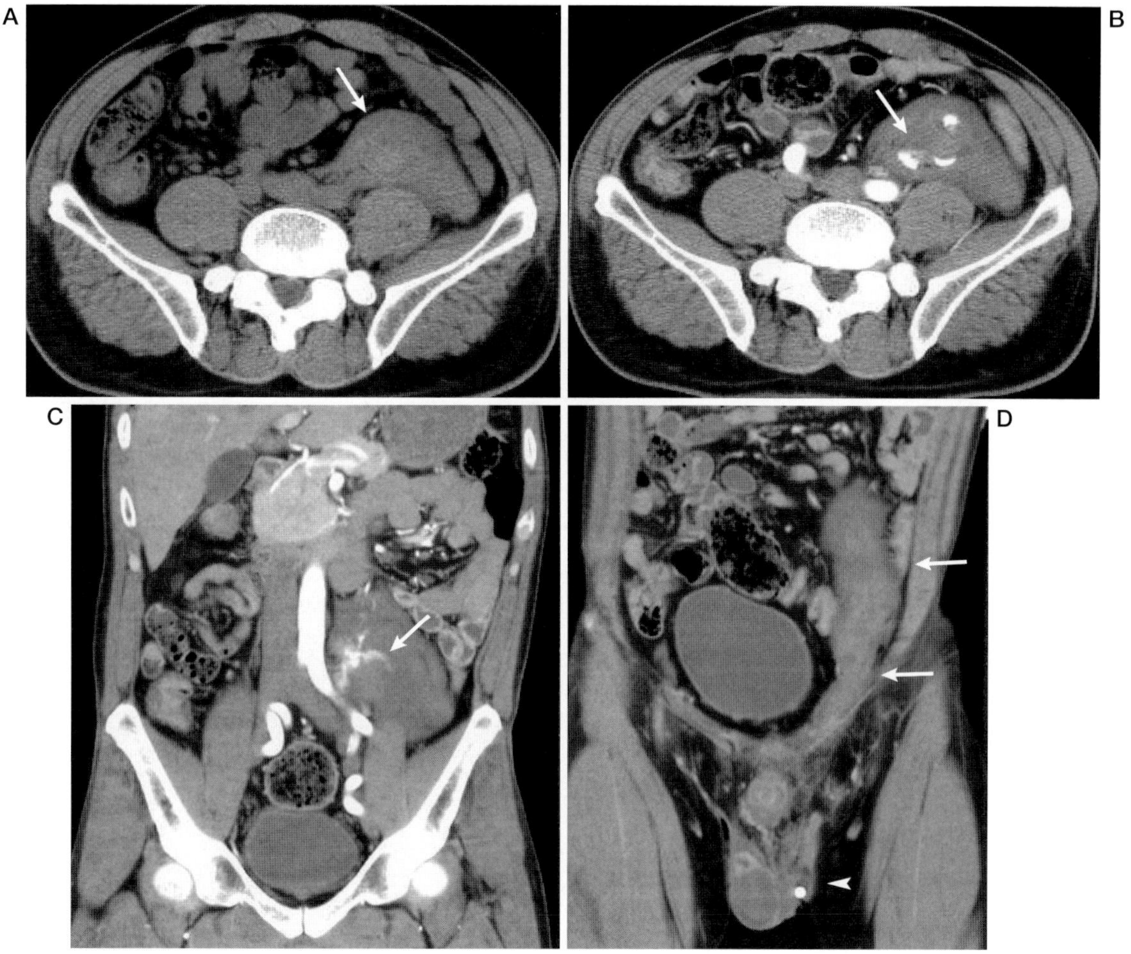

13章　腎尿路外傷，後腹膜血腫　**417**

図3　50歳台男性　左陰嚢の引き抜き損傷
A：単純 CT，B〜D：ダイナミック CT（B：動脈優位相，C：動脈優位相冠状断再構成像，D：実質相冠状
断再構成像）　左後腹膜に血腫を認める（A，→）．ダイナミック造影では，動脈優位相（B, C）で後腹膜血腫
内に造影剤の extravasation を認め，動脈性出血と考える（→）．精索レベルの冠状断再構成像（D）では，左
精索から後腹膜腔にかけて血腫がみられ（→），左精巣は欠損している（▶）．

文　献

1) Daly KP, Ho CP, Persson DL, et al：Traumatic retroperitoneal injuries：review of multidetector CT findings. RadioGraphics 2008；28：1571-1590.
2) Feliciano DV：Management of traumatic retroperitoneal hematoma. Ann Surg 1990；211：109-123

症例 13-9　レベル3

20歳台男性．外尿道口からの出血．バイクで走行中に大型トラックと接触し転倒．自車とトラックに腰部をはさまれ受傷し，救急搬送された．

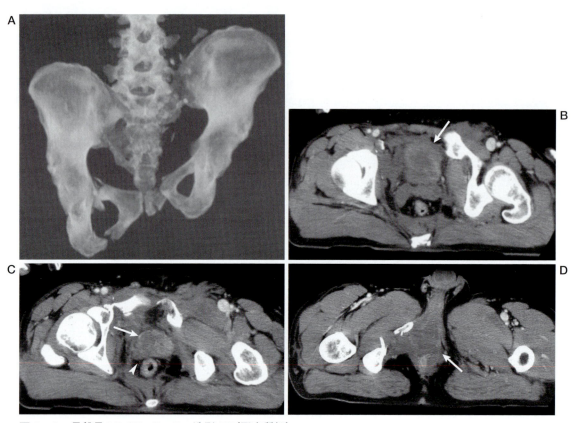

図1　A：骨盤骨3D CT，B～D：造影CT（腎実質相）

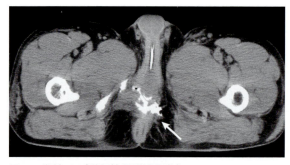

図2　単純CT（逆行性尿道造影後）

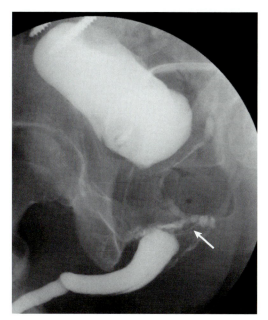

図 3　逆行性尿道造影＋膀胱造影

| 造影CT所見 | 初回造影 CT の骨盤骨 3D 表示(図 1 A)で，骨盤多発骨折を認める．造影 CT 実質相(図 1 B)では，膀胱周囲に低吸収域を認め，尿漏を疑う．膀胱壁は一部造影不良で，損傷が疑われる(→)．前立腺は腫大し，辺縁不明瞭となり(図 1 C，▶)，一部で造影不良域がみられ，血腫を疑う(図 1 C，→)．尿道周囲に低吸収域がみられ，血腫や尿漏を疑う(図 1 D，→)． |

| 単純CT所見 | 逆行性尿道造影後の単純 CT で，尿道周囲に造影剤漏出がみられる(図 2，→)． |

| 逆行性尿道造影所見 | 膀胱瘻から造影を施行．膀胱頸部は保たれている．尿道造影では球部膜様部から造影剤漏出がみられる(図 3，→)．断裂距離は 2 cm 程度． |

| 診　断 | 骨盤多発骨折，腹膜外膀胱損傷，前立腺損傷，尿道損傷 |

| 経　過 | 骨盤骨折に対して外固定＋TAE＋ガーゼパッキング術が施行された．膀胱損傷は開腹手術で修復され，同時に尿道損傷に対して膀胱瘻が造設された．受傷 10 か月後，尿道完全断裂に対して後部尿道形成術を施行された． |

画像所見のポイント

- 複数の臓器損傷の可能性を念頭におく.
- 血腫や液貯留の広がりから損傷部位を推定する.

骨盤多臓器損傷

多臓器損傷とは,身体を,頭部・頸部・胸部・腹部・骨盤・四肢などに区分した場合に,単一区分中の複数の臓器が損傷した状態である(日本救急医学会医学用語解説集より抜粋).

側方向の外力(lateral compression)による不安定型骨盤骨折には,前立腺損傷や尿道損傷,膀胱頸部損傷を合併すること多いとされており,読影の際には複数の臓器損傷の可能性を考慮する(Note 参照)[1].

多臓器損傷は,単独臓器損傷と比較して重症化しやすく,出血量も相対的に多いため,積極的に出血コントロールを行う必要がある.単独損傷であれば保存的治療が可能な場合でも,消化管損傷など合併損傷の内容次第で手術適応となる場合がある.不安定型骨盤骨折における動脈損傷の頻度は75.3%と高く,動脈性出血に対してはTAEが適応となることが多い[2].

▶Note 不安定型骨盤骨折に伴う臓器損傷

不安定型骨盤骨折を伴う臓器損傷がみられる場合,多臓器損傷の可能性を考える.骨盤骨折に伴う血腫により膀胱損傷が判別困難となる場合がある

文 献

1) Mundy AR, Andrich DE:Pelvic fracture-related injuries of the bladder neck and prostate:their nature, cause and management. BJU Int 2009;105:1302-1308.
2) 近藤浩史,棚橋裕吉,大澤まりえ・他:骨盤骨折のIVR.日腹部救急医会誌 2016;36:1061-1067.

症例 13-10
レベル2

60歳台男性．バイクで走行中に乗用車と衝突．高エネルギー外傷として救急搬送された．

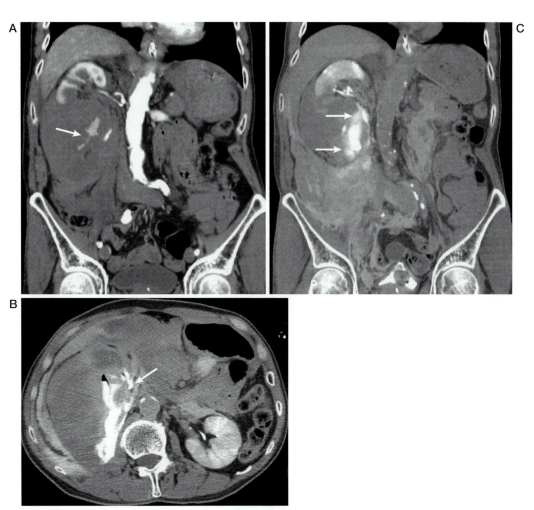

図1　初回CT　A：造影CT冠状断像（早期相），B：単純CT（造影剤投与1時間半後），C：冠状断再構成像

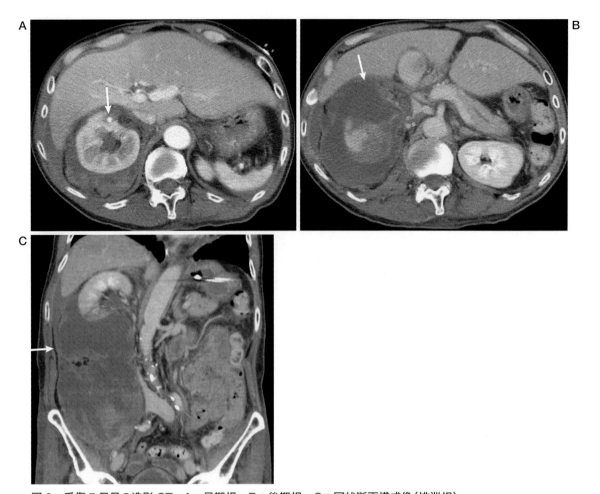

図2 受傷7日目の造影CT　A：早期相，B：後期相，C：冠状断再構成像（排泄相）

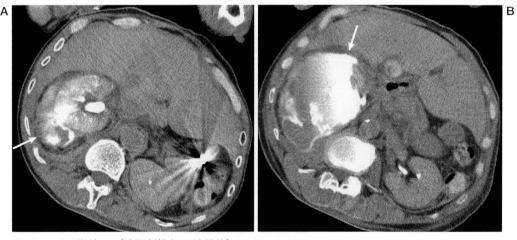

図3　A, B：単純CT（造影剤投与3時間後）

CT所見（初回） 初回造影CT冠状断像（図1A）では，右腎は離断され，血腫を認める．造影剤のextravasationを伴う（→）．造影剤投与1時間半後（図1B, C），右尿管から造影剤の漏出がみられ，尿漏と考える（→）．

CT所見（受傷7日目） 受傷7日後のfollow-up CT（動脈優位相，図2A）で，右腎に仮性動脈瘤を疑う点状濃染を認める（→）．右腎周囲から後腹膜腔にかけて液貯留を疑う低吸収域が広がる（図2B, C, →）．CTガイド下ドレナージのために撮像された造影CT（図3）では，右腎周囲から後腹膜腔の液貯留内に造影剤漏出がみられる（→）．

診断 右腎深在性複雑損傷（JAST Ⅲb H2, U1 / AAST Grade Ⅳ）に合併した尿瘤

経過 経皮的ドレナージ術と右尿管ステント（→）が留置された（図4）．受傷3か月後に軽快退院．

問題
Q1. 尿瘤の診断に有用な画像検査は何か？
Q2. 尿瘤の治療は何か？
Q3. 尿瘤の鑑別疾患は何か？

解答
A1. 造影CT排泄相．あるいは造影剤投与後数十分から数時間後に単純CTや腹部単純X線撮影を行う．
A2. 症状がある場合はドレナージや手術が必要となる．
A3. 腎周囲血腫，膿瘍など．

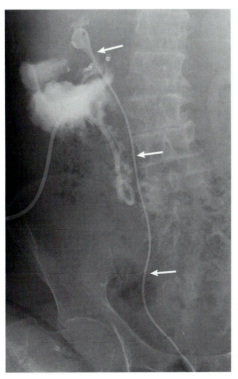

図4 経皮的尿瘤ドレナージ
経皮的ドレナージ術が行われ，右尿管SJステント（→）が留置された．

画像所見のポイント

- 血腫の吸収過程や膿瘍と鑑別困難な場合がある.
- 腎尿路周囲の液貯留内に造影剤漏出がみられた場合は尿瘤を疑う.

尿瘤

尿瘤(urinoma)は，尿路外に漏れ出た尿が被包化されたものである(**Note 参照**).

腎外傷における合併症は約20%で生じるとされ，そのうち尿漏が最も一般的であり，AAST Grade IV(JAST 分類III型)のほぼ全例に認められる. 多くの場合は自然に吸収されるが，まれに尿瘤が形成されることがある(腎損傷の1〜7%程度)[1].

尿瘤による症状は，麻痺性イレウスや腰背部痛，発熱などである. サイズが小さい場合や感染合併がない場合には，無症状の場合もある.

診断には，造影CT排泄相(造影剤投与3〜20分後に撮像)や，CT膀胱造影，逆行性尿路造影が有用である. 受傷直後には，血腫などの圧排により尿漏が顕在化しないことがあるため，外傷性尿漏を診断する際には，最初の排泄相CTの施行後48時間以内に再検査を行うことが推奨されている[2]. 尿瘤は腎被膜下やGerota筋膜内に形成されることが多いが，対側の後腹膜腔まで広がる場合や，腹膜損傷を合併している場合には腹水としてみられる場合もある[3].

尿瘤が小さい場合は，ほとんどが経過観察のみで治療可能である. サイズが大きい場合や縮小がみられない場合はドレナージや尿管ステント留置が必要となる. 感染を合併した場合には，手術が必要となることもある[3].

▶Note　尿瘤の別称

尿瘤には別名が多い. 尿嚢腫やurinoma, hydrocelerenalis, pseudohydrone-phrosis, pararenalpseudocyst, uriniferouspseudocystなどの名称での報告がある.

文　献

1) 菊地美奈，亀山紘司，堀江憲吾・他：保存的治療を行ったIII型鈍的腎外傷後の尿嚢腫の3例. 泌紀 2014；60：615-620.
2) Santucci RA, Wessells H, Bartsch G, et al：Evaluation and management of renal injuries：consensus statement of the renal trauma subcommittee. BJU Int 2004；93：937-954.
3) Titton RL, Gervais DA, Hahn PF, et al：Urine leaks and urinomas：diagnosis and imaging-guided intervention. RadioGraphics 2003；23：1133-1147.

14章

リンパ節

症例 14-1

レベル1

50歳台男性．血尿にて近医受診，左腎腫瘍を超音波検査で指摘され，精査目的で当院を受診．精査にて左腎細胞癌と診断された．血液尿所見は軽度貧血と尿潜血反応陽性であった．ほかに検査にて特記すべき異常は認めず．

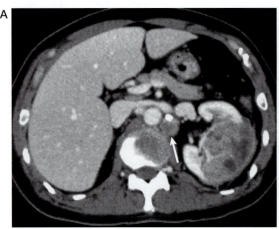 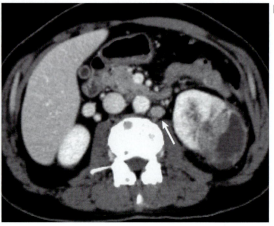

図1　A, B：造影CT

CT所見　左腎癌の造影CTの横断像で，腎門部リンパ節（図1A）と腹部傍大動脈リンパ節（図1B）が腫大し（→），リンパ節転移である．

診断　左腎細胞癌（cT3N2）

問題
Q1. 腎癌のN分類で，NX，N0，N1，N2とは何か？
Q2. 腎癌の所属リンパ節とは何か？

解答
A1. NX：所属リンパ節転移の評価が不可能か未評価，N0：所属リンパ節転移なし，N1：1個の所属リンパ節転移，N2：2個以上の所属リンパ節転移．患側か対側かは，N分類には影響しない．遠隔リンパ節転移はM1に含める．
A2. 腎癌の所属リンパ節は，腎門部リンパ節，腹部傍大静脈リンパ節，腹部大動静脈間リンパ節，および腹部傍大動脈リンパ節である（図2参照）．

図2 泌尿生殖器のリンパ節
〔日本癌治療学会・編：日本癌治療学会リンパ節規約，金原出版，2002：33より許可を得て転載〕

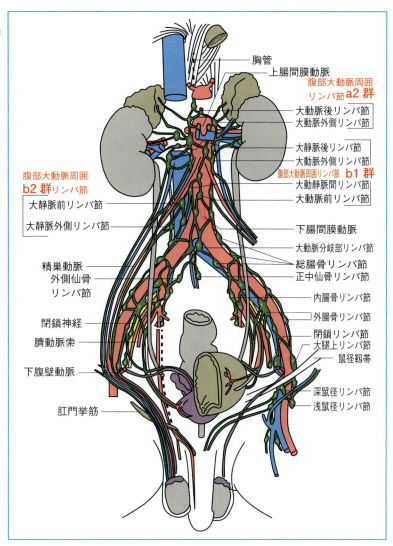

画像所見のポイント：腎細胞癌のリンパ流について

- 腎細胞癌のリンパ節転移は，頭側には大動脈周囲リンパ節に向かい，右尾側には右腎門部リンパ節から傍下大静脈リンパ節に向かう．左尾側には左腎門部リンパ節から傍大動脈リンパ節に向かう．

文献

1) Brierley JD, Gospodarowicz MK, Wittekind Ch・著，UICC日本委員会TNM委員会・訳：TNM悪性腫瘍の分類 第7版 日本語版．金原出版，2010．
2) Sobin LH, Gospodarowicz MK, Wittekind Ch：TNM classification of malignant tumors. 7 ed, Wiley-Blackwell, 2009.

症例 14-2

レベル1

60歳台男性．血尿にて近医受診，右腎腫瘍を超音波検査で指摘され，精査目的で当院を受診．精査にて右腎盂癌と診断された．血液尿所見は尿潜血反応陽性であった．ほかに検査にて特記すべき異常は認めず．

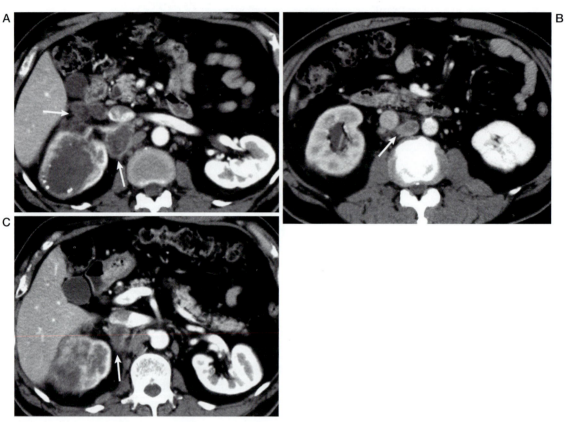

図1　A〜C：造影CT（A, C：皮髄相，B：腎実質相）

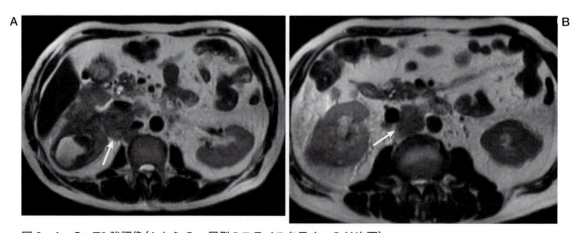

図2　A〜C：T2強調像（AからCへ尾側のスライスを示す．Cは次頁）

C　　　　　　　　　　　　　図2（続き）

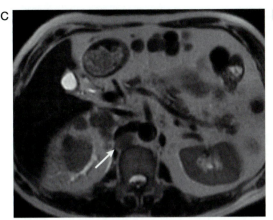

CT所見　造影CTで右腎盂癌から腎実質に浸潤する腫瘍を認め，腎門部リンパ節（図1A），腹部大動静脈間リンパ節（図1B），大静脈後リンパ節（図1C）が腫大し（→），リンパ節転移が疑われる．

MRI所見　CTと同様に，T2強調像でも腎門部リンパ節（図2A），腹部大動静脈間リンパ節（図2B），大静脈後リンパ節（図2C）が腫大し（→），リンパ節転移があると考えられる．

診　断　右腎盂癌（cT3N2）

問　題
Q1. 腎盂尿管癌のN分類で，NX，N0，N1，N2，N3とは何か？
Q2. 腎盂尿管癌の所属リンパ節とは何か？

解　答
A1. NX：所属リンパ節転移の評価が不可能か未評価．N0：所属リンパ節転移なし，N1：最大径が2 cm以下の1個の所属リンパ節転移．N2：最大径が2 cmを超えるが，5 cm以下の1個のリンパ節転移，または最大径が5 cm以下の多発性所属リンパ節転移．N3：最大径が5 cmを超える所属リンパ節転移．
A2. 腎盂癌の所属リンパ節は，腎門部リンパ節と腹部大動脈周囲リンパ節（大静脈外側，大静脈前，大静脈後，大動静脈間，大動脈前，大動脈後，大動脈外側のリンパ節）である（症例14-1図2，p.427参照）．

画像所見のポイント：リンパ節転移の診断

- 確実に陽性と診断できる所見としては，ring enhancementやheterogeneous enhancementがある．
- 確実に陰性と診断できる所見としては，リンパ門内の脂肪の存在がある．

文　献
1) 日本癌治療学会・編：日本癌治療学会リンパ節規約．金原出版，2002．
2) Brierley JD, Gospodawicz MK, Wittekind Ch・著，UICC日本委員会TNM委員会・訳：TNM悪性腫瘍の分類 第7版 日本語版．金原出版，2010．

症例 14-3

レベル 3

60歳台男性. 血尿にて近医受診, 尿細胞診で class V を指摘され, 精査目的で当院を受診. 精査にて右尿管癌と診断された. 血液尿所見は尿潜血反応陽性であった. ほかに検査にて特記すべき異常は認めず.

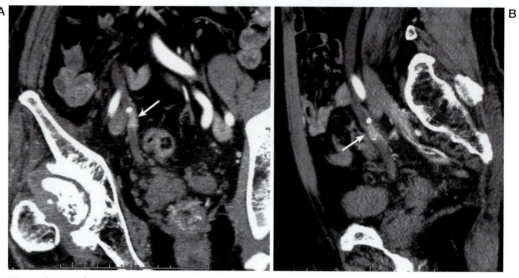

図1 造影 CT（術前）　A：冠状断像，B：矢状断像

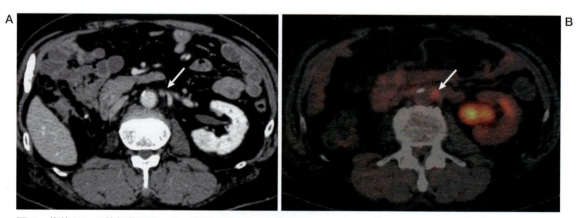

図2 術後リンパ節転移再発　A：造影 CT，B：PET/CT

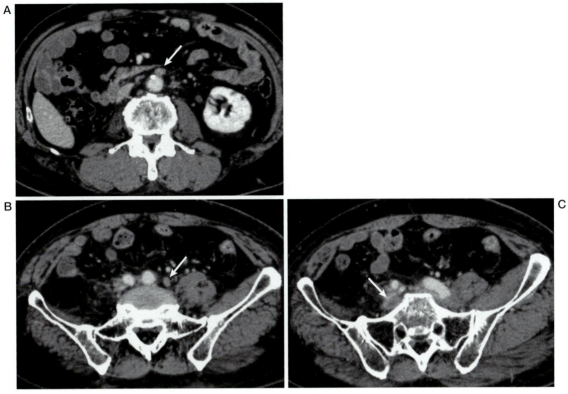

図3 A〜C：術後造影CT(AからCへ尾側のスライスを示す)

CT所見（術前） 造影CTで右尿管内に造影される腫瘍を認め，尿管癌である（図1，→）．

PET/CT所見（術後） 大動脈外側リンパ節（図2A, B）が腫大し，PET/CT（図2B）でFDGの集積亢進を認め（→），リンパ節転移である．

CT所見（術後） b1群 大動脈前リンパ節（図3A），b1群 大動脈外側リンパ節（図3B），右内腸骨リンパ節（図3C）が腫大し（→），リンパ節転移である．

診断 右尿管癌術後，リンパ節転移再発

問題 Q1. 腎盂尿管癌で腹部大動脈周囲リンパ節の頭尾方向の区分で，a1群，a2群，b1群，b2群のそれぞれの範囲を述べよ．

解答 A1. 腹部大動脈周囲リンパ節は，癌治療学会リンパ節規約では，以下のように頭側より尾側に向かって4群（a1, a2, b1, b2）に分類される[1]．

a1群：大動脈裂孔内（横隔膜の内側脚を取り巻く約4〜5 cm幅）のリンパ節．横隔膜側の中央弓状靱帯を切開して出てくるものはa1とする．

a2群：腹腔動脈根部周辺から左腎静脈下縁の高さのリンパ節．ただし，腹腔動脈根部の高さに接するもの，および左腎静脈下縁の高さに接するものはa2とする．

b1群：左腎静脈下縁から下腸間膜動脈根部までのリンパ節．

b2群：下腸間膜動脈根部から大動脈分岐部の高さまでのリンパ節．ただし，下腸間膜動脈根部の高さに接するものはb_2とする（**図4参照**）．

前立腺癌では，腹部大動脈傍リンパ節の区分はなく，腎癌では，さらに細かく分類される（表参照）．

画像所見のポイント：尿管癌のリンパ流

- 尿管の骨盤上部では深鼠径リンパ節から外腸骨リンパ節に流出する．
- 骨盤下部では仙骨リンパ節から内腸骨リンパ節に流出する（症例14-4，表 骨盤と会陰の構造のリンパ路，p.435参照）．

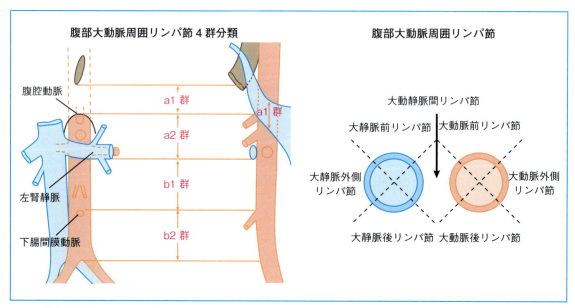

図4　腹部大動脈周囲リンパ節
（文献3）より許可を得て転載）

14章　リンパ節

表　規約ごとのリンパ節名称

リンパ節規約	子宮頸癌子宮体癌	卵巣腫瘍	腎癌			腎盂・尿管・膀胱癌	前立腺癌	大腸癌	精巣腫瘍	胃癌	胆道癌・膵癌
腹部大動脈周囲リンパ節・腎リンパ節	傍大動脈リンパ節	腹部大動脈周囲リンパ節（腰リンパ節，傍大動脈リンパ節）(326)	左腎門部リンパ節 右腎門部リンパ節 傍大動脈リンパ節 大動静脈間リンパ節 傍下大静脈リンパ節			腹部大動脈周囲リンパ節	大動脈傍リンパ節(325)	大動脈周囲リンパ節(216)	腹部大動脈周囲リンパ節		大動脈周囲リンパ節(16)
頭尾方向区分	―	―	下大静脈の右側：V	下大静脈と大動脈の間：I	大動脈の左側：A	―				―	―
a1群	―	大動脈裂孔部リンパ節	V16a1	I16a1	A16a1	a1群				腹部大動脈周囲a1(16a1)	大動脈周囲a1(16a1)
a2群	―	a2 腹部動脈から左腎静脈下縁のリンパ節	右腎門部リンパ節(V16a2)	右腎門部リンパ節(I16a2)	左腎門部リンパ節(A16a2)	a2群	―	―	下図を参照	腹部大動脈周囲a2(16a2)	大動脈周囲a2(16a2)
b1群	b1群（高位傍大動脈リンパ節）	b1 左腎静脈下縁から下腸間膜動脈根部のリンパ節	右腎門部リンパ節(V16b1)	大動静脈間リンパ節(I16b1)	左腎門部リンパ節(A16b1)	b1群				腹部大動脈周囲b1(16b1)	大動脈周囲b1(16b1)
b2群	b2群（低位傍大動脈リンパ節）	b2 下腸間膜動脈根部から分岐部までのリンパ節	傍下大静脈リンパ節(V16b2)	大動静脈間リンパ節(I16b2)	傍大動脈リンパ節(A16b2)	b2群				腹部大動脈周囲b2(16b2)	大動脈周囲b2(16b2)
側方向区分	区分あり	区分あり	上記			区分あり	―	―	下図を参照	―	区分あり
	abdominal para-aortic nodes	para-aortic nodes	lumbar lymph nodes	―	―	―	―	―	―	―	―

図中の番号は，日本癌治療学会のリンパ節番号を示す．（文献3）より改変）

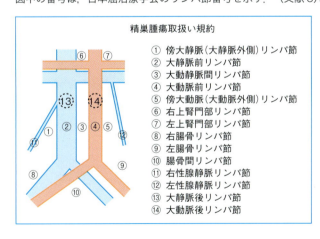

精巣腫瘍取扱い規約
① 傍大静脈（大静脈外側）リンパ節
② 大静脈前リンパ節
③ 大動静脈間リンパ節
④ 大動脈前リンパ節
⑤ 傍大動脈（大動脈外側）リンパ節
⑥ 右上腎門部リンパ節
⑦ 左上腎門部リンパ節
⑧ 右腸骨リンパ節
⑨ 左腸骨リンパ節
⑩ 腸骨間リンパ節
⑪ 右性腺静脈リンパ節
⑫ 左性腺静脈リンパ節
⑬ 大静脈後リンパ節
⑭ 大動脈後リンパ節

文献

1) 日本癌治療学会・編：日本癌治療学会リンパ節規約．金原出版，2002．
2) Brierley JD, Gospodawicz MK, Wittekind Ch・編，UICC日本委員会TNM委員会・訳：TNM悪性腫瘍の分類 第7版 日本語版．金原出版，2010．
3) 汲田伸一郎・監修，町田　朝，石原圭一，石原真木子・編集：画像診断のためのリンパ節カラーアトラス．金原出版，2015：51-52．

症例 14-4

レベル 2

60 歳台男性．排尿困難にて近医受診．PSA 高値を指摘され，精査目的で当院を受診．精査にて前立腺癌と診断された．血液尿所見は軽度貧血を認めた．ほかに検査にて特記すべき異常は認めず．

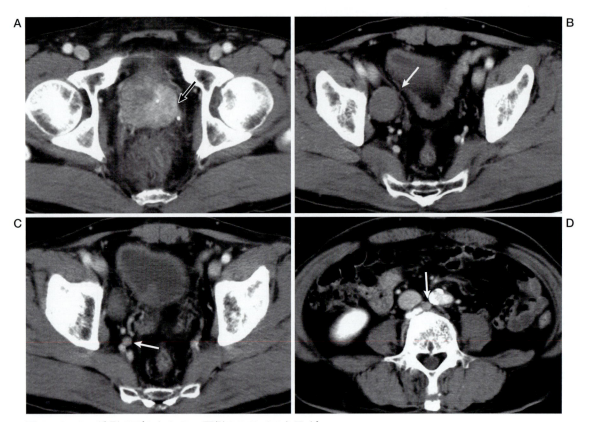

図1　A～D：造影 CT（A から D へ頭側のスライスを示す）

CT 所見　造影 CT で前立腺左葉に造影される腫瘍を認め（図1A），前立腺癌である．右閉鎖リンパ節（図1B），右内腸骨リンパ節（図1C），b1 群大動静脈間リンパ節（図1D）が腫大し（→），リンパ節転移である．

診　断　前立腺癌（cT3N2）

問 題　Q1. 前立腺癌の N 分類で，NX, N0, N1 とは何か？
　　　　　Q2. 前立腺癌の所属リンパ節とは何か？

解 答　A1. NX：所属リンパ節転移の評価が不可能か未評価．N0：所属リンパ節転移なし．N1：所属リンパ節転移あり．
　　　　　A2. 前立腺癌の所属リンパ節は，総腸骨動脈分岐部以下の小骨盤リンパ節である．同側か対側かは N カテゴリーに影響しない．

表 骨盤と会陰の構造のリンパ路

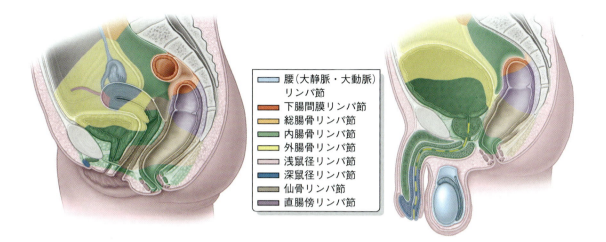

凡例:
- 腰（大静脈・大動脈）リンパ節
- 下腸間膜リンパ節
- 総腸骨リンパ節
- 内腸骨リンパ節
- 外腸骨リンパ節
- 浅鼠径リンパ節
- 深鼠径リンパ節
- 仙骨リンパ節
- 直腸傍リンパ節

リンパ節群		リンパ節群に典型的に流出する構造	
腰リンパ節	女性：卵巣動静脈に沿う	生殖腺と付属器，総腸骨リンパ節	女性：卵巣，卵管（峡部と子宮内部は除く），子宮底
	男性：精巣動静脈に沿う		男性：尿道，精巣，精巣上体
下腸間膜リンパ節		直腸上部，S状結腸，下行結腸，直腸傍リンパ節	
総腸骨リンパ節		外および内腸骨リンパ節	
内腸骨リンパ節		骨盤下部の構造，会陰深部の構造，仙骨リンパ節	女性：膀胱底，尿管の骨盤下部，肛門管（櫛状線の上），直腸下部，腟中部と腟上部，子宮頸，子宮体
			男性：尿道前立腺部，前立腺，膀胱底，尿管の骨盤下部，精嚢下部，海綿体，肛門管（櫛状線の上），直腸下部
外腸骨リンパ節		前上部の骨盤構造，深鼠径リンパ節	女性：膀胱上部，尿管の骨盤上部，腟上部，子宮頸，子宮体下部
			男性：膀胱上部，尿管の骨盤上部，精嚢上部，精管骨盤部，尿道隔膜部と尿道海綿体部（二次的）
浅鼠径リンパ節		下肢：臍下方の前腹壁，および殿部と会陰表層の構造を含む体幹の下外側の1/4の表面のリンパ流	女性：子宮上外側部（子宮円索の付着部近く），外陰部を含む会陰の皮膚，腟口（処女膜の下），陰核包皮，肛門周囲の皮膚，櫛状線より下の肛門管
			男性：陰茎包皮と皮膚を含む会陰の皮膚，陰嚢，肛門周囲の皮膚，櫛状線より下の肛門管
深鼠径リンパ節		陰核亀頭と陰茎亀頭，浅鼠径リンパ節	女性：陰核亀頭
			男性：陰茎亀頭，遠位尿道海綿体部
仙骨リンパ節		骨盤後下部の構造：直腸下部，腟下部	
直腸傍リンパ節		直腸上部	

（文献6）より許可を得て転載）

画像所見のポイント：前立腺癌のリンパ節転移

- Hovels らによるメタアナリシスによると，CT と MRI による前立腺癌のリンパ節の診断能は，CT が感度(42%)，特異度(82%)，MRI が感度(39%)，特異度(82%)といずれも低いとされている[1]．
- FDG-PET では，感度(75%)，特異度(100%)，正診率(83%)との報告がある．別の報告では，CT でのリンパ節転移の診断能は，感度(65%)，特異度(76%)，正診率(70%)，^{68}Ga-PSMA-PET (**Note**) では，感度(84%)，特異度(82%)，正診率(83%)との報告があり，CT よりも PET の診断能が優れているとされている[3,4]．
- 前立腺癌のリンパ節転移は，仙骨リンパ節から内腸骨リンパ節に向かう(前頁の**表**参照)．

Note ^{68}Ga-PSMA/PET

PSMA とは prostate-specific membrane antigen の略である．^{68}Ga-PSMA/PET による 前立腺癌のリンパ節転移診断(感度 53.3%，特異度 85.7%，正診率 76%)は，CT や MRI によるリンパ節転移診断(感度 25%，特異度 76.3%，正診率 72.1%)に比し有意に良好であると報告されている[5]．

文 献

1) Brierley JD, Gospodawicz MK, Wittekind Ch・編，UICC 日本委員会 TNM 委員会・訳：TNM アトラス第 6 版 日本語版．金原出版，2015．
2) Hovels AM, Heesakkers RA, Adang EM, et al：The diagnostic accuracy of CT and MRI in the staging of pelvic lymph nodes in patients with prostate cancer：a meta-analysis. Clin Radiol 2008；63：387-395.
3) Chang CH, Wu HC, Tsai JJ, et al：Detecting metastatic pelvic lymph nodes by ^{18}F-2-deoxyglucose positron emission tomography in patients with prostate-specific antigen relapse after treatment for localized prostate cancer. Urol Int 2003；70：311-315.
4) Herlemann A, Wenter V, Kretschmer A, et al：^{68}Ga-PSMA positron emission tomography/computed tomography provides accurate staging of lymph node regions prior to lymph node dissection in patients with prostate cancer. Eur Urol 2016；70：553-557.
5) Öbek C, Doğanca T, Demirci E, et al：The accuracy of ^{68}Ga-PSMA PET/CT in primary lymph node staging in high-risk prostate cancer. Eur J Nucl Med Mol Imaging 2017；44：1806-1812.
6) Moore KL, Dallry AF, Agur AMR・著，佐藤達夫，坂井建雄・監訳：臨床のための解剖学 第 2 版．メディカル・サイエンス・インターナショナル，2016：389.

症例 14-5
レベル 2

60歳台男性．血尿にて近医受診，膀胱腫瘍を超音波検査で指摘され，精査目的で当院を受診．精査にて膀胱癌と診断された．血液尿所見は軽度貧血と尿潜血反応陽性であった．ほかに検査にて特記すべき異常は認めず．

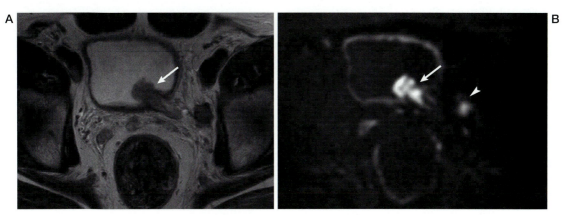

図1　MRI　A：T2強調像，B：拡散強調画像

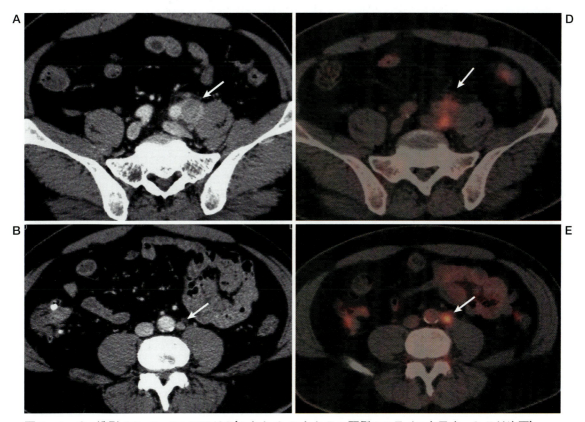

図2　A〜C：造影CT，D〜F：PET/CT（AからC, DからFへ頭側のスライスを示す．C, Fは次頁）

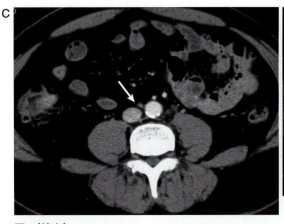
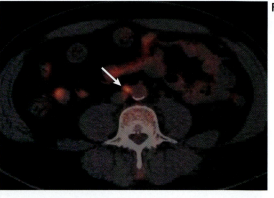

図2(続き)

MRI所見	T2強調像(図1A)で膀胱左背側壁に腫瘍を認め(→)，拡散強調画像(図1B)で，異常高信号を呈し(→)，浸潤性膀胱癌と考えられる．水尿管症も認められる(▶)．
CT所見	造影CTで，左総腸骨リンパ節(図2A)，b2群大動脈外側リンパ節(図2B)，b2群腹部大動静脈間リンパ節(図2C)が腫大している(→)．
PET/CT所見	PET/CT(図2D〜F)で同部にFDGの異常集積がみられ(→)，リンパ節転移である．

診断 膀胱癌(cT3N1)

問題
Q1. 膀胱癌のN分類で，NX，N0，N1，N2，N3とは何か？
Q2. 膀胱癌の所属リンパ節とは何か？
Q3. 膀胱癌のセンチネルリンパ節は何か？

解答
A1. NX：所属リンパ節転移の評価が不可能か未評価，N0：所属リンパ節転移なし，N1：小骨盤内の1個のリンパ節(下腹，閉鎖リンパ節，外腸骨および前仙骨リンパ節)への転移．N2：小骨盤内の多発性リンパ節(下腹，閉鎖リンパ節，外腸骨および前仙骨リンパ節)転移．N3：総腸骨リンパ節転移．
A2. 膀胱癌の所属リンパ節は，下腹(内腸骨)，閉鎖，外腸骨，傍膀胱，仙骨(外側，仙骨峰角)，前仙骨リンパ節が一次所属リンパ節で，総腸骨リンパ節が二次所属リンパ節である(症例14-1 図2，p.427参照)．
A3. 内腸骨リンパ節(膀胱下部)，外腸骨リンパ節(膀胱上部)(症例14-1 図2，p.427参照)．

画像所見のポイント：膀胱癌のリンパ節転移

- CT で有意な腫大のないリンパ節でも FDG-PET で高集積を認める場合は，リンパ節転移陽性の可能性が高いと考えられる．
- CT 単独での膀胱癌のリンパ節転移の診断能と，FDG-PET/CT との診断能のメタアナリシスによる比較では，感度は FDG-PET/CT でやや高く，特異度は両者に差はないと報告されている．FDG-PET/CT の感度は 56%，特異度は 98%である[3]．
- FDG-PET/CT による膀胱癌のリンパ節転移の診断能は，最近のメタアナリシスによると，感度 57%，特異度 92%と報告されている[4]．
- 膀胱癌のリンパ節転移は，膀胱底部では仙骨リンパ節から内腸骨リンパ節に向かい，膀胱上部では，深鼠径リンパ節から外腸骨リンパ節に向かう．

▶Note　閉鎖リンパ節の画像解剖

閉鎖リンパ節とは外腸骨血管の背側で，閉鎖孔（閉鎖管内口部）および閉鎖動静脈・神経の周囲にあるリンパ節のこと．

文　献

1）日本癌治療学会・編：日本癌治療学会リンパ節規約．金原出版，2002．
2）Brierley JD, Gospodawicz MK, Wittekind Ch・編，UICC 日本委員会 TNM 委員会・訳：TNM 悪性腫瘍の分類 第 7 版 日本語版．金原出版，2010．
3）Soubra A, Hayward, D, Dahm, P, et al：The diagnostic accuracy of ^{18}F-fluorodeoxyglucose positron emission tomography and computed tomography in staging bladder cancer：a single-institution study and a systematic review with meta-analysis. World J Urol 2016；34：1229-1237.
4）Ha HK, Koo PJ, Kim SJ, et al：Diagnostic accuracy of F-18 FDG PET/CT for preoperative lymph node staging in newly diagnosed bladder cancer patients：a systematic review and meta-analysis. Oncology 2018；95：31-38.

15章

IVR

症例 15-1　レベル1

70歳台男性．血管形成術施行例．C型肝炎に対する定期的な腹部超音波検査にて左腎動脈起始部の高度狭窄を認め，左腎梗塞が疑われた．

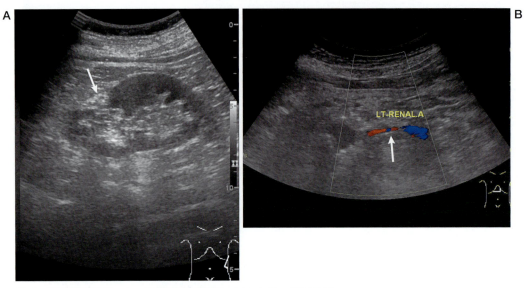

図1　腹部超音波像　A：左側腹部縦断像，B：カラードプラ像

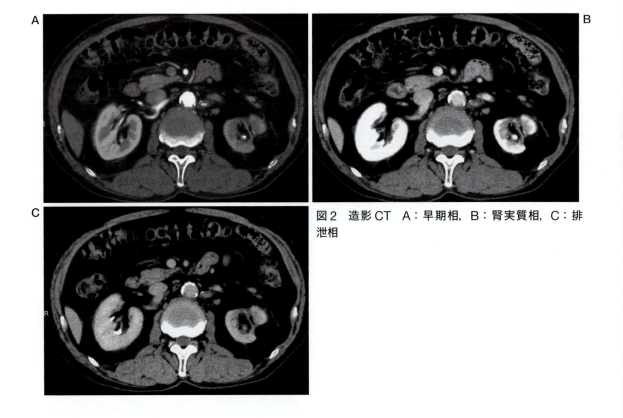

図2　造影CT　A：早期相，B：腎実質相，C：排泄相

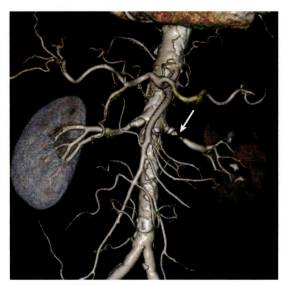

図3　3D-CT（volume rendering：VR法）

超音波所見　左腎の上極から中極の皮質にくさび状の欠損あり（図1A，→），サイズは9.2cmと著明な萎縮は認めず，皮髄の境界も明瞭である．また，左腎実質の血流は高度に低下し，左腎動脈起始部の高度狭窄を伴っている（図1B，→）．

CT・CTA所見　左腎は萎縮があり，造影効果も右腎に比し，低下している（図2）．左側腎動脈に狭窄が認められる（図3，→）．

診断　左側腎動脈狭窄：粥状動脈硬化症

経過　左腎動脈造影にて99％狭窄を認め，経皮的腎動脈形成術（percutaneous transluminal renal angioplasty：PTRA）を施行（図4）．Brite tip® 6Fr RDC 1 55cm を engage し，Chevalier Universal を cross し，IVUS（intravascular ultrasound，血管内超音波）にて確認したところ，fibrous plaque による狭窄であった．末梢径は5〜6mmであり，guard wire にて末梢を protect 下にて Aviator Puls；4.0×15mm にて pre-dilatation を行い，PALMAZ Genesis；142cm 5.0×18mm を deploy した．なお，血栓吸引では明らかなものは吸引されず，IVUS にて 4.0mm 以上の内腔は確保されており，解離（dissection）などないことを確認し，手技を終了した．

問題　Q1．腎動脈狭窄症をきたす代表疾患を3つあげよ．

解答　A1．粥状動脈硬化症，線維筋性異形成，大動脈炎症候群．

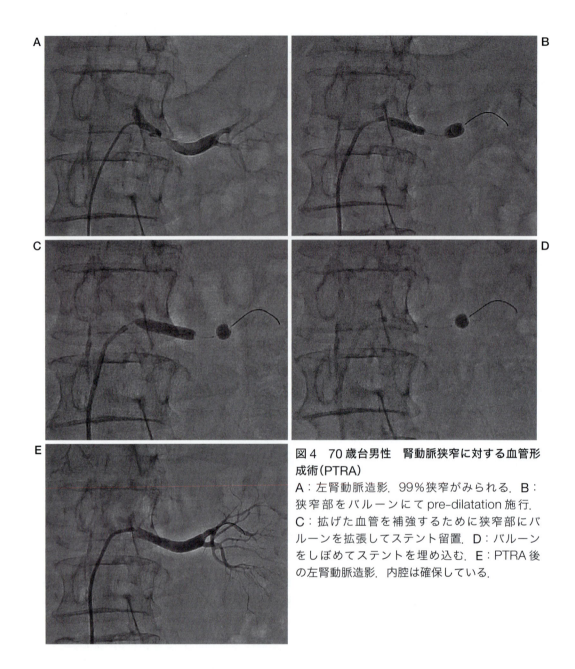

図4 70歳台男性 腎動脈狭窄に対する血管形成術(PTRA)
A：左腎動脈造影．99％狭窄がみられる．B：狭窄部をバルーンにてpre-dilatation施行．C：拡げた血管を補強するために狭窄部にバルーンを拡張してステント留置．D：バルーンをしぼめてステントを埋め込む．E：PTRA後の左腎動脈造影．内腔は確保している．

腎動脈狭窄に対する血管形成術(PTRA)

　腎動脈狭窄症をきたす代表的疾患は，粥状動脈硬化症と線維筋性異形成(fibromuscular dysplasia：FMD)，大動脈炎症候群があげられる．家族歴がない若年発症の高血圧ではFMDを疑う．狭窄が中間部・末梢部位ではFMDが疑われ，血管造影では特徴的な連珠様狭窄像(string of beads sign)を呈することが知られており，バルーンによる血管形成に対して反応は良好である．狭窄が入口部にみられるときは粥状動脈硬化症が多く，腎動脈狭窄の90％を占め，病変部位の血管の弾性収縮が強く，石灰化を伴うことが少なくないため，バルーンによる拡張だけでなくステントの留置が必要となることが多い．また，狭窄が両側に起こることが多いのは高安動脈炎で，狭窄が強固で拡張が不十分になることが

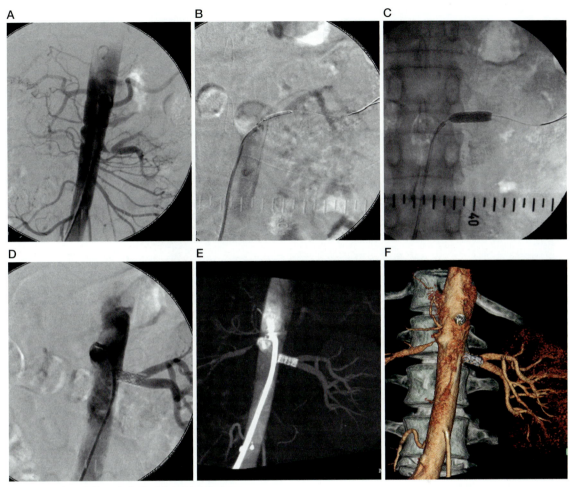

図5 40歳台男性 高安動脈炎に対するPTRA
A：大動脈造影（PTRA前），B〜D：左腎動脈狭窄に対するPTRA，E：大動脈造影（PTRA後），F：3D-CT（VR像，PTRA後）

あるが，拡張成功例での臨床的な症状改善率は良好である（図5）．

腎動脈狭窄に対するPTRAの臨床的適応は，一定の条件を満たす高血圧症，腎動脈狭窄に伴う左室不全や不安定狭心症などが該当する．しかし，高血圧患者にしばしば認められる腎動脈狭窄においてPTRAの反応も症例により異なり，治療戦略は明確でない．

文　献

1) Rundback JH, Sacks D, Kent KC, et al：Guidelines for the reporting of renal artery revascularization in clinical trials. J Vasc Interv Radiol 2003；14：S477-492.
2) van de Ven PJ, Kaatee R, Beutler JJ, et al：Arterial stenting and balloon angioplasty in ostial atherosclerotic renovascular disease：a randomized trial. Lancet 1999；353：282-286.
3) 田中良一：日本IVR学会総会「技術教育セミナー」：1. 腎動脈狭窄の診断とインターベンション．IVR：Interventional Radiology 2007；22：56-60.
4) 橋本　統：日本IVR学会総会「技術教育セミナー」：1. PTRA. IVR：Interventional Radiology 2008；23：60-64.

症例 15-2
レベル1

40歳台男性．血管塞栓術施行例．右側腹部痛を認め，他院で整腸薬や鎮痛薬にて様子を見ていたが，症状が改善しないため，CT検査を施行したところ，右側腎腫大，周囲脂肪組織濃度上昇，腎洞部に高吸収腫瘤を認め，大学病院へ紹介搬送された．

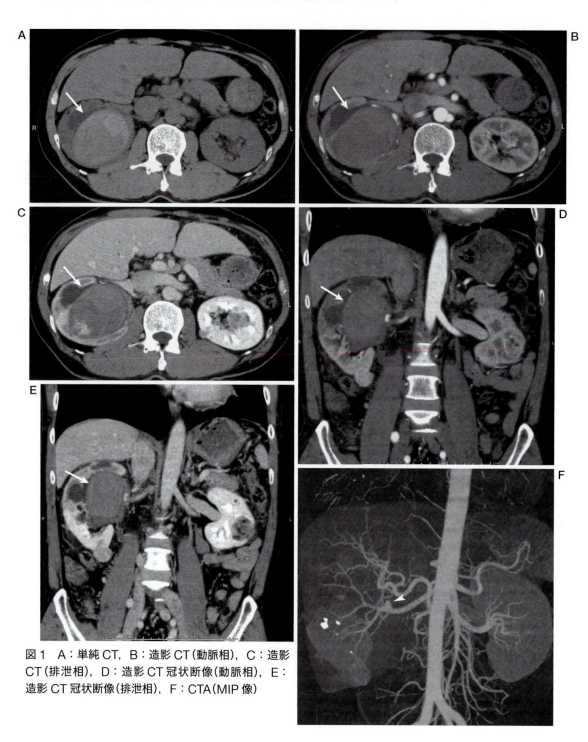

図1　A：単純CT，B：造影CT（動脈相），C：造影CT（排泄相），D：造影CT冠状断像（動脈相），E：造影CT冠状断像（排泄相），F：CTA（MIP像）

CT・CTA所見 左右腎臓に内部に多数の脂肪濃度を呈する腫瘤影を認める（図1A〜E）．右腎門部には径74 mm大の高吸収腫瘤を認め（→），腎皮質相から腎実質相にて内部に血管外漏出像を認めた（非提示）．CTA（図1F）では，右腎動脈近位側に瘤状拡張部を認める（▶）．

診 断 両側腎血管筋脂肪腫（AML）：右側AMLの微小動脈瘤の破裂後，血腫形成

経 過 右側腎動脈造影にて弓状動脈部には多数の濃染する腫瘤影，また葉間動脈に1か所 extravasationを認めた．その後，マイクロカテーテルを同部の遠位にまで進め，isolation法にて Target Helical Ultra 4 mm×15 cm を1本にて留置，塞栓し，血管外漏出像は消失した（図2）．

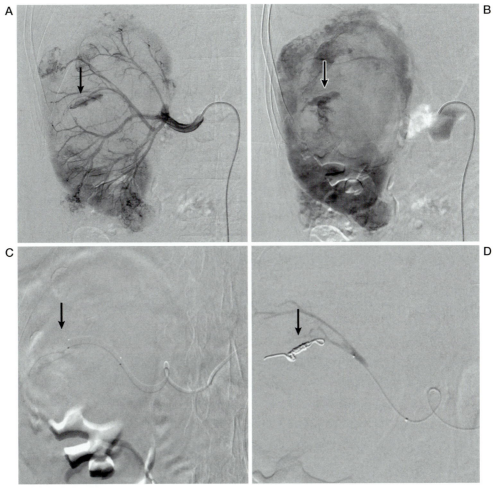

図2 40歳台男性 腎血管筋脂肪腫に対する腎動脈塞栓術
右側腎動脈造影 弓状動脈部には多数の濃染する腫瘤影がみられ，また葉間動脈に1か所 extravasationを認めた（A, B, →）．その後，マイクロカテーテルを同部の遠位にまで進め（C, →），isolation法にて Target Helical Ultra 4 mm×15 cm を1本にて留置，塞栓し，血管外漏出像は消失した（(D, →)．

問 題 **Q1.** 結節性硬化症に腎血管筋脂肪腫が合併する頻度はどれくらいか？

解 答 **A1.** 約50%．両側性が多い．

腎疾患に対する腎動脈塞栓術（TAE）

　経カテーテル動脈塞栓術（transcatheter arterial embolization：TAE）は腎疾患に対して多岐にわたり適用され，特に腎出血では，腎の保存が可能なTAEの臨床的な重要性は高い．

1）腎血管筋脂肪腫 angiomyolipoma：AML

　本来，良性腫瘍であるが，時に腫瘍内の微小動脈瘤が突然破裂して大量の出血を起こすことがあり，TAEの対象となることがある（図2）．腫瘍の完全塞栓は必要でなく，特に両側腎の多発性AMLを高率に伴う結節性硬化症の症例においては，出血部に限局した選択的な腎動脈のTAEが求められる．また，腫瘍型が4cm以上のときには破裂のリスクが高くなるといわれており，予防的TAEを施行することが推奨されている．

2）腎外傷

　挫傷や裂傷にて腎周囲血腫が形成され，強固なGerota筋膜によって囲まれているため，血腫のタンポナーゼ効果で安静にて止血が得られることが多い．しかし，血腫の増大傾向のあるときにはTAEを考慮すべきである（図3）．また，腎動脈本幹に断裂，途絶がある症例は基本的には腎摘出術が必要となるが，手術までの間にTAEを併用し，バイタルを改善させ，緊急手術から待期的手術に変更することも多い．

3）腎動静脈奇形 arteriovenous malformation：AVM

　腎内に拡張，蛇行した小血管群 nidus（ナイダス）がみられる cirsoid type と，動脈の拡張と瘻を直接介した還流静脈の瘤状拡張が著明な aneurysmal type に分類される．cirsoid typeが頻度が高く，治療は nidus に対して無水エタノールやNBCA（n-butyl 2-cyanoacrylate）を用いた選択的塞栓術が施行される（図4）．

4）腎動脈瘤 aneurysm of renal artery

　最近は無症状のまま発見されることが多くなったが，原因は動脈硬化によるものが多く，80%が囊状動脈瘤の形態をとり，腎動脈の主幹部や第一分岐部に好発する．長径が20mm以上あれば，破裂の予防としてのTAEが考慮される（図5）．治療は腎臓を温存するために，瘤内を金属コイルにて packing 法での塞栓が適応される．

5）多発性腎囊胞

　腫大した多発性囊胞腎に対して，腹部圧迫症状を軽減させるために，巨大化した多発性囊胞腎に対する縮小術として選択的腎動脈塞栓術で，囊胞の栄養血管を金属コイルで塞栓して兵糧攻めにする治療である（図6）．

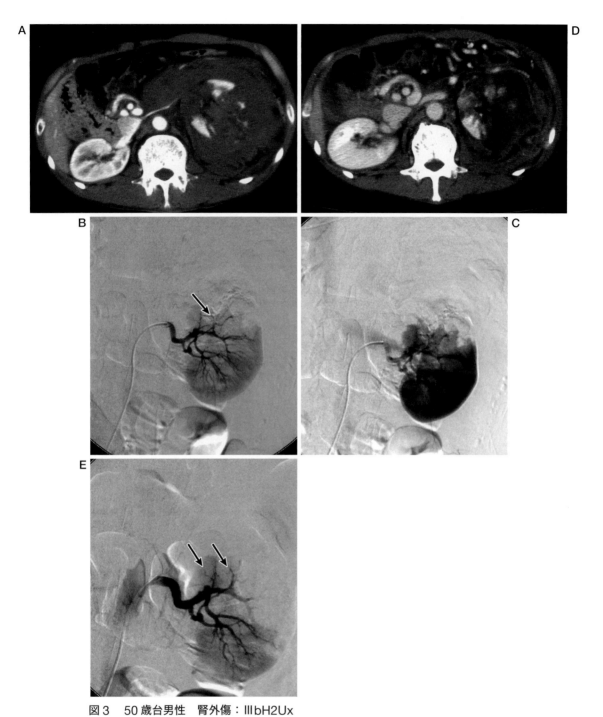

図3　50歳台男性　腎外傷：ⅢbH2Ux
A〜C：TAE前，D, E：TAE後　A, D：造影CT，B, C, E：左側腎動脈造影　上極動脈を区域動脈レベルから選択的にスポンゼルにて塞栓した（B, E，→）．

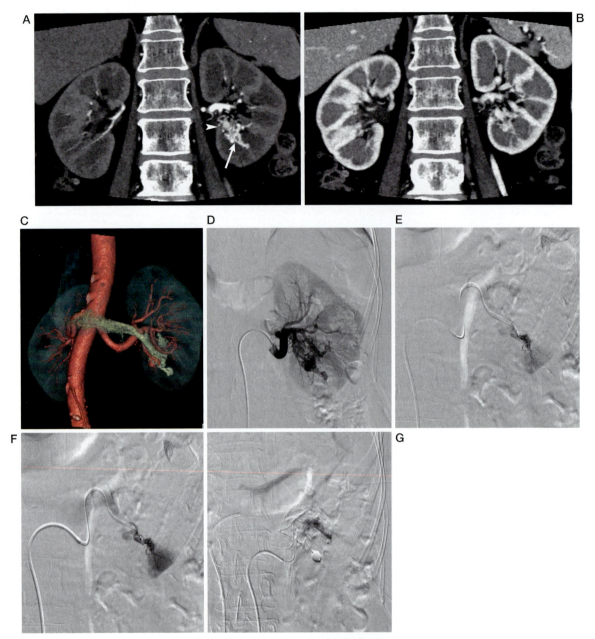

図4 60歳台女性 腎動静脈奇形(AVM):cirsoid type:腎盂粘膜下AVM(peripelvic vascular malformation) A, B:造影CT冠状断像(皮質相),C:3D-CT(VR像),D〜G:エタノール塞栓術 造影CT皮質相(A, B)で拡張したfeeding artery(→),ツタ状血管腫瘤(nidus),および早期に拡張した流出静脈(動静脈短絡)が描出されており(▶),cirsoid type(ツタ状)の動静脈奇形である.エタノール塞栓術(D〜G)は,マイクロバルーンカテーテル閉塞下にAVMに選択的にマイクロカテーテルを進め,venous pouchまでエタノール0.375 mL+リピオドール:0.125 mLの混合液にて塞栓した.

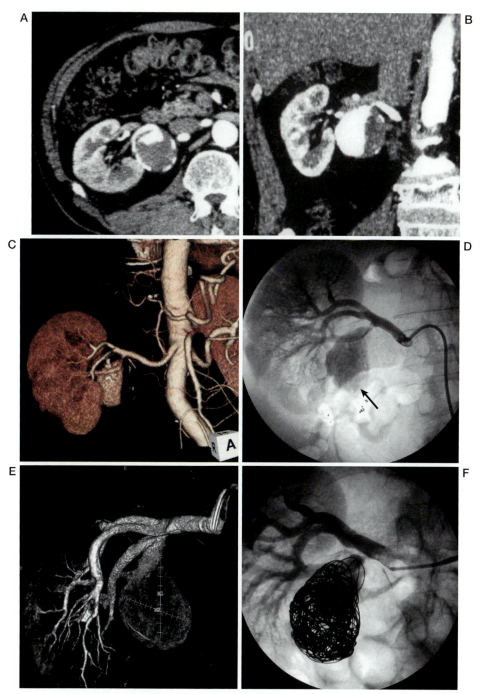

図5 60歳台男性 腎動脈瘤 A：造影CT，B：造影CT冠状断像，C：3D-CT(VR像)，D：右腎動脈造影(塞栓術前)，E：VA像，F：右腎動脈造影(塞栓術後) 右腎動脈造影(D)にて右側腎門部に62×58 mm大の動脈瘤に確認し(→)，framing → filling → finishing の順に packing 法にて合計46本のプラチナコイルにて塞栓した(F)．

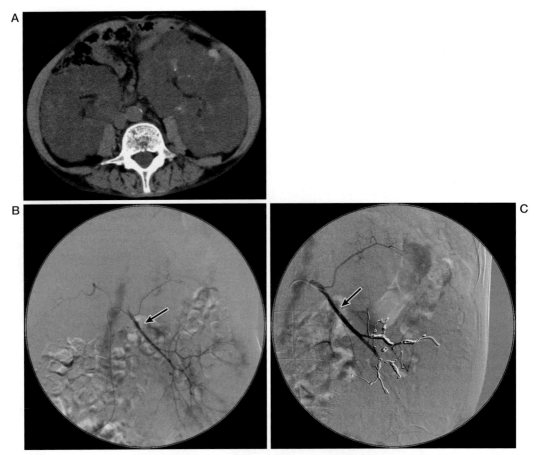

図6 60歳台男性 多発性腎囊胞 A：単純CT, B,C：左腎動脈造影（B：塞栓術前, C：塞栓術後） 患者は両側多囊胞腎・慢性腎不全で, 単純CT（A）にて両側腎臓が腫大し, 消化器症状が著明になったため, 囊胞腎の栄養血管の左側腎動脈のコイルによる塞栓術を施行した. 左側腎動脈造影（B, C）にて左側腎動脈は細くストレッチングしており（→）, 左側腎動脈の分枝にマイクロカテーテルを留置し, IDC：2mm×1本, 3mm×1本, 4mm×1本, プラチナコイル：3mm×14本, 4mm×10本を使用して塞栓した. 術後, 腎動脈の本幹と被膜動脈だけ残し, 分枝は良好な塞栓が施行された.

文　献

1) 楢林　勇, 杉村和朗・監修, 鳴海善文・編：放射線医学. 泌尿生殖器 画像診断・IVR, 金芳堂, 2013：2-9.
2) 山下康行・編：知っておきたい泌尿器のCT・MRI. 学研メディカル秀潤社, 2008.

症例 15-3　レベル 2

50歳台女性．副腎サンプリング施行例．かかりつけの内科で高血圧を指摘され，Ca阻害薬で血圧コントロールは良好であったが，腹部CTで左副腎腫瘍を認め，大学病院の外来でのラシックス立位負荷試験，カプトプリル負荷試験が陽性であり，原発性アルドステロン症と診断された．局在診断のため，選択的副腎静脈サンプリングを施行した．

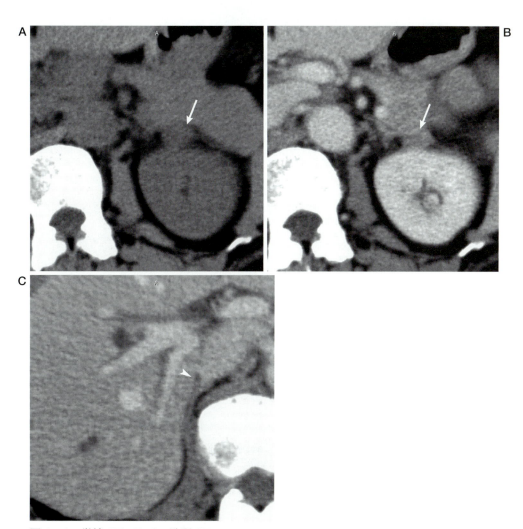

図1　A：単純CT，B, C：造影CT

CT所見　左副腎に1.5 cm大の結節を認める（図1 A, B，→）．低吸収で腺腫の可能性が高いが，CT値は22 HUで腺腫と断定はできない．造影CTにて右側副腎静脈の位置を確認（図1C，▶）．

経過　右側副腎静脈に対しては5Frアドセレクト type1では困難により，5 Fr RHにて選択的留置を行う．左側副腎に対してはHanako左副腎用5Frにて選択的留置．左右副腎静脈をマイクロカテーテルのゴールドクレスト®にて選択的留置後，採血施行（図2，arterial

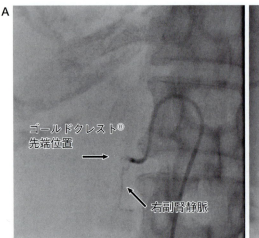
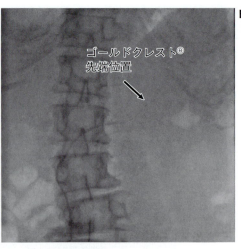

図2 副腎静脈サンプリング
A：右側副腎静脈に5Fr RHカテーテルを留置後マイクロカテーテル（ゴールドクレスト®）を選択的に留置．B：左副腎静脈に5Fr 左副腎静脈カテーテルを留置後，マイクロカテーテルを選択的に留置．

stimulation and venous sampling：ASVS）．ACTH負荷時は，5％ブドウ糖液250 mL＋コートロシン（テトラコサクチド酢酸塩）1V：50 mL/時．

サンプリングの評価

右副腎静脈，左副腎静脈ともカテーテル挿入の基準を満たしている．両側副腎からのアルドステロン過剰分泌あり．左副腎からのコルチゾール過剰産生の可能性あり．右副腎のコルチゾール抑制はなし．

サンプリングの結果（図3）から，両側からのアルドステロン過分泌，左副腎からのコルチゾール過分泌を認めた．デキサメタゾン負荷試験を施行したところ，コルチゾール7.3 μg/dLと抑制を認めず，身体所見上Cushing徴候は認めないため，サブクリニカルCushing症候群と診断した．

以上の結果から，左副腎腫瘍によるサブクリニカルCushing症候群を合併した，両側原発性アルドステロン症もしくは両側副腎過形成が考えられる．アルドステロンの両側過分泌に対する手術療法のコンセンサスはなく，また副腎腺腫も現在のところ手術適応はないため，原発性アルドステロン症に対し外来での内服加療を継続する方針となった．

問題 Q1. 右副腎静脈の下大静脈への流入部の高さと方向を述べよ

解答 A1. 第11〜12胸骨．下大静脈の右背側から外側が多い．

副腎静脈サンプリング

副腎静脈サンプリングは，機能的診断法として古くから行われている手技であるが，その煩雑さと困難さからやや敬遠されがちな検査であった．しかしながら近年，原発性アルドステロン症が高血圧患者の5〜10％を占め，まれな疾患でないということが認識され始めてから，副腎静脈サンプリングの必要性が再認識され，手技を行う機会が増えてきている．

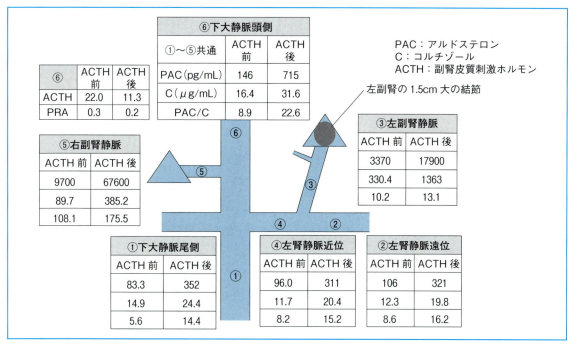

図3　サンプリングの評価
カテーテル挿入基準　ACTH負荷前：C 30以下，ACTH負荷後：C 200以下，ACTH負荷後：副腎／下大静脈＞5．**負荷前基準**　ACTH負荷前：PAC 2000以下，**負荷後基準**　ACTH負荷後：PAC 14000以下．

　基本的にアルドステロン産生腺腫は小さな腫瘍であることが多く，時に形態的に検出困難であるゆえに，非機能性の偶発腫が対側副腎に併存することもあり，画像診断のみでは患側を決定することが困難である．

　副腎静脈サンプリングは，アルドステロンの過剰分泌が，片側のみか両側で起こっているのかを確認するのに非常に有用で，治療法の決定において重要な検査となる(**図3**)．サンプリング手技の成否は，右副腎静脈の正確な選択と採血にかかっている．

　解剖学的に右副腎静脈は下大静脈の右斜めを後方に直接流入することが多いが，破格もあるので，術前にthin sliceの造影CTを撮像し，右副腎静脈の開口部を確認しておくことが，検査成功の鍵となる．

文　献

1) 清治和将，高瀬　圭：副腎静脈サンプリング．臨床画像 2018；34：332-347．
2) 佐藤守男：副腎静脈サンプリング．伝えたいIVRの知恵，金芳堂，2015：201-204．
3) 小野澤志郎・他：本邦における副腎静脈サンプリングの現状と分析．IVR：Interventional Radiology 2015；30：42-47．
4) Araki T, Imaizumi A, Okada H, et al：Unusual anatomical variations of the left adrenal vein via renal capsular vein preventing successful adrenal vein sampling. Cardiovasc Intervent Radiol 2017；40：1296-1298．
5) Omura K, Ota H, Takahashi Y, et al：Anatomical variations of the right adrenal vein concordance between multidetector computed tomography and catheter venography. Hypertension 2017；69：428-434．
6) Rossi GP, Barisa M, Allolio B, et al：The Adrenal Vein Sampling International Study (AVIS) for identifying the major subtype of primary aldosteronism. J Clin Endocrinol Metab 2012；97：1606-1614．

症例 15-4　レベル2

20歳台男性．男性生殖器に対する塞栓術施行例．仕事中に転倒し会陰部を強打後，血尿が出現し近医受診．バルーンカテーテルを留置し，血尿は消失したが，1週間後，勃起の持続，尿閉を訴えたため来院．陰茎の血液ガス；PO_2 50.5 mmHg, PCO_2 26.5 mmHg, pH 7.408.

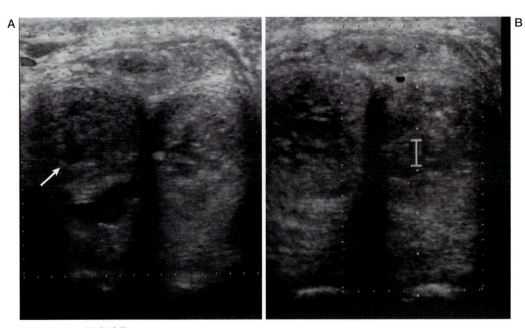

図1　A, B：超音波像

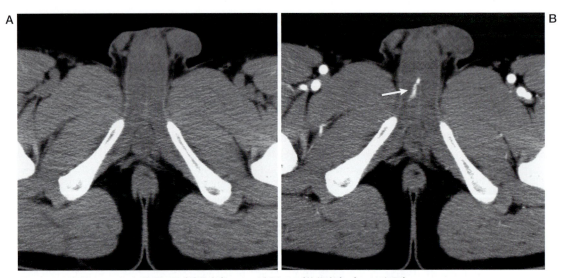

図2　A：単純CT，B：造影CT（早期相），C：造影CT（後期相）（Cは次頁）

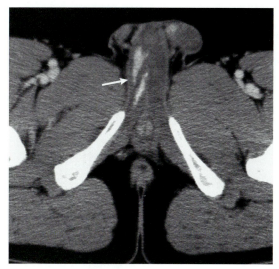

図2（続き）

超音波所見	陰茎右側に拡張した動脈と思われる低エコー域を認める（図1，→）．
CT所見	単純CT（図2A）で明らかな出血を示す高吸収域を認めなかった．造影CTの早期相〜後期相（図2B, C）で陰茎内に造影剤の漏出を認め（→），陰茎内の動脈性出血が示唆された．
診　断	外傷後動脈性持続勃起症：high flow priapism
経　過	右内陰部動脈造影（図3A）にて右海綿体動脈よりblood poolingがみられる（→）．選択的に右海綿体動脈へマイクロカテーテルを進め，ゼラチンスポンジにて塞栓術を施行（図3B，→）．塞栓後に右内陰部動脈造影を行い，blood poolingの消失を確認した（図3C）．塞栓術前後の写真を図4に示す．

問　題　**Q1.** 持続勃起症の2つのタイプをあげよ．

解　答　**A1.** 流入過剰型（非虚血性，動脈性：high flow）と流出不良型（虚血性，静脈性：low flow）．

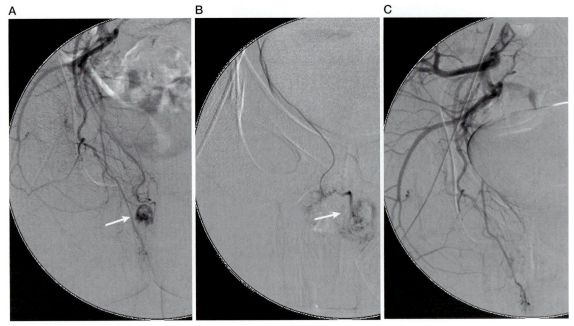

図3 持続勃起症に対する塞栓術(1)
右内腸骨動脈造影　A：塞栓術前，B：塞栓術中，C：塞栓術後　右内腸骨動脈造影(A)にて右内陰部動脈よりblood poolingがみられる(→)．選択的に右内陰部動脈から右海綿体動脈へマイクロカテーテルを進め，ゼラチンスポンジ(スポンゼル®)にて塞栓術を施行(B，→)．塞栓後に右内腸骨動脈造影を行い，blood poolingの消失を確認した(C)．

男性生殖器に対するIVR：持続勃起症

　American Urological Association (AUA) guideline では，持続勃起症(priapism)に対して，まず会陰部の圧迫や冷却などの保存的治療が推奨されている．これは血管攣縮や血管破綻部の血栓形成による止血を期待するものである．約60％の症例は保存的治療により軽快する．経過観察で改善しなかった場合は塞栓術や外科的手術などの侵襲的治療が施行されるが，なかでも塞栓術が勃起機能の温存などの面で優れ，推奨されている．

　陰茎の外傷としてみられる動脈流入過剰型持続勃起症(high flow priapism：HFP)は陰茎動脈の破綻から海綿体に過剰な血流が流入することによって起きる．これに対して選択的動脈塞栓術が術後機能の温存や低侵襲から治療の第一選択とされる．なお，一時塞栓物質と永久塞栓物質で特に治療効果や勃起能の温存面で有意な差があるという報告はないが，報告では陰茎の虚血のリスクから，初回は一時塞栓物質の使用が推奨されている．

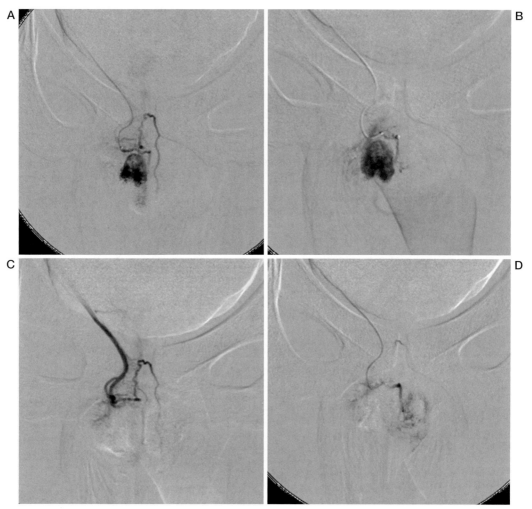

図4 持続勃起症に対する塞栓術(2)
右内腸骨動脈造影　A，B：塞栓術前　陰茎海綿体の外傷により海綿体動脈瘻が生じた結果，血液の貯留から引き起こされている．**C,D：塞栓術後**　ゼラチンスポンジによる選択的塞栓術を行った結果，血液の貯留が完全に消失した(C, D)．

文 献

1) Montague DK, Jarow J, Broderick GA, et al：American Urological Association guideline on the management of priapism. J Urol 2003；170：1318-1324.
2) Oztürk MH, Gümüş M, Dönmez H, et al：Materials in embolotherapy of high- flow priapism： results and long-term follow-up. Diagn Interv Radiol 2009；15：215-220.
3) Halls JE, Patel DV, Walkden M, et al：Priapism：pathophysiology and the role of the radiologist. Br J Radiol 2012；85：S79-85.
4) Takao T, Osuga K, Tsujimura A, et al：Successful superselective arterial embolization for post-traumatic high-flow priapism. Int J Urol 2007；14：254-256.
5) Kim KR, Shin JH, Song HY, et al：Treatment of high-flow priapism with superselective transcatheter embolization in 27 patients：a multicenter study. J Vasc Interv Radiol 2007；18：1222-1226.

症例 15-5

レベル3

50歳台男性．膀胱癌症例に対する膀胱温存療法施行例．無症候性肉眼的血尿を自覚．

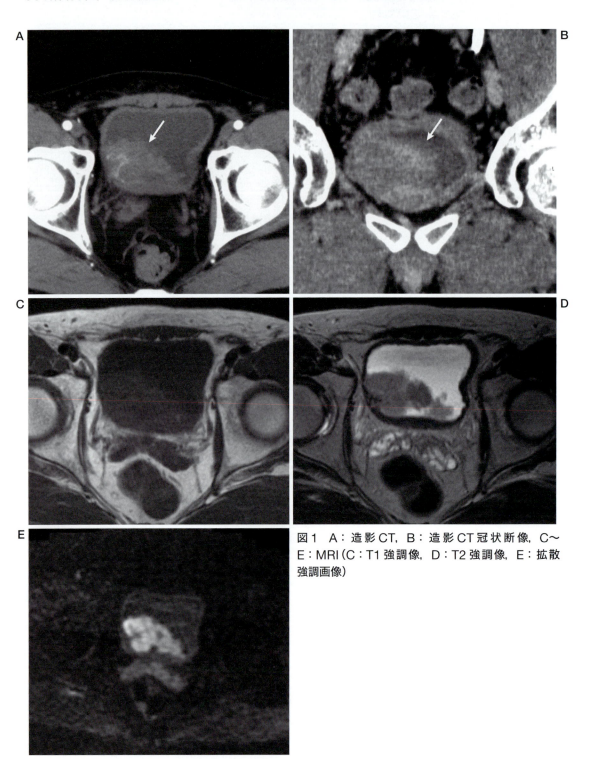

図1 A：造影CT，B：造影CT冠状断像，C〜E：MRI（C：T1強調像，D：T2強調像，E：拡散強調画像）

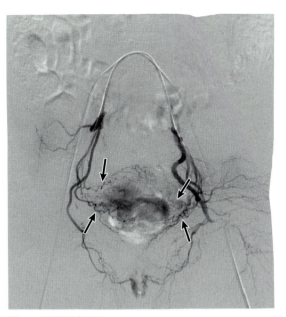

図2 膀胱温存療法
左右内腸骨動脈造影像 4L-DBによる左右内腸骨動脈からの同時造影所見．両側膀胱動脈が明瞭に描出されている(→)．

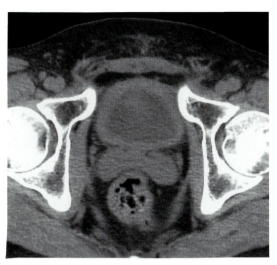

図3 膀胱温存療法後
単純CT 腫瘍は消失している．

CT・MRI所見 造影CT(図1A, B)で右側壁を中心に後壁三角部にかけて乳頭状腫瘍を認め(→)，壁外進展は認められない．MRI(図1C〜E)では，右三角部主体に巨大な乳頭状腫瘍がみられ，筋層浅部までの浸潤が疑われた(T2a)．リンパ節転移・遠隔転移はなくcT2N0M0と診断された．

経過 膀胱温存療法を希望され，腫瘍が大きいため，TUR-BT(transurethral resection of the bladder tumor，経尿道的膀胱腫瘍切除術)に先行してBOAI(バルーン塞栓動脈内抗癌剤投与法，CDDP 100 mg, GEM 1000 mg，透析併用なし)を施行し(図2)，その20日後にTUR-BTにて三角部右側，左側，頸部右側の有茎性乳頭状腫瘍を全身麻酔下に切除．His：UC, G3<G2 (high grade), pT1≦, TUR-BT. 11日後よりGC (GEM 1200 mg, CDDP 60 mg)+RT療法．30日後，TUR-BTにて膀胱内に悪性所見はなかった．2年4か月後の尿細胞診は陰性，CT上も腫瘍は認めない(図3)．

問題 Q1. 膀胱の上部−後部−下部に分布する血管を述べよ．

解答 A1. 男性：上膀胱動脈−精管動脈−下膀胱動脈．
女性：上膀胱動脈−子宮動脈−下膀胱動脈．

OMC-regimen：4L-DB BOAI therapy

　OMC-regimen とは，筋層浸潤性膀胱癌(muscle invasive bladder cancer：MIBC)に対するバルーン選択抗癌剤動脈内注入療法(balloon occluded artery infusion：BOAI)を軸とした tetra-modality therapy である．

　大阪医科大学では以前より，MIBC に対して膀胱温存療法 4 ルーメンダブルバルーンによる選択抗癌剤動脈内注入療法(4 lumen-double balloon balloon occluded artery infusion：4L-DB BOAI)療法を施行してきた．4L-DB BOAI 単独でも膀胱全摘除術より良好な治療成績を得ているが，もう一つの根治療法と位置づけられている chemoradiation とその前後の TUR-BT を 4L-DB BOAI の neoajuvant 的な加療として施行することで良好な治療成果をあげている．

　その主軸である 4L-DB BOAI therapy とは，両側浅大腿動脈アプローチで 7Fr シースを留置し，Hook 型 5Fr カテーテルを内腸骨動脈に留置後，0.025inch ガイドワイヤーを対側上殿動脈に進め，カテーテル交換法で 6Fr 4L-DB カテーテルを挿入する(図 4)．ガイドワイヤーを上殿動脈末梢に留置したまま，4L-DB カテーテルを目的血管の上・下膀胱動脈がバルーンの間に位置するように留置する．つまり distal のバルーンは上殿動脈，proximal のバルーンは内腸骨動脈に位置させる．バルーンは CO_2 を 1.2 mL 注入して拡張させ，バルーン間のサイドホールから血管造影にて注入した造影剤が，両側上殿動脈に流入していないこと，両側内腸骨動脈に逆流していないこと，および両側膀胱動脈また膀胱動脈からの腫瘍血管を鮮明に描出することを確認する．その後，両側の 4L-DB カテーテルのサイドホールから同時に CDDP100 mg を 1 時間かけて局所動脈注入する．

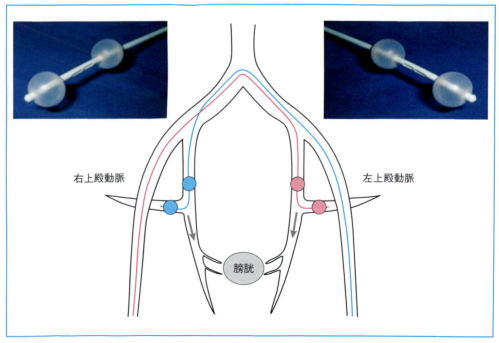

図 4　4L-DB BOAI therapy の模式図　矢印は，バルーン塞栓下で動注された抗癌剤の優位な注入方向を示す．

文　献

1) 藤田正人, 大野浩司, 九嶋和美・他；トリプルルーメンバルーンカテーテルの試作と肝動脈造影・塞栓術における有用性. 日本医放会誌 1988；48：1566-1568.

2) 玉村裕保, 木水　潔, 利波久雄・他；超選択的血管造影用 3 ルーメン・ダブルバルーンカテーテルの開発と臨床経験. 臨床放射線 1990；35：769-772.

3) Azuma H, Kotake Y, Yamamoto K, et al：Effect of combined therapy using balloon-occluded arterial infusion of cisplatin and hemodialysis with concurrent radiation for locally invasive bladder cancer. An J Clin Oncol 2008；31：11-21.

4) Azuma H, Inamoto T, Takahara K, et al：Novel bladder preservation therapy with Osaka Medical College regimen. J Urol 2015；193：443-450.

5) Inamoto T, Ibuki N, Komura K,et al：Can bladder preservation therapy come to the center stage? Int J Urol 2018；25：134-140.

和文索引　465

和文索引

複数頁に載っている用語は，必要に応じて主要説明箇所のページ数をボールド体で示した．

あ

悪性リンパ腫　113, 114, 116, 195, 209, 210
　──，腎　116
　──（精巣）　317, **318**
アルドステロン　229

い

移行域（前立腺）　265
移行域癌（前立腺）　276, 279
移植後リンパ増殖性疾患　210
移植腎合併症　137, **138**
移植腎レシピエント　138
一側性血尿　141
遺伝性腎癌　109
遺伝性乳頭状腎癌症候群　28, 90, **109**
遺伝性副腎皮質腫瘍　253
遺伝性平滑筋腫症腎細胞癌関連腎細胞癌　106
遺伝性平滑筋腫症腎細胞癌症候群　28, **109**
陰茎海綿体　292
陰茎癌　298, **299**

え

液貯留腔（尿瘤の）　193
液面形成　248
壊死性筋膜炎　293
壊疽性膿皮症　296
炎症性偽腫瘍　**76**
炎症性筋線維芽細胞性腫瘍　76, 352

お

黄色肉芽腫性腎盂腎炎　164, **166**
折り返しアーチファクト　24
オンコサイトーマ　**66**, 80, 112

か

外尿道括約筋　325
化学シフト画像　51, 89, 233
拡散強調画像　20
核小体　30
仮性動脈瘤　123
家族性大腸ポリポーシス　253
下大静脈（IVC）腫瘍栓　84
　──のレベル分類（Mayo分類，T分類）　84, 86
褐色細胞腫　247, **248**, 346
カテコールアミン　230
カルチノイド腫瘍　349
管状囊胞腎細胞癌　101
感染性腎囊胞　162, **163**

き

危険因子　184
気腫性腎盂炎　155
気腫性腎盂腎炎　155
　──（Huangらの分類）　156
　──（Wanらの分類）　156
騎乗型損傷（尿道）　410
偽被膜　79, 94
逆行性尿道造影　411
逆行性膀胱造影　407
急性細菌性腎炎　130
急性腎盂腎炎　4, 144, **145**
急性巣状細菌性腎炎　148, 149
経尿道的膀胱腫瘍切除術　33
胸部腎　367
虚血　126
筋層浸潤　33
　──（膀胱癌の）　334, 335
筋膜間隔壁　200

く

グラジエントエコー（GE）法　13
クロム親和細胞　346

け

経カテーテル動脈塞栓術　448
傾斜磁場　10
経尿道的前立腺切除術　271
経尿道的膀胱腫瘍切除術　330, 461
経皮的腎血管形成術　119
経皮的腎動脈形成術　443
経皮的腎破石術　186
外科的被膜（前立腺）　266
血液凝固能亢進　133
血管筋脂肪腫　50, **51**, 80, 112
　──，脂肪の少ない　63, 91
　──，類上皮　71, 72
血管形成術　444
結石嵌頓　186
結節性硬化症　54, 109
結節病変（腎盂癌）　178
血尿　178
ゲノム生検　26
限局性結節性代償性過形成　105
嫌色素性腎細胞癌　28, 92, 93, **94**
原発性アルドステロン症　238, 454

こ

交叉性融合腎　367
後腎筋膜　199
高速スピンエコー法　12
後天性囊胞腎随伴腎細胞癌　101, 103, 105, 106
後部尿道弁　376, **377**
後傍腎腔　199
合胞性栄養膜細胞　312
抗リン脂質抗体症候群　258
ゴーストアーチファクト　24
後腎性腺腫　69, 92
骨髄脂肪腫　217, 244, **245**
骨転移　284
骨盤多臓器損傷　420

コハク酸脱水素酵素欠損性腎細胞癌　106
後腹膜奇形腫　215, **216**
後腹膜血腫　198, 416
後腹膜線維症　221, **222**
後腹膜膿瘍　218, **219**
孤立性線維性腫瘍　343
コルチゾール　229

さ

最大割面法（腫瘍サイズ）　30
撮像範囲　24
サブクリニカル Cushing 症候群　241
珊瑚状結石　165, 186

し

磁化率アーチファクト　24, 89
自己免疫性副腎皮質炎　258
思春期後型（非セミノーマ）　315
思春期前型（非セミノーマ）　315
次世代シーケンス技術　26
持続勃起症　**303**, 458
　──, 外傷後動脈性　457
　──, 虚血性　303
　──, 動脈流入過剰型　458
　──, 非虚血性　302, 303
実質内血腫（腎）　396
脂肪肉腫　**202**
　──（高分化型）　201
脂肪抑制法　16
射精管嚢胞　269
周囲脂肪組織浸潤　178
集合管（Bellini 管）　28
集合管癌　28, 92, 96, **97**
粥状動脈硬化症　443, 444
受信コイル　10
腫瘍系合併症　138
腫瘍サイズ（腎細胞癌）　30
照射コイル　10
常染色体優性多発性嚢胞腎　**59**, 163
上皮内癌（CIS）　31
女性尿道癌　357
所属リンパ節　82
　──, 腎盂癌の　429
　──, 腎癌の　426

　──, 前立腺癌の　434
　──, 膀胱癌の　438
腎移植　135
　──後の急性・慢性拒絶反応　138
腎移植ドナー　135
　──の条件　136
　──評価　135
腎盂　175
腎盂癌　92, 97, 177, **178**, 179, **180**, 183
腎盂出血　158
腎盂尿管移行部　175
腎盂尿管移行部狭窄　190, 370
腎盂尿管損傷　403, **404**
腎外傷　448
腎外傷診療ガイドライン 2016　392
腎外浸潤（腎細胞癌の）　31
腎筋膜　47
神経芽腫　207
神経血管束（前立腺）　266, 282
神経原性腫瘍　207
神経鞘腫　207
神経鞘腫症　208
神経節芽腫　207
神経節細胞腫　255
神経節腫　207
神経線維腫　207
神経内分泌癌　349
腎茎部損傷　413
腎血管筋脂肪腫　**51**, 79, 447, 448
腎梗塞　129, **130**
深在性損傷（腎）　397
　──, 単純　400
　──, 複雑　400
腎細胞癌　80, 426
　──の進展度　84
　──の病期分類　83
　──のリンパ流　427
腎挫傷　395
腎実質浸潤　179, 180
腎実質相　5, 182
腎周囲腔　199
腎周囲腔隔壁　200
腎周囲脂肪組織浸潤　83
腎周囲膿瘍　152, 153
腎腫瘍生検　**113**, 114
腎静脈血栓症　132, 133, **133**

腎静脈腫瘍栓　82
真性動脈瘤　123
腎損傷　395
　AAST Grade I　395
　AAST Grade II　397
　AAST Grade III　397
　AAST Grade IV　400
　AAST Grade V　400
腎柱　47
腎動静脈奇形　**128**, 448
腎動態シンチグラフィ　135
腎洞部脂肪組織浸潤　83
腎動脈解離　125, **126**
腎動脈狭窄　118, 119, **119**, 126, 443
腎動脈損傷　413
腎動脈分枝損傷　401
腎動脈瘤　122, **123**, 448
腎嚢胞　56, **57**
　──, 非定型　56
腎膿瘍　152, **153**
腎偏位　367
　──, 交叉性　367
腎無形成　362, **364**
腎裂傷　395

す

髄外造血　116
水腎症　158, 186, 189, 370
　──, 先天性　370
随伴炎症　182
水平断切り出し（腫瘍サイズ）　31
スピンエコー（SE）法　13

せ

精管嚢胞　269
生検後出血　278
精巣上体　291
精巣上体炎　319
　──, 急性　319
　──, 慢性　320
精巣上体嚢胞　320
精巣縦隔　291
精巣動脈　291
精巣捻転　305, **306**
精巣白膜　291
精嚢嚢胞　269

和文索引　467

生理的狭窄部位(尿管)　175
脊髄係留　366
石灰化　255
セミノーマ　312
線維筋性異形成　119, 444
線維性偽腫瘍　321, 322
前腎筋膜　199
腺性膀胱癌　353
前線維筋間質(前立腺)　265
センチネルリンパ節(膀胱癌)　438
前傍腎腔　199
前立腺炎　278
前立腺外進展　40
前立腺画像報告データシステム　3
前立腺癌　275, 434
　——, 移行域　280
　——, 辺縁域　275
　——のリンパ節転移　436
前立腺小室嚢胞　268, **269**
前立腺損傷　419
前立腺貯留嚢胞　269
前立腺肉腫　286
前立腺肥大　271
前立腺被膜　266
前立腺部尿道　325

そ

造影CT　4
造影欠損　133
造影剤漏出　193
造影ダイナミックCT　5
造影ダイナミックMRI　23
増殖性膀胱炎　353
総排泄腔　361, **385**
　——, 外反　387
鼠径管外精巣　309
鼠径管内精巣　309

た

体外衝撃波結石破砕術(ESWL)　186
胎児性分葉　160
大動脈炎症候群　444
大動脈損傷　415
高安動脈炎　444

多嚢胞性腎萎縮　163
多発性腎嚢胞　448
多発性内分泌腫瘍症1型　253
多発性嚢胞腎　60
　——, 常染色体優性　60
　——, 常染色体劣性　60
単純CT　4
淡明細胞型腎細胞癌　26, 79, **80**, 82, 94, 105
淡明細胞乳頭状腎細胞癌　104, 105, 106

ち

遅延性造影効果　104
中隔動脈(精巣)　291
中心域(前立腺)　265
重複腎盂尿管　379
　——, 完全　378

て

低悪性度多房嚢胞性腎腫瘍　99, 101, **102**, 106
定常状態コヒーレント型シーケンス　21
停留精巣　309
転移性腎腫瘍　111, **112**
転移性副腎腫瘍　261
伝染性膿痂疹　296

と

透析関連腎癌　**105**, 106
動脈硬化　190
動脈相　5

な

内腺(前立腺)　271
ナイダス　128
内分泌活性　230

に

二次性高血圧　119
日本外傷学会分類　390
乳頭状腫瘍(膀胱癌)　332

乳頭状腎細胞癌　27, 89, **90**, 94, 97, 101
乳頭状膀胱炎　353
尿管　175
尿管癌　181, **182**, 183, 431
　——のリンパ流　432
尿管結石　185, 186
尿管損傷　192, 404
　——, 医原性の　404
尿管断裂　403
尿管膀胱移行部狭窄　187, 188, 370
尿生殖洞　361
尿道海綿体　292
尿道憩室　357
尿道憩室癌　358
尿道腺　325
尿道損傷　410, 419
　——, 後部　410
　——, 前部　410
　——, 膜様部　410
尿膜管　324, 361
尿膜管遺残　381
　——の分類　382
尿膜管開存　381, **382**
尿膜管癌(膀胱癌)　339, **340**
尿膜管浸潤(膀胱癌の)　340
尿膜管性膀胱憩室　382
尿膜管洞　382
尿膜管嚢胞　340, 382
尿膜管ひだ　324
尿瘤　**192**, 404, **424**
尿路結石　4
尿路上皮癌　178, 357

ね

粘液性腺癌(尿膜管癌)　339
粘膜筋板　33

の

膿腎症　157, **158**
嚢胞性膀胱炎　353

は

胚細胞腫瘍　211, 216
排泄性尿路造影法　2

排泄相　5, 176, 192
　——, 後期　5
　——, 早期　5
排尿時膀胱尿道造影　371, 373
白血病　318
馬蹄腎　366, 367
バルーン選択抗癌剤動脈内注入療
　法　462
瘢痕状萎縮(腎)　160

ひ

非 Hodgkin リンパ腫　210
非触知精巣　309
皮髄相　5
非セミノーマ　314, **315**
ヒトパピローマウイルス　299
被膜外浸潤(前立腺癌の)　275,
　283
被膜下血腫(腎)　395
被膜動脈(精巣)　291
被膜濃染(腎の)　413
びまん性大細胞型 B 細胞性リン
　パ腫　210
表在性腫瘍(膀胱癌)　335
表在性損傷(腎)　397
病理組織学的異型度　29

ふ

不完全捻転　306
腹腔内精巣　309
　——, 両側　308
副腎偽病変　230
副腎偶発腫　233
副腎クリーゼ　258
副腎血腫　396
副腎梗塞　257
副腎静脈血サンプリング　3, 237,
　454
副腎静脈血栓　257
副腎髄質　230

副腎腺腫　232, 240
　——, 非機能性　233
副腎皮質　229
　球状層　229
　束状層　229
　網状層　229
副腎皮質癌　251
副腎皮質機能低下症　258
　——, 急性　258
　——, 原発性　258
　——, 続発性　258
副腎皮質刺激ホルモン　241
副腎皮質腺腫　237
副腎不全　258
　——, 急性　258
腹膜外膀胱損傷　419
付属小体捻転　307
ブリッジングセプタ　146

へ

平滑筋腫　343
平滑筋肉腫　204, **205**, 343
閉鎖リンパ節　439
壁深達度(膀胱癌の)　335
壁肥厚　178, 182, 195
辺縁域(前立腺)　265
辺縁域癌(前立腺)　276
扁平上皮癌(膀胱)　332

ほ

膀胱温存療法　461
膀胱癌　183, 330, **331**, 334
　——, 筋層浸潤性　462
　——, 表在性　332
　——のリンパ節転移　439
膀胱癌併発　184
膀胱鏡下生検　2
膀胱三角部　324
膀胱小細胞癌　349, **350**
膀胱神経内分泌腫瘍　350

膀胱頂部　324, 340
膀胱二重造影　2
膀胱尿管移行部　175
膀胱尿管逆流　159, 188, 370, 374,
　374
　——の国際分類　375
膀胱破裂　406, **407**
傍神経細胞腫　346
傍神経節腫　207, 248, 349
紡錘細胞癌(肉腫様癌)　29

ま・み・む

慢性腎盂腎炎　159, 160

見かけの拡散係数　79

ムチン産生性腺癌　340

ゆ・よ

有茎性腫瘍(膀胱癌)　332

ヨード造影剤　2
予後不良成分(腎細胞癌の)　29
予防的抗菌薬投与　374

り

リスク因子　80
良性前立腺過形成　265, **269**
臨床的意義のある癌　276
リンパ管腫　224, **225**
リンパ節転移　429
リンパ脈管筋腫症　54

れ

裂傷(腎)　396
レノグラム　135
連珠様狭窄像(腎動脈の)　444

欧文索引　469

欧文索引

数字

^{123}I-MIBG シンチグラフィ　248, 347

^{131}I-アドステロールシンチグラフィ　240

^{18}F-FDG PET/CT　8

2D 撮像　18

3D 撮像　18

^{68}Ga-PSMA/PET　436

A

AAST（米国外傷学会）分類　390

ACTH（adrenocorticotropic hormone）　241

ACTH 非依存性大結節性副腎皮質過形成（independent macronodular adrenal hyperplasia）（AIMAH）　243

active surveillance　282

acute focal bacterial nephritis　149

acute lobar nephronia　149

acute pyelonephritis　145

ADC（apparent diffusion coefficient）　21, 79

ADC map　327

adenomatoid tumor　321

ADPKD（autosomal dominant polycystic kidney disease）　59, 60

adrenal adenoma　232

adrenal incidentaloma　233

adrenal myelolipoma　245

adrenal rest tumor　291, 318

adrenal venous sampling　237

adrenocortical adenocarcinoma　251

adrenocortical adenoma　237

adrenocorticotropic hormone　241

AIMAH（ACTH independent macronodular adrenal hyperplasia）　243

aliasing artifact　24

AML（angiomyolipoma）　**51**, 63, 80, 448

——, e（epithelioid angiomyolipoma）　72

——, fat poor　63

——, hyperattenuating　63

——, isoattenuating　63

——, with epithelial cysts　63

aneurysm of renal artery　448

angiomyolipoma　**51**, 63, 80, 448

——, epithelioid　72

——, fat poor　63

——, with epithelial cysts　101

apparent diffusion coefficient　21, 79

ARPKD（autosomal recessive polycystic kidney disease）　60

arterial phase　6

arterial stimulation and venous sampling　453

arteriovenous malformation　448

ASVS（arterial stimulation and venous sampling）　453

atypical adenomatous hyperplasia　37

autosomal dominant polycystic kidney disease　59

autosomal recessive polycystic kidney disease　60

AVM（arteriovenous malformation）　448

AVS（adrenal venous sampling）　237

B

Bacillus Calmette Guérin（BCG）　167

Balanced FFE　21

balloon occluded artery infusion　462

BASG　21

BCG 関連腎肉芽腫症　167, **168**

beam-hardening effect　57

Beckwith-Wiedemann 症候群　253

Bellini 管　28

benign prostatic hyperplasia　265, **269**, 271

Bertin 柱　47

BHD（Birt-Hogg-Dubé）症候群　66, 94, 108, 109

bladder carcinoma　331

——, muscle invasive（MIBC）　462

bladder rupture　407

BOAI（balloon occluded artery infusion）　462

Bosniak 分類　2, 56, 57, **101**

——の decision tree　100

BPH（benign prostatic hyperplasia）　265, **269**, 271

bridging septa　47, 146

bridging septum　198, 200

Brunn 細胞巣　353

C

CAP（continuous antibiotic prophylaxis）　374

carcinoid tumor　349

Castleman 病　213

central unaffected calyx sign　168

chemical shift imaging　51, 89, 233

chromoplexy　36

chronic pyelonephritis　160

cloaca　361, 385

CN（cystic nephroma）　**74**

collecting duct carcinoma　97
collecting system　397
continuous antibiotic prophylaxis　374
cortical rim sign　130, 146
corticomedullary phase　6
Cowper 管嚢胞　269
crossed fused kidney　367
crossed renal ectopia　367
cryptorchidism　309
CSI（chemical shift imaging）　233
CT angiography　2
CT urography　2, 175
CTA（CT angiography）　2
CTU（CT urography）　2, **6**, 175
CT 血管撮影　2
CT 膀胱造影　407
CUBE　18
Cushing 症候群　241, 454
cystic nephroma　**74**

D

Desmin 抗体　35
diffusion weighted image　20
DIP　192
dominant 画像　335
DWI（diffusion weighted image）　20

E

ectopic kidney　367
emphysematous pyelitis　155
emphysematous pyelonephritis　155
EPE（extraprostatic extension）　40, 275
epididymitis　319
Erdheim-Chester 病　116
ESWL（体外衝撃波結石破砕術）　186
excretory phase　6
extraprostatic extension　40, 275

F

fast spin echo　12

FGFR3（fibroblast growth factor receptor 3）　32
fibromuscular dysplasia　444
fibrous pseudotumor　322
field of view　24
FIESTA　21
first pass 画像　335
floating aorta　210
fluid-fluid level　248
FMD（fibromuscular dysplasia）　444
Fournier 壊疽　293, **295**
FOV（field of view）　24
FSE（fast spin echo）　12
Fuhrman 分類　29

G

ganglioneuroma　255
GCNIS（germ cell neoplasia in situ）　312
　　──非関連胚細胞腫瘍　312
　　──由来胚細胞腫瘍　312
germ cell neoplasia in situ　312
Gerota 筋膜　47
GE 法　13
ghost artifact　24
Gleason スコア　39, 276
Gleason パターン　39
Gleason 分類　36

H

Henle 係蹄　47
HER2（human epidermal growth factor receptor 2）　32
Herlyn-Werner-Wunderlich（H-W-W）症候群　363
HIF（hypoxia-inducible factor）　27
Hodgkin リンパ腫　210
　　──, 非　210
horseshoe kidney　367
HPV　299
　　──-related SCC　299
hydronephrosis　158, 370
　　──, congenital　370

I

IgG4 関連疾患　222
　　──包括診断基準　170
IgG4 関連腎臓病　169, 170
in phase 像　17, 51
Inchworm sign　330
infected renal cyst　163
inflammatory myofibroblastic tumor　76
inflammatory pseudotumor　76
inflammatory myoblastic tumor　352
interfascial plane　48, 198, 200
intravenous pyelography　2
IVC（下大静脈）損傷　415
IVP（intravenous pyelography）　2

J・K

JAST 分類 2008　390

Kidney Injury Scale　390
kidney transplantation　135

L

LAM（lymphangioleiomyomatosis）　54
leiomyosarcoma　205
Li-Fraumeni 症候群　253
lipomatous tumor　202
lobar dysmorphism　47
lymphangioma　225
Lynch 症候群　253

M

malignant lymphoma　210
　　──, testicular　318
maximum intensity projection　20
Mayo 分類（下大動脈腫瘍栓のレベル分類）　84
MEN（multiple endocrine neoplasia）　253
MEST（mixed epithelial and stromal tumor）　73, **74**

metanephric adenoma 69, 92

metastatic tumor to the kidney 112

MET 遺伝子 27

MIP(maximum intensity projection) 20

MiT ファミリー転座型腎細胞癌 29, 106

mixed epithelial and stromal tumor **74**, 101

MMPH(multifocal micronodular pneumocyte hyperplasia) 54

mp-MRI(multiparamertic MRI) 275, 327, 335

MPR(multiplanar reconstruction) 18

MR urography 2, 18, 188, 371

MRI のアーチファクト 24

MRI の禁忌 12

MRI の適応 10

MRU(MR urography) 2, 18, 188, 371

Müller 管 385

──の癒合不全 363

Müller 管嚢胞 268, **269**

multifocal micronodular pneumocyte hyperplasia 54

multiparametric MRI 275, 335

multiplanar reconstruction 18

multiple endocrine neoplasia 253

multi-shot FSE 法 18

N

nephrographic phase 6

neurogenic tumors 207

neurovascular bundle 266, 282

NGS(next generation sequencing) 26

nicturition attack 350

nidus 128

non-HPV-related SCC 299

nonseminoma 315

NRF2-ARE 経路 27

nutcracker 現象 140, **141**

nutcracker 症候群 141

NVB(neurovascular bundle) 266, 282

O

obstructed hemivagina and ipsilateral renal anomaly 363

OHVIRA(obstructed hemivagina and ipsilateral renal anomaly) 363

oncocytoma **66**, 80

oncocytosis 66

opposed phase 像 17, 51

P

papillary urothelial neoplasm of low malignant potential(PUN-LMP) 31

paraganglioma 248, 346, 349

PEComa(perivascular epithelioid tumors) 51

penile cancer 299

percutaneous transcatheter angioplasty 119

percutaneous transluminal renal angioplasty 443

perinephric abscess 153

perivascular epithelioid cell tumors 51

pheochromocytoma 248, 346

PI-RADS(prostate imaging-reporting and data system) 3, 276

PNL(経皮的腎破石術) 186

polycystic kidney disease 60

posterior urethral valve 377

post-transplant lymphoproliferative disorders 210

Potter sequence 364

priapism 303, 458

──, high flow(HFP) 457, 458

primary aldosteronism 238

proliferative cystitis 353

prostate imaging-reporting and data system 3, 276

prostate-specific antigen 282

prostatic cancer 275

prostatic stromal sarcoma 286

prune belly 症候群 371

R

rectoprostatic angle 283

renal abscess 153

renal agenesis 364

renal aneurysm 123

renal arteriovenous malformation 128

──, aneurysmal type 128

──, cirsoid type 128

renal artery dissection 126

renal artery stenosis 119

renal cell carcinoma 80

──, chromophobe 94

──, clear cell 80

──, papillary 90

renal contusion 395

renal epithelial and stromal tumor 74

renal infarction 130

renal injury 395

renal laceration 395

renal pelvis carcinoma 97, **178**

renal vein thrombosis 133

REST(renal epithelial and stromal tumor) 74

retroperitoneal abscess 219

retroperitoneal fibrosis 222

retroperitoneal hematoma 416

retroperitoneal teratoma 216

Retzwis 腔 324

rim nephrogram sign 413

Rosai-Dorfman 病 116

S

saddle injury 410

PSA(prostate-specific antigen) 282

pseudoenhancement 57

PTA(percutaneous transcatheter angioplasty) 119

PTLD(post-transplant lymphoproliferative disorders) 210

PTRA(percutaneous transluminal renal angioplasty) 443

pyonephritis 158

SCC(squamous cell carcinoma) 298

schwannomatosis 208

SCS(subclinical Cushing syndrome) 241

segmental enhancement inversion 66, 94

SEI(segmental enhancement inversion) 66, 94

seminoma 312

SE 法 13

shattered kidney 400

sigmoid vesical fistula 355

significant cancer 276

single-shot FSE 法 18

SLE(submucosal linear enhancement) 328

Smoothelin 抗体 35

SPACE 18

squamous cell carcinoma 298

STC(syncytiotrophoblastic cells) 312

string of beads sign 444

subclinical Cushing syndrome 241

submucosal linear enhancement 328

susceptibility artifact 24, 89

syncytiotrophoblastic cells 312

S 状結腸憩室炎 355

S 状結腸膀胱瘻 354, **355**

T

T2 shine-through 効果 23

TAE(transcatheter arterial embolization) 448

target sign 208

TCEB(Elongin C)遺伝子 27

testicular torsion 306

tethering 366

The Cancer Genome Atlas データベース 27

The Cancer Genome Atlas 研究ネットワーク 27

thoracic kidney 367

transcatheter arterial embolization 448

transurethral resection of bladder tumor 33

transurethral resection of prostate 271

transurethral resection of the bladder tumor 330, 461

TRUE SSFP 21

True-FISP 21

tuberous sclerosis 54

TUR-BT(transurethral resection of the bladder tumor) 33, 330, 461

TUR-P(transurethral resection of prostate) 271

T 分類(腎細胞癌の) 82

T 分類(腎盂尿管癌の) 178

U

undescended testis 309

UPJS(ureteropelvic junction stenosis) 188, 370

urachal carcinoma 340

urachus 361

ureter trauma 192

ureteral cancer 182

ureteral stone 186

ureteropelvic junction stenosis 188, 370

ureterovesical junction stenosis 188, 370

urethral injury 410

urinoma 192, 424

urogenital sinus 361, 385

UVJS(ureterovesical junction stenosis) 188, 370

V

VATER /VACTERL 連合 368

VCUG(voiding cystourethrography) 371, 373

Vesical Imaging-Reporting And Data System 335

vesicoureteral reflux 188, 370, 374

VHL(von Hippel-Lindau)病 109

VHL 遺伝子 27

VI-RADS(vesical imaging-reporting and data system) 335

VISTA 18

voiding cystourethrography 371, 373

von Hippel-Lindau(VHL)病 80, 108, **109**

──臨床診断基準 110

VUR(vesicoureteral reflux) 188, 370, 374

──の手術 375

W

Weigert-Meyer の法則 379

Weiss の分類(副腎皮質癌の) 251

whirlpool sign 306

wraparound artifact 24

X

xanthogranulomatous pyelonephritis 166

XGP(xanthogranulomatous pyelonephritis) 166

症例から学ぶ
泌尿器疾患の画像診断　　定価：本体 7,800 円＋税

2019 年 4 月 10 日発行　第 1 版第 1 刷 ©

編集者　鳴海　善文

発行者　株式会社 メディカル・サイエンス・インターナショナル
　　　　代表取締役　金子　浩平
　　　　東京都文京区本郷 1-28-36
　　　　郵便番号 113-0033　電話 (03) 5804-6050

印刷：横山印刷 / 表紙装丁：トライアンス

ISBN 978-4-8157-0156-7　C3047

本書の複製権・翻訳権・上映権・譲渡権・貸与権・公衆送信権（送信可能化権
を含む）は（株）メディカル・サイエンス・インターナショナルが保有します。
本書を無断で複製する行為（複写，スキャン，デジタルデータ化など）は，「私
的使用のための複製」など著作権法上の限られた例外を除き禁じられていま
す。大学，病院，診療所，企業などにおいて，業務上使用する目的（診療，研
究活動を含む）で上記の行為を行うことは，その使用範囲が内部的であっても，
私的使用には該当せず，違法です。また私的使用に該当する場合であっても，
代行業者等の第三者に依頼して上記の行為を行うことは違法となります。

[JCOPY]　〈出版者著作権管理機構 委託出版物〉
本書の無断複製は著作権法上での例外を除き禁じられています。
複製される場合は，そのつど事前に，出版者著作権管理機構（電
話 03-5244-5088，FAX 03-5244-5089，info@jcopy.or.jp）の許諾
を得てください。